国家卫生和计划生育委员会"十三五"规划教材

儿科专科医师规范化培训教材

# 呼吸系统疾病分册

■ 中华医学会儿科学分会
■ 中国医师协会儿科医师分会　组织编写

■ 主　编　申昆玲

U0208206

人民卫生出版社
·北　京·

**图书在版编目（CIP）数据**

儿科专科医师规范化培训教材. 呼吸系统疾病分册 /
申昆玲主编. —北京：人民卫生出版社，2022.10
ISBN 978-7-117-33325-2

Ⅰ. ①儿… Ⅱ. ①申… Ⅲ. ①儿科学－岗位培训－教
材②小儿疾病－呼吸系统疾病－诊疗－岗位培训－教材
Ⅳ. ①R72

中国版本图书馆 CIP 数据核字（2022）第 116915 号

| 人卫智网 | www.ipmph.com | 医学教育、学术、考试、健康，<br>购书智慧智能综合服务平台 |
| --- | --- | --- |
| 人卫官网 | www.pmph.com | 人卫官方资讯发布平台 |

**儿科专科医师规范化培训教材——呼吸系统疾病分册**
Erke Zhuankeyishi Guifanhua Peixunjiaocai
Huxixitong Jibing Fence

主　　编：申昆玲
出版发行：人民卫生出版社（中继线 010-59780011）
地　　址：北京市朝阳区潘家园南里 19 号
邮　　编：100021
E - mail：pmph @ pmph.com
购书热线：010-59787592　010-59787584　010-65264830
印　　刷：中农印务有限公司
经　　销：新华书店
开　　本：787×1092　1/16　印张：20　插页：8
字　　数：499 千字
版　　次：2022 年 10 月第 1 版
印　　次：2022 年 11 月第 1 次印刷
标准书号：ISBN 978-7-117-33325-2
定　　价：89.00 元

打击盗版举报电话：010-59787491　E-mail：WQ @ pmph.com
质量问题联系电话：010-59787234　E-mail：zhiliang @ pmph.com
数字融合服务电话：4001118166　E-mail：zengzhi @ pmph.com

# 编写委员会

总　主　编　申昆玲　朱宗涵

副总主编　赵正言　王天有　孙　琨　李廷玉　罗小平

总主编助理　向　莉

---

主　　　编　申昆玲

副　主　编　李昌崇　陈　强　鲍一笑　邓　力　徐保平

编　　者（按姓氏笔画排序）

邓　力　代继宏　包　军　朱晓华　向　莉
刘传合　刘海沛　刘瀚旻　许志飞　农光民
李昌崇　汪东海　张　皓　陈　强　陈志敏
林　芊　尚云晓　罗征秀　饶小春　秦　强
徐保平　殷　菊　郭　琰　曹　玲　符　州
谢正德　鲍一笑

# 序 言

我国儿科医师培养逐渐规范化，且与儿科医师的执业资格认定相结合。规范化的儿科医师培养可以分为三个阶段，即本科或研究生教育、儿科住院医师培养和儿科专科医师培养。儿科住院医师培养阶段采用全科轮转的方式培养，历时3年。在通过国家儿科医师资格考试后可获得儿科医师执业资格。具备儿科医师执业资格以后，可以选择专业进入儿科专科医师培养阶段，历时2年或以上。完成专科医师培养后，可成为具有某一专科特长的儿科专科医师。我国儿科教学第一阶段儿科本科教学和第二阶段儿科住院医师培养的教材已经齐备。但是第三阶段儿科专科医师培养尚缺乏标准教材。在中华医学会儿科学分会和中国医师协会儿科医师分会的共同努力下，历经三年的精心组织编撰，人民卫生出版社推出了儿科专科医师培训系列教材。

本系列教材共十四本分册，包括：儿童保健学分册、发育行为学分册、新生儿疾病分册、呼吸系统疾病分册、消化系统疾病分册、心血管系统疾病分册、血液系统疾病分册、神经系统疾病分册、泌尿系统疾病分册、免疫系统疾病分册、遗传代谢和内分泌系统疾病分册、感染性疾病分册、重症医学分册、临床药理学分册。各分册的主编由中华医学会儿科学分会的各专科学组组长担任，遴选的编委均为儿科各专科方向的权威专家，代表了我国儿科专科的最高学术水平。根据专科医师需掌握的病种确定疾病范围，根据专科医师培训目标和基础能力确定章节内容的深浅程度，从行业角度出发，确定了明确的儿科专科医师培训目标。

各分册的框架由疾病篇和技术篇组成，其中技术篇是区别于住院医师教材的一大亮点。在疾病篇中，除了教材类专著的概述、诊断、鉴别诊断篇幅框架外，治疗决策将最新发布的指南、共识、规范等核心内容纳入，体现了其先进性，与专科医师培训需求相适应，理论和实践水平要求高于各段学历教材程度，是本教材的亮点之二。本教材疾病篇的编著将常见问题和误区防范以及热点聚焦，作为重点阐述内容，是编委的经验凝练总结，并对发展动态、争议焦点和疑难问题提出方向性的指导意见，为儿科专科医师培训过程中的起步阶段就前瞻性定位高标准高要求，不断推进儿科专科医师的持续教育培训，为提高其学习能力和指导实践指明方向，成为本教材的第三大亮点。

本系列教材以权威性、临床性、实用性和先进性为目标和基本原则，通过中华医学会儿科学分会和中国医师协会儿科医师分会的密切合作，在人民卫生出版社的审慎编辑修订下，陆续与广大儿科医师见面，适用读者不仅是第三阶段儿科住院医师，也适用于各年资主治医师。希望通过教材的应用和培训实践相结合，持续改进和优化儿科专科医师规范化培训模式，不断涌现优秀的儿科专科医师。

谨代表儿科专科医师培训教材编委会向所有付出辛勤劳动的专家们致以崇高敬意。

总主编 申昆玲 朱宗涵

2017年5月

# 前　言

　　《儿科专科医师规范化培训教材——呼吸系统疾病分册》是一部为儿科医师进行呼吸系统疾病临床诊疗规范化培训的实用性教材,主要适用于第三阶段的儿科住院医师专科规范化培训,对儿科学呼吸专业方向的各年资主治医师也是一部集权威性、先进性、临床性、实用性的参考书。疾病篇囊括了以感染性疾病为主的共 14 章 65 类病种;技术篇涵盖了肺功能技术等共 7 项呼吸系统主要诊疗技术。来自儿科呼吸国家临床重点专科的各位编委,在每章节内容的编著中,力求在突出梳理临床诊疗路径的规范性同时,结合临床现况凝练常见问题和误区防范进行重点归纳,并且聚焦热点、重点、难点的发展方向予以提炼指导,使培训教材具有鲜明的层次递进特点,令受众结合临床实践更具实用意义。

　　本书出版之际,恳切希望广大读者在阅读过程中不吝赐教,欢迎发送邮件至邮箱 renweifuer@pmph.com,或扫描封底二维码,关注"人卫儿科学",对我们的工作予以批评指正,以期再版修订时进一步完善,更好地为大家服务。

申昆玲

2022 年 9 月

# 目　录

| 上篇　疾　病　篇 |

第一章　感染性疾病 ························································ 2
　　第一节　急性上呼吸道感染 ······································· 2
　　第二节　急性支气管炎 ············································· 4
　　第三节　急性毛细支气管炎 ········································ 6
　　第四节　支气管肺炎 ··············································· 10
　　第五节　细菌性肺炎 ··············································· 17
　　第六节　病毒性肺炎 ··············································· 51
　　第七节　肺炎支原体肺炎 ·········································· 66
　　第八节　衣原体肺炎 ··············································· 71
　　第九节　真菌性肺炎 ··············································· 80
　　第十节　结核病 ···················································· 88
　　第十一节　寄生虫肺部感染 ········································ 97
　　第十二节　反复呼吸道感染 ········································ 110
　　第十三节　肺脓肿 ·················································· 116
第二章　呼吸系统先天性异常 ·········································· 122
　　第一节　先天性喉软骨软化 ········································ 122
　　第二节　气管、支气管软化 ········································ 124
　　第三节　气管狭窄 ·················································· 128
　　第四节　肺和肺血管先天性异常 ·································· 131
第三章　间质性肺疾病 ·················································· 145
　　第一节　小儿间质性肺疾病 ········································ 145
　　第二节　其他原因间质性肺疾病 ·································· 149
　　第三节　闭塞性细支气管炎 ········································ 157
第四章　特发性肺含铁血黄素沉着症 ·································· 162
第五章　支气管扩张和纤毛运动障碍 ·································· 165
　　第一节　支气管扩张 ··············································· 165
　　第二节　原发性纤毛运动障碍 ····································· 169
第六章　囊性纤维化 ···················································· 172
第七章　胸腔及胸壁疾病 ··············································· 177
　　第一节　胸膜炎 ···················································· 177
　　第二节　气胸 ······················································ 178

　　第三节　脓气胸 ································································································· 180

　　第四节　乳糜胸 ································································································· 181

　　第五节　血胸 ··································································································· 183

第八章　肺不张与肺气肿 ························································································ 184

　　第一节　肺不张 ································································································· 184

　　第二节　肺气肿 ································································································· 185

第九章　肿瘤性疾病 ······························································································ 187

　　第一节　纵隔肿瘤 ····························································································· 187

　　第二节　肺肿瘤 ································································································· 191

　　第三节　胸壁肿瘤 ····························································································· 195

第十章　特发性肺动脉高压 ······················································································ 198

第十一章　肺栓塞 ································································································· 210

第十二章　支气管哮喘 ··························································································· 219

第十三章　儿童阻塞性睡眠呼吸暂停综合征 ·································································· 239

第十四章　支气管异物 ··························································································· 245

**┃下篇　技　术　篇┃**

第十五章　肺功能技术 ··························································································· 250

第十六章　血气分析与酸碱平衡 ················································································ 266

第十七章　常规支气管镜检查 ··················································································· 277

第十八章　呼吸道疾病的病毒病原学诊断 ····································································· 286

第十九章　呼吸道疾病细菌病原学诊断 ········································································ 292

第二十章　雾化吸入治疗 ························································································ 299

第二十一章　肺活检及胸腔镜 ··················································································· 304

参考文献 ··········································································································· 309

# 上 篇

## 疾 病 篇

# 第一章

## 感染性疾病

### 第一节　急性上呼吸道感染

**（一）概述**

急性上呼吸道感染（acute upper respiratory infection，AURI）简称上感，俗称"感冒"，是指鼻、咽或喉部急性炎症的总称。如果炎症在上呼吸道的某个局部范围表现明显，则可按该部位的炎症命名，如急性鼻炎、鼻窦炎、急性咽炎、急性扁桃体炎、急性喉炎等。由于小儿呼吸系统的解剖、生理及免疫特点，上感为小儿时期最常见的多发病，占 5 岁以下小儿所有疾病的 50% 以上。

**【病因】**

1. **病原体**　病毒是最常见的病原体，可占 90% 以上。非典型病原体感染呈升高趋势。细菌感染少见，常为继发性。病毒以呼吸道病毒为主，如呼吸道合胞病毒、鼻病毒、流感病毒、副流感病毒、冠状病毒、腺病毒、人偏肺病毒等；肠道病毒也是不可忽视的病原，如柯萨奇病毒、埃可病毒等。非典型病原体，如肺炎支原体、肺炎衣原体、嗜肺军团菌、Q 热立克次体均可引起上呼吸道感染，尤其是肺炎支原体，常见于年长儿。侵入上呼吸道的细菌大多属于 β 溶血性链球菌 A 族，其次是肺炎链球菌、流感嗜血杆菌及葡萄球菌。病毒感染基础上的细菌感染多见于婴幼儿，年长儿则为非典型病原体与细菌混合感染。

2. **免疫因素**　上呼吸道感染的发生、发展不但取决于侵入病原体的种类、毒性和数量，也与宿主防御功能和环境因素有着密切关系。新生儿及婴幼儿呼吸道黏膜分泌型 IgA 水平较低，对病毒、细菌等病原体的防御能力差，因此，在婴幼儿期易患上呼吸道感染。

3. **其他防御因素**　患有营养缺乏性疾病，如营养不良、营养性贫血、维生素 D 缺乏性佝偻病、维生素 A 缺乏症等疾病时易患本病。此外，居住环境、护理是否得当、气候变化等也是本病的诱发因素。如在北方气候寒冷多变的冬春季节、南方湿度较大的夏秋季节，也易发生流行。

**（二）诊断与鉴别诊断**

**【临床表现】**

因年龄、体质强弱及病原体的不同，临床表现差异较大。发病一般较急，多有不同程度的发热，可伴有鼻塞、流涕、打喷嚏、轻咳、食欲缺乏、呕吐、腹泻等症状，但一般状况较好。一般年长儿症状相对较轻。重症多见于婴幼儿、细菌或继发细菌感染者，可有高热，体温可高达 39～40℃，咳嗽、咽痛明显，患儿精神萎靡或烦躁不安，有的患儿可伴有呕吐、腹泻，有的患儿伴有腹腔淋巴结肿大，出现剧烈腹痛。新生儿及小婴儿可因鼻塞导致吃奶时费力或呼吸困难；婴幼儿高热不退，容易诱发惊厥（6 岁以上儿童少见）。

主要体征为咽部充血、滤泡肿大，扁桃体肿大。扁桃体有化脓时，扁桃体表面可见脓性分泌物（脓苔），咽部红肿明显，提示有细菌感染。

**【两种特殊类型的上感】**

**1. 疱疹性咽峡炎**　由柯萨奇 A 组病毒感染所致，好发于夏秋季节，起病急，突起高热、咽痛、厌食。查体可见咽部充血，在咽腭弓、软腭及悬雍垂的黏膜上有直径 1～3mm 的小疱疹，周围有红晕，破溃后可形成小溃疡。病程 3～7 天。

**2. 咽结合膜热**　由腺病毒 3、7 型感染所致，好发于夏春季节，表现为特征性临床三联症：发热、咽炎和结合膜炎。多呈高热、咽痛、眼部刺痛。查体可见咽部充血，结合膜出现滤泡性炎症，充血、水肿，甚至眼睑水肿，可有颈部、耳后淋巴结肿大。病程 1～2 周。

**【并发症】**

上呼吸道炎症如未及时恰当治疗，也可蔓延至邻近器官，引起并发症，如中耳炎、咽后壁脓肿、颈淋巴结炎、支气管炎、支气管肺炎等。对小婴儿及免疫力低下的患儿，病原也可通过血液循环播散至全身，引起败血症、脑膜炎等。年长儿链球菌感染也可引起急性肾炎、风湿热等。

**【诊断与鉴别诊断】**

**1. 诊断思路**　根据典型的临床表现及体征，本病相对较易诊断。但应注意某些传染病，流行性感冒、病毒性脑炎、急性阑尾炎等早期也常伴有普通上呼吸道感染的表现，临床上需要予以鉴别，否则极易误诊。因此，在诊断上呼吸道感染时要有以下考虑：

（1）必须详细询问有无流行病学史及接触史、有无其他疾病的伴随病史及伴随症状，全面询问病史并详细检查各系统症状及体征，对其他疾病的早期发现至关重要。

（2）许多下呼吸道疾病是由上呼吸道感染发展引起，如急性支气管炎、肺炎等，故上呼吸道感染患儿如病情加重，出现高热不退、剧烈咳嗽、咳痰时，要想到炎症有蔓延至下呼吸道的可能，密切注意肺部体征，必要时行胸部 X 线检查。

（3）婴幼儿上呼吸道感染后，如出现抽搐，抽搐后精神不振，或有颈项强直体征时，应注意病毒性脑炎，及时行腰椎穿刺检查。

（4）如上呼吸道感染后伴有右下腹痛，应及时行腹部超声检查，以鉴别腹痛是由腹腔淋巴结炎引起还是由急性阑尾炎所致。

**2. 鉴别诊断**

（1）流行性感冒：由流感病毒、副流感病毒所致，有明显的流行病史。多有高热、头痛、四肢酸痛等症状，全身症状较呼吸道局部症状重。病程较长。

（2）急性传染病早期：有些常见于儿童期的急性传染病，如麻疹、百日咳、流行性脑脊髓膜炎、猩红热等早期也有上感症状，应结合相关流行病史、皮疹变化及病情演变等综合分析，必要时应随诊观察。

（3）消化系统疾病：小儿上感常伴有呕吐、腹泻、腹痛等消化道症状，应与原发性胃肠疾病鉴别。伴有腹腔淋巴结肿大的上感患儿可出现剧烈腹痛，须与阑尾炎相鉴别，腹部 B 超检查有助于鉴别诊断。

（4）过敏性鼻炎：鼻塞、流涕、打喷嚏等症状与上感相似，但全身症状轻微，而鼻黏膜明显苍白、水肿，病程长。过敏性鼻炎呈季节性或全年性发病，多伴有其他过敏性疾病（如过敏性皮炎、哮喘）或有其家族史。

**（三）治疗决策**

**【治疗】**

1. **一般治疗**　注意休息，多饮水，吃易消化的食物，保持室内空气清新，注意隔离，避免交叉感染。

2. **病因治疗**　单纯病毒感染所致的上呼吸道感染属于自限性疾病，多数对症治疗即可痊愈，且目前尚无针对普通感冒的特异性抗病毒药物。病程早期应用利巴韦林气雾药喷鼻和咽部可能有一定益处。奥司他韦治疗流感病毒感染较为特效。目前，临床上普通感冒的中西医结合疗法已被广泛采用，但应用时最好能辨证施治，对药物组分充分了解，选择最适宜的药物并合理配伍，避免引起生物效应的拮抗作用。如有继发细菌感染征象时，须根据病情及相关化验检查选择恰当的抗生素治疗。

3. **对症治疗**　鼻塞症状显著者可予以减轻鼻黏膜充血药（如伪麻黄碱），一般不超过 7 天。抗组胺药（如氯苯那敏）可减轻打喷嚏和流涕等症状。体温轻度增高，对机体有一定的保护作用，不必急于退热。当体温超过 38.5℃以上时，可给予退热药口服（布洛芬、对乙酰氨基酚），也可物理降温（如头部冷敷、酒精擦浴等）。高热引起惊厥者，给退热药的同时应给予镇静药，常用 5% 水合氯醛肛门灌肠给药（1.0ml/kg）。对既往有热惊厥病史的患儿，应及时予以退热药或物理降温，以防惊厥发生。

**【预防】**

加强体格锻炼，增强身体抵抗力；保持居住条件清洁卫生，经常消毒、通风，防止病原体入侵；提倡母乳喂养，按时添加辅食，加强营养，防治佝偻病、缺铁性贫血等疾病；注意预防、隔离，勿与其他患者密切接触，避免交叉感染。

（尚云晓）

# 第二节　急性支气管炎

**培训目标**

掌握急性支气管炎的诊断、鉴别诊断及治疗策略。

**（一）概述**

急性支气管炎（acute bronchitis）是指支气管黏膜发生炎症，多继发于上呼吸道感染，气管常同时受累，故又称为急性气管支气管炎（acute tracheobronchitis）。本病是小儿呼吸系统常见病，以婴幼儿时期多发且病情相对较重，咳嗽为其主要特征。

**【病因及发病机制】**

能引起小儿上呼吸道感染的各种病原微生物皆可引起急性支气管炎。病原体多为各种病毒或细菌，细菌常在病毒感染基础上继发，肺炎支原体或衣原体亦不少见，常有混合感染。本病多为在上呼吸道炎症基础上蔓延所致，病原体侵袭到支气管黏膜后，引起气管、支气管黏膜充血、水肿和分泌物增加，黏膜下层有中性粒细胞、淋巴细胞等浸润。严重者纤毛上皮细胞损伤脱落，黏膜纤毛功能降低。而受损的气道上皮对外来刺激易产生超敏反应，出现咳嗽，且持续长达 1~3 周。机体炎症消退后，气管支气管黏膜结构和功能大多恢复正常。

**（二）诊断与鉴别诊断**

**【临床表现】**

发病急缓不一，早期有上呼吸道感染症状。逐渐出现咳嗽，病初多为断续性干咳，随病情发展，咳嗽日渐明显，有的患儿呈剧烈性咳嗽。2~3 天后，有痰咳出，分泌物增多，初为白色黏痰，以后可出现黄色黏稠性痰，婴幼儿不会咳痰，多经咽部咽下。咳嗽重时可引起呕吐，年长儿可述胸骨后不适或胸痛，有的患儿伴有头痛、恶心、食欲缺乏、疲乏无力等。体温表现不一，多数无发热，少数伴低热，但亦见高热持续者。咳嗽一般持续 1 周左右（有的更长），当痰液由黏稠变稀薄时，咳嗽逐渐消失。

患儿一般状态较好，无呼吸困难，无发绀。早期可有咽部充血、结膜充血等上呼吸道感染体征，肺部听诊正常。病程进展、咳嗽加剧后，肺部听诊呼吸音粗，有时可闻及干啰音或湿性啰音，啰音不固定，随体位改变，拍背或咳嗽后啰音可消失。而支气管肺炎患儿的啰音相对固定，以此可对两者鉴别。

**【辅助检查】**

外周血白细胞正常或稍高。X 线胸部检查可正常或肺纹理增粗，肺门影增浓偶见。痰液或血中病原微生物检测有助于明确病原后针对性治疗。

**【诊断与鉴别诊断】**

**1. 诊断思路**

（1）年长儿病情较轻，一般状况较好，咳嗽、无热或低热（亦有高热持续者），肺听诊呼吸音粗、无固定啰音，胸部 X 线检查可正常或肺纹理增粗。

（2）婴幼儿急性支气管炎往往病情较重，与肺炎早期不易区别，应注意随诊和复查胸部 X 线片。支气管炎如未有效控制，较容易发展成支气管肺炎。

**2. 鉴别诊断** 急性支气管炎应与急性上呼吸道感染、急性支气管肺炎及呼吸道异物相鉴别；慢性或反复支气管炎，应仔细查找原因，注意与咳嗽变异性哮喘、肺内结核、先天性气道畸形、支气管扩张、支气管异物等疾病相鉴别。

**（三）治疗决策**

**1. 一般治疗** 同上呼吸道感染，婴幼儿须注意经常调换体位，给予充足液体支持，使痰液易于排出。

**2. 控制感染** 病毒感染者可酌情予以抗病毒药物治疗（同上呼吸道感染）；对白细胞增高者、体弱儿、婴幼儿有发热及黄痰者，可适当选用青霉素、头孢菌素类抗生素；疑有支原体感染者，可给予大环内酯类抗生素治疗。

**3. 对症治疗** 咳嗽对排痰有益，一般不用镇咳药。痰黏稠者可给予盐酸氨溴索、N- 乙酰半胱氨酸、中药类祛痰药以稀释痰液，利于痰液的排出和吸收。婴幼儿急性支气管炎患儿，部分可伴有喘息或刺激性剧咳，此时须雾化吸入 $\beta_2$ 受体激动药及糖皮质激素（同哮喘治疗）；无吸入条件时，可口服丙卡特罗、班布特罗等治疗。病情迁延者可加用超短波等物理治疗或中医中药辅助治疗。

（尚云晓）

# 第三节　急性毛细支气管炎

**培训目标**

1. 掌握毛细支气管炎的诊断思路及治疗策略。
2. 熟悉急性毛细支气管炎的病因和病理生理特点，以及与日后发生哮喘的关系；儿童喘息性疾病的鉴别诊断。

## （一）概述

急性毛细支气管炎（acute bronchiolitis）是由多种病原体感染引起、病变部位在毛细支气管（主要在直径为 75～300μm 的气道）的炎症性疾病。2 岁以内多发，以 2～6 个月婴儿的发病率最高。多见于冬春两季，散发，有时亦呈流行性。本病多由病毒感染所致，其中呼吸道合胞病毒为最常见病原。本病的特点是无明显发热、喉部可闻及"咝咝"声、呼气性呼吸困难、肺肝界下移、双肺可闻及典型的呼气性喘鸣音或高调哮鸣音，严重者可合并急性呼吸衰竭、心力衰竭及中毒性脑病等。多数预后良好，极少数也可发展为闭塞性细支气管炎。过敏体质明显（如有严重湿疹等）或有哮喘家族史患儿，日后发展为哮喘的概率较高。

## 【病因】

毛细支气管炎的病因有感染性、吸入性、药物性及特发性，在小儿主要由感染因素引起。嗜支气管上皮的病毒是最常见的病原，其中呼吸道合胞病毒（respiratory syncytial virus，RSV）最多见，占 50% 以上；此外，副流感病毒、腺病毒、鼻病毒、肺炎支原体等也可引起，也可出现混合感染。有报道，90% 的婴幼儿在 2 岁以内感染过 RSV，其中约 40% 发展为下呼吸道感染。毛细支气管炎的发病率在 RSV 流行高峰的季节最高，在我国南方主要发生在夏秋季，北方则发生在冬春季，每隔数年还会出现一次 RSV 感染导致的毛细支气管炎暴发流行。由于 RSV 感染后机体不会出现长期或永久的免疫力，因此，常可出现重复感染。

婴幼儿易患感染性毛细支气管炎与其解剖及生理特点有关：婴幼儿期细支气管内腔狭窄，气流阻力增大，气流速度慢，故吸入的微生物易于沉积；由于婴幼儿的各种免疫功能尚未成熟，支气管黏膜上 IgA 水平较低，尚不能起保护作用。

病理改变主要是病变部位的细支气管黏膜肿胀，黏膜下炎症细胞浸润，黏膜上皮损伤脱落，黏液分泌增多；毛细支气管可有不同程度的痉挛。由于毛细支气管的管壁较薄，故炎症易扩展累及周围的肺间质和肺泡，形成细支气管周围炎。

该病的发病机制为 RSV 侵袭毛细支气管后，致使病变部位黏膜上皮损伤、脱落，黏膜充血、肿胀，黏液分泌增多；加之同时伴有毛细支气管的不同程度痉挛，最终导致病变部位的毛细支气管部分或完全性阻塞，气体呼出障碍，肺内残气量增多、有效通气量减少，通气/血流比例失衡，最终导致体内缺氧，出现呼气性呼吸困难，重者则可发展至进行性呼吸衰竭。病变轻者，炎症消退后渗出物被吸收或咳出而愈复。少数病变重者可因管壁的瘢痕修复，管腔内渗出物发生机化，使细支气管闭塞，形成闭塞性细支气管炎。

**（二）诊断与鉴别诊断**

**【临床表现】**

本病多见于 6 个月内小儿，最大不超过 2 岁。病前 2～3 天常有上呼吸道感染的前驱症状，体温多正常或略高，无继发感染者少见高热。随后可出现剧烈咳嗽、阵发性喘憋及呼气性呼吸困难。喉部可闻及"咝咝"声。呼吸困难常呈阵发性。夜间及晨起好发作；剧烈活动、哭闹或吃奶后喘鸣加重，休息及改善通气后有时可自行缓解。其他症状还可有呕吐、烦躁、易激惹、喂养量下降等。本病一般在咳嗽及呼吸困难发生后的 48～72 小时达到高峰，严重病例可合并急性呼吸衰竭、心力衰竭及中毒性脑病等；<3 个月的小婴儿可骤然出现呼吸暂停或窒息。

喘息发作时，患儿呼吸及心率加快，轻者烦躁不安，鼻翼扇动；重者口周发绀，呈喘憋状，表现为明显的三凹征，易合并充血性心力衰竭。胸部叩诊呈过清音，肺肝界下移。听诊双肺呼吸音延长，可闻及典型的呼气性喘鸣音或高调哮鸣音；喘憋时常听不到湿啰音，缓解时可闻及弥漫性细、中湿性啰音。喘憋严重时喘鸣音有时反而减弱，应予以注意。腹部查体肝增大多见，经常为肺气肿引起的肺肝界下移，并非因充血性心力衰竭所致。

根据呼吸困难程度、喂养情况及精神状况，可将毛细支气管炎病情分为轻度、中度和重度，见表 1-1。

**表 1-1 毛细支气管炎病情严重程度分级**

| 项目 | 轻度 | 中度 | 重度 |
|---|---|---|---|
| 喂养量 | 正常 | 下降至正常 1/2 | 下降至正常 1/2 以上或拒食 |
| 呼吸频率 | 正常或稍快 | >60 次 /min | >70 次 /min |
| 胸壁吸气性三凹征 | 轻度（无） | 中度（肋间隙凹陷较明显） | 重度（肋间隙凹陷极明显） |
| 鼻翼扇动或呻吟 | 无 | 无 | 有 |
| 血氧饱和度 | >92% | 88%～92% | <88% |
| 精神状况 | 正常 | 轻微或间断烦躁、易激惹 | 极度烦躁不安、嗜睡、昏迷 |

注：中～重度毛细支气管判断标准为存在其中任何一项即可判定。

发生严重毛细支气管炎相关的危险因素包括：早产儿，低出生体重儿，年龄小于 12 周龄小婴儿，患有慢性肺疾病、囊性纤维化、先天性气道畸形、咽喉功能不协调、左向右分流型先天性心脏病、神经肌肉疾病、免疫功能缺陷、唐氏综合征等。

**【辅助检查】**

该病外周血白细胞多正常。血气检查，病初时 $PaO_2$ 及 $PaCO_2$ 减低，严重时 $PaCO_2$ 增高，发生呼吸性酸中毒。胸部 X 线检查可见双肺多有不同程度的肺气肿或肺纹理增强改变；有时可见支气管周围炎性阴影或节段性肺不张；肺泡受累时，可出现间质性肺炎及肺浸润病变。取鼻咽拭子、气管内分泌物行病毒分离或抗体检测有助于确定病原。

**【诊断】**

1. **注意与早发哮喘鉴别** 哮喘的早发型或病毒感染诱发的喘息很可能与毛细支气管炎的诊断重叠。由于毛细支气管炎与早发哮喘容易混淆，导致了一系列针对哮喘的试验性治疗，包括支气管扩张药或激素。但是，这两类药对毛细支气管炎患者均不能提供临床上的重要作用，且增加了药物不良反应的风险及费用。

当难以鉴别时，需要日后定期随访观察。如反复发作超过3次以上，支气管扩张药治疗有效且除外其他肺部疾病，则应考虑支气管哮喘的诊断；个人过敏体质、有哮喘或过敏体质家族史、长期被动吸烟等是毛细支气管炎患儿将来发展为哮喘的高危因素。

**2. 注意易患因素**

（1）宿主因素：包括早产儿、低出生体重儿、先天性心脏病、早产儿慢性肺疾病、神经系统疾病、6个月以下婴儿、免疫功能低下、缺乏母乳喂养。

（2）环境因素：包括生活贫困、被动吸烟、空气污染、居住拥挤、幼儿园长托。

**3. 注意年龄及体温特点**  多见于6个月内小儿，最大不超过2岁。体温正常或略高，无混合感染者少见高热。

**4. 注意喘息及肺部体征特点**

（1）喘息特点：喉部可闻及"咝咝"声，呈呼气性呼吸困难，剧烈活动、哭闹或吃奶后喘鸣加重，安静后可减轻。

（2）肺部特征特点：叩诊呈过清音，肺肝界下移；双肺呼吸音延长，双肺可闻及典型的呼气性喘鸣音（或高调哮鸣音）。有的患者也可闻及细小湿性啰音。但须注意，喘憋严重时喘鸣音可减弱甚至消失，不要误认为病情缓解。

**5. 注意胸片特点及检查指征**  胸片特点是以双肺气肿为主，也可见支气管周围炎性阴影或节段性肺不张改变；但无大片实变阴影。目前观点认为，毛细支气管炎患儿胸片的特异性不强，与病情严重程度的关系也不确定。因此，对临床症状不重者，不推荐常规行胸片检查；但住院患儿若对治疗的反应欠佳，须进一步评估病情严重程度或怀疑其他诊断时，则应行影像学检查。

**6. 注意过敏体质**  过敏体质婴儿（如易患湿疹等）、有哮喘或过敏体质家族史者，将来发展成支气管哮喘的概率增加。

本病应与该年龄段引起喘憋或呼吸困难的相关疾病鉴别，包括支气管哮喘的首次发作、急性喉气管支气管炎、喉/气管/支气管软化症、呼吸道合胞病毒性肺炎、粟粒型肺结核、先天性气道发育异常、血管环、先天性肺疾病、胃食管反流、气管食管瘘、百日咳、心内膜弹力纤维增生症、充血性心力衰竭、异物吸入、囊性纤维化等相鉴别。

**（三）治疗决策**

**1. 一般治疗**

（1）吸氧：既往体健的患儿，若血氧饱和度降至90%以下，则为氧疗指征；若持续低于90%，则应通过足够的氧疗使血氧饱和度升至90%或以上；若患儿的血氧饱和度≥90%且进食良好、仅有轻微呼吸困难，则可停用氧疗。对于有明显血流动力学异常的心肺疾病史或早产史的患儿，在准备停用氧疗时应给予密切监测。

（2）镇静：极度烦躁时应用。可用5%水合氯醛，每次1ml/kg，口服或灌肠；应用镇静药时要密切注意呼吸节律的变化。

（3）保持呼吸道通畅：有痰随时吸出；痰液黏稠者可予以盐酸氨溴索治疗以稀释痰液，给药途径可静脉注射或雾化吸入。雾化吸入时，应使用吸入型盐酸氨溴索，静脉药型慎用。应注意，由于本病患儿可能存在气道高反应性，因此，如病情需要以吸入途径给药时，应使用以压缩空气（或气流量＞6L/min氧气）为动力的雾化器装置通过面罩吸入，忌用对气道有较大刺激作用的超声雾化吸入装置。

**2. 控制喘憋**  吸入支气管扩张药和糖皮质激素治疗喘憋尚存一定的争议。国外许多有循证医学证据的研究显示，上述两种药物对喘憋的疗效有限。不过，鉴于吸入治疗的安全性，通过空气压缩装置吸入支气管扩张药（如沙丁胺醇、异丙托溴铵等）和糖皮质激素（如布地奈德等）可在临床早期试验性应用，尤其是有过敏性疾病，如哮喘或过敏性鼻炎家族史时。如有效，可继续给予；如临床症状无改善，则不继续使用。全身性糖皮质激素应慎用。

对于上述治疗无效的中、重度毛细支气管炎患儿，可试用高渗盐水和肾上腺素雾化吸入治疗。

（1）高渗盐水雾化吸入：3% 盐水雾化吸入（压缩空气或气流量 >6L/min 氧气为动力的雾化器装置），每次 2～4ml，4～6 次 /d，疗程为 1～3 天。研究表明，应用高渗盐水雾化吸入治疗中度毛细支气管炎，可明显减轻临床评分、减少住院率、缩短住院时间，安全性良好。但如果吸入过程中患儿不耐受或诱发气道痉挛时（如出现喘憋加重），须及时停用。

（2）肾上腺素雾化吸入：收缩气管黏膜小动脉，减轻黏膜水肿、降低支气管黏膜厚度，从而提高气道直径而改善通气。用法：肾上腺素每次 0.5mg（1 岁以下）、1mg（1 岁以上），加入 2ml 生理盐水中，雾化吸入（压缩空气或气流量 >6L/min 氧气为动力的雾化器装置），2～4 次 /d，疗程为 1～3 天。应用肾上腺素雾化吸入时，应密切观察心率及血压变化。如果治疗无效，不再增加药量应用。

（3）其他：静脉注射氨茶碱或硫酸镁可尝试使用，但尚缺乏确切的循证依据。

**3. 抗病毒及其他病原体治疗**

（1）抗病毒治疗：病程早期可使用干扰素 α1b 治疗，以雾化吸入为首选（压缩空气或气流量 >6L/min 氧气为动力的雾化器装置），每次 2～4μg/kg，每天 2 次，疗程为 5～7 天；无雾化吸入条件时，可选用肌内注射给药，每次 1μg/kg，每天 1 次，疗程为 3～5 天。利巴韦林（病毒唑）治疗尚缺乏确切的循证依据，故不推荐常规应用。

（2）明确或疑似肺炎支原体、衣原体感染可予以大环内酯类抗生素治疗。

（3）有继发细菌感染时，须酌情加用其他抗生素。

**4. 生物制品治疗**

（1）静脉注射免疫球蛋白（intravenous immunoglobulin, IVIG）可在重症患儿或上述治疗方法无效时考虑应用。研究表明，IVIG 可缓解临床症状，减少患儿排毒量和缩短排毒期限。应用方法为每天 400mg/kg，连续 3～5 天。

（2）静脉注射抗 RSV 单克隆抗体对高危婴儿（早产儿、支气管肺发育不良、先天性心脏病、免疫缺陷病）和毛细支气管炎后反复喘息发作者有确切的预防作用；RSV 单克隆抗体上市后研究也显示，预防治疗可显著降低住院率。但值得注意的是，该药不能治疗 RSV 感染。从 RSV 高发季节开始，15mg/kg 肌内注射，每月 1 次，连用 5 个月，可降低 RSV 感染住院率。

**5. 其他治疗** 及时纠正酸碱失衡及离子紊乱；有心力衰竭时积极强心、利尿、减轻心脏负荷；出现脑水肿时及时降颅内压及保护脑细胞；有呼吸衰竭时需要气管插管，人工通气治疗。

**【预后】**

绝大多数毛细支气管炎患儿预后良好；需要机械通气者占住院患儿的 3%～7%；死亡多数发生于小于 6 月龄及合并心肺疾病的患儿。近年研究表明，毛细支气管炎与哮喘的关系十分密切。多年追踪观察发现，婴儿急性毛细支气管炎所表现的喘息往往是哮喘的第一次发作。如喘息反复发作(有人认为超过 3 次以上),除外其他肺部疾病后,应考虑支气管哮喘的诊断。国内外研究显示,有 30%～70% 的毛细支气管炎患儿日后发展成哮喘;有过敏体质、家族哮喘史、过敏性鼻炎等遗传病史及父母吸烟的患儿,哮喘发生率较无以上因素者显著增高。研究显示,对存在哮喘危险因素的毛细支气管炎患儿,出院后采用激素吸入治疗可明显减低其日后哮喘的发生率。因此,对诊断毛细支气管炎患儿,一定要定期随访;如果日后再有喘息发生(无论是感染或是运动、吸入冷空气等),特别是对支气管扩张药及激素治疗敏感、有明显个人过敏史或哮喘家族史者,极有可能是哮喘。有人认为,毛细支气管炎患儿如果同时有哮喘的危险因素,即应按哮喘予以早期干预治疗。

(尚云晓)

# 第四节　支气管肺炎

**培训目标**

掌握不同类型肺炎的分类方法;肺炎的常见病因、病理生理基础及发病机制;肺炎的正确诊断及治疗方法;肺炎的抗生素治疗原则。

**(一) 概述**

肺炎(pneumonia)由不同病原体或其他因素所致的肺部炎症。其典型的临床表现是发热、咳嗽、咳痰、气促、呼吸困难及肺部固定的细湿性啰音。肺炎为小儿时期常见病和多发病,占儿科住院患者的 24.5%～65.2%,是我国 5 岁以下儿童的第一位死因,严重威胁我国儿童的健康。根据 WHO 和联合国儿童基金会专家组报告,2010 年全球 5 岁以下儿童肺炎死亡总数约占感染性疾病的 1/3。

有关肺炎的分类目前尚无统一方法。依据肺部炎症的病理、病因、病情、病程、感染的场所及临床表现是否典型,临床将肺炎分为 6 类。①按病理分为大叶性肺炎、小叶性肺炎(支气管肺炎)、间质性肺炎、毛细支气管炎等。②按病因分为感染性:如病毒性、细菌性、肺炎支原体性、肺炎衣原体性、真菌性等;非感染性:如吸入性、过敏性等。③按有无其他系统的受累分为轻型肺炎及重型肺炎。④按病程分为急性型(<1 个月)、迁延型(1～3 个月)、慢性型(>3 个月)。⑤按感染的场所和感染来源分为社区获得性肺炎(community acquired pneumonia, CAP)和院内获得性肺炎(hospital acquired pneumonia, HAP)或医院内肺炎(nosocomial pneumonia, NP);CAP 是指无明显免疫抑制患儿在医院外或住院后 48 小时内发生的肺炎;HAP 指住院 48 小时后发生的肺炎。⑥根据临床表现是否典型分为典型肺炎和非典型肺炎。前者的病原菌主要是肺炎链球菌、金黄色葡萄球菌、流感嗜血杆菌、大肠埃希菌等;后者的病原菌主要见于肺炎支原体、衣原体、军团菌、病毒(如 SARS 病毒、人禽流感病毒等新发病毒、变异病毒)等。病因明确者以病因命名最为科学,病因不明者可按病理分类命名;也可几种分类方法联合命名,如急性重型肺炎链球菌肺炎(右肺下叶)。

支气管肺炎(bronchopneumonia)又称小叶肺炎,是小儿时期最常见的肺炎类型,尤好发于婴幼儿。一年四季均可发病,但以冬春季节或气候突变时多发,可呈散发或流行。本节以支气管肺炎为例,讨论肺炎的病因、病理、病理生理改变、临床表现、诊断及治疗等问题。

【病因】

**1. 感染性支气管肺炎** 常见病原包括细菌、病毒、非典型微生物（支原体、衣原体、嗜肺军团菌等），此外还有真菌和原虫等。

（1）细菌：以肺炎链球菌最多见，流感嗜血杆菌、金黄色葡萄球菌、卡他莫拉菌、溶血性链球菌、大肠埃希菌和副大肠埃希菌亦较常见。

（2）病毒：以呼吸道合胞病毒、腺病毒、流感病毒和副流感病毒多见，其他少见病毒有鼻病毒、呼肠病毒，偶有麻疹病毒、巨细胞病毒（cytomegalovirus，CMV）、EB病毒、人偏肺病毒、单纯疱疹病毒、水痘带状疱疹病毒、肠道病毒等。近年来还有一些新发病毒，如SARS病毒、人禽流感病毒、变异病毒等。

（3）非典型微生物：5岁以上小儿以肺炎支原体、肺炎衣原体多见，嗜肺军团菌也可遇见；6个月以下婴儿以沙眼衣原体常见。

儿童不同年龄阶段的社区获得性肺炎的微生物病因见表1-2。发达国家的小儿肺炎病原以病毒为主，发展中国家小儿肺炎病原以细菌为主。国内认为各种病毒性肺炎的总发病数有增多趋势。以上病原可单独或混合感染，年龄越小，混合感染越常见。

表1-2 儿童不同年龄阶段的社区获得性肺炎的微生物病因

| 年龄组 | 病因 |
| --- | --- |
| 出生～3周 | B族链球菌、大肠埃希菌、其他革兰氏阴性菌、巨细胞病毒、肺炎链球菌、莫氏厌氧菌 |
| 3周～3个月 | RSV、其他呼吸道病毒（鼻病毒、副流感病毒、流感病毒、腺病毒）、肺炎链球菌、沙眼衣原体、百日咳鲍特菌、金黄色葡萄球菌 |
| 4个月～4岁 | RSV、其他呼吸道病毒、肺炎链球菌、流感嗜血杆菌、肺炎支原体、A族链球菌 |
| ≥5岁 | 肺炎支原体、肺炎链球菌、肺炎衣原体、流感嗜血杆菌、呼吸道病毒、肺炎军团菌 |

**2. 非感染性支气管肺炎** 吸入性、过敏性、坠积性等。

【病理】

肺炎的病理变化以肺组织充血、水肿、炎症浸润为主。以肺泡炎症为主，支气管壁与肺泡间质炎性病变较轻。肺泡毛细血管扩张充血，肺泡壁水肿，肺泡腔内充满大量炎性渗出物，如中性粒细胞、红细胞、纤维素渗出液、细菌、脱落的支气管上皮碎屑等。炎性渗出物可通过肺泡间通道（Kohn孔）和细支气管向邻近组织蔓延，呈小片状的灶性炎症，小病灶可互相融合扩大。以间质受累为主的肺炎主要由病毒引起，支气管和毛细支气管壁及肺泡间隔均有水肿与炎症细胞浸润，呈细支气管炎、细支气管周围炎及肺间质炎的改变。当细支气管壁上皮细胞坏死，管腔可被黏液、纤维素及破碎细胞堵塞，发生局限性肺气肿或肺不张。有时灶性炎症侵犯到肺泡，致肺泡内有透明膜形成。少数病例发生慢性间质纤维化。

【病理生理】

病原体经呼吸道（少数经血液）侵入支气管及肺泡后，引起支气管及肺泡受累，最终可导致通气及换气功能障碍。当炎症蔓延到支气管时，支气管腔因黏膜充血、水肿及渗出物堵塞，致使管腔狭窄甚至闭塞，发生阻塞性肺气肿或肺不张，导致通气功能障碍；当肺泡受累后，肺泡壁充血、水肿，使肺泡壁增厚，同时肺泡腔内充满炎性渗出物，致使气体弥散阻力增加，导致换气功能障碍。在重症肺炎时，上述两种障碍可不同程度地同时存在，最终导致缺氧及二氧化碳潴留，从而引起全身性代谢和器官功能障碍。

**1. 呼吸功能不全** 上述通气和换气功能障碍，引起低氧血症，严重者可有二氧化碳潴留。在疾病早期，缺氧可通过增加呼吸频率和呼吸深度来增加每分钟通气量代偿；由于二氧化碳弥散能力比氧大 21 倍，此时往往仅有轻度缺氧而尚无明显的二氧化碳潴留。当病变进展，严重妨碍有效气体交换时，动脉血氧分压（$PaO_2$）及血氧饱和度（$SaO_2$）明显下降而发生低氧血症。当 $SaO_2 < 85\%$，还原血红蛋白 $> 50g/L$ 时皮肤出现发绀。当肺通气功能严重降低，影响到二氧化碳排出时，则在 $PaO_2$ 及 $SaO_2$ 降低的同时动脉血二氧化碳分压（$PaCO_2$）增高。$PaO_2 < 6.65kPa$（50mmHg），$SaO_2 < 85\%$，$PaCO_2 > 6.65kPa$（50mmHg）时，即发生周围性呼吸衰竭。

2. **循环系统变化** 缺氧、酸中毒可引起肺小动脉反射性痉挛，肺循环压力增高，导致肺动脉高压；肺部病变也使肺循环阻力增加；两者最终导致右心负荷加重。病原体和毒素对心肌损害，可引起中毒性心肌炎。上述因素可导致心功能不全。少数病例因严重毒血症和低氧血症而发生微循环障碍、休克，甚至弥散性血管内凝血（disseminated inravascular coagulation，DIC）。

3. **中枢神经系统变化** 严重缺氧可使脑细胞无氧代谢增加，造成乳酸堆积、ATP 生成减少和钠、钾离子泵转运功能障碍，使细胞内钠离子增多并吸收水分，导致脑水肿。高碳酸血症可使毛细血管扩张，血 - 脑屏障通透性增加而致颅内压增高。严重时可致中枢性呼吸衰竭。病原体毒素作用可致中毒性脑病。

4. **消化系统变化** 胃肠道在缺氧和毒素的作用下易发生功能紊乱，出现呕吐、腹泻等症状，严重者可发生中毒性肠麻痹。胃肠道毛细血管通透性增加可引起消化道出血。

5. **水电解质和酸碱平衡紊乱** 缺氧时体内有氧代谢发生障碍，酸性代谢产物发生堆积，加上高热、饥饿、脱水、吐泻等因素，常引起代谢性酸中毒。二氧化碳潴留可导致呼吸性酸中毒。重症肺炎患儿常出现混合性酸中毒。缺氧和二氧化碳潴留致肾小动脉痉挛而引起水钠潴留；严重缺氧时，抗利尿激素分泌增加，使水钠重吸收增加，致稀释性低钠血症。钾离子在酸中毒时可向细胞外转移，血钾浓度增高或正常。6 个月以上患儿，呼吸代偿功能有所增强，早期可因呼吸增快，通气过度，可能出现呼吸性碱中毒。伴有腹泻或呕吐的肺炎患儿，可出现多重酸碱平衡紊乱。

**（二）诊断与鉴别诊断**

**【临床表现】**

1. **症状** 起病大多较急，病前常有上呼吸道感染症状。发热、咳嗽、气促是本病的主要临床表现。发热热型不定，多为不规则发热，体温一般在 38℃ 左右，有的可超过 39～40℃，但在重度营养不良或新生儿时也可不发热。咳嗽早期为刺激性干咳，后期有痰。气促表现为呼吸增快，每分钟可达 40～80 次 /min，甚至 100 次 /min；呼吸增快的判定标准见表 1-3。反应差、口吐沫是新生儿及小婴儿肺炎时的早期重要症状，应予以特殊注意。不同病原菌引起的肺炎症状各有特点。

表 1-3 **呼吸增快的判定标准（平静时观察 1 分钟）**

| 年龄 | 呼吸频率 |
| --- | --- |
| <2 月龄 | ≥60 次 /min |
| 2 月龄～<1 岁 | ≥50 次 /min |
| 1～5 岁 | ≥40 次 /min |
| >5 岁 | ≥30 次 /min |

2. **体征**　患儿精神状态差,烦躁不安。呼吸困难主要表现为鼻翼扇动,重者出现点头样呼吸,口周和指/趾端发绀,胸骨上窝、锁骨上窝、肋间及上腹部软组织吸气期内陷。肺部听诊早期常不明显,仅有呼吸音粗或闻及干性啰音,以后可闻及较固定的细湿性啰音。肺内病灶融合扩大时,可听到管状呼吸音,叩诊呈浊音。如果发现一侧有叩诊实音或呼吸音消失,则应考虑有无合并胸腔积液或脓胸。

3. **其他系统的临床表现**　多见于重症患儿。

（1）循环系统:轻度缺氧可致心率增快,重症者可出现不同程度的心功能不全或心肌炎、弥散性血管内凝血及休克。

肺炎合并心力衰竭者可表现为一般状况差,突然烦躁不安,明显发绀;呼吸困难加剧,呼吸急促;心率突然增快,婴儿 > 180 次/min,幼儿 > 160 次/min,不能用发热、呼吸困难解释;或心脏扩大,心音低钝,出现奔马律;肝迅速增大,超过 2cm 以上。有的患儿可伴有少尿或无尿,眼睑或双下肢水肿。

并发心肌炎者表现为面色苍白,心动过速、心音低钝、心律不齐,心电图表现为 ST 段下移和 T 波低平、双向和倒置。

并发弥散性血管内凝血者表现为血压下降,四肢凉,皮肤、黏膜出血等。

并发休克者表现为皮肤花纹,面色苍白或发灰,出汗,四肢厥冷,脉速,呼吸浅,神情淡漠甚至不清,血压降低,体温过高或不升,少尿或无尿等。

（2）神经系统:并发中毒性脑病时,一般状况差,早期表现为烦躁不安,后期出现嗜睡、意识障碍、昏迷甚至抽搐;查体可见呼吸不规则,前囟膨隆、张力高,双眼凝视,瞳孔对光反射减弱甚至消失;脑脊液除压力增高外,其他检查均正常。

（3）消化系统:轻症常有食欲缺乏、吐泻、腹胀等;重症可并发中毒性肠麻痹,呕吐、腹泻、腹胀是本病突出症状,查体可见腹部膨隆,肠鸣音消失。有消化道出血时,吐物中有咖啡样物,大便中有柏油样便出现。

【并发症】

主要见于延误诊治、治疗不当或病原体致病力强时,早期正确治疗者并发症很少见。细菌性肺炎最多见的肺部并发症为脓胸、脓气胸、肺脓肿、肺大疱、坏死性肺炎等(详见细菌性肺炎章节)。

【辅助检查】

1. **外周血检查**

（1）白细胞:细菌性肺炎时白细胞总数大多增高,以中性粒细胞增多为主,可有核左移和中毒性颗粒。但在重症金黄色葡萄球菌或革兰氏阴性杆菌肺炎,白细胞可不高或降低。病毒性肺炎的白细胞大多正常或降低。

（2）急性期反应指标:主要包括 C 反应蛋白(C-reactive protein,CRP)、血清降钙素原(procalcitonin,PCT)、红细胞沉降率((erythrocyte sedimentation tate,ESR)等。一般急性细菌感染时,CRP、PCT 浓度上升;肺炎支原体感染时,CRP、ESR 可有增高,但 PCT 多正常;病毒感染时 CRP、PCT 基本正常。值得注意的是,单独依靠上述指标难以区分何种病原。

2. **病原学检查**

（1）病原培养分离:是细菌检查最常用、最可靠的手段,可取下呼吸道分泌物、胸腔穿刺液、血液、肺活检组织等相应标本做病原培养和分离鉴定。也可取深部痰液涂片染色,所得结果可能有一定的指导意义。需要注意的是,咽拭子和鼻咽分泌物中分离到的菌株只能代表上呼吸道存在的细菌，并不能代表下呼吸道感染的病原。另外，发病早期使用抗生素也是影响病原体分离培养检出率的重要因素。因此，分离培养阴性不能除外感染。病毒、支原体等分离虽最可靠、特异性强，但需要的时间长、操作繁琐，无早期诊断的价值。

（2）病原特异性抗原检测：是病毒检测较为常用的手段，可采用免疫荧光法检测呼吸道脱落细胞内的病毒抗原、酶免疫法或金标法检测呼吸道分泌物中病毒特异抗原等。尤其是直接免疫荧光法检测4种7型常见的呼吸道病毒，如RSV、腺病毒、流感病毒（A型、B型）、副流感病毒（Ⅰ型、Ⅱ型、Ⅲ型），方法简便，设备要求低，适合临床实践中病毒感染的早期快速诊断，对临床决策指导合理用药意义较大，但标本来源与质量、取材时机均可影响检测结果。关于细菌抗原检测诊断细菌性肺炎已有相关文献报道，但由于儿童上呼吸道定植菌较多，该方法不能完全鉴别带菌者与感染，因此，临床应用尚不成熟。

（3）病原特异性抗体检测：常用于检测病毒及肺炎支原体等，可采用经典免疫荧光试验（immunofluorescence assay，IFA）、酶联免疫吸附试验（enzyme linked immunosorbent assay，ELISA）等方法。机体感染病毒后首先出现特异性IgM升高，随后IgG抗体水平升高，因而特异性IgM水平的升高对感染的早期诊断很有价值。急性期与恢复期双份血清抗体滴度进行性升高的诊断价值最大，如恢复期血清抗体≥4倍上升，可作为病毒感染诊断的很好指标，即使病原分离阴性，亦可确诊。但双份血清在临床上有时采集较为困难，且需要有10~14天的间隔，故无法进行早期诊断，但作为回顾性诊断有其重要价值。有关肺炎支原体的抗体检测及其判定标准，详见肺炎支原体肺炎章节。应注意，免疫功能低下、应用糖皮质激素等免疫抑制药者及婴儿感染时，常不能产生或延迟产生特异性抗体而导致假阴性。

（4）病原特异性核酸或基因检测：主要用于病毒和支原体的检测。该方法通过分子生物学手段尤其是聚合酶链反应（polymerase chain reaction，PCR）或反转录PCR（RT-PCR）检测呼吸道分泌物中的病原特异性基因片段，具有很高的敏感度，特异度强，有早期诊断价值。但由于其对设备及实验室条件要求严格，因此，国内目前主要在大型医院中开展。

3. **X线检查** 不同病原体感染，肺部X线表现各有其特点（详见本章相关内容）。不同疾病时期，肺部X线表现亦有变化。早期可仅有双肺纹理增粗，肺野透过度减低、肺门阴影增浓等，以后可出现大小不等的小点片状阴影，多见于双肺中下野。小点片状阴影可融合成大片状浸润影。肺不张、肺气肿、脓胸、脓气胸、肺大疱等发生时，可出现相应的X线改变。

4. **血气分析** 是判断缺氧程度、有无呼吸衰竭及电解质和酸碱失衡的可靠依据。当$PaO_2 < 8.00kPa（60mmHg）$，$PaCO_2 \leq 6.67kPa（50mmHg）$时，称为Ⅰ型呼吸衰竭；当$PaO_2 < 8.00kPa$（60mmHg），$PaCO_2 > 6.67kPa（50mmHg）$时，称为Ⅱ型呼吸衰竭。酸碱失衡时，可表现为代谢性酸中毒、呼吸性酸中毒或两者混合；6个月以上患儿，早期可因呼吸增快、过度通气，出现呼吸性碱中毒。伴有腹泻或呕吐的肺炎患儿，可出现多重酸碱平衡紊乱。发生离子紊乱时，要注意抗利尿激素分泌增加所致的稀释性低钠血症。

【诊断与鉴别诊断】

咳嗽、发热、咳痰或痰鸣、气促或呼吸困难是小儿支气管肺炎的4大主症；肺部听诊闻及吸气末、相对固定的细小水泡音或管状呼吸音等，是重要的典型临床体征；胸部影像学检查是确诊及病理分型的关键；病原体鉴定（气管分泌物及血液的病毒分离、培养、特异抗体检测等）是感染性肺炎的确切证据。病因诊断对指导治疗及估计预后尤为重要，因此，临床上应尽可能病因诊断。

要特别注意某些肺炎患儿的不典型表现。有的患儿仅有咳嗽而无明显发热，易误诊为支气管炎；有的患儿仅有发热而早期无咳，易误诊为上感；有的患儿胸片已有明显改变，但听诊却无典型体征；有的患儿胸片无明显炎症，但肺部 CT 显示炎症已很明显。因此，对可疑肺炎患儿要及时拍胸片，必要时应行肺部 CT 检查。不同病原体所致肺炎各有其临床及体征特点，要注意区分（详见不同病原体所致肺炎的相关章节）。小儿支气管肺炎在确诊前应与急性支气管炎、支气管异物、肺结核等疾病相鉴别。

**【病情严重程度评估】**

重度肺炎的简易判断标准：2 月龄～5 岁儿童出现胸壁吸气性凹陷或鼻翼扇动或呻吟之一表现者，提示有低氧血症，为重度肺炎；如果出现中心性发绀、严重呼吸窘迫、拒食或脱水征、意识障碍（嗜睡、昏迷、惊厥）之一表现者为极重度肺炎。

对于住院患儿或条件允许，还应依据肺部病变范围、有无低氧血症及有无肺内外并发症表现等判断（表 1-4）。

表 1-4　肺炎患儿病情严重程度评估

| 临床特征 | 轻度 | 重度 |
|---|---|---|
| 一般情况 | 好 | 差 |
| 拒食或脱水征 | 无 | 有 |
| 意识障碍 | 无 | 有 |
| 呼吸频率 | 正常或略增快 | 明显增快[a] |
| 发绀 | 无 | 有 |
| 呼吸困难（呻吟、鼻翼扇动、三凹征） | 无 | 有 |
| 肺浸润范围 | ≤1/3 的肺 | 多肺叶受累或≥2/3 的肺 |
| 胸腔积液 | 无 | 有 |
| 脉搏血氧饱和度 | >0.96 | ≤0.92 |
| 肺外并发症 | 无 | 有 |
| 判断标准 | 出现上述所有表现 | 存在以上任何一项 |

注：[a] 呼吸明显增快，呼吸频率婴儿 >70 次 /min，年长儿 >50 次 /min。

**（三）治疗决策**

治疗原则是保持气道通畅、纠正低氧及二氧化碳潴留、积极控制感染、加强支持疗法、及时对症治疗、防止和治疗并发症。

1. **一般治疗**　经常通风换气，保持室内空气流通。室温保持在 20℃左右，湿度在 55%～60% 为宜。给予热量丰富、富含维生素并易于消化吸收的食物，保证营养及水分摄入。保持呼吸道通畅，口腔分泌物多或痰液应随时吸出；痰液黏稠者可予以盐酸氨溴索等祛痰药物；鼻塞症状明显者可予以伪麻黄碱等减轻鼻充血药。定时更换体位，以减轻肺淤血，促进肺部炎症吸收，利于痰液排出。$SaO_2$≤92% 时需吸氧。烦躁不安可加重缺氧，必要时须予以镇静。防止交叉感染，注意隔离。

2. **抗生素治疗**　抗生素的使用指征为细菌性肺炎、非典型微生物肺炎（如支原体肺炎、衣原体肺炎等）、真菌性肺炎及继发细菌感染的病毒性肺炎，单纯病毒性肺炎无使用抗菌药物指征。抗生素的使用原则：①根据病原菌培养及其药敏试验的结果选用最敏感性药物；

②选用渗透下呼吸道浓度高的药物；③根据药代学和药效学合理使用药物，如给药药量、间隔、疗程等；④重症宜静脉用药及联合用药。

（1）对病原菌明确者，根据其药敏试验结果，选用无临床禁忌证的最敏感抗生素最科学。

（2）对病原菌尚未明确，属于临床经验性用药阶段，应根据患儿的年龄、感染场所、临床特点、外周血白细胞及 CRP 等，初步判断可能的病原（详见不同病原体所致肺炎的相关章节）。

轻度 CAP 患儿，可以口服抗菌药物治疗。1～3 月龄患儿首选大环内酯类抗菌药物；4 月龄～5 岁患儿首选口服阿莫西林，药量加大至 80～90mg/（kg•d），也可以选择阿莫西林/克拉维酸（7:1 药型）、头孢羟氨苄、头孢克洛、头孢丙烯、头孢地尼等。

对于需要住院患儿，临床疑为细菌性肺炎时，应首选青霉素，5 万～10 万 U/（kg•d），分 2～4 次肌内注射或静脉输入（重症可加倍药量），治疗 3 天不见效者，可选用头孢菌素类抗生素。

重度 CAP 患儿需要广谱抗生素联合治疗，需要考虑能够覆盖肺炎链球菌、流感嗜血杆菌、卡他莫拉菌及金黄色葡萄球菌，同时要考虑肺炎支原体及肺炎衣原体耐药状况。可以选择：①阿莫西林/克拉维酸（5:1）或氨苄西林/舒巴坦（2:1）或阿莫西林/舒巴坦（2:1）；②头孢呋辛或头孢曲松或头孢噻肟；③怀疑金黄色葡萄球菌肺炎，选择苯唑西林或氯唑西林，备选万古霉素；④考虑合并有肺炎支原体或肺炎衣原体，可以联合使用大环内酯类＋头孢曲松/头孢噻肟。目前，抗生素尤其头孢菌素类药物发展很快，应根据病情、细菌敏感情况、患儿的家庭经济状况合理选用；滥用抗生素不仅易导致细菌耐药、治疗困难，且易继发霉菌感染及其他并发症。

普通肺炎应用药至热退且平稳、全身症状明显改善、呼吸道症状部分改善后 3～5 天。病原微生物不同、病情轻重不等、是否存在菌血症等因素均影响 CAP 的疗程。一般肺炎链球菌肺炎疗程为 7～10 天；流感嗜血杆菌肺炎、甲氧西林敏感的金黄色葡萄球菌肺炎 14 天左右；而耐甲氧西林金黄色葡萄球菌肺炎疗程宜延长至 21～28 天；革兰氏阴性肠杆菌肺炎疗程为 14～21 天；肺炎支原体肺炎、肺炎衣原体肺炎疗程平均 10～14 天；个别严重者可适当延长，嗜肺军团菌肺炎 21～28 天。

**3. 抗病毒治疗** 目前尚无理想的抗病毒药物。现用于临床的有：①利巴韦林，三氮唑核苷，为广谱抗病毒药物，对病毒性肺炎可能有一定的疗效，可用于治疗流感、副流感病毒、腺病毒及 RSV 感染；②干扰素，人 α- 干扰素为广谱抗病毒药物，对病毒性肺炎有一定疗效；③更昔洛韦，丙氧鸟苷，是目前治疗巨细胞病毒感染的首选药物；④奥司他韦，神经氨酸酶抑制药，可用于甲型和乙型流感病毒的治疗。

**4. 对症治疗**

（1）吸氧：有缺氧症状或 $SaO_2 \leq 92\%$ 时需吸氧。轻者鼻导管低流量吸氧，0.5～1L/min，氧浓度不超过 40%；重者需面罩给氧，2～4L/min，氧浓度以 50%～60% 为宜，不宜过高。

（2）退热与镇静：高热时予以药物或物理降温，以防惊厥发生；烦躁时予以镇静，并能减慢心率及呼吸频率，以减少氧耗及心脏负担。降温及镇静的处理同本章上呼吸道感染一节。

（3）祛痰平喘：口腔分泌物或痰液应随时吸出，尤其是小婴儿；痰液黏稠者可予以盐酸氨溴索等祛痰药物治疗。对有喘憋或有明显支气管痉挛者，治疗上同支气管哮喘急性发作的处理（详见该节）。

（4）并发其他脏器受累的治疗：严重的婴幼儿肺炎及合并先天性心脏病的肺炎患儿，易发生心力衰竭，治疗原则是吸氧、镇静、强心、利尿、改善微循环。并发中毒性脑病时，在综合治疗的基础上，积极控制惊厥、降低颅内压，防治脑水肿，保护脑细胞。并发中毒性肠麻痹时，一般采用非手术疗法，如禁食、胃肠减压等。积极纠正水、电解质及酸碱平衡紊乱，控制入液量，注意补液速度。

**5. 肾上腺糖皮质激素的应用**　应慎用，要严格把握适应证，仅在下列情况下考虑短期（3～5 天）使用：①喘憋明显伴呼吸道分泌物增多者；②中毒症状明显的重症肺炎，如合并缺氧中毒性脑病、休克、脓毒症者，有急性呼吸窘迫综合征者；③胸腔短期有大量渗出者；④肺炎高热持续不退伴过强炎性反应者。常用泼尼松／泼尼松龙／甲泼尼龙 1～2mg/(kg•d) 或琥珀酸氢化可的松 5～10mg/(kg•d) 或地塞米松 0.2～0.4mg/(kg•d)，疗程不超过 3～5 天。糖皮质激素应在有效抗生素使用的同时应用，较长时间使用易继发霉菌感染及其他激素并发症。

鉴于全身性糖皮质激素在小儿重症肺炎应用的有效性，目前尚缺乏大样本的循证医学依据及全身性糖皮质激素可能对患儿带来的风险，因此，在考虑应用前一定要注意下列问题：①严格把握适应证，不能应用扩大化；②要对有效性和安全性进行系统评估，权衡利弊；③患儿当时的病情有无应用全身性激素的禁忌证；④应在有效的抗生素应用基础上使用。

**6. 并发症的治疗**　胸腔积液明显者，须予以胸腔穿刺排液，既有利于减轻呼吸困难，更有助于明确积液性质，以便正确指导治疗。脓胸与脓气胸一经确诊应立即进行胸腔穿刺排脓；3 天内可每天穿刺 1 次，尽量抽尽脓汁；脓液量不多时可隔天 1 次；对脓液量多、增长快或黏稠患儿，应采用胸腔闭式引流方法治疗。肺炎合并肺不张，经常规静脉抗感染治疗胸部影像学无明显好转，甚至肺不张阴影更加密实的患儿，建议早期行支气管镜下局部灌洗治疗，可有效解除气道阻塞、控制体温，有利病情恢复。

**7. 支持疗法**　免疫力弱、营养不良及病情较重的患儿，可酌情给予人丙种球蛋白注射治疗，亦可输血浆；贫血患儿可根据病情少量输血。给予热量丰富，富含维生素并易于消化吸收的食物；进食差者补充维生素 B、C 等多种维生素；有佝偻病或营养性贫血者及时补充维生素 $D_2$ 及铁剂。

**8. 物理疗法**　对病情迁延、肺部啰音不易吸收者，可辅以超短波、红外线等肺部理疗。

（尚云晓）

# 第五节　细菌性肺炎

## 培训目标

1. 掌握并能独立开展肺炎链球菌肺炎的诊断、治疗；流感嗜血杆菌肺炎的诊断、治疗；金黄色葡萄球菌肺炎的诊断、治疗；SA 肺炎影像学特点；百日咳的诊断和治疗；能独立开展铜绿假单胞菌肺炎的诊断和治疗；能独立开展其他革兰氏阴性杆菌肺炎的诊断和治疗。

2. 熟悉肺炎链球菌肺炎、流感嗜血杆菌肺炎的鉴别诊断；甲氧西林敏感金黄色葡萄球菌、耐甲氧西林金黄色葡萄球菌肺炎的治疗差异；百日咳的发病机制和预后；铜绿假单胞菌肺炎的流行病学和致病机制；其他革兰氏阴性杆菌肺炎的流行病学和致病机制。

3. 了解肺炎链球菌感染的发病机制及预防；流感嗜血杆菌感染的发病机制；铜绿假单胞菌的耐药机制；其他革兰氏阴性杆菌肺炎的耐药机制。

### 一、肺炎链球菌肺炎

#### （一）概述

**【微生物学特点】**

肺炎链球菌（streptococcus pneumoniae，SP）旧称肺炎双球菌或肺炎球菌，为革兰氏阳性双球菌，属链球菌的一种，因其在液体培养基中呈链状生长而得名。直径为 0.5～1.25μm，常呈双排列，菌体成矛头状，宽端相对，尖端向外。在痰、脓液标本中可呈单个或短链状。有毒株在体内形成荚膜。无鞭毛，不形成芽孢，可产生自溶酶。普通染色时荚膜不着色，表现为菌体周围透明环（草绿色溶菌环），胆盐溶解试验能用于鉴别 SP。像其他链球菌一样，其过氧化氢和触酶为阴性。该菌对温度抵抗力较弱，52～56℃加热 15～20 分钟即被灭活。对化学消毒药均很敏感，含氯消毒药如氯胺、二氯异氰尿酸钠水药 5 分钟内可灭活。对干燥的抵抗力较强，在干燥的痰液中可生存数月。

SP 根据其荚膜特异性多糖抗原分型不同可分为 46 个血清组和 90 多个血清型，但只有少数的血清型引起侵袭性和非侵袭性感染。我国曾在 20 世纪 80 年代进行全国范围致病菌型调查，从血、脑脊液和中耳分泌物分离的菌株以 5 型最多，其次为 6、1、19、2、14、23、3 型等，儿童则多为 6、14、19 及 23 型。

**【流行病学】**

SP 广泛分布于自然界，人类是其唯一宿主。可定植于正常人的鼻咽部，在儿童鼻咽部定植的比率尤其高。我国 5 岁以下健康或上呼吸道感染儿童中，鼻咽拭子 SP 分离率可达 20%～40%。肺部感染分离 SP 菌株的主要血清型与鼻咽部定植菌往往一致。通过呼吸道飞沫传播或由定植菌导致自体感染。细菌可局部播散到鼻窦或中耳导致感染，吸入下呼吸道导致肺炎，侵入血液循环，伴或不伴其他部位的播散繁殖，则可引起侵袭性感染，如脑膜炎、骨髓炎、化脓性关节炎、心内膜炎、腹膜炎、心包炎、蜂窝织炎等。SP 肺炎是由 SP 引起的肺实质性炎症。通常起病急骤，以高热、寒战、咳嗽、血痰及胸痛为特征。胸片呈肺段或肺叶急性炎性实变。世界上每年约有 100 万 5 岁以下儿童死于 SP 感染。近年来由于抗菌药物的广泛应用，使本病的起病方式，症状及 X 线改变均不典型。SP 可引起大叶肺炎，皆为原发性，大多数见于 3 岁以上小儿，年长儿较多。因此，机体防御能力逐渐成熟，能使病变局限于一个肺叶或一个节段而不致扩散。婴幼儿时期偶可发生。气候骤变时，机体抵抗力降低，发病较多，冬春季多见，可能与呼吸道病毒感染流行有一定关系。

**【致病机制】**

SP 致病性一方面取决于细菌细胞壁上的荚膜多糖和细菌表面的毒力因子；另一方面取决于宿主对细菌各种成分的免疫反应。不同血清型可以逃避以前感染或免疫接种产生的抗体免疫反应，同时其可产生变异菌株，可逃避免疫反应。SP 首先寄居在鼻咽部，然后下行至下呼吸道，黏附于支气管上皮细胞和肺泡上皮细胞，借助荚膜多糖逃避肺巨噬细胞的吞噬、杀灭和清除，并引起细胞因子释放。另外，细菌侵入肺泡后大量繁殖，表面的毒力因子释放毒素，这些毒素主要是蛋白质和酶，包括肺炎溶菌素、透明质酸溶解酶、神经氨酸酶、自溶素、胆碱结合蛋白酶 A 和表面抗原 A 肺炎等。同时中性粒细胞等炎症细胞受趋化进入肺组织，在肺部发生先天性免疫、特异性免疫和炎症反应，在病理上出现肺组织损伤和肺水肿。细菌和毒素可进入血流，在临床上产生菌血症和脓毒血症，引起休克甚至死亡。SP 诱发的免疫反应属于 T 细胞非依赖免疫反应，此免疫反应在 2 岁以下儿童发展不完全，因此，该年龄中 SP 感染发病率较高。

病理以肺泡炎为主，很少涉及肺泡壁或支气管壁的间质。一般多局限于一个肺叶或其大部分，偶可同时发生于几个肺叶，右上叶或左下叶最多见。未经治疗的病肺最初显著充血，称充血水肿期，第 2～3 天肺泡内含纤维素渗出物、大量红细胞和少量中性粒细胞以及大量 SP，此时称红色肝变期。第 4～5 天肺泡内充满网状纤维素，网眼中有大量中性粒细胞及单核细胞，红细胞渐消失，肺叶由红色转变为灰色，又称灰色肝变期。以后，白细胞大量破坏，产生蛋白溶解酶，使渗出物中的纤维素被溶解，为溶解消散期。

**（二）诊断与鉴别诊断**

**【临床表现】**

1. **临床症状** 起病前常有受凉、疲劳、病毒感染史，多数有上呼吸道前驱症状，起病多急剧。突发高热、寒战、肌肉酸痛、食欲缺乏、疲乏和烦躁不安。体温可高达 40℃。呼吸困难或急促，呼气呻吟，鼻翼扇动，面色潮红或发绀。可有患侧胸部疼痛，放射至肩部或腹部，患儿多患侧卧位。最初数天多咳嗽不重，无痰，后可有痰呈铁锈色。早期多有呕吐，少数患儿有腹痛，有时易误诊为阑尾炎。幼儿可有腹泻。轻症者神志清醒，少数患儿出现头痛、颈强直等脑膜刺激症状。重症时可有惊厥、谵妄及昏迷等中毒性脑病的表现，常被误认为中枢神经系统疾病。严重病例可伴发感染性休克，甚至有因脑水肿而发生脑疝者。

2. **胸部体征** 早期只有轻度叩诊浊音或呼吸音减弱。病程第 2～3 天肺实变后有典型叩诊浊音、语颤增强及管性呼吸音等。消散期可听到湿性啰音。少数病例始终不见胸部异常体征。

3. 当 SP 侵入血液循环，伴或不伴其他部位播散繁殖，引起侵袭性肺炎链球菌性疾病（invasive pneumococcal diseases，IPDs）。IPDs 指 SP 侵入与外环境无直接相通、原本无菌的部位和组织所致感染，主要包括脑膜炎、菌血症和菌血症性肺炎，以及脓毒症、脓胸、骨髓炎、心包炎、心内膜炎、腹膜炎和化脓性关节炎等少见感染。IPDs 中 80%～90% 为菌血症性肺炎，5%～10% 是脑膜炎，胸膜炎和关节炎等不足 5%。非侵袭性肺炎链球菌性疾病主要包括急性中耳炎、鼻窦炎和非菌血症性肺炎。临床诊断的 SP 肺炎 80% 为非菌血症性肺炎，20% 为菌血症性肺炎。IPDs 不如非侵袭性肺炎链球菌性疾病常见，但是病原学诊断较易明确，因此，IPDs 发病率经常作为反映肺炎链球菌性疾病负担和血清型分布的重要指标之一。

**【实验室检查】**

1. **血感染性指标检测** 红细胞沉降率（erythrocyte sedimentation rate，ESR）加快，C 反应蛋白（C-reaction protein，CRP）增加，白细胞总数及中性粒细胞均升高，前降钙素（procalcitonin，PCT）增加。

2. **病原学检查** 诊断 SP 肺炎要有病原学依据。标本应在抗菌药物使用前采集。采集后应该立即常温送检，一般不超过 1 小时，如不能立即送检，可室温保存，切勿冷藏。①细菌培养：血和胸腔积液标本培养阳性，是诊断的金标准。合格的痰液标本阳性也可作为诊断参考。痰液标本是最常获取的呼吸道标本，同时也是最容易污染的标本。痰液应该于清晨采集，成人、年长儿采集前嘱其漱口，清除口腔和鼻腔内的分泌物，深呼吸将痰液用力咳出，咳出的痰液用无菌小瓶盛放，并尽快送检。痰标本应进行涂片以评估标本的质量，合格的痰标本应含白细胞、脓细胞或支气管柱状上皮细胞较多，而受污染的痰标本则以扁平鳞状上皮细胞为主。以白细胞 >25 个 / 低倍视野，鳞状上皮细胞 <10 个 / 低倍视野为合格标本。黏稠痰应当液化使其均质化后再接种。SP 的培养和鉴定：兼性厌氧，5%～10% 的 $CO_2$

有利于其生长。肺炎链球菌对营养要求高,在血平板(如 5% 脱纤维羊血的琼脂)上生长良好,最适宜的生长温度为(35±2)℃,生长 18～24 小时后在血平板上形成灰白色、透明或半透明、表面光滑的小菌落,个别可产生黏液使菌落变得大而湿润,在菌落的周围出现草绿色溶血。②检测抗原:免疫学和分子生物学方法有对流免疫电泳、乳胶凝集试验、点状酶联吸附试验和 PCR/RT-PCR 等。③感染期和恢复期双份血清抗体检测。

**3. 抗菌药物敏感试验** 可以指导临床医师合理选用抗菌药物。方法有:①琼脂微量稀释法;②肉汤微量稀释法;③E- 试验;④K-B 纸片扩散法。前两种为诊断金标准;第三种方法操作简便,但价格昂贵;最后一种方法价格便宜,但不能直接反映最小抑菌浓度。

**4. 血清分型** SP 血清分型的经典方法为荚膜肿胀试验(quellung reaction),即用型特异性抗血清与相应细菌的荚膜抗原特异性结合,可使细菌荚膜显著增大出现肿胀,这种变化可在显微镜下观察。荚膜肿胀试验操作较复杂,全套试药昂贵,显微镜下的形态观察存在一定的主观性。最近开发的 SP 血清乳胶凝集试验(如 Pneumotest-Latex 试药盒),操作简单,结果便于观察。此法的原理是用群 / 型特异性抗血清致敏乳胶颗粒,当遇到特异 SP 荚膜抗原时,因抗原抗体反应而产生肉眼可见的乳胶聚集现象,从而鉴别血清群 / 型。但此方法仅覆盖 23 价疫苗包括的血清群。对于某些特异血清型的鉴定,还需要采用荚膜肿胀试验进一步分型。随着分子生物学技术的发展,采用 PCR 及反向线点杂交(reverse line blot,RLB)等方法进行血清分型,均显示良好的应用前景。

**【影像学检查】**

X 线检查:早期可见肺纹理加深或局限于一个节段的浅薄阴影,以后有大片阴影均匀而致密,占全肺叶或一个节段,经治疗后逐渐消散。可见肺大疱。少数病例出现胸腔积液。多数患儿在起病 3～4 周后 X 线阴影消失。

**【诊断】**

**1. 临床症状和体征** 临床起病多急骤,可有畏寒、高热可达 40℃,呼吸急促、呼吸呻吟、鼻翼扇动、发绀,可有胸痛,最初数天多咳嗽不重,无痰,后可有咳铁锈色痰。轻症者神志清醒,重症者可有烦躁、嗜睡、惊厥、谵妄,甚至昏迷等缺氧性脑病表现。亦可伴发休克、急性呼吸窘迫综合征等。胸部体征早期只有轻度叩诊浊音或呼吸音减弱,肺实变后可有典型叩诊浊音、语颤增强及管状呼吸音等。消散期可闻及湿性啰音。累及脑膜时有颈抵抗及病理性反射。

**2. 胸部 X 线** 大叶性肺炎或多叶实变,节段性浸润或斑片状浸润,可有胸腔积液。婴幼儿肺炎球菌肺炎,往往为散在的实变和支气管肺炎。如胸部 X 线片不清,还可行 CT 扫描。

**3. 实验室检查** 全血计数、ESR、CRP、革兰氏染色和细菌培养,快速抗原检测,血清学检测。血培养和胸腔积液培养阳性、感染期和恢复期双份血清 4 倍以上升高对 SP 肺炎具有诊断意义。

**【鉴别诊断】**

鉴别儿童肺炎的病因是非常困难的,但是根据患者的年龄可以大致判断引起感染的可能病原微生物,详见《儿童社区获得性肺炎管理指南(2013 修订)》。其中支原体肺炎和腺病毒肺炎在临床上经常需要与 SP 肺炎进行鉴别诊断。如 SP 肺炎发生脓胸等需要与金黄色葡萄球菌肺炎鉴别。

**1. 肺炎支原体肺炎** ①多见于学龄期儿童;②主要表现为发热、咳嗽,部分患儿有喘鸣,肺部可闻及啰音;③胸片呈肺间质浸润性、小叶性、大叶性肺实变和肺门淋巴结肿大;④β- 内酰胺类抗生素无效，经大环内酯类抗生素治疗有效。但若经大环内酯类抗生素正规治疗 7 天及以上，临床征象加重、仍持续发热、肺部影像学所见加重，可考虑为难治性支原体肺炎。血清肺炎支原体 IgM 抗体，冷凝集试验可协助诊断。急性期和恢复期双份血清特异性 IgG 抗体比较 4 倍以上的升高或下降到原来的 1/4 是肺炎支原体感染的确诊依据。

2. **腺病毒肺炎** 多见于 2 岁以下婴幼儿，发病有一定季节性，表现为持续高热，与 SP 肺炎等严重细菌感染不同的是多伴有喘鸣，以精神萎靡、面色不佳，肺部密集湿性啰音为突出表现，典型的胸部影像学表现为大片肺实变。但需要注意的是，腺病毒肺炎常合并细菌性肺炎。痰标本抗原检测腺病毒阳性可确诊。

3. **金黄色葡萄球菌肺炎** 起病急、病情重、进展快、全身中毒症状明显。发病多呈弛张热，但早产儿和体弱儿可无发热或仅有低热；患者面色苍白、烦躁不安；咳嗽、呻吟、呼吸浅快和发绀；可发生休克；可引起败血症和其他器官的迁徙性化脓灶，或在皮肤找到原发化脓性感染病灶。胸部 X 线可由小片状影迅速发展，可出现肺脓肿、脓胸、脓气胸、肺大疱、皮下气肿、纵隔气肿等。外周血白细胞计数多明显增高，中性粒细胞增高伴核左移和出现中毒颗粒。血培养或呼吸道深部细菌培养阳性有诊断意义。

**【危险因素】**

临床高危因素包括：①年龄 <5 岁；②基础病，包括糖尿病、镰刀状红细胞病、慢性心肺或肝疾病、人类免疫缺陷病毒（human immunodeficiency virus，HIV）感染、艾滋病（acquired immune deficiency syndrome，AIDS）、器官移植、使用免疫抑制药、免疫缺陷。

**（三）治疗决策**

1. **一般治疗** 室内空气流通，保持适当的室温和湿度，避免交叉感染，提供足够的营养和水分，保持呼吸道通畅。

2. **对症治疗** 高热者可物理降温或给退热药；咳嗽、喘息者可给予化痰平喘药，正确给氧或雾化吸入；烦躁不安者可适当给予镇静药。

3. **抗菌药物治疗** 2008 年美国临床和实验室标准化委员会（clinical and laboratory standards institute，CLSI）修订了 SP 青霉素折点判定标准，口服青霉素沿用原先标准，即敏感（S）≤0.06mg/L，中介（I）0.12~1mg/L，耐药（R）≥2mg/L；而对胃肠道外使用青霉素的折点标准是脑膜炎标本（脑脊液）来源菌株 S≤0.06mg/L，R≥0.12mg/L，非脑膜炎标本（呼吸道、血液）来源菌株 S≤2mg/L，I 4mg/L，R≥8mg/L。不难发现，与原标准对照，对非脑膜炎标本来源的菌株，新折点标准有大幅提高，导致青霉素对 SP 的敏感率大幅度提高。

青霉素敏感者首选青霉素 G 或阿莫西林。青霉素低度耐药者仍可选用青霉素 G，但药量要大，也可选用第一代或第二代头孢菌素，备选头孢曲松或头孢噻肟；青霉素高度耐药或存在危险因素者首选万古霉素或利奈唑胺。青霉素 G 一般药量为每次（2~5）万 U/kg，大药量为每次（5~10）万 U/kg，静脉滴注，一天 4 次。头孢曲松每次 50mg/kg，静脉滴注，一天 1 次。头孢噻肟每次 50mg/kg，静脉滴注，一天 3 次。万古霉素每次 20~40mg/kg，静脉滴注，一天 2 次。利奈唑胺每次 10mg/kg，静脉滴注或口服，一天 3 次。早期应用抗菌药物治疗可于 1~2 天内退热，肺部体征约 1 周左右消失。

许多研究发现，高活性的 β- 内酰胺抗生素，如青霉素、阿莫西林、广谱头孢菌素、碳青霉烯类，均对治疗 SP 肺炎有很好的临床活性。目前没有发现 SP 对万古霉素耐药，万古霉素应该被用于重度青霉素耐药肺炎的联合治疗中。欧美国家治疗 SP 肺炎时发现，β- 内酰胺抗生素联合大环内酯类抗生素可明显提高治疗效果，同时可以减轻肺部和全身的炎症过程,可降低死亡率。但在我国多不主张两者联合应用,因为我国儿童 SP 分离株对大环内酯类耐药性很高,可达 80%～90%,以 *erm* 基因介导,可同时对大环内酯类 - 林可霉素 - 链阳霉素 B 高度耐药。

**【并发症的处理】**

经抗菌药物治疗后,高热常在 24 小时内消退,或数天内逐渐下降。若体温降而复升或 3 天后仍不降者,应考虑 SP 的肺外感染,如脓胸、心包炎或关节炎等。持续发热的其他原因尚有耐青霉素的肺炎链球菌(penicillin resistant streptococcus pneumoniae,PRSP)或混合细菌感染、药物热或并存其他疾病。肿瘤或异物阻塞支气管时,经治疗后肺炎虽可消散,但阻塞因素未除,肺炎可再次出现。10%～20% SP 肺炎伴发胸腔积液者,应酌情取胸液检查及培养以确定其性质。若治疗不当,约 5% 并发脓胸,应积极排脓引流。若发生肺炎链球菌脑膜炎,由于目前半数以上的 SP 对青霉素耐药,主要选择能快速在患者脑脊液中达到有效灭菌浓度的第三代头孢菌素,包括头孢噻肟 200mg/(kg·d),或头孢曲松 100mg/(kg·d)。仅当药物敏感试验提示致病菌对青霉素敏感,可改用青霉素(20～40)万 U/(kg·d)。

**(四)常见问题和误区防范**

如何区分定植与感染:SP 可定植于正常人的鼻咽部,在儿童鼻咽部定植的比率尤其高。因此,临床上面临的一个难题是,如何区分呼吸道标本培养阳性是定植还是感染。须从以下几个方面着手解决污染、定植与感染的鉴别诊断问题。首先,采集呼吸道标本时,应严格掌握痰标本的正确留取方法,如对患者、采集者进行充分培训,留取深部咳出的痰液,并尽量避免上呼吸道分泌物的污染。而气管吸引标本、支气管肺泡灌洗液(bronchoalveolar lavage fluid,BALF)标本和保护性毛刷标本比痰标本更可靠、更有价值,应尽可能采用。其次,临床微生物实验室要严格把握痰标本的质量,痰标本接种前应进行革兰氏染色镜检,判断痰标本是否合格,同时注意有无白细胞吞噬或伴行现象及细菌的染色和形态。再者,痰培养应尽量采用定量培养,至少应做半定量培养。呼吸道标本的半定量、定量细菌培养能够为临床提供有帮助的参考价值。细菌定量培养结果:气管内吸引物(≥$10^5$CFU/ml)、BALF(≥$10^4$CFU/ml)、防污染保护性气管镜毛刷采集的标本(≥$10^4$CFU/ml)达到上述阈值时,提示感染。

有无感染的临床表现对于区分感染和定植最为重要,即使是合格痰标本多次分离培养阳性,但临床并不存在任何下呼吸道感染的表现,也无需抗感染治疗。如果患者一般情况良好,又没有危险因素,SP 培养阳性多考虑为定植,可以观察,暂不做抗感染处理。但如果患者存在高危因素或已有下呼吸道感染的临床表现,应高度警惕 SP 感染的可能,再结合其他指标如痰涂片镜检和定量、半定量培养结果,CRP 和 PCT、肺部影像学等综合判断。

**(五)热点聚焦**

**1. SP 的耐药研究** 近年来,SP 对 β- 内酰胺类、大环内酯类及氟喹诺酮类抗生素的耐药率呈上升趋势,对其耐药基因的研究引起广泛关注。SP 的多重耐药菌株呈全球流行。关于耐药的机制研究主要包括以下几个方面:

(1)β- 内酰胺类抗生素的耐药机制:对 β- 内酰胺类抗生素的耐药机制包括青霉素结合蛋白(penicillin-binding proteins,PBPs)和非青霉素结合蛋白因素。SP 对 β- 内酰胺类抗生素最小抑菌浓度(minimum inhibitory concentration,MIC)值持续增加主要是由于青霉素结合蛋白的一系列变异所致。SP 表达 6 种 PBPs(PBP1a、PBP1b、PBP2a、PBP2b、PBP2x、PBP3)。

这些不同的 PBPs 和 β- 内酰胺类抗生素有不同的亲和力，PBPs 的活性位点由 3 个含丝氨酸的保守氨基酸结构序列 SXXK、SXN 和 KT（S）G 构成。这些结构序列及其邻近序列的改变导致 PBPs 变异株的亲和力下降，这些低亲和力的青霉素结合蛋白是由变异的 PBPs 基因编码。SP 对青霉素类耐药的决定因子主要是 PBP2x 和 PBP2b，它们突变仅仅造成对青霉素的低水平耐受，是 PBP1a 突变后介导高水平青霉素耐药的基础，引起高水平青霉素耐药基因突变的一个先决条件。PBP2b 保守结构序列的变异导致青霉素 G 耐药，PBP2x 的变异引起头孢噻肟低水平耐药。绝大多数青霉素 G 高水平耐药（MIC 值 2～16μg/ml）与 PBP1a、PBP2x 及 PBP2b 变异相关。此外，低亲和力的 PBP1a 是高水平耐药的基础，但同时需要 PBP2b 和 / 或 PBP2x 变异的存在。由于超广谱的头孢菌素类抗生素不与 PBP2b 结合，其耐药仅与 PBP2x 和 PBP1a 有关。而关于非青霉素结合蛋白因素主要表现在非青霉素结合蛋白编码基因的变异，导致耐药基因的出现。

（2）对大环内酯类耐药机制：对大环内酯类耐药机制如下：① *erm* 基因介导核糖体靶位修饰从而使大环内酯类抗生素与核糖体作用位点的亲和力下降；② *mef* 基因介导的主动外排机制，其能以大环内酯类抗生素为底物，通过消耗能量将药物排出菌体外，从而降低细菌对药物的敏感性；③ 50S 核糖体突变，即 23S rRNA 突变或编码核糖体蛋白 L4、L22 的基因突变。50S 核糖体中 23S rRNA 突变的位点主要有Ⅱ区和Ⅳ区的 752、2 057、2 058、2 059、2 609 和 2 611 位点，任一位点的突变都会引起大环内酯类抗生素与核糖体结合亲和力的改变，从而导致肺炎链球菌的耐药，突变的核糖体数量与耐药水平呈正相关。

（3）对喹诺酮类药物的耐药机制：对喹诺酮类药物的耐药机制如下：① DNA 促旋酶及拓扑异构酶Ⅳ喹诺酮耐药决定区域（QRDR）染色体变异；② 外排泵作用增加。

**2. SP 感染的疫苗预防** 接种 SP 疫苗是特异性的预防措施，我国目前已经上市的有两种。7 价 SP 结合疫苗（PCV7，包括 4、6B、9V、14、18C、19F 和 23F 型）和 23 价 SP 多糖疫苗（PPV23，包括 1、2、3、4、5、6B、7F、8、9N、9V、10A、11A、12F、14、15B、17F、18C、19A、19F、20、22F、23F 和 33F 型）。

PCV7 由 7 种常见致病血清型的多糖抗原与白喉类毒素载体蛋白 CRMl97 结合构成，为 T 细胞依赖性抗原，能够有效刺激小儿免疫系统，产生足够的保护性抗体，并具有免疫记忆。其适用人群为 5 岁以下的儿童，尤其是 2 岁以下的儿童只能使用 PCV7 进行保护。

PPV23 所含的荚膜多糖抗原为 T 细胞非依赖性抗原，可以刺激成熟的 B 淋巴细胞，但不会刺激 T 淋巴细胞，此抗原介导的免疫反应持续时间较短，不能产生免疫记忆。2 岁以下婴幼儿免疫功能发育尚不完善，对 T 细胞非依赖性抗原的反应很差，所以多糖疫苗不能诱导婴幼儿产生保护性免疫应答。PPV23 不能用于 2 岁以下儿童的预防。PPV23 针对儿童的有效性研究很少，它对 SP 在鼻咽部的定植没有影响，对 SP 中耳炎和呼吸道感染没有作用。大于 2 岁已接种过 PCV7 的健康儿童不推荐接种 PPV23；大于 2 岁的高危儿童在接种 PCV7 的基础上或在不能获得 PCV7 时可接种 PPV23：① 2 岁以上患镰状红细胞病、解剖或功能性脾切除、免疫缺陷（包括先天性免疫缺陷、肾衰竭、肾病综合征及长期应用免疫抑制治疗或放射性治疗）或 HIV 感染的儿童。2 岁后或最后一药 PCV7 接种 2 个月后接种 PPV23。如果患儿 > 10 岁，PPV23 接种 5 年后应再次接种；患儿 ≤ 10 岁，接种 3～5 年后应再次接种。② 2 岁以上患慢性疾病的儿童，如心脏病（尤其青紫型先天性心脏病和心力衰竭患儿）、肺疾病（除外哮喘，但包括使用大剂量糖皮质激素治疗的患儿）、脑脊液漏、糖尿病等。接种方法同上，但不推荐再次接种。另外，植入耳蜗的患儿也应考虑接种 PPV23。

## 二、流感嗜血杆菌肺炎

### （一）概述

**【微生物学特点】**

流感嗜血杆菌（haemophilusinfluenzae，Hi）为革兰氏阴性小杆菌，（0.8~1.5）μm×（0.3~0.4）μm 大小，呈杆状、丝状等多形性。不形成芽孢，无鞭毛，不能运动，黏液型菌株具有多糖荚膜，按荚膜多糖抗原性不同分为 a、b、c、d、e、f 6 个血清型，其中 b 型（Hib）致病性最强且最多见。本菌为需氧菌，营养要求高，需 X 和 V 两种生长因子。X 因子为存在于血红蛋白中的一种血红素，为含铁的卟啉，耐高温，是细菌合成过氧化物酶、过氧化氢酶和细胞色素氧化酶的辅基，这些酶类是细菌氧化还原反应传递电子的重要物质。V 因子为一种维生素 B 类物质，血液中所含的 V 因子通常处于被抑制状态，经 80~90℃加热 10 分钟后可使 V 因子释放。因此，流感杆菌在巧克力培养基上生长较佳。培养 24 小数后，菌落可呈三种形态，M 型（黏液型）、R 型（粗糙型）和 S 型（光滑型）。有荚膜的菌株，菌落呈 M 型，黏稠并有光泽，对人体的毒力强。无荚膜型菌株一般不致病，但近来的研究显示，25% 成人体内有无荚膜菌株的抗体。

**【流行病学】**

Hi 肺炎是由 Hi，尤其是 Hib 感染引起的肺部炎症，易并发于病毒感染。近 10 年欧美国家广泛使用疫苗预防，该病的发病率已大幅下降。但在发展中国家每年仍有（200~300）万例 Hib 疾病发生。Hib 可致儿童败血症和脑膜炎，但主要引起肺炎，通过飞沫传播。Hib 是目前我国儿童社区获得性呼吸道感染最主要的病原菌之一。

Hi 存在于正常人的上呼吸道中，儿童鼻咽部携带率为 20%~40%，Hib 的携带率为 2%~5%。在不同的国家和地区、季节、种族及不同年龄组，携带率有较大差异。由 Hib 感染引起的疾病一般只发生在人类，尤其是婴儿或 5 岁以下儿童。Hib 能引起菌血症和脑膜炎，偶尔会引起急性会厌炎、蜂窝织炎、骨髓炎和关节炎。有研究证实，在发展中国家，肺炎链球菌、Hib 和金黄色葡萄球菌是严重肺炎的致病菌。我国死于肺炎的患儿中 Hib 感染的比例为 17%，表明 Hib 是我国儿童严重细菌性肺炎的重要病原和致死原因之一。

**【致病机制】**

Hi 的致病力包括：①侵袭力。荚膜是细菌表面的多聚糖结构，可抵御特异性抗体和细胞壁抗原的补体结合反应的杀伤，抵制巨噬细胞的吞噬，协助细菌附着到宿主细胞上。有荚膜 Hi 在侵袭过程中更具侵袭性。细菌侵袭力和荚膜的结构有关，Hib 含有核糖 - 核糖醇 - 磷酸的多聚结构，毒力最大。②黏附素。黏附素在失去荚膜后的侵袭过程中发挥关键作用。菌毛是一种主要黏附素，系直径约 5mm、长约 450mm 的聚合螺旋蛋白结构，可黏附呼吸道黏膜，使血细胞发生凝集反应。菌毛表面具有强抗原结构，可刺激机体产生抗体。菌毛只黏附具有某些特殊受体的细胞，如支气管细胞。菌毛的表达受基因调控，当 Hi 的菌毛基因不表达时，人体免疫系统就不能产生相应的菌毛抗体将其杀灭。③毒素。脂多糖（lipopolysaccharides，LPS）是革兰氏阴性菌表面的主要成分，具有黏附、抵制固有免疫功能的内毒素，也有引起人体强烈抗体反应的功能。Hi 的 LPS 缺少特异性 O 侧链，中性粒细胞释放的防御素恰好可与其结合，协助 Hi 黏附呼吸道纤毛细胞。④外膜蛋白（outer membrane proteins，OMP）。OMP 在维持细菌结构，进行内外物质交换方面起重要作用，它是细菌表面重要的抗原成分，参与决定宿主免疫应答的特异性。

大多数 Hi 肺炎是由 Hib 引起，可为局限分布（节段性或大叶性肺炎）也可弥散分布（支气管肺炎）。病理上肺部可见多形核白细胞浸润和炎性区域，支气管和细支气管上皮细胞遭受破坏，间质水肿常呈出血性。

**（二）诊断与鉴别诊断**

**【临床表现】**

Hi 肺炎在临床与其他细菌性肺炎较难区别，常有发热、咳嗽、胸痛、气促或呼吸困难，胸部出现三凹征，可闻及湿性啰音。出现胸腔积液时叩诊呈浊音、触觉语颤减低，呼吸音减弱。累及脑膜时有颈抵抗及病理性反射。Hi 肺炎有以下特点值得注意：①有时有痉挛性咳嗽，类似百日咳；②全身症状重，中毒症状明显，有时高热或体温不升，甚至面色苍灰、神志模糊、烦躁、嗜睡、谵妄、昏迷等；③外周血白细胞升高明显，可达 $(20\sim70)\times10^9/L$，有时伴有淋巴细胞的相对或绝对升高；④胸部 X 线片也可呈粟粒样阴影，常与肺底融合；⑤小婴儿可并发脓胸、心包炎、败血症、脑膜炎及化脓性关节炎；⑥后遗支气管扩张症。

并发症在小婴儿中较常见，包括菌血症、心包炎、蜂窝织炎、脓胸、脑膜炎和关节积脓。有研究表明，15% 的低龄患儿可发生脑膜炎。当诊断 Hib 肺炎时，有颅内感染指征时应做腰椎穿刺检查脑脊液。

**【实验室检查】**

**1. 细菌培养和生化鉴定细菌培养** 是诊断 Hi 感染性疾病最重要的手段。肺穿刺细菌学检查是最可靠且被认为是金标准的检查，但由于有创性临床极少应用。咽拭子培养结果一般不能反映下呼吸道病情。呼吸道深部痰培养，以及通过支气管镜检取标本亦较为可靠，但有技术问题，也易引起污染。细菌性肺炎菌血症在临床上常为一过性，加之国内存在抗菌药物滥用和细菌培养方法上的一些问题尚待解决，血培养结果阳性率较低，国外也只有 5%～10% 的阳性结果。所分离的菌株可以用 X 因子、V 因子进行鉴别，或用 API-NH 生化方法鉴别。

**2. 抗原检测** 细菌抗原检测用于小儿肺炎病原学诊断近年来发展较快，可检测脑脊液、血、尿和胸腔积液等标本。血和尿抗原阳性虽然不能肯定病原菌来自肺炎，但可表示体内有相应细菌感染。应用免疫学方法检测临床标本中荚膜多糖抗原，适用于已经给予抗生素治疗的患者，如应用对流免疫电泳或乳胶凝集法检测。另外，应用 Hi 外膜蛋白单克隆 P2～P18 可识别所有的 Hi 菌株表面蛋白，包括 NTHi。有研究认为，鉴于我国目前各大医院门诊滥用抗菌药物现象相当严重，给细菌培养带来困难，建议取尿标本做抗原检测，方法简便，又不受所应用抗生素的影响，值得推广，但必须有高效价的抗血清。如能同时进行特异性抗体的检测，可明确病原学诊断。

**3. 特异性基因鉴定** 用编码荚膜多糖的基因 *bexA* 做引物，用 PCR 的方法在肺炎患者的临床标本中检测 Hib，有较高的敏感性、特异性和准确性。通过对保守区进行检测证实标本中细菌的存在，通过对特异区的检测而将不同病原菌区别开。应用 PCR 技术可以鉴别 Hib 和非 b 型 Hi。

**4. 抗体检测** 往往是回顾性的，且有个体差异。血清中恢复抗体急性期的 3 倍或 3 倍以上，提示近期感染过 Hi。

**【影像学检查】**

胸部 X 线片所见颇似肺炎链球菌肺炎。支气管肺炎早期变化与急性毛细支气管炎相似。但随着间质炎症的加重，可出现粟粒状阴影。

**【诊断】**

**1. 临床症状和体征** 一般有发热、咳嗽、胸痛、呼吸短促,胸部出现三凹征,肺部闻及细湿性啰音等。

**2. 胸部 X 线片** 可出现粟粒状阴影或支气管肺炎改变,可有胸腔积液。如 X 线不清,可考虑行 CT 扫描。

**3. 实验室检查** 外周血白细胞计数增高、红细胞沉降率增快,急性时相蛋白如 CRP、PCT 增高,提示炎症反应,多为细菌感染。及早可做血液或呼吸道深部痰液细菌培养,采集血、尿或胸腔积液做抗原检测,采集血清做抗体检测,有条件者可以进行特异性基因检测。血培养或胸腔积液培养阳性、感染期和恢复期双份血清抗体 3 倍以上升高、抗原检测阳性对诊断 Hi 肺炎具有重要意义。

**【鉴别诊断】**

**1. 肺炎链球菌肺炎** 突然寒战、高热、咳嗽、胸痛、咳铁锈色痰,呼吸窘迫。胸部 X 线:大叶性肺炎或多叶实变,节段性浸润或斑片浸润,可有胸腔积液。婴儿肺炎链球菌肺炎,往往为散在的实变和支气管肺炎。细菌培养:血、痰和胸腔积液等标本中可见肺炎链球菌生长。快速抗原检测阳性、感染期和恢复期双份血清抗体 4 倍及以上升高对肺炎链球菌肺炎具有诊断意义。

**2. 金黄色葡萄球菌肺炎** 起病急、病情重、进展快、全身中毒症状明显。发病多呈弛张热,但早产儿和体弱儿可无发热或仅有低热;患者面色苍白、烦躁不安;咳嗽、呻吟,呼吸浅快和发绀;可引起败血症和其他器官的迁徙性化脓灶或在皮肤可找到原发化脓性感染病灶。胸部 X 线片可由小片状影迅速发展,可出现肺脓肿、脓胸、脓气胸、肺大疱、皮下气肿、纵隔气肿等。外周血白细胞计数多明显增高,中性粒细胞增高伴核左移和出现中毒颗粒。血培养或呼吸道深部细菌培养阳性有诊断意义。

**3. 肺结核** 一般有结核接触史,结核菌素试验阳性,X 线片示肺部有结核病灶。粟粒型肺结核可有气急和发绀,与肺炎类似,但肺部啰音不明显。

**4. 百日咳** 由百日咳鲍特菌引起,长期阵发性痉挛性咳嗽为显著特点。若无继发感染,一般体温正常,肺部无阳性体征,或不固定的啰音。新生儿及 6 个月内婴儿多无痉挛性咳嗽及特殊吼声,而是阵发性屏气、发绀、易惊厥、窒息而死亡。支气管肺炎是常见并发症,多发生在痉挛性咳嗽期。还可并发百日咳脑病,患者意识障碍、惊厥,但脑脊液无变化。根据接触史及症状可作出临床诊断,而病原学诊断有待于及时做鼻咽拭子特殊细菌培养。特异性血清学检查也有助于确诊。

**【危险因素】**

Hi 肺炎易并发于流感病毒或葡萄球菌感染的患儿,未接种 Hi 疫苗的小于 5 岁的儿童普遍易感。免疫功能低下,如中性粒细胞缺乏、糖皮质激素治疗、先天性免疫缺陷综合征等易感。

**(三)治疗决策**

**1. 一般治疗** 室内空气流通,避免交叉感染,保持室温 18～20℃,湿度 60% 左右,提供足够的营养和水分,保持呼吸道通畅。

**2. 对症治疗** 高热者可物理降温或给药退热;咳喘者给止咳平喘药,缺氧时给氧气及雾化吸入;烦躁不安者可适当给予镇静药。

**3. 抗菌药物治疗** 及时查明病原菌和做药物敏感试验对有效的抗生素治疗帮助很大。治疗药物主要有氨苄西林、阿莫西林/克拉维酸、第二代及第三代头孢菌素、阿奇霉素、泰利霉素等。疗程 14 天左右。氨苄西林作为治疗 Hi 感染的首选药曾经取得良好效果。1974 年在临床分离株中首次发现了产生 β- 内酰胺酶的氨苄西林耐药株，此后耐药株流行报道不断增多。近年国内研究报道，各地 Hi 耐药情况有一定差异，多数对环丙沙星、复方新诺明、氨苄西林及氯霉素有较高耐药率，但对第三代头孢菌素、头孢呋辛、阿莫西林 / 克拉维酸敏感性仍高。

4. **并发症的治疗** 包括心力衰竭、呼吸衰竭、中毒性脑病、脓胸、脓气胸及中毒性肠麻痹等相应治疗。

5. **支持治疗** 目前是增加机体抵抗力和免疫力，可根据具体情况选择转移因子、胸腺素、维生素 E、维生素 C、血浆、免疫球蛋白等。

**（四）常见问题和误区防范**

预防 Hib 感染的重要方法是对儿童进行免疫接种，患 Hib 疾病的危险在 5 岁以后急剧降低，因此，对年龄 >5 岁的健康儿童一般不再接种 Hib 疫苗。有研究显示，Hib 结合疫苗除了能降低 Hib 引起的侵袭性疾病外，还能降低健康儿童中 Hib 的携带率，形成的人群免疫屏障使未接种疫苗的儿童受到了保护。

欧美发达国家把 Hib 疫苗纳入免疫规划中，近年来 Hib 感染已近消失。我国于 1996 年引进 Hib 疫苗，但还未纳入扩大的免疫规划中。疫苗的抗原成分是 Hib 荚膜多糖（capsular polysaccharide，PRP），目前应用的 Hib 结合疫苗主要有 4 种：① Hib 荚膜多糖 - 白喉类毒素结合疫苗（PRP-D）；② Hib 荚膜多糖 - 奈瑟脑膜炎双球菌表面蛋白结合疫苗（PRP-OMPC）；③ Hib 荚膜多糖 - 破伤风类毒素结合疫苗（PRP-T）；④ Hib 寡糖 -CRM197 结合疫苗（PRP-CRM197，HbOC）。

接种 Hib 疫苗要根据儿童开始接种的年龄选用不同的程序：婴儿从 2～3 月龄开始接种，间隔 1～2 个月 1 次，共 3 次，18 月龄加强 1 次；6～12 月龄的婴儿需要注射 2 次，每次间隔 1～2 个月；1～5 岁的儿童只需要注射 1 次。Hib 肺炎、脑膜炎在低龄组发病率更高，症状及并发症更严重，故应及早接种疫苗。接种 Hib 疫苗后，极少数儿童的接种部位会出现轻微红肿、疼痛或低热，一般 2～3 天内消失，只需休息或对症处理即可。婴幼儿在患急性发热性疾病或严重慢性疾病发病时，均应暂缓接种。对破伤风类毒素过敏者或曾对 Hib 疫苗过敏者应避免接种。

## 三、金黄色葡萄球菌肺炎

**（一）概述**

**【微生物学特点】**

葡萄球菌属是化脓性细菌中最常见的一群革兰氏阳性球菌，常堆聚呈葡萄串状，其中金黄色葡萄球菌（staphylococcus aureus，SA）是致病性较强的一种。直径为 0.5～1.0μm，球形或略呈椭圆形，无芽孢，无鞭毛，体外培养时一般不形成荚膜。为兼性厌氧或需氧菌，营养要求不高，耐盐性强，在含 10%～15% NaCl 的培养基中仍能生长，可用于筛选菌种；在基础培养基上培养，形成直径为 1～3mm 的不透明光滑型菌落，菌落因菌株不同而出现金黄色、白色或柠檬色等脂溶性色素；在血液琼脂平板上培养，SA 菌落周围可形成完全透明的溶血环（β 溶血）。

**【流行病学】**

SA 常寄居于正常人的鼻前庭和皮肤等处，在寄居部位营共生生活。存在于 25%～30%

健康人群的鼻前庭。作为条件致病菌，SA 可引起广泛的感染，从轻微的皮肤感染到术后伤口感染、严重的肺炎和败血症等。经吸入或血行途径分别引起原发性支气管源性和血源性 SA 肺炎。支气管源性 SA 肺炎，炎症始于支气管，向下蔓延到毛细支气管周围的腺泡形成肺段的实变，4 天左右液化成脓肿，由于细支气管壁破坏引起活瓣作用，可发展而形成肺大疱。胸膜下小囊肿破裂则诱发脓气胸。血源性感染常由静脉系统感染性血栓或三尖瓣感染性心内膜炎赘生物脱落引起肺部感染性栓塞以后形成多发性小脓肿而致。SA 致病特点之一是引起化脓，造成组织坏死和脓肿。因此，无论是吸入或是血行性感染均可以并发肺脓肿和脓胸。SA 肺炎其病情重，病死率高。多见于婴幼儿及新生儿，年长儿也可发生。占社区获得性肺炎的 5% 以下；占院内获得性肺炎的 10%～30%，仅次于铜绿假单胞菌，特别是在有气管插管和机械通气及近期胸腹部手术的患者。以冬、春两季上呼吸道感染发病率较高的季节多见。

青霉素应用以前 SA 感染死亡率超过 80%。20 世纪 40 年代初，青霉素应用不久就出现了耐药的 SA，以后随着多种抗生素的面世，出现耐甲氧西林金黄色葡萄球菌（methicillin-resistant staphylococcus aureus，MRSA）和多重耐药 MRSA。1997 年，日本首先分离中度耐万古霉素的金葡菌（vancomycin-intermediate staphylococcus aureus，VISA），2002 年美国疾病预防控制中心报道了耐万古霉素的金葡菌（vancomycin-resistant staphylococcus aureus，VRSA）。自 1961 年 Jevons 首次分离到 MRSA，随后 20 年间 MRSA 逐渐成为医院感染的主要病原菌（hospital-associated MRSA，HA-MRSA）。20 世纪 80 年代，社区相关 MRSA（community-associated MRSA，CA-MRSA）感染病例开始增加，虽然是在社区获得的感染，但这些患者都存在长期使用医疗设备、慢性疾病多次接受医疗服务的情况，因此，应该界定为医疗相关 MRSA（health-careassociated MRSA，HCA-MRSA）感染。近十年，CA-MRSA 在没有易感因素的健康人群出现，主要涉及儿童和年轻人，感染比例甚至超过院内感染。近年有研究发现，CA-MRSA 具有克隆多样性，通常携带Ⅳ型和Ⅴ型 SCCmec，以及编码杀白细胞毒素（panton-valentine leukocidin，PVL）的基因，CA-MRSA 很可能是由社区获得性甲氧西林敏感金黄色葡萄球菌（CA-MSSA）菌株获得了 SCCmec 转化而来。

【致病机制】

SA 磷壁酸介导黏附、荚膜抗吞噬作用及产生多种毒素和酶类，故其毒力最强。致病物质包括凝固酶、葡萄球菌溶血素、杀白细胞素、肠毒素、表皮剥脱毒素、毒性休克综合征毒素 -1 和其他酶类如葡萄球菌溶纤维蛋白酶、耐热核酸酶、透明质酸酶、脂酶等。SA 含有血浆凝固酶，它是致病性的重要标志。该酶可使血浆中纤维蛋白沉积于菌体表面，阻碍机体吞噬细胞的吞噬，即使被吞噬后细菌也不易被杀死，并有利于感染性血栓形成。

SA 所致的原发性支气管肺炎，以广泛的出血性坏死、多发性小脓肿为特点。肺胸膜表面覆盖着一层较厚的纤维素性脓性分泌物。脓肿中有 SA、白细胞、红细胞及坏死的组织碎片。胸膜下小脓肿破裂，则形成脓胸或脓气胸。有时可侵蚀支气管形成支气管胸膜瘘。若继发于败血症之后，则除肺脓肿外，其他器官如皮下组织、骨髓、心、肾、肾上腺及脑都可发生脓肿。

（二）诊断与鉴别诊断

【临床表现】

呼吸道中的 SA 可为无症状定植，也可引起重症肺炎，取决于患者、环境和细菌三者之间的相互影响。常见于 1 岁以下婴幼儿。在呼吸道感染 1～2 天或皮肤小脓疱数天～1 周后,突然出现高热。年长儿大多有弛张热,但新生儿则可低热或无热。肺炎发展迅速,表现为呼吸和心率增快、呻吟、咳嗽、发绀等。有时可有猩红热样皮疹及消化道症状,如呕吐、腹泻、腹胀等。患儿可有嗜睡或烦躁不安,严重者可有惊厥,中毒症状常较明显,甚至休克状态。肺部体征出现较早,早期呼吸音减低,有散在湿性啰音。在发展过程中可迅速出现肺脓肿,常为散在小脓肿,脓胸及脓气胸是本症的特点。并发脓胸或脓气胸时,叩诊浊音、语颤及呼吸音减弱或消失。感染性栓子脱落引起肺栓塞,可伴胸痛和咯血。有心内膜炎者体检可有三尖瓣收缩期杂音、皮肤瘀点、脾大。

【实验室检查】

1. **血常规及急性期反应指标**  血白细胞计数明显升高,可达(15~30)×10$^9$/L,中性粒细胞增加,白细胞内可见中毒颗粒。婴幼儿和重症患者可出现外周血白细胞减少,但中性粒细胞百分比仍较高,若白细胞总数减低甚至<1.0×10$^9$/L 提示预后不良。ESR、PCT、CRP可明显增高。

2. **细菌学检查**  合格痰涂片行革兰氏染色可见大量成堆的革兰氏阳性球菌和脓细胞。痰、支气管镜灌洗液、胸腔穿刺液、胸腔闭式引流脓液培养或血培养可获得 SA 而确诊。

3. **病原菌药敏试验**  对分离出的细菌首先应根据药敏试验结果鉴别甲氧西林敏感金黄色葡萄球菌(methicillin-sensitive staphylococcus aureus,MSSA)与 MRSA,这一点非常重要。采用 K-B 纸片扩散法测定细菌菌株的药物敏感性,检测采用美国临床和实验室标准协会(Clinical and Laboratory Standards Institute,CLSI)推荐的方法,药敏平板为 MH、MH加 5% 羊血、HTM 等。对 SA 菌株进行克林霉素、红霉素、头孢唑啉、苯唑西林、青霉素、利福平、四环素、环丙沙星、复方新诺明、万古霉素、阿莫西林 / 棒酸、氨苄西林 / 舒巴坦、呋喃妥因、左旋氧氟沙星、万古霉素、利奈唑胺等常用抗菌药物的药敏试验。对于 MRSA,其他 β- 内酰胺类药物,如青霉素类、β- 内酰胺 /β- 内酰胺酶抑制药复合物、头孢类、碳青霉烯类,可在体外显示抗菌活性,但临床上无效。对这些药物结果应报告耐药或不报告。苯唑西林耐药性检测:检测 mecA 和其表达的青霉素结合蛋白 2a(PBP2a)是预报对苯唑西林耐药最准确的方法,也被用于证实从严重感染患儿分离的葡萄球菌纸片扩散法药敏试验结果。携带 mecA 基因或产 PBP2a(mecA 基因表达产物)的葡萄球菌分离株,应报告对苯唑西林耐药。不携带 mecA 或不产 PBP2a 菌株应报告对苯唑西林敏感。由于非 mecA 基因介导的苯唑西林耐药机制较为罕见,如纸片扩散法确定为苯唑西林耐药,加测苯唑西林 MIC,若MIC≥4μg/ml,即使 mecA 基因和 PBP2a 检测为阴性,也应报苯唑西林耐药。可用纸片扩散法检测这些菌株对头孢西丁敏感性。

【影像学检查】

X 线检查病灶多发、多变、多形,具体表现:①临床症状与胸片所见不一致。当肺炎初起时,临床症状已很重,而 X 线表现却很少,仅表现为肺纹理重,一侧或双侧出现小片浸润影。当临床症状已趋于好转时,在胸片上却可见明显病变,如肺脓肿和肺大疱等表现。②病变发展迅速,甚至在数小时内,小片单一病灶就可发展为肺脓肿。③病程中,多合并小脓肿、脓气胸、肺大疱。④胸片上病灶阴影持续时间较一般细菌性肺炎为长,在 2 个月左右阴影仍不能完全消失。

【诊断】

根据临床症状、体征和胸部 X 线片或 CT 扫描检查可确立肺炎诊断。当肺炎进展迅速,很快出现肺大疱、肺脓肿和脓胸,有助于诊断。另外,近期有上呼吸道感染、皮肤小疖肿或乳母患乳腺炎的病史,可协助诊断。积极进行各种途径的病原学检测十分重要。

【鉴别诊断】

SA 肺炎应与细菌性肺炎(如肺炎链球菌、流感嗜血杆菌)、原发性肺结核并空洞形成、干酪样肺炎、气管异物继发肺脓肿、横膈疝等相鉴别。存在脓胸及脓气胸时,须与其他细菌性肺炎所引起的脓胸、脓气胸鉴别,因而病原学诊断非常重要。

**1. 肺炎链球菌肺炎** 突然寒战、高热、咳嗽、胸痛、咳铁锈色痰,呼吸窘迫。胸部 X 线片:大叶性肺炎或多叶实变,节段性浸润或斑片浸润,可有胸腔积液。婴儿肺炎链球菌肺炎,往往为散在的实变和支气管肺炎。细菌培养:血、痰和胸腔积液等标本培养肺炎链球菌阳性。快速抗原检测阳性、感染期和恢复期双份血清 4 倍或以上升高,对肺炎链球菌肺炎具有诊断意义。

**2. 流感嗜血杆菌肺炎** 常有发热、咳嗽、胸痛、气促或呼吸困难,胸部出现三凹征,可闻及湿性啰音。出现胸腔积液时叩诊呈浊音、触觉语颤减低,呼吸音减弱。累及脑膜时有颈抵抗及病理性反射。但流感嗜血杆菌肺炎常有以下特点:①可有痉挛性咳嗽,类似百日咳;②全身症状重,中毒症状明显,有时高热或体温不升,甚至面色苍灰、神志模糊、烦躁、嗜睡、谵妄、昏迷等;③外周血白细胞升高明显,可达(20～70)×10⁹/L,有时伴有淋巴细胞的相对或绝对升高;④胸部 X 线片也可呈粟粒样阴影,常与肺底融合;⑤小婴儿可并发脓胸、心包炎、败血症、脑膜炎及化脓性关节炎;⑥可遗留支气管扩张症。病原学培养阳性有诊断意义。

**3. 肺结核** 一般有结核接触史,结核菌素试验阳性,X 线片示肺部有结核病灶。并发空洞形成或干酪样肺炎,与 SA 肺炎类似。但因儿童干酪样肺炎绝大多数为原发性肺结核恶化后的结果或血行播散性肺结核病变融合而引起,因此,影像学上一般伴有肺门或纵隔淋巴结肿大,甚至钙化或有粟粒样病变迹象。痰液或／和胃液中找到结核分枝杆菌有确诊意义。

**4. 横膈疝** 有心肺受压表现,气促、呼吸困难、发绀,体格检查时患侧胸廓饱满,叩诊鼓音,肺呼吸音减低或消失,可闻及肠鸣音,由于腹内器官进入胸腔,故腹部凹陷呈舟状。直立位胸部 X 线片可见一侧胸腔内有不规则充气肠管影,并向腹部延续,纵隔移向对侧,患侧肺受压,看不到隔影,偶见胸腔内有扩大的胃泡及大液面,常被误诊为液气胸,不易确诊的病例,钡餐检查可明确膈疝类型及位置。

【危险因素】

SA 肺炎在新生儿、婴幼儿发病率高,近年来由于滥用抗菌药物致耐药菌株明显增加,故易发生。另外,住院时间长或病情重入住 ICU 的患儿,往往有反复使用抗菌药物、长期应用激素、免疫抑制药的病史,部分患儿在手术、器官移植或接受介入治疗后出现机体免疫功能明显低下,同时加上长期输液、抽血、呼吸机辅助通气等侵入性操作等危险因素,容易造成医院内交叉 SA 的感染和传播。

**(三)治疗决策**

【治疗原则】

早期、及时应用有抗 SA 活性的抗菌药物,注意细菌药敏试验结果为 MRSA 还是 MSSA;确定抗菌药物的最佳给药方案,包括给药药量、间期和疗程;消除危险因素;重视抗感染外的综合治疗,如胸腔穿刺抽脓或胸腔闭式引流术等。

【一般治疗和对症治疗】

一般治疗和对症治疗包括加强护理,保证休息、营养及液体入量,积极控制感染,防止并发症，及时进行对症治疗包括镇静、吸氧、化痰止咳、纠正水电解质紊乱等。

**1. 营养支持治疗** 危重患儿，存在摄入不足和营养不良风险，需要营养支持，但营养支持只有在生命体征稳定情况下才能进行。只要胃肠道解剖与功能允许，应首选肠内营养支持，经胃肠道不能达到营养需要量的危重患儿，则考虑肠外营养支持或肠内外营养联合支持。

**2. 静脉注射免疫球蛋白（intravenous immunoglobulin，IVIG）治疗** 大药量 IVIG 可封闭病原体及其产生的毒素、促进溶菌作用，还可激活巨噬细胞的吞噬功能，能迅速提高患儿血清 IgG 水平，增强机体抗感染能力。危重患儿可短期应用。

**3. 糖皮质激素治疗** 不推荐常规使用糖皮质激素，仅限于中毒症状明显、伴发中毒性脑病、休克、脓毒症、急性呼吸窘迫综合征或严重全身炎症反应综合征等患儿可短期使用糖皮质激素，在有效抗菌药物使用的前提下加用糖皮质激素。泼尼松/泼尼松龙/甲泼尼松 1~2mg/(kg•d) 或琥珀酸氢化可的松 5~10mg/(kg•d)，以短期治疗 3~5 天为宜，若超过 7 天者，停药时宜逐渐减量。不提倡大药量糖皮质激素冲击治疗。

**4. 胸部物理疗法** 无足够证据表明体位引流、拍背等有益，这种治疗在危重患儿也不适宜，但定期更换体位仍有益。

**5. 引流** 发展成脓胸或脓气胸时，如脓液量少可采用反复胸腔穿刺抽脓治疗；但多数患儿脓液增长快、黏稠而不易抽出，宜施行胸腔闭式引流术。胸腔内注入抗菌药物的疗效不肯定。

【抗病原微生物疗法】

SA 肺炎病情多较严重，在早期疑似为 SA 肺炎时应给予积极治疗控制感染。对于 MSSA，首选耐青霉素酶青霉素如苯唑西林，无并发症疗程为 2~3 周，有肺脓肿或脓胸并发症者治疗 4~6 周，继发心内膜炎者疗程为 6 周或 6 周以上。对 MRSA 肺炎，首选糖肽类抗生素如万古霉素治疗，每次 10mg/kg，每 6 小时一次，疗程 3~4 周，甚至更长。目前，日本和美国有对万古霉素敏感性下降的 VISA 分离株的报道。对于 VISA 可考虑应用噁唑酮类抗革兰氏阳性球菌的新合成抗菌药利奈唑胺，其对耐药球菌包括 MRSA 在内有良好抗菌活性，CA-MRSA 肺炎也可选用利奈唑胺，每次 10mg/kg，每 8 小时一次。替考拉宁对多重耐药的革兰氏阳性球菌具有显著的抗菌活性，严重不良反应罕见。对于部分患儿，可考虑联合应用利福平，每次 10~20mg/kg。

【预后】

并发脑膜炎和心包炎或婴儿张力性气胸则预后严重，病死率高达 10%~20%。并发脓胸、脓气胸预后较好，经 3~6 个月可基本治愈，治愈者长期随访无后遗肺功能障碍。但值得注意的是社区获得性致死性坏死性肺炎病情凶险，尤其是 MRSA 的 PVL 基因阳性者。

（四）常见问题和误区防范

**1. 如何区分定植与感染** SA 广泛分布于自然界及人和动物的皮肤与外界相通的腔道中，医务人员的带菌率可高达 70% 以上，且多为耐药菌株，区分定植与感染具有重要意义，注意事项如下：①采集呼吸道标本时，应严格掌握痰标本的正确留取方法，如对患者、采集者进行充分培训，留取深部咳出的痰液，并尽量避免上呼吸道分泌物的污染。而气管吸引标本、BALF 标本和保护性毛刷标本比痰标本更可靠、更有价值，应尽可能采用。②临床微生物实验室要严格把握痰标本的质量，痰标本接种前应进行革兰氏染色镜检，判断痰标本是否合格，同时注意有无白细胞吞噬或伴行现象及细菌的染色和形态。③呼吸道标本的半定量、定量细菌培养能够为临床提供有帮助的参考价值，因此痰培养应尽量采用定量培养，至少应做半定量培养。当细菌定量培养结果：气管内吸引物（$\geq 10^5$CFU/ml）、BALF（$\geq 10^4$CFU/ml）、防污染保护性气管镜毛刷采集的标本（$\geq 10^4$CFU/ml）达到上述阈值时，提示感染。

区分感染和定植时须结合有无感染的临床表现，即使是合格痰标本多次分离培养阳性，但临床无感染的表现，也无须抗感染治疗。如果患者一般情况良好，又没有危险因素，SA培养阳性多考虑为定植，可以观察，暂不做抗感染处理。但如果患者存在高危因素或有感染的临床表现，应高度警惕SA感染的可能，再结合其他实验室检查指标进行综合判断。

**2. 注意根据药敏试验结果选择用药**　MSSA首选苯唑西林或氯唑西林，第一、二代头孢菌素，备选万古霉素。MRSA首选万古霉素，备选利奈唑胺，严重感染可联合利福平。

**3. 预防**　预防方面，应着重注意加强护理和体格锻炼，预防急性呼吸道感染及呼吸道传染病，同时重视幼托机构居室的卫生清洁，并及时检查工作人员是否带菌，带菌者及时适当处理。对于MRSA肺炎患者，必要时应进行床边隔离或收入单间病房。对MRSA患者进行诊疗时，医护人员应尽量戴一次性口罩和手套并穿隔离衣。

**（五）热点聚焦**

**1. MRSA耐药性研究进展**　MRSA不同于MSSA菌株，前者耐药率较高且常呈多重耐药。MRSA耐药率增加的主要原因可能与临床上数年来长期使用此抗生素有关。另外，院内感染及治疗后药物的选择与用量不当也是耐药性增加的重要方面。MRSA大多表现为多重耐药，不仅对β-内酰胺类抗菌药耐药，对喹诺酮类、氨基糖苷类和大环内酯类抗菌药物也耐药。万古霉素曾被认为是治疗MRSA的最后一道防线，但近几年发现耐万古霉素的菌株。这给临床治疗带来了很大的困难。因此，对MRSA耐药性和流行病学研究对于正确治疗其引起的感染，防止其播散，及时控制其引起的暴发流行有重要意义。目前，耐药机制是研究的热点。

（1）对β-内酰胺类耐药机制：MRSA对β-内酰胺类耐药机制主要是产生β-内酰胺酶及青霉素结合蛋白（penicillin-binding protein，PBP）的改变。PBP是抗生素结合部位，它介导着肽聚糖的交联，MSSA表面存在着4种PBP，MRSA新增了一种与β-内酰胺酶类抗生素低亲和力的PBP2a。当β-内酰胺类抗生素存在时，其他PBP被抑制，不能发挥作用，而PBP2a仍可继续完成细菌细胞壁的合成，使细菌得以生存，临床上表现为耐药。编码*PBP2a*基因不是MRSA菌株所固有的，而是一个大小为30～50kb的外来插入片段，该片段以基因复合体的形式存在，称为*mec*基因复合体。携带*mec*基因复合体是一个可移动的基因岛，即葡萄球菌染色体mec盒（stephylococcal cassette chromosome mec，SCCmec），主要包括*mec*基因复合体和染色体盒重组（cassette chromosome recombinases，*ccr*）基因复合体。目前发现SCCmec有7种主要的类型，Ⅰ～Ⅶ型。*mec*基因复合体主要由编码PBP2a的结构基因（*mecA*）和位于其上游的调节基因（*mecR1*）及抑制基因（*mec*Ⅰ）组成。在通常情况下，*mec*Ⅰ编码抑制因子mecⅠ蛋白结合在*mecA*基因的启动子部位，使*mecA*基因不能被转录；在诱导药（如β-内酰胺类抗生素）的作用下，*mecR*基因编码产生诱导因子（mecR1蛋白），去除mecⅠ蛋白对*mecA*的抑制作用，使*mecA*转录产生PBP2a。*ccr*是存在于*mecA*基因左右的保守的基因结构，负责SCCmec的移动。

（2）对红霉素及克林霉素耐药机制研究：克林霉素过去认为是治疗较严重的葡萄球菌属感染的有效药物，也是对青霉素过敏者的首选替代药物，但目前其耐药性日益上升。葡萄球菌属对红霉素及克林霉素耐药的机制有 *msrA* 基因编码的泵出机制和 *erm* 基因介导的核糖体靶位改变,由 *msrA* 基因编码的泵出机制的耐药,对大环内酯类及 B 类链阳霉素类抗菌药物耐药,对克林霉素敏感;由 *erm* 基因编码产生的甲基化酶导致 23s RNA 甲基化使核糖体结构改变引起对大环内酯类、林可霉素类和链阳霉素 B 耐药,即 MLSB 表型。由 *erm* 基因介导的耐药有结构型耐药和诱导耐药两种,如 *erm* 基因持续稳定表达,则表现为对以上 3 种抗菌药物均耐药,即 MLSB 结构表型;但在某些情况 *erm* 基因的表达需要诱导药诱导后才能表达对克林霉素耐药,即诱导耐药,红霉素就是一种诱导药。有体外实验表明,如果菌株对克林霉素敏感而对红霉素耐药,使用克林霉素后会很快产生耐药性,因此,建议克林霉素只用于两者均敏感的 MRSA 菌株,而对红霉素耐药的 MRSA,尽管药敏试验显示对克林霉素敏感,也不宜使用此药。红霉素诱导的克林霉素耐药菌株可通过 D 试验来鉴定。D 试验是采用双纸片扩散法,在 M-H 琼脂平板上均匀涂上 0.5 麦氏浓度待检菌液,然后贴上红霉素纸片 15μg 和克林霉素纸片 2μg,两纸片距离 15mm,孵育 16~18 小时,观察在靠近纸片一侧的克林霉素抑菌环有无平截现象,即 D 型环形成,有 D 型环者为诱导型克林霉素耐药试验阳性,无 D 型环者为阴性。D 试验阳性菌株,尽管药敏试验报告对克林霉素敏感,但仍然需要谨慎,因为可能出现 *erm* 基因所致的对大环内酯、克林霉素和链阳霉素 B 诱导耐药,导致治疗失败。

(3)对万古霉素耐药机制研究:万古霉素是迄今对严重 MRSA 感染唯一可以选用单独治疗的抗生素,但随着万古霉素在临床的广泛使用,逐渐造成了 MRSA 对万古霉素的敏感性降低甚至耐药。1999 年,日本首次报道第一株万古霉素中度敏感的金黄色葡萄球菌(vancomycin intermediate staphylococcus aureus,VISA)后,美国、法国等也陆续发现。2002 年 7 月,美国疾病预防控制中心确证并公布了世界第一株真正万古霉素耐药的金黄色葡萄球菌(VRSA);之后 2 年,又发现了第二株 VRSA。在发展中国家,印度人口最多的城市加尔各答也分离出了 VRSA。至 2008 年,在美国,经美国疾病预防控制中心确认的 VRSA 已达 7 株,均携带 *vanA* 基因。有研究认为,万古霉素的耐药是通过质粒转移获得 *vanA* 基因簇,细胞壁增厚、肽聚糖交联减少、青霉素结合蛋白 PBP2a 产量增加、PBP4 含量降低,阻碍万古霉素与肽聚糖前体上的靶位结合,从而对万古霉素产生耐药。而 vanA 来自于耐万古霉素的肠球菌。

(4)对噁唑酮类抗菌药物耐药机制研究:利奈唑胺(linezolid)是第一个应用于临床的噁唑酮类抗菌药物,作用于 50s 亚基核糖体 23s 结合位点,抑制细菌蛋白质的合成,属于抑菌药。口服生物利用度 100%。2000 年在美国上市,2007 年我国批准应用。可用于治疗 MRSA 引起的成人及儿童社区及非社区获得性肺炎、皮肤软组织感染、菌血症。在体外对 VISA 及 VRSA 敏感。目前已出现耐利奈唑胺金黄色葡萄球菌 12 株。耐药机制主要与 23s 核糖体 RNA 突变或 *cfr* 基因介导的 2 503 位腺嘌呤甲基化有关。

(5)对其他类抗生素耐药机制研究:现已明确 MRSA 耐药与 *mecA* 基因编码的青霉素结合蛋白相关,但不足以解释 MRSA 的多重耐药,随着对主动外排系统(存在于胞膜的一种蛋白,通过质子泵驱动,可将药物主动排除胞外)研究的深入,现认为主动外排机制更为重要。国外报道 MRSA 耐喹诺酮的主动外排机制与 *norA* 基因相关,此后也有 qacA、qacB 的报道,但针对 qacJ 的文献较少。Markham 和 Neyfakh 在 1996 年研究发现,MRSA 耐氟喹诺酮类药物与具有外排功能的 norA 蛋白有关,且其耐药性可被外排泵抑制药利血平所抑制。葡萄球菌通过基因突变,致 DNA 旋转酶靶位改变或减少外膜蛋白,从而减低药物积累而引起对氟喹诺酮类抗生素的耐药。

（6）多重耐药机制：MRSA 对多种抗生素耐药，多重耐药的机制考虑为多种外源性耐药基因插入葡萄球菌基因组，形成葡萄球菌盒式染色体（SCCmec），由于携带 *mecA* 基因且 *mecA* 基因与其他耐药基因紧密相邻，形成基因连锁，使 MRSA 容易出现多重耐药。此外，还可通过产生多种灭活酶、多种外排系统等，产生多种抗菌药物耐药。

MRSA 耐药谱不断变迁，应该加强对 MRSA 的鉴定和耐药性监测，提醒临床医师合理使用抗菌药物，以延缓耐药菌株的产生。

2. **MRSA 致病性研究**　MRSA 主要引起肺炎、外科切口、创面等局部化脓性感染，骨髓炎、化脓性关节炎和深部脓肿等深部组织感染及败血症、心内膜炎等全身感染。MRSA 产生的化脓性感染和以下因素有关：①各种毒性蛋白和酶类，如使细菌扩散的透明质酸酶和使细菌聚集的蛋白 A；②防御吞噬细胞细胞壁的表面结构；③各种毒性因子及毒素，如泛氨酸、溶血素、凝集因子、PVL，肠毒素 A、B、C、D、E 和中毒性休克综合征毒素 -1 等。携带毒素因子如中毒性休克素 -1、PVL、金黄色葡萄球菌肠毒素的金葡菌毒力强，与感染后疾病的严重程度相关。中毒性休克综合征毒素 -1（toxic shock syndrome toxin, TSST-1）是中毒性休克综合征（tocic shock syndrome, TSS）的主要致病因子。感染产毒株后可引起机体多个器官系统的功能紊乱，病死率高而备受重视。TSST-1 是一种超抗原，能导致大量 T 细胞激活和细胞因子的释放。这些细胞因子与毛细血管的渗漏以及 TSS 的临床表现有关。TSST-1 还可以与内毒素发生致死性协同作用。产 TSST-1 的 MRSA 对患者构成了潜在的威胁，尤其是免疫功能低下的长期住院患儿。产 PVL 的金黄色葡萄球菌常与皮肤、软组织化脓性感染相关，特别是蜂窝织炎、脓肿和疖肿等疾病。PVL 是由 *lukS-PV* 和 *lukF-PV* 基因编码的一种外毒素，该毒素特异性地吸附并作用于白细胞，改变白细胞的通透性，造成大量白细胞损伤，丧失吞噬能力。同时，由于白细胞的破坏，处理抗原和呈递抗原信息的能力下降，损害了机体的防御屏障和免疫应答，从而不能建立有效的特异性免疫，可引起健康儿童和年轻人皮肤和软组织感染以及坏死性肺炎。*PVL* 基因主要存在于 SCCmec Ⅳ型和Ⅴ型 CA-MRSA 菌株。目前，PVL 阳性 MRSA 在全球传播以前的地域性菌株已在世界其他地区出现，一些国家的菌株呈现高度多样性。

MRSA 感染的流行是一个严重的临床医学及公共卫生问题。MRSA 耐药越来越广，耐药机制复杂，包括染色体介导的固有耐药、通过质粒转移的获得性耐药、基因表达调控有关的耐药和主动外排系统等。MRSA 的分离率高，致病力强，应该加强监测和防治，阻止其播散流行；加强抗生素的合理应用，降低抗生素的选择压力，减少耐药的产生。另外，尚需要对 MRSA 耐药机制深入研究，研制新型抗 MRSA 药物任重而道远。

# 四、百日咳

## （一）概述

### 【病因】

百日咳（pertussis）为百日咳鲍特菌引起的急性呼吸道传染病。百日咳鲍特菌为革兰氏阴性的短小卵圆形杆菌，无鞭毛，不能活动，有严格的寄生性，对外界抵抗力差，离开人体后很快死亡，不能耐受干燥，加热至 60℃，15 分钟即死亡，对紫外线及常用消毒药也十分敏感。

百日咳作为一种可通过疫苗预防的传染性疾病，其主要病原体是百日咳鲍特菌，但是有一小部分症状是由副百日咳鲍特菌所致，后者好发的年龄段和百日咳鲍特菌不同，多发生于3～15岁接种过百日咳疫苗的人群，而随着越来越全面的疫苗覆盖率，百日咳鲍特菌感染对象的平均年龄由未计划免疫之前的5.5岁到现在的21.6岁，而副百日咳鲍特菌的感染对象则一直是较年轻的年龄组，即那些对百日咳鲍特菌免疫力最强的人群。

【流行病学】

本病分布遍及全球，多见于寒带及温带地区，全年均可发病，但以冬春两季高发。平常为散发，在幼儿园等集体机构、居住条件差的地区可发生局部流行。

在使用百日咳疫苗以前，百日咳是婴幼儿死亡的主要原因之一，是全世界最常见10大感染致死性疾病之一。自从1974年全球实施扩大免疫规划以来，超过80%的婴儿接种了三针药的百白破混合疫苗，使百日咳得到了有效地控制，发病率和死亡率大幅度下降。然而，20世纪70年代后期，由于百日咳菌苗的安全性问题减少了专业人员和公众对其的接受，在少数西方国家甚至不将百日咳菌苗列入国家免疫规划，再加上免疫接种后年长儿及成人患百日咳时症状的不典型性，出现发病率上升及局部暴发。其对公众健康形成了巨大的冲击，并再次引起诸多学者对百日咳的关注。

在我国，百日咳是一种被严重低估的儿童急性呼吸道传染病，尤其是在<3个月尚未接种百白破混合疫苗和百白破混合疫苗所产生抗体不足以形成保护的患儿。近年来，越来越多的研究发现，百日咳鲍特菌感染与年长儿、青少年及成人慢性咳嗽有显著相关性，该发现已受到了广泛的关注。

近20年来，全球百日咳的发病率呈现缓慢、稳定的升高趋势。据WHO报道，2012年，全球共报道了百日咳200 868例，约95%发生在发展中国家，且大多数死亡患者是未接种百白破混合疫苗或接种不完全的婴幼儿。同年，美国共报道了48 277例百日咳患者，约50%为>11岁儿童和成人，但是18例死亡患者中15例是<1岁儿童，说明青少年、成年人的发病率不能忽视。我国学者根据2004～2006年疫情资料，从流行强度、季节、地区、年龄分布几个方面进行总结，百日咳多于4月开始增多，5、6月达高峰，百日咳发病总体呈散发趋势，但西部地区明显高于东部地区，农村高于城市。

【发病机制】

百日咳鲍特菌侵入易感者呼吸道后，先附着在喉、气管、支气管、细支气管黏膜上皮细胞的纤毛上，在纤毛丛繁殖并释放内毒素，导致柱状纤毛上皮细胞变性，增殖的细菌及产生的毒素麻痹上皮细胞纤毛，降低上皮细胞蛋白合成，破坏亚细胞器，使呼吸道炎症所产生的黏稠分泌物清除障碍，滞留的分泌物不断刺激呼吸道末梢神经，通过咳嗽中枢引起痉挛性咳嗽，直至分泌物清除为止。

（二）诊断与鉴别诊断

【临床表现】

百日咳俗称鸡咳、鸬鹚咳，临床特征为咳嗽逐渐加重、呈阵发性痉挛性咳嗽，咳末有鸡鸣样回声，未经治疗的患儿，病程可延续2～3个月，故名"百日咳"。全年均可发病，以冬春季节为多，可延至春末夏初，甚至高峰在6、7、8三个月份。患病者及无症状带菌者是传染源，从潜伏期到第6周都有传染性，通过飞沫传播，人群对该病普遍易感，非典型或轻型患者在本病的流行中起着更重要的作用。约2/3的病例是7岁以下小儿，尤以5岁以下者多。

百日咳临床表现与患儿年龄有关，<6个月阵发性咳嗽仅占10%，42%患儿咳嗽后出现口唇发绀，>6岁阵发性咳嗽占38%，约18%患儿咳嗽后出现发绀。新生儿百日咳表现阵发性咳嗽比例为63.3%，咳嗽伴呼吸困难57.6%，出现发绀90.9%，提示新生儿或低年龄百日咳患儿临床更典型、更严重，年长儿、青少年或成人患者可能仅表现为阵发性咳嗽或咳嗽后出现呕吐。

本病轻重程度和病程长短差别很大，潜伏期3～21天，平均7～10天，临床可分为三期。

1. **前驱期** 可见咳嗽、喷嚏、低热等上呼吸道感染症状。3～4天后，上述症状减轻，低热消失，咳嗽日渐加剧，逐渐发展至阵发性痉挛期，本期传染性强。

2. **痉咳期** 一般持续2～6周，特点为阵发性、痉挛性咳嗽。发作时频发短促咳嗽呈呼气状态，伴1次深长吸气，并产生高音调鸡啼声或吸气性吼声，伴随1次痉咳，上述症状反复多次，直至咳出大量黏稠痰或呕吐为止。痉咳时面红唇发绀、舌外伸、颈静脉怒张、躯体弯曲作抱团状。可有眼睑水肿、眼结合膜出血、鼻出血，重者可发生颅内出血，前两者临床较多见。因摩擦舌系带而有溃疡，病情轻者，多数痉咳后一般情况尚好，神态、活动及饮食均如常。

新生儿及幼婴病情多表现严重。因呼吸肌和胸廓软弱，无力咳嗽，也可无吸气性音调吼声。因气管及支气管狭窄，痰不易咳出，易致堵塞，往往发生阵发性屏气、发绀、窒息，需及时做人工呼吸帮助呼吸恢复。并易发生脑缺氧而惊厥。早期出现上述症状、严重窒息者，预后不佳。

3. **恢复期** 一般为2～3周，咳嗽逐渐减轻，吼声消失至咳嗽停止，精神食欲恢复正常。遇烟、气味、上呼吸道感染，痉咳可再次出现，但症状较轻。

整个病程中肺部体检阳性体征较少发现，如并发肺炎、肺不张时可出现相应体征。痉咳严重时可见眼睑水肿及眼结合膜出血，已有切齿的小儿，可见舌系带溃疡。

【实验室检查】

1. **血常规** 发病早期外周血白细胞计数升高，痉咳期最为明显，常为$(20～50)×10^9/L$，其中以淋巴细胞为主，一般>60%，亦有高达>90%者，多为成熟的小淋巴细胞，原因为淋巴细胞刺激因子促使脾及淋巴器官释放入血的淋巴细胞增加，并使血中淋巴细胞进入毛细血管及淋巴管减少，如继发细菌感染，中性粒细胞比例增高。

2. **细菌学检查** 发病早期采用鼻咽拭子或痰液培养阳性率较高，发病第1周可达90%左右，以后逐渐降低，至第4周阳性率降至2%。

3. **血清学检查** ELISA法可以测定百日咳特异性IgM、IgG、IgA，作为早期诊断的辅助手段，对细菌培养阴性者更有意义。

4. **分子生物学检测** 用PCR检查患者鼻咽分泌物百日咳鲍特菌DNA，具有快速、敏感、特异的诊断价值。

【并发症】

1. **肺炎** 多为继发性肺部感染，痉咳可减轻，患儿出现高热、气促、发绀及肺部啰音，其他还可出现肺不张、肺气肿和支气管扩张等。

2. **脑炎** 小婴儿多见，出现呕吐、意识障碍、惊厥等，脑脊液多无变化。

3. **结核病恶化** 肺结核恶化引起播散，而发生全身粟粒性结核病。

4. 频繁咳嗽引起舌系带溃疡、眼结合膜出血、鼻出血，重者可发生肋骨骨折，甚至颅内出血；腹腔内压力增高，发生脐疝、腹股沟疝、直肠脱垂等。

【诊断】

1. **流行病学资料** 询问本地是否有百日咳流行情况，百日咳接触史，预防接种史；年长儿、青少年或成人慢性咳嗽时，排除其他常见病因，也应询问此类资料。

**2. 临床表现** 典型的痉咳及鸡鸣样回声，体温下降后咳嗽反而加剧，尤以夜间为甚，并无明显肺部体征。

**3. 实验室检查** 若有外周血白细胞计数及分类淋巴细胞明显增高，细菌学检查或免疫学检查阳性。

满足以上条件，即可诊断百日咳。

【鉴别诊断】

**1. 急性支气管炎** 可有刺激性咳嗽和吸气性喉鸣，有发热、声音嘶哑，咳嗽末有鸡鸣样回声，尤其在婴幼儿，主要依据病原学或血清学检查进行鉴别。

**2. 气管内异物** 可有阵发性、刺激性咳嗽，但缺乏典型鸡啼样回声，依据有无异物吸入史、肺部体征有无单侧哮鸣音、X线检查或支气管镜检查有助于诊断。

**3. 支气管淋巴结结核** 肺门淋巴结肿大压迫气管引起阵咳，但缺乏典型鸡啼样回声。根据结核病接触史、结核菌素试验、红细胞沉降率、X线检查可作鉴别。

**4. 百日咳综合征** 副百日咳鲍特菌、其他细菌及病毒也可引起类似百日咳的症状，其临床症状、血常规、X线与百日咳有相似之处，但常可分离出腺病毒、肺炎支原体或副百日咳鲍特菌等，而未分离到百日咳鲍特菌或百日咳的血清学检查阴性，即可作鉴别。

**5. 纵隔疾病** 纵隔占位或肿大的肺门淋巴结压迫气管、支气管可引起痉咳，但无日轻夜重现象，可根据影像学检查、结核接触史、结核中毒症状或病理活检进行鉴别。

（三）治疗决策

**1. 一般治疗** 进行呼吸道隔离，保持空气清新，注意营养及良好护理。避免刺激、哭泣而诱发痉咳。婴幼儿痉咳时可采取头低位，轻拍背。咳嗽较重者睡前可用氯丙嗪或异丙嗪顿服，有利睡眠，减少阵咳。维生素 $K_1$ 也可减轻痉咳。患儿发生窒息时应及时做人工呼吸、吸痰和给氧。重者可适当加用镇静药如苯巴比妥或地西泮等。痰稠者可给予祛痰药或雾化吸入。重症婴儿可给予肾上腺皮质激素以减轻炎症。

**2. 抗菌治疗** 卡他期4天内应用抗生素可减短咳嗽时间或阻断痉咳的发生，4天后或痉咳期应用可缩短排菌期，预防继发感染，但不能缩短病程。体外试验，百日咳鲍特菌对红霉素、新大环内酯类、喹诺酮类、三代头孢菌素及美罗培南是敏感的。首选红霉素，百日咳鲍特菌对红霉素敏感，能渗进呼吸道分泌物中达到有效浓度，药量：每天 $30\sim50mg/kg$，连用 $7\sim14$ 天。阿奇霉素每天 $10mg/kg$，一次顿服，3天为一疗程。

**3. 并发症治疗** 合并支气管炎或肺炎时给予抗生素治疗，单纯肺不张可采取体位引流、吸痰、肺部理疗等，必要时支气管镜清除局部堵塞的分泌物。合并脑病时可用复方氯丙嗪或苯巴比妥抗惊厥治疗。出现脑水肿可用 20% 甘露醇，每次 $1g/kg$，必要时可用地塞米松静脉滴注。百日咳免疫球蛋白可用于脑病患儿，可使痉咳减轻。

【预后】

本病预后与发病年龄、免疫状况及有无并发症有关。由于诊断与治疗的改善，我国百日咳病死率已下降至 0.5% 左右，一般病后可获得持久免疫。1岁以下婴儿，特别是 <3 个月的婴儿病情较重，常可危及生命，病死率可达 40%，并发百日咳脑病及支气管肺炎患者预后较差。有报道提出恶性百日咳，为严重的呼吸衰竭、肺动脉高压、白细胞增多症及死亡。<6 个月、持续心动过速、严重的白细胞增多症和高淋巴细胞血症、呼吸困难伴有早期呼吸衰竭、频繁的神经系统症状可预示恶性百日咳的出现，此类患儿死亡率超过 75%。

**（四）常见问题和误区防范**

**1. 恶性百日咳的识别** 恶性百日咳患儿主要临床症状为咳嗽后屏气或呼吸停止、阵发性发绀、心动过缓或心跳停止和痉挛性咳嗽。<6个月低龄婴儿临床表现不典型，百日咳多以咳嗽后屏气、阵发性发绀、窒息伴心动过缓作为主要表现。原因与小婴儿以下解剖、病理生理特点有关：①咳嗽乏力、呼吸道相对狭窄、痰液不易排出；②呼吸中枢调节功能差，痉咳发绀发作时，易出现呼吸停止、低氧血症及二氧化碳蓄积；③心血管调节功能差，低氧血症及二氧化碳蓄积易使心脏正常节律、传导及心肌收缩力受抑，引起心动过缓甚至发生心室纤颤及心搏骤停。

**2. 百日咳与慢性咳嗽** 慢性咳嗽的病因很多，我们不能忽略百日咳，从临床上重视它的存在是很重要的。由于疫苗的广泛使用，但疫苗的长期免疫保护效果并不理想，不典型百日咳逐渐增多，很多患儿只表现为慢性咳嗽，再加上诊断技术上的困难，百日咳的实际发病率被低估。由于症状的不典型性及临床医师对百日咳重视不够，常常使年长儿及成人百日咳的诊断与治疗延误，而使他们成为最主要的传染源，但尚未发现慢性携带者。虽然疫苗接种改变了包括百日咳流行的年龄分布等许多方面，但未能改变其流行周期的间隔时间，提示疫苗不能控制感染流行。

**（五）热点聚焦**

**1. 百日咳鲍特菌肺炎的预防** 早期诊断，及时隔离，应及时发现和隔离患者。一般起病后隔离40天或痉咳开始后30天，对有密切接触的易感儿，检疫3周。患者的痰、口鼻分泌物要进行消毒处理；要保护易感者，进行预防接种，注射白喉类毒素、百日咳菌苗、破伤风类毒素三联疫苗已列入常规预防接种计划之中；对于婴幼儿及体弱的接触者，可给予百日咳多价免疫球蛋白作被动免疫，还可给予红霉素预防，每天50mg/kg，分次口服，连续10~14天。

对年小、体弱有接触史的患儿可行被动免疫，给予高效价特异性免疫球蛋白，同时可用抗生素或中药。

**2. 百日咳的实验室检查** 虽然各类文献、参考资料介绍多种方法，但国内有条件诊断百日咳的实验室很少。疾病诊断、流行病学监测和疫苗研究均需要可靠的实验室检测方法，因此，加强百日咳的实验室诊断的研究是目前我国百日咳控制工作的当务之急。

# 五、铜绿假单胞菌肺炎

## （一）概述

### 【微生物学特点】

假单胞菌属为需氧、有鞭毛、无芽孢、无荚膜的非发酵革兰氏阴性杆菌。铜绿假单胞菌（pseudomonas aeruginosa，PA）是假单胞菌的代表菌株，占所有假单胞菌感染的70%以上，呈球杆状或长丝状，宽0.5~1.0μm，长1.5~3.0μm，无芽孢，菌体一端单鞭毛或多鞭毛，成双或短链排列，有动力，能产生蓝绿色水溶性色素。通常为专性需氧，部分菌株能在兼性厌氧条件下生长，广泛分布于有水的环境，包括土壤、植物、水的表面及食物等。

### 【流行病学】

PA可作为正常菌群，在皮肤表面分离到，也可污染医疗器械甚至消毒液，从而导致医源性感染。很少引起健康人的感染，多发生于有基础疾病的患儿，包括严重心肺疾病、早产儿、中性粒细胞缺乏及原发性免疫缺陷病等。接受免疫抑制药物、长期（至少7天以上）应用广谱抗生素、外科手术和机械通气后的儿童患病概率增加。近年来，该菌已成为医院获得性感染甚至院内感染暴发流行的主要病原菌之一，其发病率不断增加。美国疾病预防控制中心（Centers for Disease Control and Prevention, CDC）研究数据显示，1975～2003 年，PA 占医院获得性肺炎（hospital acquired pneumonia, HAP）的比例从 9.6% 上升至 18.1%。美国国家医疗服务安全监测网（National Healthcare Safety Network, NHSN）报告，2009～2010 年，PA 在呼吸机相关性肺炎（ventilator associated pneumonia, VAP）中的分离率达 9.3%，即使得到有效的治疗，其总病死率仍高达 42.1%～87.0%，直接病死率为 32.0%～42.8%。我国近期的临床调查结果显示，PA 占儿童 HAP 细菌病原的比例为 10.4%。虽然 PA 是院内获得性感染的常见病原菌，但在 CAP 中仍非常少见，美国的研究报道为 0.9%～1.9%，我国的流行病学调查结果也类似，只有 1.0% 左右。一项对 33 148 例 CAP 患者的荟萃分析结果表明，虽仅 18 例为 PA 患者，但病死率仍高达 61.1%，提示收住 ICU、有基础疾病的 CAP 患儿，PA 也是不容忽视的致病菌。此外，囊性纤维化（cystic fibrosis, CF）患者存在气道上皮和黏液下腺跨膜传导调节蛋白功能缺陷，对 PA 易感性高，且反复感染会逐渐加重肺部病变。美国对 CF 患者的研究数据表明，58.7% 患者存在 PA 感染，反复感染是 CF 患者死亡的主要原因。

美国 NHSN 报告，2009～2010 年，PA 对碳青霉烯类抗生素耐药率达 30.2%。一项 VAP 分离菌株耐药监测研究，发现碳青霉烯类抗生素耐药率达 42.7%，哌拉西林 / 哌拉西林 - 他唑巴坦的耐药率为 40.2%。我国研究报道，2011 年 PA 分离株对亚胺培南和美罗培南的耐药率分别达 29.3% 和 22.1%，耐药在呼吸系统感染中更为突出，分离自 HAP 的 PA 对亚胺培南和美罗培南的耐药率分别达 70.7% 和 48.8%。而我国 Mohnarin 细菌耐药监测报告，儿童 PA 分离株对大多数抗菌药物耐药率 <20.0%，亚胺培南和美罗培南的耐药率分别为 14.2% 和 13.6%。近年来，多重耐药菌株检出率不断增加，有时甚至对所有常用的抗假单胞菌药物均耐药，给临床治疗带来了极大困难。

【致病机制】

PA 的主要致病物质为外毒素 A 和内毒素，前者可抑制巨噬细胞的吞噬功能，后者包括脂多糖及原内毒素蛋白（original endotoxin protein, OEP），其中 OEP 具有神经毒作用。PA 肺炎的发病机制较复杂，至今尚未完全清楚，从微生物感染的致病机制角度分析，原因包括微生物的毒力因素和宿主的免疫反应两方面。目前，宿主的局部和全身免疫功能低下被认为是其感染的主要危险因素。感染的严重程度依赖于细菌致病因子和宿主免疫反应的相互作用。PA 可仅是定植在上呼吸道或皮肤表面，但也可黏附并损害上皮细胞，释放毒素、快速触发细胞死亡和破坏上皮细胞的完整性，引起侵袭性感染。上皮细胞在防御感染中起重要作用，中性粒细胞是清除细菌的主要吞噬细胞，肺泡巨噬细胞通过激活细胞表面受体产生细胞因子而参与宿主的炎症应答。许多细胞因子在宿主的免疫应答中起重要作用，包括肿瘤坏死因子 α（tumor necrosis factor α, TNF-α）、白细胞介素 -8（interleukin-8, IL-8）和白细胞介素 -10（IL-10）。接受免疫抑制药治疗、中性粒细胞缺乏和 HIV 患者，由于黏膜屏障受损、细菌的清除减少而感染。动物实验研究表明，PA 感染的家兔肺部早期病理改变为渗出、中性粒细胞浸润、肺小脓肿形成等急性炎症反应。随着细菌反复吸入，逐渐出现慢性炎症基础上急性发作的病理改变，如细支气管纤毛倒伏、部分脱落，管腔有脓栓形成，肺泡间隔增宽、以淋巴细胞为主的炎症细胞浸润等表现。

### （二）诊断与鉴别诊断

【临床表现】

起病急慢不一，表现为中度发热或高热，伴寒战，感染中毒症状重，有咳嗽、胸痛、呼吸困难及发绀；咳出绿色脓痰，可有咯血；肺部有弥漫性细湿性啰音，如合并胸腔积液可出现病变侧肺部叩诊浊音，呼吸音减低或出现胸膜摩擦音；重症患者较快出现呼吸衰竭，可有低血压、意识障碍、多系统损害表现，可出现坏疽性深脓疱病、败血症、感染性休克及DIC。

临床上分为3种类型：吸入性肺炎、血源性肺炎、慢性气道疾病合并肺部感染。社区获得性PA肺炎患儿往往为血源性感染，是否存在感染性休克与肺出血对预测预后至关重要。

【实验室检查】

1. **细菌学检查** 肺穿刺、血或胸腔积液分离出PA具有确诊价值，支气管镜下吸痰或支气管肺泡灌洗液（bronchoalveolar lavage fluid，BALF）对细菌性肺炎病原学的诊断价值较大。采集合格的痰标本，通过定量培养鉴别感染与污染或定植，若培养出细菌浓度在阈值浓度以下，则考虑为细菌的定植或污染，人工气道吸引分泌物的诊断参考值为$\geq 10^5 CFU/ml$；支气管肺泡灌洗液的诊断参考值为$\geq 10^4 \sim 10^5 CFU/ml$；支气管镜下防污染毛刷收集的样本的诊断参考值为$\geq 10^3 CFU/ml$。定量培养由于操作复杂费时，故临床上多采用半定量培养。用无菌生理盐水漂洗痰标本后再培养可明显提高其诊断价值，尤其是经漂洗的痰标本病菌生长量明显多于鼻咽或咽拭子标本培养结果时常提示病原菌。

2. **血常规** 多数患者白细胞增高，可达$(10.0 \sim 20.0) \times 10^9/L$，分类可有核左移，但1/3患者白细胞可减少，并有贫血、血小板减少及黄疸。PA感染患儿外周血白细胞最高可达$71.9 \times 10^9/L$，最低$1.0 \times 10^9/L$，血小板最低$24.0 \times 10^9/L$。

3. **急相期反应指标** C反应蛋白（C-reactionprotein，CRP）常显著增高，大部分患儿大于100mg/L。CRP、红细胞沉降率（erythrocyte sedimentation rate，ESR）、降钙素原（procalcitonin，PCT）等非特异性的炎症指标区分细菌、非细菌病原的敏感性和特异性仍有争议，需结合临床征象和特点及其他实验室检查结果综合分析判断。

4. **血清学检查** 酶联免疫吸附试验（enzyme-linked immunosorbent assay，ELISA）可以测定血清中PA外毒素A抗体阳性及特异性脂多糖滴度增高，有诊断意义。

5. **分子生物学检测** 采用RT-PCR检查患者鼻咽分泌物DNA，具有快速、敏感、特异的诊断价值。

【影像学检查】

胸部X线片及胸部CT无特异性，可表现为弥漫性支气管炎，呈多发散在斑片或结节影，其间可见许多小透亮区的细小脓肿，小结节影可迅速融合为片状实变影，小脓肿也可融合成大脓肿；一侧或双侧出现，但以双侧或多叶病变多见，多伴有胸腔积液或脓胸。一项呼吸机相关PA肺炎的影像学研究显示，83%有肺内局限性透光度降低，多为多部位或双侧弥漫性病变，89.7%有胸腔积液（1/4为脓胸），10.3%出现肺气肿，23%患者出现空洞。另一项PA肺炎的胸部CT研究显示，肺内实变见于所有患者，82%为多叶病变或上叶病变；50%为结节状病变，31%为毛玻璃样改变，46%双侧、18%单侧胸腔积液，29%为坏死病变。

【诊断】

PA在呼吸道定植极为常见，痰或经气管吸引标本分离到的PA，临床实验室应该区别定植菌或感染菌。临床如满足以下条件，可作出PA肺炎诊断：

1. **临床表现** 不同程度缺氧和感染中毒症状，有发热、咳嗽、呼吸增快、呼吸困难、胸壁吸气性凹陷、肺部湿性啰音和管状呼吸音等征象。

2. **影像学检查** 胸片或/和胸部CT有异常改变，呈多发散在斑片或结节影，其间可见许多小透亮区的细小脓肿，小结节影可迅速融合为较大的片状实变影，小脓肿可融合成大脓肿，多伴有胸腔积液或脓胸。

3. **细菌学检查** 肺穿刺、血和胸腔积液分离到PA；或气管穿刺吸引、气管切开吸痰、支气管镜下吸痰或支气管肺泡灌洗液培养出PA；或合格痰标本定量/半定量培养示PA感染。

【鉴别诊断】

1. **肺炎链球菌肺炎** 突发寒战、高热、咳嗽、胸痛、咳铁锈色痰。胸部X线：大叶性肺炎或多叶实变或节段性浸润，可有胸腔积液，而婴幼儿肺炎链球菌肺炎，多表现为支气管肺炎。血、胸腔积液等标本细菌培养可见肺炎链球菌生长。

2. **金黄色葡萄球菌肺炎** 起病急、病情重、进展快、全身中毒症状明显。发病多呈弛张热，咳嗽、呻吟、呼吸浅快和发绀，可有败血症和其他器官的播散性化脓灶，可在皮肤找到原发化脓性感染病灶，重者可发生感染性休克。胸部X线可由小片状影迅速发展，可出现肺脓肿、脓胸、脓气胸、肺大疱、皮下气肿、纵隔气肿等。外周血白细胞计数多明显增高，中性粒细胞增高伴核左移和出现中毒颗粒。血、胸腔积液等标本细菌培养阳性有诊断意义。

3. **肺炎克雷伯菌肺炎** 以年长儿多见，而婴幼儿少见。寒战、高热、咳嗽、咳痰、呼吸困难、发绀，严重者可有全身衰竭、休克、黄疸。痰液无臭、黏稠、痰量中等，由血液和黏液混合成砖红色痰被认为是肺炎克雷伯菌的一项特征。大叶性肺炎实变期，可有实变体征，有支气管样或支气管肺泡呼吸音。

4. **大肠埃希菌肺炎** 常见于新生儿、小婴儿，全身症状重，脉搏增快常与发热不成比例，常并发脓毒症及休克。X线多呈双侧支气管肺炎、间质性肺炎，常伴有脓胸，但肺脓肿少见。

5. **肺结核** 一般有结核接触史，可有结核中毒症状，结核菌素试验阳性，X线示肺部有结核病灶。粟粒型肺结核可有气急和发绀，与肺炎类似，但肺部啰音不明显。

6. **真菌性肺炎** 多见于早产儿、低出生体重儿，大量广谱抗菌药物治疗、慢性疾病、使用免疫抑制药或免疫功能低下的患儿，而免疫功能基本正常儿童吸入大量真菌孢子也可发病，如空调污染、密切接触鸽类及接触有真菌存在的环境等。以念珠菌肺炎、肺曲霉菌病、隐球菌肺炎等常见。起病可急可缓，病程相对较长，痰液、呼吸道分泌物、胸腔积液及血液培养出真菌可确诊。抗真菌治疗有效。

【危险因素】

1. 皮肤黏膜屏障发生破坏，如气管插管、机械通气及留置中心静脉导管等。
2. 免疫功能低下，如中性粒细胞缺乏、糖皮质激素治疗、先天性免疫缺陷综合征等。
3. 慢性结构性肺病，如支气管扩张症、肺囊性纤维化。
4. 长期住院，尤其是长期住ICU。
5. 曾经长期使用第三代头孢菌素、碳青霉烯类或者含酶抑制药青霉素等抗菌药物，致菌群失调。

（三）治疗决策

需要注意的是，如果仅仅是呼吸道分泌物PA分离培养阳性而没有临床症状和影像学依据，可以暂时不需要抗感染治疗。机械通气患者如果病情允许应该尽早拔除气管插管，必要时可以用无创呼吸机辅助呼吸。由于细菌耐药性的不断增加,临床上对 PA 肺炎的治疗面临越来越多的困难,可应用的敏感药物非常有限。常用的抗菌药物包括抗假单胞菌青霉素和头孢菌素、碳青霉烯类、氨曲南及氨基糖苷类等。

【治疗原则】

早期、及时应用有抗 PA 活性的抗菌药物,通常需要联合治疗;疗程充足;消除危险因素;重视抗感染外的综合治疗。

【一般治疗和对症治疗】

一般治疗和对症治疗包括气道分泌物的廓清,适当的免疫治疗及营养支持等,对 PA 肺炎的控制非常重要。对 PA 感染的免疫治疗越来越被重视,静脉注射免疫球蛋白可提高重症患者的治愈率。

1. **营养支持治疗** 危重患儿,存在摄入不足和营养不良风险,需要营养支持,但营养支持只有在生命体征稳定情况下才能进行。只要胃肠道解剖与功能允许,应首选肠内营养支持,经胃肠道不能达到营养需要量的危重患儿,则考虑肠外营养支持或肠内外营养联合支持。

2. **静脉注射免疫球蛋白治疗** 大药量 IVIG 可封闭病原体及其产生的毒素、促进溶菌作用,还可以激活巨噬细胞吞噬功能,能迅速提高患儿血清 IgG 水平,增强机体抗感染能力。危重患儿可短期应用。

3. **糖皮质激素治疗** 不推荐常规使用糖皮质激素,仅限于中毒症状明显、伴发中毒性脑病、休克、脓毒症、急性呼吸窘迫综合征或严重全身炎症反应综合征等患儿可短期使用糖皮质激素,泼尼松 / 泼尼松龙 / 甲泼尼松 1～2mg/(kg·d) 或琥珀酸氢化可的松 5～10mg/(kg·d),疗程 3～5 天。不提倡大药量糖皮质激素冲击治疗。

4. **胸部物理疗法** 无足够证据表明体位引流、拍背等有益,这种治疗对危重患儿也不适宜,但定期更换体位仍有益。

【抗病原微生物疗法】

1. **抗菌药物的选择** 对于非多重耐药铜绿假单胞菌(multidrug resistant pseudomonas aeruginosa, MDR-PA)的轻症肺炎患儿,没有明显基础疾病,可以采用单药治疗,通常采用具有抗假单胞菌活性的 β- 内酰胺类抗生素,如酶抑制药复合制药(哌拉西林 / 他唑巴坦、头孢哌酮 / 舒巴坦)、头孢菌素类(头孢他啶、头孢吡肟)和碳青霉烯类(美罗培南、亚胺培南),经静脉给药,并给予充足的药量。喹诺酮类和氨基糖苷类可在 β- 内酰胺类过敏或其他原因不能使用时采用,或作为联合治疗用药。对于分离菌为非 MDR-PA,但有基础疾病或存在 PA 感染危险因素的患者,通常轻症患儿也可以采用单药治疗,但应避免选择近期内患者曾经使用过的药物,需要根据其具体情况决定。而重症患者常需要联合治疗。对耐药 PA 感染的初始治疗应采用联合治疗。我国制定的"抗菌药物临床应用指导原则(2015 版)"中建议 18 岁以下未成年患者避免使用喹诺酮类药物。

2. **联合治疗** 主要用于 MDR-PA 肺部感染患儿。体外抗菌研究结果显示,某些联合治疗方案存在不同程度的协同作用,临床研究结果也证实多药联合治疗可降低 PA 肺部感染患者的病死率。β- 内酰胺类抗生素与氨基糖苷类联合后可提高对 PA 的抗菌活性。国内外有关 PA 肺炎治疗指南推荐的联合用药,包括 β- 内酰胺类 + 氨基糖苷类,也可采用双 β- 内酰胺类药物治疗,如哌拉西林 / 他唑巴坦 + 氨曲南。而对碳青霉烯类耐药尤其是全耐药铜绿假单胞菌(pan-drug resistant pseudomonas aeruginosa, PDR-PA)肺部感染,国外推荐在上述联合的基础上再加多黏菌素。PA 在一定条件下可形成细菌生物被膜,对抗菌药物高度耐药并逃避宿主的免疫作用,导致感染迁延不愈。大环内酯类抗生素如红霉素、克拉霉素、阿奇霉素和罗红霉素等自身没有清除 PA 的作用,但能抑制生物被膜的形成,同时可增强吞噬细胞的吞噬作用,其中以阿奇霉素的作用最强。但这些药物的最适药量和疗程,长期使用的不良反应及对细菌耐药的影响等问题还需要进一步的研究。联合应用磷霉素具有协同或相加作用,近年提出其他抗 PA 药物应用前 1 小时再应用磷霉素,可以提高其他药物细胞壁的渗透性,增强疗效。

3. **药代动力学与药效动力学( pharmacokinetic/pharmacodynamic,PK/PD )理论的应用** 青霉素类和头孢菌素类及其酶抑制药复合制药均属于时间依赖性抗菌药物,需要日药量分 3~4 次给药。碳青霉烯类属于时间依赖性,但抗菌后效应持续时间较长,可通过延长滴注时间提高抗感染的疗效,如美罗培南和亚胺培南可缓慢持续静脉输注 2~3 小时。氨基糖苷类药物是浓度依赖性抗生素,国外大量文献报道,日药量单次给药可保证疗效,减少耳、肾毒性。多黏菌素为浓度依赖性的抗菌药物,但从药效学角度为达到尽可能地抑制耐药菌,每 6~8 小时给药 1 次最为理想。

4. **局部抗菌药物的雾化治疗** 缺乏儿童安全性和有效性的研究。在成人研究中,用于有结构性肺病变的 PA 感染,如支气管扩张症、囊性肺纤维化和肺移植术后,通常使用的药量,妥布霉素和庆大霉素每次 200mg,2 次 /d,通常疗程为 7~14 天,作为静脉治疗的补充。

5. **疗程** 对于临床症状在 3 天内稳定者,推荐 8 天疗程。如果分离的 PA 为 MDR 或 PDR 菌株,或重症肺炎,则推荐 10~14 天疗程,特殊情况下可以适当延长,但治疗的目标应该是临床表现好转,而不应将清除病原体作为停用抗菌药物的指征。

【预后】

本病的预后与机体的免疫状态、是否存在基础疾病、体内细菌载量、对抗菌药物的敏感性及是否早期使用有效抗菌药物治疗有关。社区获得性 PA 肺炎病死率相对较低,而院内获得性感染死亡率较高,由其引起的呼吸机相关肺炎的病死率可高达 50%~70%。免疫缺陷患者的死亡率高达 40%。

(四)常见问题和误区防范

如何区分污染、定植与感染:PA 在有基础疾病者的呼吸道存在较高的定植率,如何区分呼吸道标本培养阳性是污染、定植或感染临床上面临的难题,须从以下几个方面着手解决:首先,呼吸道标本采集时,应严格掌握痰标本的正确留取方法,如采集前充分培训患者与采集者,尽量避免上呼吸道分泌物的污染并留取深部咳出的痰液。需要注意的是,应尽可能采用气管吸引标本、BALF 标本和保护性毛刷标本,其可靠性较痰标本更高。其次,实验室要对痰标本的质量控制严格把握,痰标本接种前应进行革兰氏染色镜检,判断痰标本是否合格,同时注意有无白细胞吞噬或伴行现象及细菌的染色和形态。并且,痰培养建议尽量采用定量培养方法,如定量培养条件无法满足时至少保证半定量培养,呼吸道标本的细菌培养能够为临床提供有帮助的参考价值。当细菌定量培养结果,气管内吸引物( $\geq 10^5$ CFU/ml)、BALF( $\geq 10^4$ CFU/ml)、防污染保护性气管镜毛刷采集的标本( $\geq 10^4$ CFU/ml)达到上述阈值时,提示感染。

临床表现对于区分感染和定植尤为重要,即使是合格痰标本多次分离培养阳性,但临床无任何感染的表现,也无须抗感染治疗。如果患者一般情况良好,又没有危险因素,PA

培养阳性,此情况多考虑为定植,可以先进行观察,暂不做抗感染处理。但如果患者存在高危因素或已有下呼吸道感染的临床表现,应高度警惕 PA 感染的可能,再结合其他指标综合判断。如果标本同时分离到其他细菌,并伴有下呼吸道感染的临床表现,则须区别何种是真正的致病原或为混合感染。

总之,在呼吸道标本分离到 PA 的患儿判断是否为感染致病菌应当参考以下几点:①有下呼吸道感染的临床症状、体征和影像学上出现新的或持续的或加重的肺部渗出、浸润、实变;②宿主因素,如基础疾病、免疫状态、先期抗菌药物治疗、机械通气与否及时间等;③从标本采集方法、标本质量、细菌浓度(定量或半定量培养)、涂片等方面综合评价阳性培养结果的临床意义。

**(五)热点聚焦**

**1. PA 的耐药机制进展** MDR 是指对常见抗菌药物(头孢菌素类、碳青霉烯类、β- 内酰胺酶抑制药复合制药、氟喹诺酮类和氨基糖苷类)中 3 类或 3 类以上的药物耐药;泛耐药(extensively drug resistant,XDR)是指仅对 1～2 种抗菌药物敏感(通常指多黏菌素和替加环素);而 PDR 则是指对目前所有临床应用的有代表性的各类抗菌药物均耐药。

PA 是临床最常见的 MDR 和 PDR 致病菌,其耐药机制极为复杂,主要涉及以下几个方面:

(1)产灭活酶:可产 β- 内酰胺酶和氨基糖苷类修饰酶,其中 β- 内酰胺酶是耐药的主要机制,主要包括超广谱 β- 内酰胺酶(extended spectrum beta-lactamases,ESBLs)、C 类头孢菌素酶(AmpC)、金属酶(metallo-β-lactamase,MBL)等。

(2)膜通透性下降:细胞膜上有许多主动外排蛋白与细胞外膜的低通透性起协同耐药作用。在 PA 细胞膜上常见的 7 种外排系统包括 MexAB-oprM、MexXY-oprM、MexCD-oprJ、MexEF-oprN,MexJk-oprM,MexGHI-opmD 和 MexVW-oprM 等。外排系统能有效泵出除多黏菌素外的所有抗菌药物。PA 的膜孔蛋白丢失或表达下降,导致药物难以进入细菌内。

(3)靶位改变:编码拓扑异构酶的基因突变,进而导致酶结构改变,使药物不能与酶 -DNA 复合物稳定结合而失去抗菌效力,是对喹诺酮类药物耐药的主要原因。16s 核糖体RNA 甲基酶结构改变是氨基糖苷类抗菌药物耐药的原因之一。

(4)细菌生物被膜形成:细菌可依赖生物被膜的形式生存,逃避机体免疫和抗菌药物的杀伤作用。密度感知系统(quorum sensing,QS)在 PA 生物被膜形成中发挥重要作用。生物被膜相关感染包括生物医学材料相关感染(如 VAP 等)和细菌生物被膜病(如弥漫性泛细支气管炎等),常呈慢性过程,反复发作。

(5)其他耐药机制:整合子是存在于细菌质粒、染色体或转座子上的遗传单位,可通过接合、转化、转导和转座等方式在细菌间转移,成为 MDR-PA 迅速发展的重要原因。

**2. MDR-PA 播散的控制措施** 首先预防容易被临床忽视,防止医疗机构中暴发流行是控制 PA 肺炎最重要的措施。预防措施包括:防止湿化器和吸引器的污染,注意医疗工作者的手卫生,对易感染患者行床边隔离消毒、口腔清洁等。

其次是抗菌药物的管理,包括:①缩短抗菌药物疗程;②采用抗菌药物轮换使用策略;③在医院中对某些抗菌药物的使用加以限制;④对轻、中度感染尽可能采用窄谱抗菌药物;⑤对 MDR-PA 感染者采用联合治疗,尤其是粒细胞减低和血流感染的患者;⑥主动监测和隔离医院内 MDR-PA 感染的患者。

## 六、其他革兰氏阴性杆菌肺炎

### （一）概述

近年来，由于抗菌药物及免疫抑制药的广泛使用，革兰氏阴性杆菌肺炎有增加趋势，多见于新生儿及小婴儿。尽管新的抗菌药物不断涌现，但其死亡率仍较高，除常见的铜绿假单胞菌肺炎外，其他还有肺炎克雷伯菌（*Klebsiella* pneumoniae，KP）、大肠埃希菌（*Escherichia* coli，E.coli）和非发酵的革兰氏阴性杆菌等引起的肺炎。这些肺炎就其临床表现和肺部病变难以和其他细菌性肺炎相区别。

【微生物学特点】

KP 属肠杆菌科克雷伯菌属，又称肺炎杆菌，革兰氏染色阴性，兼性厌氧，不活动，常具有荚膜，成对或呈短链，营养要求低，在普通培养基上迅速生长。在固体培养基上菌落高出表面，光滑而黏湿是其特点。根据荚膜抗原成分不同，可分 75 个亚型，引起肺炎者以 1～6 型为主，能很快适应宿主环境，对多种抗菌药物易产生耐药。

*E. coli* 属革兰氏阴性短杆菌，大小 0.5μm×1～3μm，周生鞭毛，有菌毛，能运动，无芽孢，兼性厌氧，营养要求不高，生化反应活泼，能发酵多种糖类产酸、产气，是人和动物肠道中的正常栖居菌。

鲍曼不动杆菌（*Acinetobacter* baumannii，Ab）是一种非发酵的革兰氏阴性杆菌，单个或成对排列，专性需氧，触酶阳性，氧化酶阴性，无芽孢和鞭毛，动力阴性，容易与其他非发酵菌区别。需要注意的是，Ab 革兰氏染色不易脱色，尤其是血培养阳性标本直接涂片染色，易染成革兰氏阳性球菌。

【流行病学】

KP 广泛分布于自然界，属条件致病菌，据调查，2%～25% 正常人上呼吸道可有其定植，长期住院、长期应用抗菌药物及慢性肺部疾病患儿口咽部检出率明显增加。KP 是引起肺炎较为多见的革兰氏阴性杆菌，在社区获得性和医院获得性革兰氏阴性杆菌肺炎中分别占 18%～64% 和 30%。近年来，随着三代头孢菌素的广泛应用，耐药严重的铜绿假单胞菌及其他假单胞菌、不动杆菌等引起肺炎比例增加，KP 的分离率有下降趋势，但病死率较高，为 20%～50%。亚洲耐药菌网络监测研究组（Asian network for surveillance of resistant pathogens study group，ANSRPSG）报道，2008～2009 年，在菲律宾和印度尼西亚 KP 是医院获得性肺炎的第一大致病菌。我国多中心研究报告（包括成年人和儿童），KP 在 VAP 病原检出中占第 4 位（14.6%）。温州医科大学附属育英儿童医院回顾性研究报告，2005～2008 年，KP 占儿童医院获得性肺炎病原检出率的 16.9%，连续 4 年占检出病原的第一位，说明在某些地区流行程度甚高。

*E. coli* 肺炎多发生于新生儿或小婴儿，常为败血症的一部分。多继发于腺病毒肺炎，或糖尿病、肾盂肾炎、血液病化疗等慢性疾病患儿。*E. coli* 在医院获得性肺炎检出病原中占 2.8%～6.1%，是我国儿童 HAP 重要病原之一。此病预后差，死亡率可高达 50%。

产 ESBLs 肠杆菌科细菌以 *E. coli* 和 KP 最为常见。国际医院感染控制协会（international nosocomial infection control consortium，INICC）监测报道，KP 对头孢他啶的耐药率达 68.9%，亚胺培南耐药率为 7%。而我国 Mohnarin 监测报告，儿童克雷伯菌属 ESBLs 检出率为 65.4%，头孢他啶的耐药率达 39.8%，亚胺培南耐药率为 1.9%。我国内地 *E. coli* 和 KP 产 ESBLs 的检出率很高，并呈逐年增长趋势。INICC 监测发现，VAP 患者检出 *E. coli* 菌株对头孢他啶的耐药率达 67.5%,而碳青霉烯类抗生素耐药率仅 4.2%。我国 Mohnarin 监测报告,儿童 *E. coli* 菌株产 ESBLs 检出率为 78.2%,对头孢噻肟耐药率达 80.9%,但对碳青霉烯类抗生素耐药率＜1%。

Ab 广泛分布于水及土壤中,在医护人员手部的带菌率甚高,是医院内感染的重要条件致病菌。院内感染最常见的部位是肺部,为 HAP,尤其是 VAP 重要的致病菌,其传播途径主要为接触传播。ANSRPSG 报告,2008～2009 年,Ab 是我国成年人 HAP 和 VAP 的第一大致病菌,分别占细菌病原的 16.2% 和 35.7%。2010 年,CHINET 监测提示不动杆菌占所有呼吸道标本分离革兰氏阴性菌的 19.4%,其中 Ab 占 17.5%。但也有研究发现,Ab 占儿童 HAP 病原第二位或更少见。Ab 在儿童 CAP 的致病菌中相对少见。

Ab 耐药状况日趋严重。INICC 监测报告,2004～2009 年,VAP 检出 Ab 对亚胺培南的耐药率达 66.3%。2011 年,我国 CHINET 监测不动杆菌属细菌对亚胺培南和美罗培南的耐药率分别为 60.4% 和 61.4%。Mohnarin 监测报告,在 2011 年,我国儿童 Ab 分离株的亚胺培南和美罗培南耐药率分别为 42.0% 和 47.8%。耐药性存在地区和医院差异,临床医师应了解本地尤其是所在医院耐药监测结果。

【致病机制】

大多数 KP 肺炎是由于吸入口咽部带菌分泌物所致,也可由于直接吸入 KP 气溶胶诱发肺炎。粪便、感染的泌尿道、口咽部等均为 KP 来源的重要场所,也是交叉传播的来源。医务人员的手是其常见的传播途径,胃酸减少的疾病或胃内细菌显著增加,进而胃内细菌逆向转移,既是口咽部定植 KP 的重要来源,也是 KP 肺炎的可能发病机制。

Ab 常定植于上呼吸道,由于口腔炎症、气管切开、气管插管,促其向下呼吸道移位、黏附及生物被膜形成。其中,生物被膜形成可有抵御下呼吸道细胞免疫清除的作用,但其对肺泡上皮细胞表面的黏附及致病机制仍不明确。Ab 主要通过产生毒力因子如外膜蛋白 A、磷酸酯酶、LPS、外膜囊泡等攻击宿主细胞,同时可激活胞内信号通路,调控多种炎症介质和细胞因子的表达,如 TNF-α、IL-6、IL-8 诱导肺部炎症。

（二）诊断与鉴别诊断

【临床表现】

1. **KP 肺炎**　部分患儿起病前可有上呼吸道感染症状。主要临床表现为急性病容、寒战、发热、咳嗽、咳痰、呼吸困难、发绀等,痰液无臭,黏稠,痰量中等,血液和黏液混合成砖红色痰被认为是其一项特征,多见于年长儿,而婴幼儿少见。严重者可有全身衰竭、休克、黄疸。大叶性肺炎实变期,肺部检查可有实变体征,有支气管样或支气管肺泡呼吸音,偶呈慢性肺炎临床表现。

2. ***E. coli* 肺炎**　常见于小婴儿,全身症状极重,脉搏增快常与发热不成比例,新生儿体温可低于正常,常并发脓毒症及休克。X 线多呈双侧支气管肺炎、间质性肺炎,常伴有脓胸,但较少有肺脓肿。

3. **Ab 肺炎**　临床表现缺乏特异性。

【实验室检查】

革兰氏阴性杆菌通常是条件致病菌,易在患者皮肤、口腔及呼吸道等部位定植。临床采集各类标本时应尽可能避免污染。在采集血液、脑脊液等体液标本时,应进行严格的皮肤消毒。由于人的口咽部有较高的革兰氏阴性杆菌携带,单次痰培养阳性常常不能区分是致病菌或口咽部定植菌。尽量提高痰标本质量,必要时采用气管镜下防污染毛刷采样,呼吸道标本的半定量、定量细菌培养能够为临床提供重要参考价值。下呼吸道标本中分离的病原体,痰液标本易被口咽部细菌污染,须区分污染、定植和感染 3 种情况。革兰氏阴性杆菌肺炎患儿通常血白细胞和中性粒细胞增多,而白细胞减少者预后较差。

临床微生物实验室很难将不动杆菌鉴定到"种",鉴定到"种"常需使用分子生物学方法。目前,常采用传统的生化试验和自动化细菌鉴定系统鉴定不动杆菌,由于 Ab、醋酸钙不动杆菌、不动杆菌基因型 3 和不动杆菌基因型 13TU 生化表型十分接近,很难区分,鉴定并报告为醋酸钙不动杆菌 -Ab 复合体,部分医院直接报告为 Ab。因此,目前临床报告的 Ab 实际为"Ab 群"。"Ab 群"的 4 种菌种致病力、耐药性相近,临床诊断和治疗相似。

【影像学检查】

胸片表现呈现多样性,包括大叶实变、小叶浸润和脓肿形成等,多为支气管肺炎的小叶浸润,病变可累及多个肺叶伴肺脓肿形成。典型的大叶实变好发于右上叶,双肺下叶、上叶后段亦可见到,量多而黏稠的炎性分泌物可使叶间裂呈弧形下坠。在肺炎恢复期可出现肺总量下降、纤维化和胸膜增厚,偶有肺炎后肺气肿。

【诊断】

KP、E. coli、Ab 肺炎临床表现、实验室检查和胸片等均缺乏特异性,须反复进行病原学检查明确。原有肺炎好转后又恶化或原发病迁延不愈时,应怀疑此类肺部感染。长期住院、长期应用抗菌药物、有慢性肺部疾病或应用人工气道机械通气的患儿,出现发热、咳嗽、呼吸困难及肺部湿性啰音,血中性粒细胞增加,结合 X 线表现肺部炎性浸润表现时,均应考虑革兰氏阴性杆菌肺炎的可能,连续两次痰分离革兰氏阴性菌杆菌,或定量培养分离的革兰氏阴性菌杆菌浓度≥$10^7$CFU/ml 支持诊断。诊断主要依靠气管吸出物、血液和胸腔积液的培养等细菌学检查而获得。

判断革兰氏阴性细菌肺炎,除了发热,白细胞和 / 或中性粒细胞分类、CRP 增高等细菌感染的一般表现外,应当参考以下几点:①与肺炎相符合的临床症状、体征和影像学改变;②宿主因素,包括基础疾病、免疫状态、长期抗菌药物应用、机械通气时间等危险因素;③正在接受抗菌药物治疗一度好转,后又加重,在时间上与革兰氏阴性细菌肺炎的出现相符合;④从标本采集方法、标本质量、定量或半定量培养结果、涂片所见等,评价培养阳性的临床意义;⑤2 次以上痰培养显示单种革兰氏阴性菌生长或优势生长。

【鉴别诊断】

1. **铜绿假单胞菌肺炎** 有感染中毒症状、发热、咳嗽、伴咳出绿色脓痰、气促、呼吸困难、胸壁吸气性凹陷和肺部湿性啰音等征象。胸部影像呈多发散在斑片或结节影,可迅速融合为较大的片状实变影,其间可见许多小透亮区的细小脓肿,也可融合成大脓肿,多伴有胸腔积液或脓胸。肺穿刺、血和胸腔积液或气管穿刺吸引、气管切开吸痰、支气管镜下吸痰或肺泡灌洗液或合格痰标本定量 / 半定量培养示 PA 感染。

2. **肺炎链球菌肺炎** 突发高热、咳嗽、咳铁锈色痰。胸部 X 线:大叶性肺炎或多叶实变或节段性浸润,而婴幼儿肺炎链球菌肺炎,多表现为支气管肺炎。血、胸腔积液等标本细菌培养可见肺炎链球菌生长。

3. **金黄色葡萄球菌肺炎** 起病急、病情重、进展快、全身中毒症状突出。发病多呈弛张热,咳嗽、呼吸浅快,可有败血症和其他器官的播散性化脓灶,常可在皮肤找到原发化脓性感染病灶。外周血白细胞计数多明显增高,中性粒细胞增高伴核左移。胸部 X 线可由小片状影迅速发展,可出现肺脓肿、脓胸、脓气胸、肺大疱、皮下气肿、纵隔气肿等。血、胸腔积液等标本细菌培养阳性有诊断意义。

**4. 肺结核** 一般有结核接触史，可有结核中毒症状，结核菌素试验阳性，X 线示肺部有结核病灶。粟粒型肺结核可有气急和发绀，与肺炎类似，但肺部啰音不明显。

**5. 真菌性肺炎** 多见于早产儿、低出生体重儿，大量广谱抗菌药物治疗、慢性疾病、使用免疫抑制药或免疫功能低下的患儿，而免疫功能基本正常儿童吸入大量真菌孢子也可发病，如空调污染、密切接触鸽类及接触有真菌存在的环境等。起病可急可缓，病程相对较长，痰液、呼吸道分泌物、胸腔积液及血液培养出真菌可确诊。抗真菌治疗有效。

【危险因素】

KP、*E. coli*、Ab 肺炎多发生在住院时间长或病情重入住 ICU 的患儿，往往有反复使用抗菌药物、长期应用激素、免疫抑制药的病史，部分患儿在手术、器官移植或接受介入治疗后出现机体免疫功能明显低下，同时加上长期输液、抽血、呼吸机辅助通气等侵入性操作及抗菌药物的广泛应用等危险因素，最终造成了 Ab 的感染和传播。

（三）治疗决策

【治疗原则】

应综合考虑感染病原菌的敏感性、严重程度、患者病理生理状况和抗菌药物的作用特点。主要原则如下：①及时进行经验治疗；②根据严重程度选用抗菌药物；③根据药敏试验结果选用抗菌药物；④确定抗菌药物的最佳给药方案，包括给药药量、间期和疗程；⑤必要时进行联合用药；⑥支持治疗和良好的护理。

【一般治疗和对症治疗】

一般治疗和对症治疗包括气道分泌物的廓清、适当的免疫治疗及营养支持等，对肺炎的控制相当重要。免疫治疗越来越被重视，静脉注射免疫球蛋白可提高重症患者的治愈率。

**1. 营养支持治疗** 危重患儿，存在摄入不足和营养不良风险，需要营养支持，但营养支持只有在生命体征稳定情况下才能进行。只要胃肠道解剖与功能允许，应首选肠内营养支持，经胃肠道不能达到营养需要量的危重患儿，则考虑肠外营养支持或肠内外营养联合支持。

**2. IVIG 治疗** 大药量 IVIG 可封闭病原体及其产生的毒素、促进溶菌作用，还可激活巨噬细胞吞噬功能，能迅速提高患儿血清 IgG 水平，增强机体抗感染能力。危重患儿可短期应用。

**3. 糖皮质激素治疗** 不推荐常规使用糖皮质激素，仅限于中毒症状明显、伴发中毒性脑病、休克、脓毒症、急性呼吸窘迫综合征或严重全身炎症反应综合征等患儿可短期使用糖皮质激素，泼尼松 / 泼尼松龙 / 甲泼尼松 $1 \sim 2 \text{mg/(kg·d)}$ 或琥珀酸氢化可的松 $5 \sim 10 \text{mg/(kg·d)}$，疗程 $3 \sim 5$ 天。不提倡大药量糖皮质激素冲击治疗。

**4. 胸部物理疗法** 无足够证据表明体位引流、拍背等有益，这种治疗在危重患儿也不适宜，但定期更换体位仍有益。

【抗病原微生物疗法】

**1. KP 肺炎** 及早使用有效抗生素是治愈的关键。由于肺炎杆菌耐药率较高，应进行分离菌株的药敏试验，选择针对性药物。在取得药敏试验结果前，可经验性选择广谱头孢菌素、广谱青霉素类药物，在能够进行血药浓度监测的前提下，可应用阿米卡星等氨基糖苷类药物。对重症感染可采用 β- 内酰胺类抗生素与氨基糖苷类联合使用，或应用三代头孢菌素。对于多重耐药菌感染、难治性感染，除第三代头孢菌素外，也可应用亚胺培南或氨曲南等。由于近年来产 ESBLs 菌株的比例不断增加，有必要对肺炎杆菌常规开展 ESBLs 检测，对阳性菌株应根据药敏选用亚胺培南或 β- 内酰胺酶抑制药的第三代头孢菌素、头霉素，联合阿米卡星等抗生素进行治疗，总治疗疗程 3～4 周。

**2. *E. coli* 肺炎** 不产 ESBLs 菌应依据药敏选药，首选第三代或第四代头孢菌素或哌拉西林等广谱青霉素，备选哌拉西林 / 他唑巴坦；产 ESBLs 菌轻至中度感染首选哌拉西林 / 他唑巴坦，重症感染或其他抗菌药物治疗疗效不佳时选用厄他培南、亚胺培南和美罗培南；产 AmpC 酶者可首选头孢吡肟，备选亚胺培南和美罗培南。

**3. Ab 肺炎** Ab 极易产生耐药，应根据患者情况、药敏结果综合考虑，选择合理用药。①非多重耐药 Ab 感染：可根据药敏结果选用 β- 内酰胺类抗生素或其复合制药；②多耐药鲍曼不动杆菌（multidrug-resistant acinetobacter baumannii, MDRAB）感染：根据药敏选用头孢哌酮 / 舒巴坦、氨苄西林 / 舒巴坦或碳青霉烯类抗生素等；③泛耐药鲍曼不动杆菌（extensively-drug resistant acinetobacter baumannii, XDRAB）感染：常采用两药联合方案，含舒巴坦的复合制药为基础，联合碳青霉烯类抗生素或氨基糖苷类抗生素；④全耐药鲍曼不动杆菌（pan-drug resistant acinetobacter baumannii, PDRAB）感染：常需通过联合药敏试验筛选有效的抗菌药物联合治疗方案，结合抗菌药物 PK/PD 参数要求，尝试通过增加给药药量、增加给药次数、延长给药时间等方法设计给药方案。目前，儿童 Ab 肺炎治疗疗程缺乏明确的规范，应重点参考临床病情的改善而非细菌学的清除，推荐疗程不小于 2 周。

**【预后】**

由于不同病原菌的荚膜抗吞噬能力、内毒素以及外毒素等因素不同，其毒力及临床致病能力不尽相同，不同病原菌所引起的革兰氏阴性杆菌肺炎的临床表现及病情发展也不尽相同。预后与机体的免疫状态、是否存在基础疾病、细菌载量、对抗生素的敏感性及是否早期使用有效抗生素治疗有关。

**（四）常见问题和误区防范**

**1. 防控儿童 HAP 耐药菌播散**

（1）加强抗菌药物合理应用的教育：持续不断开展抗菌药物合理应用的教育和继续教育，提高抗生素合理使用水平。

（2）努力实现经验性治疗和目标治疗的统一：感染性疾病，经验性治疗占有重要地位，但是临床医师必须在经验治疗前为微生物检验科提供高质量的标本，从而为目标治疗过渡创造条件。

（3）努力做到经验性抗感染治疗的个体化：在掌握病原流行的基础上，结合患者的特殊修正因子对病原学作出个体化评估，并了解本地细菌耐药性监测的流行病学结果，并在此基础上分层评估耐药性。

（4）严格遵守无菌操作和感染控制规范：医务人员应当在进行任何有创操作时严格遵守无菌技术操作规程，避免污染，减少感染的危险因素。

（5）强化手卫生：医护人员、病房工作人员均应严格执行手卫生，对于减少感染的传播和发生至关重要。提供合适的手卫生设施、推广速干型酒精擦手液和提高手卫生依从性。

（6）实施接触隔离：严格遵守国家原卫生部颁布的《医院隔离技术规范》，对产 ESBLs 细菌分离阳性的患者进行明确标识，并采取规范的接触隔离措施。

（7）加强环境清洁与消毒：严格遵守国家原卫生部《医疗机构消毒技术规范》，对环境与设备进行有效的清洁、消毒。

**2. 儿童HAP和VAP的初始经验治疗**   怀疑HAP或VAP首先要对以下因素进行评估：①年龄和发病时间，是早发性还是晚发性；②病情轻重，有无脓毒症或休克或脏器功能衰竭；③机体免疫状况：正常还是低下；④可能的细菌种类、有无多重耐药的高危因素、本地和本院细菌耐药的流行病学资料；⑤先前以及本次发病以来有无使用抗菌药物。

（1）早发性HAP：常见病原菌有肺炎链球菌、流感嗜血杆菌、甲氧西林敏感的金黄色葡萄球菌（MSSA）和非耐药的革兰氏阴性杆菌（主要有 *E. coli*、KP、其他肠杆菌属细菌、变形杆菌属）等。对未接受过抗菌药物治疗且无其他危险因素者，可选用阿莫西林或阿莫西林克拉维酸或氨苄西林舒巴坦或头孢呋辛；对于应用过抗菌药物和/或有其他危险因素的早发型HAP，可选用头孢曲松或头孢噻肟或哌拉西林/三唑巴坦或厄他培南或头孢曲松/头孢噻肟联合大环内酯类抗生素。

（2）早发性VAP：选用头孢他啶或碳青霉烯类或哌拉西林/三唑巴坦±氨基糖苷类或糖肽类或利奈唑胺。备选：头孢哌酮/舒巴坦±氨基糖苷类或糖肽类或利奈唑胺。

（3）晚发性HAP：多重耐药病原菌的风险高，除早发性HAP病原菌外，还可能有铜绿假单胞菌、不动杆菌属细菌及耐甲氧西林金黄色葡萄球菌（MRSA）等。推荐联合治疗：头孢他啶或头孢吡肟或碳青霉烯类或哌拉西林/三唑巴坦或头孢哌酮/舒巴坦，联合氨基糖苷类或糖肽类或利奈唑胺。

（4）晚发性VAP：晚发性VAP病死率极高、致病菌多重耐药，联合治疗应该是晚发性VAP的标准治疗。选择碳青霉烯类或哌拉西林/三唑巴坦，或头孢哌酮/舒巴坦，或氨苄西林/舒巴坦，联合氨基糖苷类或糖肽类或利奈唑胺。

**（五）热点聚焦**

**1. 肠杆菌科细菌的耐药机制进展**   肠杆菌科细菌是临床细菌感染性疾病中最重要的致病菌，肠杆菌科细菌最重要的耐药机制是产ESBLs。ESBLs是由质粒介导的能水解青霉素类、氧亚氨基头孢菌素（包括第三、四代头孢菌素）及单环酰胺类氨曲南，且能被β-内酰胺酶抑制药所抑制的一类β-内酰胺酶。产ESBLs是其主要的耐药机制，此外有产AmpC酶、产碳青霉烯酶、外膜孔蛋白丢失和主动外排系统表达增强等。

**2. Ab的耐药机制进展**   MDRAB是指对下列5类抗菌药物中至少3类抗菌药物耐药的菌株，包括抗假单胞菌头孢菌素、抗假单胞菌碳青霉烯类抗生素、含有β-内酰胺酶抑制药的复合制药（包括哌拉西林/他唑巴坦、头孢哌酮/舒巴坦、氨苄西林舒巴坦）、氟喹诺酮类抗菌药物、氨基糖苷类抗生素。XDRAB是指仅对1~2种潜在有抗不动杆菌活性的药物（主要指替加环素和/或多黏菌素）敏感的菌株。PDRAB则指对目前所能获得的潜在有抗不动杆菌活性的抗菌药物（包括多黏菌素、替加环素）均耐药的菌株。

Ab耐药机制非常复杂，主要包括以下机制：①产生抗菌药物灭活酶，包括β-内酰胺酶和氨基糖苷类修饰酶，前者最主要是D组的OXA-23酶，部分菌株还携带ESBLs、AmpC和B类金属β-内酰胺酶；②药物作用靶位改变：拓扑异构酶 *gyrA*、*parC* 基因突变导致的喹诺酮类抗菌药物耐药；③药物到达作用靶位量的减少：包括外膜孔蛋白通透性的下降及外排泵的过度表达。基因组研究显示，其富含外排泵基因，外排泵高表达在多重耐药中发挥重要作用。

（李昌崇）

# 第六节 病毒性肺炎

## 一、腺病毒肺炎

### （一）概述

腺病毒感染（adenovirus infection）是我国儿童较为常见的感染性疾病之一，可引起咽-结合膜炎、肺炎、脑炎、膀胱炎、肠炎等，其中腺病毒肺炎是婴幼儿肺炎中最严重类型之一。多见于6个月～2岁的婴幼儿。

【病因】

已知腺病毒有60多个型别，其中很多与人类上、下呼吸道感染密切有关。从我国北方和南方各地住院患儿的病原学观察结果来看，均证明3型和7型腺病毒为腺病毒肺炎的主要病原。从咽拭子、粪便或死后肺组织可以分离出病毒，恢复期血清抗体滴度较早期（发病5～10天或更早）上升4倍以上。在一部分麻疹并发肺炎的严重病例，也得到同样的病原学检查结果。北京等地还发现11型腺病毒，也是肺炎和上呼吸道感染的较常见的病原。此外，21、14及1、2、5、6等型亦在我国内地逐渐出现，中国台湾省则以1、2、5、6型为主。白求恩医科大学对1976～1988年分离的3、7型腺病毒进行了基因组型的分析，证明7b多导致重症肺炎。

腺病毒是DNA病毒，主要在细胞核内繁殖，耐温、耐酸、耐脂溶药的能力较强，除了咽、结合膜及淋巴组织外，还在肠道繁殖。可根据其对特殊动物红细胞的凝集能力分为3组，容易引起婴幼儿肺炎的3、7、11、14、21这一组，均能凝集猴红细胞。

【流行病学】

腺病毒一般通过呼吸道传染。在集体儿童机构中往往同时发生腺病毒上呼吸道感染及肺炎。人群血清学研究说明，生后最初数月常存留从母体传递的腺病毒特异抗体，此后一直到2岁抗体缺乏，2岁以后才逐渐增加。这与腺病毒肺炎80%发生在7～24个月婴幼儿的临床观察完全符合。有报道，腺病毒引起10%～15%的新生儿病毒性肺炎。值得注意的是，本地各年龄组易感人群数量越多，发生腺病毒呼吸道感染的人数就越多，而婴幼儿发生腺病毒肺炎的机会也越大。腺病毒肺炎在我国北方多见于冬、春两季，夏、秋季仅偶见，在广州的高流行年则多见于秋季。腺病毒肺炎重症较多，尤以北方各省多见。华北、东北及西北于1958年冬及1963年冬有较大规模的腺病毒肺炎流行，病情极其严重。1970年以后腺病毒肺炎明显减少，但是2012年冬季北方地区又有流行。

【发病机制及病理变化】

局灶性或融合性坏死性肺浸润和支气管炎为本病主要病变。肺炎实变可占据一叶的全部,以左肺下叶最多见。肺切面上从实变区可挤压出黄白色坏死物构成的管型样物,实变以外的肺组织多有明显的气肿。镜检所见病变,以支气管炎及支气管周围炎为中心,炎症常进展成坏死,渗出物充满整个管腔,支气管周围的肺泡腔内也常有渗出物,大多为淋巴细胞、单核细胞、浆液、纤维素,有时伴有出血,而中性粒细胞则很少,肺泡壁也常见坏死。炎症区域的边缘可见支气管或肺泡上皮增生,在增生而肿大的上皮细胞核内常可见核内包涵体,其大小近似正常红细胞,境界清晰,染色偏嗜酸性或嗜两色性,其周围有一透明圈;核膜清楚,在核膜内面有少量的染色质堆积;但胞质内无包涵体,也无多核巨细胞形成。因此,在形态学上可与麻疹病毒肺炎及肺巨细胞包涵体病区别。此外,全身各脏器如中枢神经系统及心脏均有间质性炎症及小血管壁细胞增生反应。

**(二)诊断与鉴别诊断**

【临床表现】

**1. 症状**

(1)起病:潜伏期3~8天。一般急骤发热,往往自第1~2天起即发生39℃以上的高热,至第3~4天多呈稽留热或不规则的高热;3/5以上的病例最高体温超过40℃。

(2)呼吸系统症状和体征:大多数患儿自起病时即有咳嗽,往往表现为频咳或轻度阵咳,同时可见咽部充血,但鼻卡他症状不明显。呼吸困难及发绀多数开始于第3~6天,逐渐加重;重症者出现鼻翼扇动、三凹征、喘憋(具有喘息和憋气的梗阻性呼吸困难)及口唇甲床发绀。叩诊多呈浊音;浊音部位伴有呼吸音减低,有时可听到管状呼吸音。初期听诊大多先有呼吸音粗或干性啰音,湿性啰音于发病第3~4天后出现,日渐加多,并经常有肺气肿征象。重症患儿可有胸膜反应或胸腔积液(多见于第2周),无继发感染者渗出液为草黄色,不混浊;有继发感染时则为混浊液,其白细胞数多超过$10×10^9$/L。

(3)神经系统症状:一般于发病3~4天以后出现嗜睡、萎靡等,有时烦躁与萎靡相交替。在严重病例的中晚期可出现半昏迷及惊厥。部分患儿头向后仰,颈部强直。除中毒性脑病外,尚有一部分腺病毒所致的脑炎,故有时须做腰椎穿刺鉴别。

(4)循环系统症状:面色苍白较为常见,重者面色发灰。心率增快,轻症一般不超过160次/min,重症多在160~180次/min,有时达200次/min以上。心电图一般表现为窦性心动过速,重症病例有右心负荷增加、T波、ST段的改变及低电压,个别有一度~二度房室传导阻滞,偶尔出现肺型P波。35.8%的重症病例可于发病第6~14天出现心力衰竭。肝逐渐肿大,可达肋下3~6cm,质较硬,少数也可有脾大。

(5)消化系统症状:半数以上有轻度腹泻、呕吐,严重者常有腹胀。腹泻可能与腺病毒在肠道内繁殖有关,但在一部分病例也可能由于病情重、高热而影响了消化功能。

(6)其他症状:可有卡他性结膜炎、红色丘疹、斑丘疹、猩红热样皮疹,扁桃体上石灰样小白点的出现率虽不高,也是本病早期比较特殊的体征。

**2. X线检查** X线形态与病情、病期密切关系。肺纹理增厚、模糊为腺病毒肺炎的早期表现。肺部病变多在发病第3~5天开始出现,可有大小不等的片状病灶或融合性病灶,以两肺下野及右上肺多见。发病后6~11天,其病灶密度随病情发展而增高,病变也增多,分布较广,互相融合。与大叶肺炎不同之处是,本病的病变不局限于某个肺叶,病变吸收大多数在第8~14天以后。若此时病变继续增多、病情加重,应疑有混合感染。肺气肿颇为多见,早期及极期无明显差异,为双侧弥漫性肺气肿或病灶周围肺气肿(图1-1)。1/6病例可有胸膜改变,多在极期出现胸膜反应或有胸腔积液。

3. **病程** 本症根据呼吸系统和中毒症状分为轻症及重症。腺病毒肺炎热型不一致，多数稽留于 39~40℃ 以上不退；其次为不规则发热，弛张热较少见。轻症一般在 7~11 天体温骤降。其他症状也较快消失，而肺部阴影需要 2~6 周才能完全吸收。重症病例于第 5~6 天以后出现明显嗜睡，面色苍白发灰，肝显著增大，喘憋明显，肺有大片实变，部分患儿有心力衰竭、惊厥、意识改变。恢复者于第 10~15 天退热，骤退与渐退者各占半数，有时骤退后尚有发热余波，经 1~2 天后再下降至正常。肺部病变的恢复期更长，需要 1~4 个月之久，3~4 个月后仍不吸收者多有肺不张，日后可能发展成支气管扩张。近年来的研究发现，腺病毒肺炎后出现闭塞性细支气管炎的比例较高。

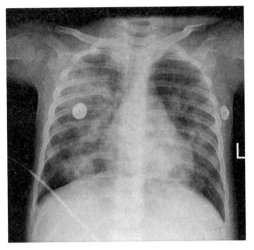

图 1-1 腺病毒肺炎（患儿，男，10 个月）

学龄前期与学龄期儿童的腺病毒肺炎，一般均为轻症，常有持续高热，但呼吸道症状及神经系统症状不重。麻疹并发或继发腺病毒肺炎时，则所有症状均较严重，病情常易突然恶化。

【实验室检查】

白细胞总数在早期（第 1~5 天）大部分减少或正常，约 62% 病例在 $10 \times 10^9/L$ 以下，36% 在 $(10~15) \times 10^9/L$，分类无任何特殊改变。晚期白细胞数值与早期类似，唯有继发细菌感染时才升高。血涂片检查，中性粒细胞碱性磷酸酶及四唑氮蓝染色，一般较正常小儿或细菌性肺炎患儿低，虽白细胞总数高达 $15 \times 10^9/L$，但白细胞碱性磷酸酶指数仍明显降低。部分患儿血清冷凝集试验可为阳性。发热期间部分患儿尿检查有少量蛋白。表现脑膜刺激征的患儿中，脑脊液检查一般正常。

【并发症】

在腺病毒肺炎病程中，可并发金黄色葡萄球菌、大肠埃希菌、肺炎链球菌、肺炎杆菌、铜绿假单胞菌等感染，以致病势更严重。在腺病毒肺炎后期，以下几点常提示有继发细菌感染存在：①于发病 10 天左右病情不见好转，或一度减轻又复恶化；②痰变为黄色或淘米水色；③身体其他部位有化脓灶；④出现脓胸；⑤ X 线检查出现新的阴影；⑥白细胞计数增高及中性粒细胞比例增高或核左移；⑦中性粒细胞的碱性磷酸酶或四唑氮蓝染色数值增高。

在重症腺病毒肺炎的极期（病程的第 6~15 天），少数病例可并发弥散性血管内凝血（disseminated intravascular coagu lation，DIC），尤其易发生在有继发细菌感染时。在 DIC 发生前均有微循环功能障碍，最初多仅限于呼吸道及胃肠道小量出血；以后可有肺、胃肠及皮肤广泛出血。本症经初筛试验、筛选试验及确定试验可肯定诊断。近年来的研究显示，部分重症腺病毒肺炎患儿可合并吞噬血细胞综合征。

重症病例并发 7 型或 3 型腺病毒心肌炎者，以起病急、恢复快为特点。一般见于病程第 2 周早期，随着心肌缺氧、水肿的消除，其恢复较快。但由于合并心力衰竭，往往漏诊心肌炎；所以应重视突然出现的苍白、多汗、呕吐、腹痛、心界扩大、心率变快或变慢以及肝大等，常规做心电图及心肌酶检查以确定诊断。

**【诊断】**

应根据流行情况，结合临床进行诊断。典型婴幼儿腺病毒肺炎早期与一般细菌性肺炎不同之处如下：①大多数病例起病时或起病不久即有持续性高热，经抗生素治疗无效。②自病程的第3～6天出现嗜睡、萎靡等神经症状，嗜睡有时与烦躁交替出现，面色苍白发灰，肝大显著，以后易见心力衰竭、惊厥等并发症。上述症状提示腺病毒肺炎不但涉及呼吸道，其他系统也受影响。③肺部体征出现较迟，一般在病程第3～5天以后方出现湿性啰音，病变面积逐渐增大，易有叩诊浊音及呼吸音减低，喘憋于发病第2周日渐严重。④白细胞总数较低，绝大多数患儿不超过 $12 \times 10^9$/L，中性粒细胞不超过70%，中性粒细胞的碱性磷酸酶及四唑氮蓝染色较化脓性细菌感染时数值明显低下，但如并发化脓性细菌感染则又上升。⑤X线检查肺部可有较大片状阴影，以左下为最多见。总之，在此病流行季节遇有婴幼儿发生较严重的肺炎，且X线和血常规也比较符合时，即可作出初步诊断。有条件的单位，可进行病毒的快速诊断。目前可进行免疫荧光技术（间接法较直接法更为适用）、酶联免疫吸附试验、咽拭子腺病毒PCR检测，前2种方法均不能对腺病毒进行分型，是其不足之处。而常规咽拭子病毒分离及双份血清抗体检查，只适用于实验室作为回顾诊断。

**【鉴别诊断】**

特别应注意学龄前和学龄期儿童，腺病毒与支原体肺炎的临床表现几乎相同，都有高热、呼吸困难及嗜睡等症状均不太明显。但一般腺病毒肺炎均有体征，支原体肺炎有的只有X线阴影而无啰音等体征，或可助鉴别，但最终只能依靠实验室特异诊断。

5个月以下小婴儿腺病毒肺炎临床表现较婴幼儿腺病毒肺炎明显轻，与呼吸道合胞病毒、副流感病毒所致肺炎无法鉴别，只有靠快速诊断或病原诊断。

**【预后】**

在我国北方腺病毒肺炎的病情严重，1958年初次大流行时，住院患者病死率高达25%，经中西医结合治疗后，病死率降至5%～10%。近10余年来又有明显流行，病情轻重差异较大，但病死率进一步降低。流行时死亡大多发生在病程第10～15天。影响预后的主要因素是：①年龄幼小缺乏特异抗体，死亡多发生于6～18个月儿童，2岁以上者几乎没有死亡；②如并发或继发于麻疹、一般肺炎或其他重症的过程中，病死率较高，继发金黄色葡萄球菌或大肠埃希菌等感染时预后也较严重；③与3型、11型腺病毒比较，7型所致肺炎，重症及死亡者较多。

**【预防】**

3、4、7型腺病毒口服减毒活疫苗经国外小规模应用已证明有预防效果，但尚未大规模生产和应用。流行期间，特别在病房，应尽量隔离，以预防交叉感染。在地段工作中多做婴幼儿上感的家庭治疗，在托幼机构要特别注意早期隔离及避免患感冒的保育员继续担任护理工作，以减少传播机会。据报道，腺病毒交叉感染发生率达60%～85%，接触时间短者20分钟即可致病，潜伏期为4～6天。因此，腺病毒感染患儿不能与其他患儿同室，以避免交叉感染。

**（三）治疗决策**

目前尚无特异的抗腺病毒药物，可考虑选用利巴韦林、干扰素、左旋咪唑、人血丙种球蛋白等药物。利巴韦林，10～15mg/(kg•d)，口服或静脉滴注。干扰素，100万U/次，1次/d，肌内注射。左旋咪唑，1～1.5mg/(kg•d)，分2～3次口服。对于重症病毒感染，可考虑应用人血丙种球蛋白，400mg/(kg•d)，连用3～5天。

一般治疗比较重要，从整体出发，加强护理，保证休息、营养及液体量，积极控制感染，防止并发症。及时进行对症治疗包括镇静、止咳平喘、强心、输氧、纠正水电解质紊乱等。对有发热、呼吸衰竭、DIC、脑水肿、脱水的患儿采取相对应的对症措施。继发性细菌、真菌感染者选用敏感抗生素及抗真菌药物。

下面重点介绍近年临床实践中所得体会：①抗病毒药物尚待大力研究。以三氮唑核苷治疗腺病毒肺炎，滴鼻效果不明显；改用静脉和／或肌内注射，早期病例较对照组优，晚期病例则效果不明显（北京儿童医院与中国医学科学院药物研究所，1978～1980年）；雾化吸入治疗的研究有待进行。②注意继发细菌感染的防治。如初步断定有继发感染即应积极治疗，例如金黄色葡萄球菌感染用苯唑西林、头孢菌素等；大肠埃希菌用氨苄西林等治疗。③用氯丙嗪、异丙嗪等镇静、解痉、止喘。④用洋地黄类药物控制心力衰竭。⑤应用丙种球蛋白，可能起到支持作用。⑥正确输氧及输液，如处理恰当，能帮助患儿度过极期。⑦肾上腺皮质激素曾试用于早期患儿，未见疗效；而根据2012年首都儿科研究所梁金鑫等的研究结果，早期激素治疗是腺病毒肺炎发生呼吸衰竭的独立危险因素。但遇明显呼吸道梗阻、严重中毒症状（惊厥、昏迷、休克、40℃以上的持续高热等）则宜短期静脉应用激素。⑧在恢复期中，如肺部体征消失迟缓，宜做物理治疗。

中医疗法对腺病毒肺炎的治疗，早期以宣肺清热解毒为主，中期加用涤痰豁痰，重症极期扶正救逆。具体归纳为八法及病后调理一项。①解表法：风热犯肺以桑菊饮套葱豉汤加减，若热甚则合银翘散加减；风寒袭肺，以杏苏散和葱豉汤加减；暑邪，以香薷饮加减。②表里双解法：表寒里热以麻杏石甘汤加味；若内饮不重，咽间有痰，作水鸣声，舌淡或微红，脉浮数，治以射干麻黄汤；表陷里寒，治宜桂枝厚朴杏仁汤；表陷里热用葛根芩连汤加味；表陷结胸用小陷胸汤合瓜蒌薤白汤加减。③通阳利湿法：湿邪以千金苇茎汤加味；若湿热闭肺，神昏，身有白㾦则以薏苡竹叶散治之。④清热养阴法：气虚热闭乃以西洋参3g扶正，用牛黄散5g匀分5次服；若正虚入营，则以清营解毒之药，佐以宣闭；余热未尽，以竹叶石膏汤加减；暑伤肺气，仿王氏清暑益气法加减。⑤降气豁痰法：气逆而喘，宜苏子降气汤加减；肝气上逆，宜旋覆代赭石汤加味。⑥扶正开闭法：病久，肺气已虚，邪闭尚甚，宜用玉竹、远志、粳米、大枣、诃子，补益肺气以扶正；若肺闭甚，可佐焦麻黄少许，并选用杏仁、生石膏、桔梗、葱白之类，攻补兼施以开闭。⑦固阴降逆法：火逆而喘，宜麦门冬汤加减；气液两伤，宜生脉散加味；阴液枯竭，宜三甲复脉汤加味；久病伤阴，宜大小定风珠加减。⑧回阳救逆法：用参附汤或姜附汤加味频频饮之。此外，病后调理：脾胃不调，以二陈汤加味；脾胃不调虚满者，治以厚朴生姜半夏甘草人参汤；病后虚烦，治以栀子豉汤；中虚气陷，用补中益气汤加减。

**（四）常见诊疗误区**

**1. 早期诊断率不高** 腺病毒肺炎的早期诊断和早期干预是治疗的关键所在。在此病流行季节遇有婴幼儿发生较严重的肺炎，且X线和血常规也比较符合时，即可作出初步诊断。有条件的单位，可进行病毒的快速诊断。

**2. 抗生素使用不当** 重症患者盲目使用抗生素，在治疗重症患者腺病毒性肺炎时，若患者在发病后高热持续10～14天以上而不见好转，或者热已有下降趋势后又再次上升，或病情一度减轻而又恶化时，应注意有继发细菌感染的可能。X线检查可见肺部病变增多可见新的病变；血常规检查，末梢血白细胞及中性粒细胞增高，核左移或粒细胞出现中毒颗粒，C反应蛋白升高，前降钙素原升高；当末梢血常规检测结果不典型时，应该尽量以细菌培养结果指导合理使用抗生素。

**3. 丙种球蛋白使用不当**　在临床上,合理使用人血丙种球蛋白治疗儿童腺病毒肺炎可以缩短患儿的发热时间,从而减少或减轻因发热时间长所导致的并发症(心、脑、肾和肝损害)。

**4. 激素使用时机不当**　对所有严重的腺病毒肺炎患者滥用激素是错误的。虽然有研究显示,激素和免疫支持治疗对病毒性肺炎的病情进展及预后无明显影响。但应注意半数以上的患儿存在合并感染及免疫功能受损,在缺乏抗感染治疗及免疫支持的情况下,容易出现严重的继发感染。因此,对于重症患儿,应在使用静脉丙种球蛋白及广谱抗生素治疗的同时给予短期激素治疗。

**5. 对肺外器官损伤认识不足**　腺病毒肺炎患儿病程中出现除呼吸系统外其他器官功能不全是预示病情加重的危险因素。重症肺炎患儿常伴随有严重的全身炎症反应,当这种炎症反应未得到有效控制,将会出现循环功能障碍,造成器官灌注不足而引起组织缺氧,进一步将会发展为感染性休克。

**6. 对胸部 CT 检查认识不足**　腺病毒肺炎好发于左下肺,而左下肺有部分心影遮盖,使部分患儿的左下肺病变可能在胸片中被低估,胸部 CT 可以更好地观察到肺部结构异常,如气胸、纵隔气肿、胸腔积液、支气管壁增厚、胸膜增厚及肺间质改变等,从而可以更好地帮助医师判断病情进展及预后。

## 二、呼吸道合胞病毒肺炎

### (一)概述

呼吸道合胞病毒肺炎(respiratory syncytial virus pneumonia)是一种小儿常见的间质性肺炎,多发生于婴幼儿。由于母传抗体不能预防感染的发生,因而出生不久的小婴儿即可发病,有报道新生儿病毒性肺炎中 RSV 占 10%～15%。国外偶有院内感染导致产科医院新生儿病房暴发流行的报道。

来自 10 个发展中国家 5 岁以下儿童急性下呼吸道感染的资料表明,RSV 是造成急性下呼吸道感染最常见的病因,占所有病例的 70%。有报道,发展中国家住院患者的死亡率为 7%,比发达国家高危患者中所见的死亡率(0.5%～2.0%)高得多。

RSV 感染的高危人群为有早产史的婴儿,有支气管肺发育不良,先天性心脏病(特别是青紫型先天性心脏病、有肺动脉高压的左向右分流者),囊性纤维化及免疫抑制患者(包括接受化疗、骨髓或实质器官移植以及有细胞免疫功能的潜在性疾病),神经肌肉病(脑瘫或肌营养不良)。另外,有一些与严重 RSV 感染有关的危险因素包括家庭社会经济地位状况低下、居住环境拥挤、室内烟雾污染、有哮喘或特应性疾病家族史。

【病因】

呼吸道合胞病毒(respiratory syncytial virus, RSV)属副黏病毒科,是引起小儿病毒性肺炎最常见的病原,可引起间质性肺炎及毛细支气管炎。

RSV 在电镜下所见与副流感病毒类似,病毒颗粒大小约为 150nm,较副流感病毒稍小,为 RNA 病毒,对乙醚敏感,无血细胞凝集性,在人上皮组织培养形成特有的合胞(syncytium),病毒在胞质内增殖,可见胞质内包涵体。呼吸道合胞病毒只有一个血清型,最近分子生物学方法证明有 2 个亚型:A 和 B。

【流行病学】

呼吸道合胞病毒感染极广。检测血清 RSV-IgG 抗体发现,脐带血阳性率 93%,出生～1 个月为 89%，1～6 个月为 40%，2 岁及 3 岁达 70% 以上，4～14 岁为 80% 左右阳性。

本病多见于 3 岁以下，1～6 个月可见较重病例，男多于女。我国北方多见于冬春季，南方多见于夏秋季节，广东则多见于春夏。国内对部分地区的 RSV 株亚型鉴定结果发现，无论是暴发流行，还是散发流行，我国流行的 RSV 以 A 亚型为主。由于抗体不能完全防止感染，RSV 的再感染极为常见，有人观察 10 年，再感染发生率高达 65%。RSV 的传染性很强，有报道家庭成员相继发生感染。在家庭内发生时，年长儿及成人一般为上呼吸道感染。文献报道院内继发呼吸道合胞病毒感染率高达 30%～50%。

【病理及发病机制】

RSV 的潜伏期为 2～8 天（多为 4～6 天）。RSV 肺炎的典型所见是单核细胞的间质浸润。主要表现为肺泡间隔增宽和以单核细胞为主的间质渗出，其中包括淋巴细胞、浆细胞和巨噬细胞。此外，肺泡腔充满水肿液，并可见肺透明膜形成。在一些病例，亦可见细支气管壁的淋巴细胞浸润。在肺实质出现伴有坏死区的水肿，导致肺泡填塞、实变和萎陷。少数病例在肺泡腔内可见多核融合细胞，形态与麻疹巨细胞相仿，但找不到核内包涵体。Gardner（1970 年）解剖 RSV 肺炎死亡患儿 1 例，用荧光抗体检查法检出大量 RSV，未见人球蛋白沉着，认为肺炎病变可能主要是病毒对肺的直接侵害，并非变态反应所致。

（二）诊断与鉴别诊断

【临床表现】

本病多见于婴幼儿，其中半数以上为 1 岁以内婴儿，男多于女，其比例为（1.5～2）∶1。潜伏期为 4～5 天。初期可见咳嗽、鼻堵塞。约 2/3 的病例有高热，最高可至 41℃，但发热一般不是持续性的，较易由解热药退热，高热时间多数为 1～4 天，少数为 5～8 天。约 1/3 患儿中度发热，多持续 1～4 天。多数病例的热程为 4～10 天。轻症病例呼吸困难，神经症状不显著；中、重症有较明显的呼吸困难、喘憋、口唇发绀、鼻翼扇动及三凹征，少数重症病例也可并发心力衰竭。胸部听诊多有细小或粗、中啰音，叩诊一般无浊音，少数有过清音。1998 年，首都儿科研究所对 22 例病原为 A 亚型 RSV 毛细支气管炎患儿的临床特征做了初步的总结，发现患儿以幼婴为主，1～6 个月龄婴儿占 82%，男∶女为 4.5∶1，发热一般低于38℃（54%），起病 2 天后即出现喘憋（64%），胸部 X 线主要表现为两肺野斑片影（77%）和肺气肿影（64%）。

X 线检查：多数有小点片状阴影，大片状者极为罕见。约 1/3（部分）患儿有不同程度的肺气肿（图 1-2）。

实验室检查：血常规白细胞总数一般在（5～15）×10⁹/L，多数在 10×10⁹/L 以下，中性粒细胞多在 70% 以下。

【诊断和鉴别诊断】

近 20 年来，RSV 肺炎及毛细支气管炎占我国婴幼儿病毒性肺炎第一位，其症状与副流感病毒肺炎、轻症流感病毒肺炎及轻症腺病毒肺炎的临床症状上几乎无法区别。重症流感病毒肺炎及重症腺病毒肺炎则高热持续，中毒症状及呼吸症状重，临床表现

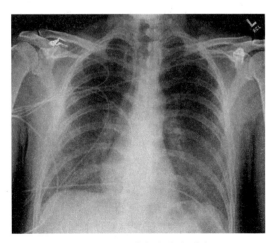

**图 1-2　呼吸道合胞病毒肺炎**

远较 RSV 肺炎严重。本病的实验室诊断方法主要包括病毒分离、抗原检测和核酸扩增。利用免疫荧光法和胶体金法检测鼻咽分泌物中 RSV 抗原能达到快速诊断的目的。病毒分离较为耗时,主要用于分子流行病学研究。核酸扩增技术逐渐得到广泛应用,但技术要求较高。

**【预后】**

本病一般较轻,单纯病例 6～10 天临床恢复,X 线阴影多在 2～3 周消失。如隔离措施不力,易有继发感染,可再度发热。单纯 RSV 肺炎极少死亡。

**(三) 治疗决策**

1. **一般治疗**　要特别重视一般治疗,注意隔离,努力防止继发细菌或其他病毒感染。如无继发细菌感染,只用中医治疗即可。一般治疗参阅支气管肺炎章节,其他可参阅腺病毒肺炎章节,由于本病较轻,用不着那么多的对症疗法及支持疗法。雾化、拍背吸痰是简单易行的呼吸治疗手段。不仅有助于气道湿化和炎性分泌物的清除,且由于梗阻解除和通气改善,使重症病例的呼吸性酸中毒乃至 II 型呼吸衰竭较迅速被纠正,避免误用、滥用碱性药物。国内研究证明,对 RSV 肺炎及毛细支气管炎,中药双黄连雾化吸入效果明显。

2. **抗病毒治疗**　关于抗病毒化学药物,较重者可用利巴韦林雾化治疗。最近国外有人用短期大药量雾化治疗 RSV 感染有效。此外,上海新华医院用乳清液(初乳稀释液)雾化治疗合胞病毒下呼吸道感染,温州医科大学从初乳提取 SIgA 雾化吸入治疗呼吸道合胞病毒肺炎,收到了较好的疗效,可以应用。国内研究证明,双黄连雾化吸入效果亦较明显。干扰素雾化治疗 RSV 感染亦在研究中。

3. **免疫球蛋白**

(1) RSV-IGIV 的使用方法:RSV-IGIV 在高危儿中用于预防的方法是在 RSV 流行的季节(美国将之定于每年 11 月～次年的 4 月),每个月经静脉注射大药量 RSV-IGIV,每次 750mg/kg(即 15ml/kg),约 3～5 次。RSV-IGIV 应用于治疗:在选定的高危病人中给予 RSV-IGIV,1 500mg/kg 一次,静脉滴注;另有一种吸入疗法,在住院第 1 天给予 RSV-IGIV 吸入 1 次,每次 0.05g/kg(即 1ml/kg),每次约 20 分钟,间歇期 30～60 分钟。

(2) RSV 单克隆抗体(Palivizumab):是一种人类单克隆 IgG 抗体,特异性抑制 RSV 的 F 蛋白 A 抗原位点上的抗原决定簇,它通过抑制病毒的复制并直接中和病毒而发挥作用。用法是每月肌内注射一次,每次 15mg/kg,用于整个 RSV 季节,在 RSV 感染开始的季节提前应用则效果更佳。目前,人们普遍认同在高危儿中应用被动免疫药物 RSV-IGIV 和 Palivizumab 防治 RSV 感染,尤以后者为佳。

对 RSV 所致的呼吸道感染患儿和伴有先天性心脏病、支气管肺发育不良、免疫缺陷、新生儿、早产儿或伴其他严重疾病的高危儿应用 RSV 免疫球蛋白,有很好的耐受性和保护作用。

**(四) 常见诊疗误区**

1. **RSV**　肺炎重症的诊断存在误区。重症 RSV 感染主要引起毛细支气管炎、阻塞性肺病伴充气过度、限制性肺实质病变伴弥漫性肺实变、肺内大分流和急性呼吸窘迫综合征可出现呼吸困难、呼吸衰竭而需要机械通气支持。患有基础疾病如免疫缺陷、先天性心脏病和支气管肺发育不良者更与 RSV 感染的严重程度密切相关,致死病例一般都存在基础疾病。

2. **误诊为其他病原肺炎**　RSV 感染的突出特点是喘息,引起喘息发作的病毒在 2 岁内多为呼吸道合胞病毒,2～5 岁则主要为鼻病毒、偏肺病毒、肺炎病毒和流感病毒等其他病毒。其他病原还有肺炎支原体,细菌如链球菌、人葡萄球菌、金黄色葡萄球菌等,但较为少见。

**3. 冬春季作为 RSV 肺炎流行的唯一季节的误区** 在某些热带气候地区,RSV 感染多见于多雨季节,均表明非寒冷季节也有散发,要及时检测病毒病原。

**4. RSV** 伴喘息应用激素治疗。糖皮质激素可减轻呼吸道炎症水肿和阻塞,多年一直被用于 RSV 细支气管炎治疗,但疗效尚不确切。不推荐常规应用激素,激素并不能缩短细支气管炎的病程。

## 三、流感病毒肺炎

### (一)概述

流感病毒肺炎是一种严重的间质性肺炎,有时可侵犯中枢神经系统或循环系统,多发生于弱小婴幼儿,集中于 6 个月～2 岁的年龄阶段,流行多见于冬春寒冷季节。乙型流感病毒肺炎一般较甲型所致者为轻。

【病因】

流感病毒分为甲、乙、丙三型,具有血凝素(hemagglutinin, HA)及神经氨酸酶(neuraminidase, NA)两种表面抗原,易发生抗原变异。目前流行的型别(1977 年以来)有新甲 1 型(H1N1)及甲 3 型(H3N2)同时存在,少数为乙型。

【病理变化】

以间质性肺炎为主要病变,严重者有广泛出血性、坏死性支气管炎及肺炎。包涵体仅见于胞质而不见于胞核。

### (二)诊断

【临床表现】

儿童流感病毒肺炎临床特点如下:①发病急,大多数在发病后 48 小时高热持续不退,少数患者经过中等度发热 2～3 天后才逐渐上升。②呼吸道症状显著,喘息严重,有时退热后仍喘。肺部体征如叩诊浊音、呼吸音变化及细小湿性啰音或捻发音,均于起病后逐渐发生。胸腔可见积液,多为黄色微混液,自数十至数百毫升不等。在少数病例中曾见咽部红肿,有假膜,易于剥离。③常见呕吐、腹泻。呕吐有时很重,甚至吐出咖啡样物;腹泻或与肺炎同时,或在呼吸道症状好转时并发。个别严重者并发肠出血,则预后较差。④有时神经系统症状显著,甚至早期就有持久性昏迷或发生惊厥。脑脊液检查除压力稍高外均正常。⑤部分患儿可以出现多脏器功能损害。⑥白细胞减少,可低到 $(1～2)×10^9/L$,淋巴细胞百分数增高。⑦X 线检查可在大多数病例中见肺门两旁的肺野有不整齐的絮状或小球状阴影,并不广泛;少数病例可发生大块阴影(图 1-3)。

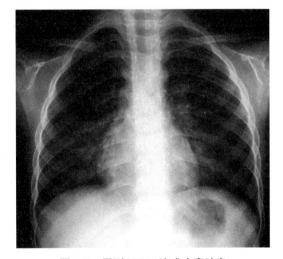

图 1-3 甲型 H1N1 流感病毒肺炎

【诊断】

在流感流行时,婴幼儿持续高热不退并有肺炎症状,用抗生素无效,即应考虑流感病毒肺炎的可能。确诊需要进行病毒学检查，做鼻咽分泌物或咽拭子病毒分离及双份血清红细胞凝集抑制试验或补体结合试验，但在一般医院尚难普及。近年来，已采用单克隆抗体间接免疫荧光法进行病毒快速诊断。

**【预后】**

原发性流感病毒肺炎虽较重，热程可长至 10 天左右，但 1963 年以后，国内病例多预后良好，死亡较少。最近国外报道，严重流感病毒肺炎远期后遗症可有肺不张、支气管扩张、闭塞性细支气管炎及肺纤维化等。

**【预防】**

流感疫苗是预防流感及其严重并发症的最有效方法，流感疫苗主要包括灭活疫苗、减毒活疫苗、基因疫苗和生物佐药。三价灭活流感疫苗和减毒活流感病毒疫苗是 2 种儿童和成人都可使用的流感病毒疫苗。6 个月及以上高危儿童；6～59 个月的健康儿童；高危儿童的家庭接触者及其家庭外看护者；卫生保健从业人员等均建议每年接受流感病毒疫苗免疫接种。

### （三）治疗决策

金刚烷胺和金刚乙胺对乙型流感无效。甲型流感对金刚烷胺和金刚乙胺的耐药增加。流感病毒的神经氨酸酶对甲、乙型流感病毒的复制有重要作用。对神经氨酸酶的抑制将限制流感病毒的聚集和扩散。奥司他韦、扎那米韦均为神经氨酸酶的可逆性竞争抑制药。奥司他韦的抗病毒活性比扎那米韦高，口服生物利用度好，推荐用于流感病毒肺炎的治疗，但应早期应用。

抗病毒治疗、机械通气支持和营养支持对症治疗是重症甲型 H1N1 流感肺炎患者治疗的关键措施。发病后及时服用有效的抗病毒药物（奥司他韦），能在数天内控制由于病毒感染所致的发热，并明显减轻症状。

## 四、偏肺病毒肺炎

### （一）概述

人偏肺病毒（human metapenu movirus，hMPV）于 2001 年由荷兰人首次从呼吸道感染的儿童中分离出的一种副黏病毒，后在其他国家陆续被检出。2003 年，中国也开始有关于 hMPV 类似的报道。研究发现，hMPV 有一定的区域流行特征。据我国研究结果结合国外文献显示，hMPV 感染率从 2004 年的不到 1%，到目前可能大于 20%，hMPV 感染率呈总体上升趋势，且有隔年流行的可能。儿童感染 hMPV 与性别和季节无关，感染 hMPV 患儿主要集中在≤2 岁年龄段，感染 hMPV 患儿临床诊断多数为肺炎，混合感染的可能性与年龄无关。

**【病因】**

hMPV 颗粒呈多形性、球状形或丝状形，其中球状形颗粒尺寸有变化，丝状形病毒还具有融合基因蛋白、核蛋白和粘连蛋白，其中基因蛋白具抗原决定簇，是疫苗研制的着眼点。hMPV 有 A、B 两个基因型和 A1、A2、B1、B2 四个亚型。人群对 2 种基因型无交叉免疫力。

**【病理改变】**

hMPV 感染肺组织后，肺泡的组织学改变表现为Ⅱ型上皮细胞增生、细胞核染色质浓染及肺泡弥漫性破坏；电镜下可见透明膜形成。

（二）诊断与鉴别诊断

**【临床表现】**

hMPV 感染的潜伏期 3～5 天。患儿可出现流感样综合征，主要表现为咳嗽、咳痰、喘息、气促、流涕及发热、肌痛、头痛、乏力等全身症状，部分可出现低氧血症，胸部平片可见点片状影。hMPV 感染其他临床特征有鼻炎、咽炎、中耳炎、口腔炎、结膜炎，其中中耳炎最常见，占 50% 左右。一些研究认为，hMPV 主要引起婴幼儿支气管炎，其他一些研究则表明，hMPV 引起的支气管肺炎病例较支气管炎病例多见。其主要临床特征与 hRSV 毛细支气管炎无明显差异。hMPV 的发现，为毛细支气管炎病因学起了重要的补充作用，可以逐步缩小"病因不明"的毛细支气管炎患儿范围。

**【实验室检查】**

hMPV 感染影像学检查与 RSV 感染无明显差异，以肺间质改变为主。X 线检查可发现 HMPV 感染患儿有肺部的异常影像，表现间质肺水肿、肺门肿大和局灶浸润等。

**【诊断】**

对 hHMP 的诊断主要依赖于对病原的检测。抗体检测主要是指血清学检测，感染后第 14 天可检测到特异性 IgG 抗体，滴度在感染后 28 天达到高峰。hMPV 的抗原检测虽然敏感性和特异性均不如实时 RT-PCR，但这种方法速度快，性价比高，对设备人员要求低，它只需要 15 分钟就可以得到结果。病毒细胞培养是检测 hMPV 感染的金标准。hMPV 可从急性呼吸道感染患者的鼻咽抽吸物、咽拭子、气管内吸取物、支气管肺泡灌洗液和其他非特异性呼吸道标本中分离出来。但病毒细胞培养技术要求较高，费时费力。RT-PCR 技术可用于诊断，也可用于基因分型。由于世界各地研究者针对的研究对象、采集标本的种类及时间、诊断标准及实验结果分析方法等多方面的不同，因此，报道的感染率的范围也有很大的波动，主要集中在 2%～25%。

**【鉴别诊断】**

儿童感染 hMPV 的临床表现与感染 RSV 在临床特征上无太大差异。目前，RSV 感染是诱发毛细支气管炎、喘息性支气管炎 - 肺炎、哮喘急性发作的主要病毒之一。检出率明显高于 hMPV、博卡病毒感染；RSV 在毛细支气管炎患者中阳性率最高，在支气管哮喘中阳性率亦高于 hMPV 和博卡病毒。重度喘息患儿中 RSV 阳性率高于 hMPV 和博卡病毒阳性者。

（三）治疗决策

目前还没有许多药物用于预防和治疗由 hMPV 引起的感染，因而，hMPV 感染以对症治疗为主。有研究发现，利巴韦林、静脉注射免疫球蛋白和具有中和作用的单克隆抗体可以抑制 hMPV 的复制。由于在 hMPV F 蛋白中有高水平的保守序列，所以这种蛋白是首选的抗原靶点。在体外实验中结合 F 蛋白的单克隆抗体对 F 蛋白表现出高的亲和力，能中和 hMPV 病毒的 A 和 B 抗原，阻止 HMPV 的感染。因此，单克隆抗体可用于具有高危因素的患儿，以降低和预防病毒对机体造成的严重损害，但应用于临床仍需进一步研究。

**【预防】**

目前认为疫苗是阻止 hMPV 发病的关键，但目前尚缺乏预防 hMPV 感染的特异疫苗。有关疫苗的一个主要困难是 hMPV 主要感染低龄儿，其免疫功能尚未完全形成，约 5 岁以上儿童体内才能产生高滴度的有效中和抗体。最近巴西学者研究发现，有些海藻的提取物可以抑制 hMPV 的复制，但对预防和治疗 hMPV 感染的意义有待进一步研究。

## 五、CMV肺炎

### （一）概述

巨细胞包涵体病毒（cytomegalovirus，CMV）感染在先天性或后天性病例中大多数症状不明显。出现症状者称为巨细胞包涵体病（cytomegalic inclusion disease），巨细胞病毒肺炎（cytomegalovirus pneumonia）是这类病的一个组成部分。

【病因】

病原为巨细胞病毒，是一种DNA病毒，属疱疹病毒类，健康小儿可携带此种病毒。先天性病例的传染途径主要是从受感染的母亲，经过胎盘传给胎儿。出生时即可出现黄疸、紫癜及肝、脾大。后天传染主要经呼吸道、受染的尿及输血。在新生儿及早产儿较多见，多于生后4个月内发病，患病者和携带病毒者均可从尿和唾液中排出病毒。近年来，由于广泛应用激素及免疫抑制药，较大年龄的儿童，特别在恶性肿瘤、器官移植患儿应用免疫抑制药治疗之后及AIDS患儿，巨细胞病毒肺炎有增多趋势。在接受骨髓移植的患儿中，CMV感染的发病率很高，移植后CMV的感染率为60%～70%，且有10%～50%发展成为间质性肺炎。有研究证实，在免疫受抑制或免疫缺陷患儿发生的间质性肺炎，有50%是由CMV引起的。

【病理变化】

肺部病变广泛，与其他间质性肺炎相似。终末气道肺泡壁及肺泡腔可见许多巨细胞，其中含核内包涵体和胞质内包涵体。这些包涵体亦可见于唾液腺、肾、胃肠道、肝、脑等器官。间质和肺泡内均有单核细胞浸润及富含蛋白质的液体。

### （二）诊断与鉴别诊断

【临床表现】

无论是先天性或后天性巨细胞包涵体病，肺炎常被其他全身严重症状所掩盖。新生儿巨细胞肺炎可表现为持续性呼吸窘迫，但同时常有肝脾大、黄疸、紫癜和中枢神经系统损害。生后数月发病者，肺炎亦可合并肝、脾增大，有时还并发肺孢子虫肺炎。肺部症状多与其他非细菌性肺炎相似，有咳嗽、呼吸困难、发绀及三凹征等。听诊多无异常，与肺部X线改变不相平行。X线胸片可见广泛的索条状纹理增粗和小叶性炎症浸润灶，呈网点状阴影。患儿有病毒血症时，出现肝大和肝功能低下等慢性肝炎的表现。巨细胞病毒引起的单核细胞增多症难以与EBV引起的传染性单核细胞增多症鉴别。

【诊断】

本病缺乏独特的临床表现，常需病毒学和血清学的诊断方法。

1. **病原学检查** 应用人胚肺成纤维细胞可从患者呼吸道分泌物及尿培养分离出巨细胞病毒。尿沉渣涂片后可找到有包涵体的巨细胞。

（1）分子生物学技术：聚合酶链反应（PCR）方法直接检测巨细胞病毒DNA，与病毒分离比较具有快速、特异、敏感等优点，目前已应用于早期快速诊断。

（2）hCMV pp65检测：hCMV pp65是HCMV的晚期抗原，hCMV pp65抗原血症是活动性hCMV感染的重要标志。检测方法是应用单克隆抗体技术和免疫染色法直接检测被感染细胞内的HCMV编码的蛋白质。该方法诊断活动性hCMV感染的敏感度和特异度≥90%。

2. **血清学检查** 应用免疫荧光、间接血凝抑制及补体结合等试验，均可发现抗体滴度升高。应用间接免疫荧光试验、免疫酶染色法及酶联免疫吸附试验（ELISA）测CMV-IgG和

IgM 抗体。CMV-IgM 抗体阳性表示近期感染,有诊断价值。单份血 CMV-IgG 抗体阳性表示既往感染,而急性期和恢复期双份血清 CMV-IgG 抗体效价呈 4 倍或 4 倍以上增高时有诊断意义,表示有近期感染。

### (三)治疗决策

阿昔洛韦(acyclovir,ACV)为核苷类似物,在体内经病毒胸苷激酶和细胞激酶转变为三磷酸型而活化,竞争性抑制病毒 DNA 多聚酶。阿昔洛韦、阿糖胞苷和干扰素防治 CMV 感染,有一定的降低病毒效价和抑制病毒繁殖的作用,但并不理想。

更昔洛韦(Ganciclovir,GCV)是阿昔洛韦的衍生物,是脱氧核糖核苷的开环类似物,体外实验中证实其抗 CMV 作用是阿昔洛韦的 10 倍,对 CMV 间质性肺炎有效。GCV 为儿童严重 CMV 感染的一线用药。儿科静脉用药尚少大样本报告,多参照成人的治疗方案。①诱导治疗:通常采用 5mg/kg,每 12 小时一次(以恒定速度静滴 1 小时以上),持续 2～3 周;②维持治疗:药量 5mg/kg,每天 1 次,连续 5～7 天。若维持治疗期间疾病进展,可考虑再次诱导治疗。有肾损害的患者应减量,主要的不良反应有粒细胞和血小板减少。用药期间,应监测血常规,若血小板和粒细胞下降 ≤ $25 \times 10^9$/L 和 $0.5 \times 10^9$/L 或减少至用药前水平的 50% 则应停药。

免疫治疗:CMV- 免疫球蛋白是目前较常用的治疗 CMV 间质性肺炎的免疫球蛋白,目前多主张联合用药治疗 CMV 间质性肺炎,将更昔洛韦与大药量静脉注射免疫球蛋白联合治疗有良好的效果。

## 六、新发病毒肺炎

### (一)概述

高致病性禽流感是由正黏病毒科流感病毒属 A 型流感病毒引起的禽类烈性传染病。历史上称为鸡瘟的禽流感最早由意大利(1878 年)报道,至今已经有一百多年的历史。禽流感病毒除感染禽外,还可感染人、猪、马、水貂和海洋哺乳动物。自 2003 年末起,在家禽与鸟类中广泛传播的高致病性禽流感 A/H5N1 病毒感染几乎覆盖了全球大部分,导致人感染 A/H5N1 病毒病例(简称人禽流感)不时出现,流感大流行的危险性日益增加。本文重点介绍 H5N1。

### 【病因及传播途径】

禽流感病毒属于甲型流感病毒。甲型流感病毒可分为 16 个 H 亚型(H1～H16)和 9 个 N 亚型(N1～N9),其中引发高致病性禽流感(highly pathogenic avian influenza,HPAI)的病毒均属 H5 和 H7 亚型。H5N1 到目前为止,已证实感染人类的禽流感病毒亚型为 H5N1、H9N2、H7N7、H7N2、H7N3、H7N9 等。不同亚型禽流感病毒致病力不同,其中感染 H5N1 的患者较易出现严重并发症,病死率高。现有证据表现,人禽流感传播途径可能包括 4 个方面:禽 - 人传播、环境 - 人传播、少数和非持续性人际间的有限传播、母 - 婴垂直传播。与感染的活禽或被其粪便严重污染的物体和水面有密切接触的人,感染的危险性最大。

### (二)诊断

### 【临床表现】

A/H5N1 病毒暴露后发病潜伏期的时间尚待确定,目前多以病例的末次暴露时间与发病时间的间隔来估计,一般为 1 周以内。临床常见症状为发热,体温通常大于 38℃,咳嗽、咳痰、呼吸增快及呼吸困难等。相当比例的病例表现为流感样症状(肌痛、咽痛、流涕等)和消化系统症状（呕吐、腹痛、腹泻等）。体格检查可发现受累肺叶段区域实变体征，包括叩诊呈浊音、语颤和语音传导增强、呼气末细湿性啰音及支气管呼吸音等。重症患儿病情进展迅速，可出现 ARDS、多脏器功能衰竭。本病死亡率高，据 11 个国家自 2007～2010 年登记的 193 例小于 18 岁儿童 H5N1 病例分析，其总病死率 48.7%，年龄组儿童，特别是小于 5 岁儿童死亡率低（27.5%），而在 12～17 岁组死亡率最高，达 80.4%。

**【病理变化】**

早期呈渗出性改变，肺泡上皮坏死脱离，肺泡腔内大量均匀粉染渗出液伴广泛透明膜形成。中晚期主要呈增生性和纤维化性改变，肺泡上皮和支气管上皮增生，肺泡腔内渗出物和肺间质纤维化。

**【实验室检查】**

常见白细胞减低，尤以淋巴细胞减少为著，血小板不同程度地减少，肝、肾和心肌检查指标的轻～中度受损比较常见。常见的病原学检查包括以下，①病毒分离：病毒分离阳性并经亚型鉴定确认。②血清学检查：患儿恢复期血清红细胞凝集抑制（hemagglutination inhibition，HI）试验阳性（抗体效价≥40）；微量中和试验（micro-neutralization，MN）禽流感病毒（H5 亚型）抗体阳性（抗体效价≥40）；恢复期血清抗体滴度比急性期血清高 4 倍或以上。③病毒抗原及核酸检测：A/H5N1 病毒特异性核酸或特异性 H 亚型抗原阳性。根据一项 meta 分析，白细胞和血小板减少与死亡率相关。

**【影像学检查】**

患儿 X 线胸片和 CT 可见片状高密度影，动态变化较快。疾病早期病变局限，多局限于一个肺段或肺叶，可呈肺实变或磨玻璃状改变。部分患儿短期内可进展为大片状或融合斑片状阴影，其间可见支气管充气征，累及多个肺叶或肺段。少数病例可有胸腔积液、气胸、肺不张。

**【诊断】**

包括流行病学史和病原学检测阳性。前者指：①发病前 7 天内接触过病、死禽或其排泄物、分泌物，或暴露与其排泄物、分泌物污染的环境；②发病前 14 天内曾经到过活禽交易、屠宰市场；③发病前 14 天内与人禽流感疑似、临床诊断或实验室确诊病例有过密切接触，包括与其共同生活、居住，或护理过该病等；④发病前 14 天内在出现异常病、死禽的地区居住、生活、工作过；⑤高危职业史。

人感染禽流感的诊断标准，①疑似病例：具备流行病学史中任何 1 项，且无其他明确诊断的肺炎病例。②临床诊断：诊断为人禽流感疑似病例，但无法进一步取得临床标本或实验室证据，而与其有共同接触史的人被诊断为确诊病例，且无其他疾病确诊依据者；符合流行病学史中的任何 1 项且伴有相关临床表现，患儿恢复期血清 HI 试验或 MN 试验中 A/H5N1 病毒抗体阳性（效价≥40）。③确诊病例：有流行病学接触史和临床表现，呼吸道分泌物或相关组织标本中分离出特定病毒，或经 2 个不同实验室证实人禽流感病毒亚型特异性抗原或核酸阳性，或发病初期和恢复期双份血清人禽流感病毒亚型毒株抗体滴度 4 倍或 4 倍以上升高者。

**（三）治疗决策**

1. 临床病例在疑似或确诊后应及时报告，并转入有隔离、监护和救治条件的医疗机构接受综合治疗。防治院内交叉感染，尤其要尽可能避免临床医护人员感染。

2. **一般治疗与护理** 参阅支气管肺炎部分。

**3. 抗病毒治疗** ①奥司他韦是主要治疗药物，强调早期给药，在发病后 36~48 小时之内服药，疗效较好。药量为 2mg/kg，2 次/d，疗程 5 天。具体措施：体重不足 15kg 时，给予 30mg；体重 15~23kg 时，45mg；体重 23~40kg 时，60mg，2 次/d；体重大于 40kg 时，用法同成人。②其他抗病毒药物：扎那米韦已被美国食品药品管理局批准用于≥7 岁的流感患儿。金刚烷胺和金刚乙胺最好发病 48 小时内开始用药。1~9 岁时 5mg/(kg·d)（最大 150mg），分 2 次口服，疗程 5 天；≥10 岁，100mg，2 次/d，口服，疗程 5 天。③不建议使用利巴韦林治疗。④免疫调节治疗。糖皮质激素：可抑制肺组织局部的炎性损伤及炎性因子产生的"瀑布"效应，从而减轻全身的炎症反应状态。儿童选择的药量为泼尼松/泼尼松龙/甲泼尼龙 1~2mg/(kg·d)，或氢化可的松 5~10mg/(kg·d)，或地塞米松 0.2~0.3mg/(kg·d)，临床症状控制好转后，应及时减量停用，疗程控制在 1 周左右。⑤静脉注射用人血丙种球蛋白对 A/H5N1 病毒感染尚缺乏临床治疗有效的循证医学证据。

## 七、HIV 感染及肺部表现

艾滋病即获得性免疫缺陷综合征（acquired immune deficiency syndrome，AIDS），是由 HIV 病毒感染所导致的传染性疾病。儿童的 HIV 感染主要来源于垂直传播，随着我国 HIV/AIDS 患者逐渐增多，特别是女性患者的增多，垂直传播危险性逐年增大，儿童感染人数也逐渐增多，儿童 AIDS 已成为潜在威胁我国儿童健康的重要危险因素。而肺部的机会性感染是儿童 AIDS 死亡的主要原因。

儿童艾滋病患者肺部感染以 PCP、细菌性肺炎、马尔尼菲青霉及肺结核多见，部分为复合感染。患者肺部影像表现均出现两肺不同程度的感染性病变，部分为早期单侧发病，但迅速发展为双侧肺叶受累。

## 八、人乳头状瘤病毒感染

### （一）概述

儿童复发性呼吸道乳头瘤病（juvenile onset recurrent respiratory papillomatosis，JORRP）是由人乳头状瘤病毒（human papilloma virus，HPV）引起的一种病毒源性疾病，其往往伴有气道外生性损害。尽管形态学上是一种良性疾病，但由于 JORRP 有下呼吸道累及和恶变的危险而存在潜在的恶性后果。

### （二）诊断

主要临床表现为声嘶及喘鸣，治疗以外科手术为主，尚无完全治愈的方法，但其随着年龄增长有自发缓解趋势。HPV6 及 11 型是 JORRP 最常见的致病因子，近年来国内外报道 HPV16、18、30、31、32、49、51 型可引起 JORRP。

### （三）治疗决策

到目前为止，没有任何方法可以完全根除呼吸道内感染的 HPV，手术治疗仍为主要的缓解症状和治疗的手段。主要治疗目的在于降低荷瘤量，减少疾病的传播，改善患儿音质以及延长患儿的手术间隔。而反复多次的全身麻醉手术在无形中又增加了患儿治疗的死亡率及全身麻醉术后并发症的发生率，且手术过程中为了尽量延长患儿的手术间隔时间，更彻底地切除病变，使患儿面临更多的术后粘连、声嘶等术后并发症。

目前的药物研究缺乏大量病例的实践及安慰药治疗的对照组，因此，其结果往往不能大量地使用于临床，但开发的新药进行了动物实验和小范围的临床试验，初步地检测了安全及可靠性。在这方面也有大量的此类报道，其中主要包括西多福韦、干扰素 α-2a、3- 甲基吲哚 / 二吲哚甲烷、维 A 酸、HPV6b L1 病毒样颗粒疫苗、腮腺炎疫苗、HspE7 疫苗、$H_2$ 受体阻滞药、氟尿嘧啶（5-FU），以及个别报道以中药作为辅助性药物等。

（申昆玲 秦 强）

# 第七节 肺炎支原体肺炎

## 培训目标

1. 掌握肺炎支原体肺炎临床特点、诊断及治疗策略；血清学特异性抗体检测在肺炎支原体肺炎诊断中的意义；难治性肺炎支原体肺炎的概念及治疗策略。
2. 熟悉肺炎支原体肺炎的发病机制、病理特点及支气管镜下改变。

### （一）概述

肺炎支原体肺炎（mycoplasma pneumoniae pneumonia，MPP）是由肺炎支原体（mycoplasma pneumonia，MP）感染所致的肺部炎症，以咳嗽、发热为主要临床表现。MP 感染可表现出一系列的症状和体征，范围从无症状的感染到严重的潜在致命性肺炎或肺外表现。

本病可在世界范围内发生，全年发病，不同地区流行有季节差异，我国北方以秋冬季多发，南方则夏秋季节为主，也可在人口密集区暴发流行。儿童及青少年是 MP 的易感人群，有国外资料研究表明，MP 感染与年龄和患者的免疫状态有一定关系，3 岁以下发病率较低，学龄期儿童发病率最高；MP 肺炎分别占 5～9 岁和 9～15 岁全部肺炎患儿的 33% 和 70%，在流行期尚可出现更高的发病率。然而，随着人群经历过更长周期的流行，易感组的年龄分布可能会有变化。比如，近年来呈现出越来越低龄化的趋势，年龄小于 5 岁的儿童也有患 MP 感染的易感因素。由于 MPP 在治疗上的特殊性，延误治疗时机有可能造成多系统（器官）受累，使病情迁延，严重者危及生命。近年来，MP 肺炎肺外并发症的增多已引起人们的高度重视，因此，全面了解本病的特点，对早期诊断、及时治疗至关重要。

### 【病因、病理及发病机制】

MP 为本病的病原。支原体（mycoplasma）是一群介于细菌与病毒之间，目前所知能独立生活的最小微生物。无细胞壁，能通过滤菌器。支原体在自然界分布广泛，种类很多。人类、家畜、家禽中皆可分离出，其中有些对特定宿主有致病性。迄今从人呼吸道中有 5 种支原体被分离出，MP 便是其中之一（其他 4 种无致病性）。MP 对热和干燥非常敏感。4℃可活 1 天，56℃很快灭活。冻干时能长期保存。对脂溶药、去垢药、苯酚、甲醛等常用消毒药敏感。

病理改变主要是支气管、毛细支气管和肺间质炎症。光镜下可见管壁间质水肿、充血，有淋巴细胞、单核细胞、浆细胞在细支气管周围的浸润和细支气管腔内以中性粒细胞为主的渗出（细胞性细支气管炎）。管腔内充满白细胞及脱落上皮细胞。电镜下可见纤毛上皮细胞的纤毛脱落，微纤毛缩短。肺泡腔内也可见渗出和水肿，肺泡壁增厚。胸膜可有点状纤维素性渗出，可伴胸腔积液。有报道尸检可见弥漫性肺泡坏死和透明膜变，DIC 或多发性血管内血栓形成和栓塞。虽然通过肺外损伤的组织和经胸肺部排出物可得出阳性的 PCR

结果,但肺炎支原体感染在病理组织中的直接证据是有限的。在被感染的动物模型中,肺炎支原体在气道上皮细胞内和细胞下均不能被发现。

迄今关于 MP 感染的致病机制尚不十分清楚,目前认为可通过以下 3 种不同方式造成损害:

1. **MP 的直接毒性作用**　MP 优先与气道纤毛上皮细胞结合,带有纤毛的呼吸道上皮细胞是 MP 感染的靶细胞,MP 对宿主呼吸道黏膜上皮细胞的黏附和定植是成功感染的关键因素之一。MP 通过其顶端特殊结构牢固黏附于呼吸道上皮细胞表面受体上,引起支气管上皮纤毛脱落或运动消失。

2. **免疫反应损害**　MP 除可引起呼吸道损伤外,还可导致神经、皮肤、血液、泌尿、消化等多系统的病变,这可能与免疫反应有关。其中牵涉到体液免疫、细胞免疫的变化及免疫逃逸。在细胞介导的免疫反应中,许多促炎性细胞因子包括 IL-2,其他反应物质和免疫细胞如抗原递呈细胞和 T 细胞可能参与了对致病菌的免疫反应。MP 的主要抗原因素为膜蛋白质和糖脂,可激发体液和细胞免疫,产生免疫复合物和大量自身抗体,包括肺、心、肾、肝、平滑肌和脑的自身抗体,导致 MPP 的肺外并发症。免疫逃避是指 MP 可紧密牢固地吸附于宿主细胞表面,逃避黏膜纤毛的清除作用及吞噬细胞的吞噬,现认为可能是由于肺炎支原体细胞膜上的甘油磷脂与宿主细胞有共同抗原成分,可能会被误认为是自身成分而允许寄生,逃避了宿主的免疫监视,不易被吞噬细胞摄取,从而得以长时间寄居。

3. **病原菌与巨噬细胞接触释放化学介质的毒性和炎性反应**　MP 的致病性还可能与患儿对病原体及其代谢产物过敏有关。

综上所述,MP 感染的致病机制假说是 MP 侵袭上呼吸道后产生细胞介导的免疫反应诱导物,通过直接扩散或常见的体循环方式到达下呼吸道细胞或肺外器官。为消除这些物质,机体免疫细胞(主要是 T 细胞)产生获得性免疫反应。由于该免疫反应可能依赖于抗原的药量、靶器官的分布和免疫系统的影响(免疫成熟),因此,可能表现出从无临床症状到因年龄而表现不同的重症肺炎的临床表型。过度调节或失去调节的免疫反应紊乱可能与疾病的过程及肺外表现有关。

**(二)诊断与鉴别诊断**

**【临床表现】**

一般起病缓慢,潜伏期为 2~3 周,亦可见急性起病者。首发症状多为发热和咳嗽,较大儿童常伴有头痛、咽痛、肌痛、倦怠、食欲缺乏、全身不适等。热型不定,多数患儿起病时体温 >38℃,常持续 1~3 周;病后未得到正确治疗、有肺外并发症存在、合并混合感染时,发热持续时间明显延长。

早期为刺激性干咳,有时呈百日咳样咳嗽。其机制可能与 MP 释放的一种 ADP 核酸分解和形成空泡的毒素(社区获得性呼吸窘迫综合征毒素)有关;该毒素与百日咳毒素等其他细菌的毒素享有同源性,可使细胞发生变性,引起儿童百日咳样的慢性咳嗽等症状。少数有黏痰,偶有痰中带血丝。肺部体征依年龄而异,年长儿往往肺部体征不明显,婴儿可有湿性啰音。

MP 感染后的临床症状与宿主对入侵 MP 的免疫反应有关。拥有更成熟免疫系统的较大年龄组儿童其临床症状常较 5 岁以下儿童严重。近年来,MP 所致的肺外并发症日益引起重视,多个系统、器官被涉及。约 25% 的 MPP 患儿有其他系统表现,如皮肤受累(各型皮疹),心、血管受累(心肌炎、心包炎等),血液系统受累(血管内凝血、溶血性贫血、血小板减少性紫癜等)、神经系统受累(脑炎、脑膜炎、脑神经损害、瑞氏综合征、脑栓塞、Gulllaln-Barre 综合征等)、肌肉关节损害(肌肉痛、关节炎等)、泌尿系统受累(一过性血尿、蛋白尿、尿少、水肿等)、胃肠系统受累(恶心、腹痛、呕吐等)。肺外表现常发生在起病后 2 天~数周,也有一些患者肺外并发症较明显,而呼吸道症状却较轻微。肺外表现主要是由于获得性免疫反应紊乱引起。MP 肺炎可合并混合感染,如其腺病毒、细菌、真菌、结核等,此时病情将加重,病程延长,严重者可危及生命。

难治性肺炎支原体肺炎(refractory mycoplasma pneumoniae pneumonia,RMPP)是指MPP 经大环内酯类抗生素正规治疗 7 天及以上,临床征象加重、仍持续发热、肺部影像学加重者。年长儿多见,病情较重,发热时间和住院时间长,常表现为持续发热、剧烈咳嗽、呼吸困难等,胸部影像学进行性加重,表现为肺部病灶范围扩大、密度增高、胸腔积液,甚至有坏死性肺炎或肺脓肿,容易累及其他系统,甚至引起多器官功能障碍。

**【辅助检查】**

**1. 实验室常规检查**

(1)外周白细胞计数多为正常或偏高,以中性粒细胞为主;极个别者也有减少或呈类白血病反应。部分患儿有血小板增多。重症病例中可出现淋巴细胞减少。

(2)CRP 增高,ESR 明显增块,PCT 多正常。C 反应蛋白可能与检查时肺损伤的严重程度相关,RMPP 或重症 MPP 时增高更为明显。

(3)血气分析与临床表现及胸片改变不平行,即使有大片实变,血气分析可正常。

**2. MP 特异性检查**

(1)血清学诊断:目前诊断 MP 感染的血清学方法包括特异性试验和非特异性试验。前者常用的有明胶颗粒凝集法(PA)和酶联免疫吸附试验(ELISA)等,后者主要为冷凝集试验(cold agglutination test,CA)。PA 检测的是 IgM 和 IgG 混合抗体,单次 MP 抗体滴度≥1∶160可作为近期感染或急性期感染的参考。恢复期和急性期 MP 抗体滴度呈 4 倍或 4 倍以上增高或降低时,可确诊为 MP 感染。ELISA 可分别检测 IgM 和 IgG 抗体;单次 MP-IgM 阳性对诊断 MP 的近期感染有价值,而 MP-IgG 需要检测急性期和恢复期双份血清,无早期诊断价值,可供回顾性诊断,是病原学追踪的较好手段。MP 感染时 CA 检测阳性率仅为 50% 左右,腺病毒、巨细胞病毒、EB 病毒等感染也可诱导血清冷凝集素的产生,故该方法特异性和敏感性均较差,现临床应用较少。

(2)核酸诊断:PCR 的快速检测技术已经在临床开展,为早期诊断提供了新的手段。采用 PCR 技术可对鼻咽标本、痰、肺泡灌洗液、胸腔积液中的 MP 进行检测,敏感性和特异性均佳,尤其是荧光定量实时 PCR,可对 MP 感染作出早期诊断。

不过,由于 MP 可在健康携带者中存在,样本采集的部位和检测条件、技术等都会对PCR 结果有一定的影响,因此,该方法也有一定的局限性。PCR 及 MP-IgM 检测同时阳性时,诊断最为可靠。有关 MP 不同检测方法的比较见表1-5。

**3. 影像学检查** MP 肺炎的早期肺部体征往往和肺部 X 线征象不相平行。常常表现为肺部闻不到啰音,而胸片改变已很明显。因此,临床上如怀疑 MP 肺炎,应及早行胸部 X 线检查。MP 肺炎的影像学改变呈多样性,可表现为:①常见的支气管肺炎性改变,常见于右肺中、下野;②与病毒性肺炎类似的间质性改变,双肺呈弥漫性网状结节样阴影;③细菌性肺炎相似的节段性或大叶性肺炎类型,呈大片密度增高影,以右下肺多见;④单纯的肺门淋巴结肿大型。婴幼儿多表现为间质病变或散在斑片影,年长儿则以肺实变及胸腔积液多见。

表1-5 MP诊断方法比较

| 方法 | 特征 |
|------|------|
| 培养 | 金标准,不常规用于临床;敏感度<60%;特异度100%;缺点:操作复杂,昂贵,培养时间长 |
| 血清学 | 优势:易于标本的采集和运送,敏感度90%,特异度88%;缺点:不能快速获取结果,在疾病早期阳性率低,与其他支原体属有一定的交叉反应 |
| PCR | 扩大特异的MP-DNA片段;优势:可对多种组织标本进行检测,有较高的敏感度和特异度,快速获取结果,不需要活的病原菌;缺点:不能区分是否为定植菌,容易过高估计MP感染的发生率;目前尚无统一标准的检查方法 |
| 其他 | 用免疫荧光法、凝集反应法、免疫印迹法检测抗原;缺点:敏感度低且交叉反应高 |

此外,CT影像上还可见支气管壁增厚、马赛克征、树芽征、支气管扩张、淋巴结肿大等改变。近年来,坏死性肺炎也可在少部分MP肺炎患儿发生,肺CT可见坏死空洞形成。胸部X线异常持续的时间与病变性质有关,肺叶实变较间质病变吸收慢,合并混合感染时吸收慢。

**4. 支气管镜检查** 病变支气管黏膜充血、肿胀,严重者可见糜烂甚至坏死;有的可见大量黏液分泌物阻塞气道,甚至较大的支气管塑形分泌物栓塞;病变时间长者可出现气道腔变窄甚至肉芽增生。

【诊断】

**1. 抓住本病临床特点**

(1) 好发年龄及症状:学龄期儿童发病率最高,首发症状多为发热和咳嗽;早期为刺激性干咳,有时呈百日咳样咳嗽。一般无明显中毒症状,呼吸困难少见。

(2) 注意"临床症状和体征的不平衡"。①"症状重、体征轻":表现为高热持续不退、咳嗽剧烈、精神不振等,但胸片示肺内炎变不重,听诊啰音亦不明显;②"症状轻、体征重":表现为高热消退较快,咳嗽不剧烈或仅轻咳,精神状况良好,无呼吸困难,但胸片示肺内炎症变重,可见大片实变影,听诊可闻及管状呼吸音或明显啰音。该特点可与细菌性肺炎相鉴别,细菌性肺炎的症状与体征通常是平行的。

(3) 胸腔积液特点:MP肺炎合并胸腔积液者较多见,一般右侧明显多于左侧,积液外观淡黄,非脓性;胸腔积液"气体分析"显示,pH、$PaO_2$、$PaCO_2$、碳酸氢盐基本正常;而细菌感染则呈脓性外观,"气体分析"呈明显的"代谢性酸中毒"改变,pH、$PaO_2$、碳酸氢盐均明显降低,$PaCO_2$明显升高。

**2. 注意分析特异性检查** IgM-MP的阳性率在病初1～2周内很低。有报道,病程的1～6天IgM的阳性率为7%～25%,病程在7～15天时,其阳性率为31%～69%,超过16天时阳性率为33%～87%。此外,还受机体免疫状态、病情、应用激素等影响而呈假阴性,因此,临床上应该进行动态监测。不少经临床及实时定量PCR确诊的MPP患儿,仅在出院前的最后1次MP-IgM检测才出现阳性,推测可能与机体免疫状态的影响有关。有资料显示,约30%的MPP患儿出现由IgM阴性转为IgM阳性的血清转换,其与入院后2份血清的抗体滴度逐渐升高的患儿相比,肺部损伤更严重;在一些患者中血清转换的时间常发生在1周以后。如果研究者只选择IgM阳性的患者,那么他们可能漏掉了即将进展为重症临床表现者。因此,对疑有MP感染的肺炎儿童,尤其是对于重症病例,必须对IgM-MP进行动态检测。

**3. 高度关注MP与哮喘的关系** MP感染可诱发哮喘、使哮喘恶化或使哮喘难以控制。

在 MP 急性感染期间，可引起哮喘和非哮喘患者的肺功能降低；21% 的哮喘患者在哮喘恶化期间有 MP 感染的证据。现认为，MP 的慢性感染对哮喘患者的恶化可能起着重要的作用。MP 感染后，可通过对气道纤毛上皮细胞的黏附，引起上皮细胞破坏和纤毛功能损伤；此外，MP 在破坏的呼吸道黏膜上皮吸附，也能作为一种特异性抗原，造成气道的变态反应炎症；MP 感染还可增加哮喘气道的炎症反应，激发气道变态反应的敏感性。因此，对有哮喘病史的 MP 肺炎患儿，要注意联合抗哮喘治疗，以免诱发哮喘发作。对无哮喘病史患儿，如果 MP 肺炎期间出现了首次喘息，日后要密切随访；因为 MP 可作为诱发因素，诱发具有哮喘潜质的患儿喘息发作。

【鉴别诊断】

须与其他病原微生物所致肺炎相鉴别，但值得注意的是，部分 MPP 可混合细菌或病毒感染。

（三）治疗决策

1. **治疗原则**　采取综合治疗措施。保持气道通畅、积极控制感染、加强支持疗法、及时对症处理、预防和治疗并发症。一般治疗、对症治疗、支持治疗等同支气管肺炎。

2. **抗生素治疗**　大环内酯类抗生素是目前儿童 MPP 治疗首选抗菌药物。该类药物与 MP 核糖体 50S 亚基和 23S 核糖体的特殊靶位及某种核糖体的蛋白质结合，具有阻断转肽酶的作用，干扰 mRNA 位移，从而选择性抑制 MP 蛋白质的合成。大环内酯类抗生素包括第一代红霉素，第二代克拉霉素、罗红霉素和阿奇霉素，第三代泰利霉素、赛红霉素。用于儿童 MP 治疗的主要为第一代和第二代，第三代尚未用于儿童治疗。阿奇霉素每天仅需要 1 次用药，生物利用度高，细胞内浓度高，依从性和耐受性较好，成为治疗首选。阿奇霉素 10mg/（kg•d），每天 1 次，轻症 3 天为一疗程，重者可连用 5～7 天，4 天后可重复第 2 疗程。但对于 1 岁以内婴儿，对阿奇霉素静脉制药安全性考虑，一般首选红霉素静脉输入，药量 30mg/（kg•d），疗程为 2～3 周（包括后期口服），如临床症状未消失还需要继续用药。

感染 MP 的儿童，体外 MP 菌株对大环内酯类药物耐药者，其发热持续时间较对大环内酯类药物敏感者显著延长，系 RMPP 的原因之一。体外研究显示，四环素类及喹诺酮类抗生素仍保持对 MP 的强大抑菌活性与临床疗效。由于四环素类药物可引起四环素牙，故仅可用于 8 岁以上儿童，须慎用。喹诺酮类药物可损伤软骨生长等，18 岁以下儿童使用受到限制。另外，MP 对呼吸道黏膜上皮完整性的破坏可能为其他病原的继发感染创造条件。对怀疑细菌和肺炎支原体等不典型微生物混合感染者，需要青霉素族 / 头孢菌素类抗生素和大环内酯类抗生素联合应用。

3. **支气管镜治疗**　对肺部实变重或合并肺不张，常规抗炎对症治疗无效且病情已经超过 10 天或 2 周以上时，可采用支气管镜直视下吸痰及灌洗治疗。气道狭窄者可据病情及条件酌情试用球囊扩张术治疗（操作者须具备该方面的成熟经验）。

4. **肾上腺糖皮质激素的应用**　目前对于激素在重症 MP 感染或 RMPP 时的应用，多数学者持肯定意见。MP 感染引起的重症肺炎及肺外临床表现的致病机制均为免疫介导的，应用激素治疗有免疫调节和抗炎的药物作用。因此，对于某些 MP 感染的患者应用免疫抑制药进行治疗可能会有一定的疗效。不少研究显示，激素治疗儿童重症 MP 肺炎可以迅速改善其临床症状及肺部损伤，治疗反应良好。

（1）应用药物、药量及疗程选择：目前临床上常用的全身性糖皮质激素的种类包括氢化可的松（hydrocortisone）、甲泼尼龙（methylprednisolone）、泼尼松龙（prednisolone）及地塞米松（dexamethasone）等。以上药物在抗炎活性及其不良反应等方面各有不同，因此，在选择具体药物前要充分考虑到药效学、药代学特点，患儿病情，基础疾病的影响及对药物的耐受性。药量及疗程由患儿的基础情况及病情进展而定。

甲泼尼龙常规药量 1～2mg/(kg·d)，静脉输注，3～5 天；Tamura 等在重症 MP 肺炎儿童中使用冲击药量为 30mg/kg，每天 1 次，静脉注射，连用 3 天。

地塞米松 0.1～0.3mg/(kg·d)，静脉输注，疗程 3～5 天。

琥珀酸氢化可的松 5～10mg/(kg·d)，静脉输注，疗程 3～5 天。

泼尼松龙 1mg/(kg·d)，口服，连用 3～7 天，然后逐渐减量，1 周停药。

（2）药物的风险及预防：理论上糖皮质激素的应用会存在胃肠道出血倾向、增加多重感染机会、导致糖代谢紊乱等风险。糖皮质激素应在有效抗生素使用的同时应用，较长时间使用易继发霉菌感染及其他激素并发症。不主张大量及长期使用；如病情特殊需要，则必须在认真评估利弊的基础上考虑是否应用，同时要对可能发生的相关并发症进行动态监测。

【预后】

轻症患者预后良好。重症、早期未及时恰当治疗、有肺外并发症发生、对 MP 耐药、合并混合感染时的 MP 肺炎患儿，肺部炎症吸收慢。一般患者在 4 周时大部分吸收，8 周时完全吸收。也有报道症状消失 1 年后胸片才完全恢复。合并坏死性肺炎时，肺部预后差。少数 MP 肺炎患儿日后可发展成闭塞性细支气管炎或闭塞性支气管炎，预后不良。

（尚云晓）

# 第八节 衣原体肺炎

## 培训目标

1. 掌握肺炎衣原体肺炎的诊断、治疗。

2. 熟悉沙眼衣原体肺炎、鹦鹉热衣原体肺炎的诊断、治疗。

3. 了解国际和国内衣原体肺炎研究进展。

衣原体属于细胞内寄生菌，具有独特的二阶段生活方式，即细胞外感染期和细胞内寄生期，是目前最小的细菌，包括肺炎衣原体（Chlamydia pneumonia，CP）、沙眼衣原体（Chlamydia trachomatis，CT）、鹦鹉热衣原体（Chlamydia psittaci，CPs）和猪衣原体 4 种。其中肺炎衣原体和沙眼衣原体是人类主要的致病原，鹦鹉热衣原体偶可从动物传给人，而猪衣原体仅能对动物致病。

衣原体属革兰氏阴性菌，无细胞壁，以二分裂方式繁殖，原体是发育成熟的衣原体，具有高度传染性，无繁殖能力。始体也称网状体，是衣原体发育周期中的繁殖型。

衣原体在人类致病主要参与直接侵袭和免疫相关的病理过程。人类感染衣原体后，衣原体产生的炎症因子可对肺等人体组织产生特别亲和力，直接侵袭组织。另外，诱导机体产生细胞和体液免疫应答。但这些免疫应答并不强烈，容易造成持续感染、隐性感染及反复感染。有关衣原体感染造成的免疫损伤现认为主要存在 2 种情况：①衣原体繁殖的同时合并反复感染，持续刺激免疫应答反应，最终表现为迟发型超敏反应。②衣原体进入一种特殊的持续体，持续体形态变大，其内病原体的应激反应基因表达增加，产生应激反应蛋白，而应激蛋白可参与迟发型超敏反应。当应激条件去除，持续体可转换为正常的生长周期。但有关衣原体感染的隐匿过程，目前仍待进一步阐明。

# 一、肺炎衣原体肺炎

## （一）概述

肺炎衣原体（Chlamydia pneumoniae，CP）只有 1 个血清型，即 TWAR 组衣原体，其代表株是 TW-183 和 AR-39，为原形株，至今这组成员已有几十株。CP 寄生于人类和哺乳动物，人类是其唯一储存宿主。其传播途径主要经飞沫或呼吸道分泌物传播，可广泛寄居于呼吸道。其扩散较为缓慢，潜伏期平均 30 天。机体感染 CP 后，体内虽能产生特异性的细胞免疫和体液免疫，但这种免疫力极其微弱，易造成持续感染和反复感染。

由于调查人群和检测方法的差异，各地对发病率的报道各不相同。Jain 等报道，CP 占 <5 岁儿童社区获得性肺炎（CAP）病原的 5.5%。Matsumpto 等检测 64 例肺炎患儿的 CP 抗体滴度，阳性率为 20.3%。Schmidt 等采用 PCR 和酶标记免疫测定法（PCR-EIA）检测 798 例因呼吸道感染而住院儿童的咽拭子，74 例感染衣原体（9.3%），下呼吸道患病率为 11%，上呼吸道患病率为 4%。Lassmann 等以鼻咽拭子 PCR 阳性和 / 或细胞培养阳性和 / 或 IgM 阳性为肯定感染，仅 IgA 或 IgG 阳性为可疑感染，肺炎儿童临床检测肯定 CP 感染占 3.0%，可疑感染占 15.0%。因此，可认为 CP 已成为儿童肺炎重要的病原。但也有不同的研究，北京儿童医院对 85 例 <5 岁 CAP 儿童的鼻咽拭子进行 PCR 检测，结果表明，CP 占 3.5%，与对照组比较其阳性检测率无差异，因而认为 CP 较支原体而言，并不构成儿童 CAP 的重要病原。

CP 作为呼吸道感染的病原体，可感染各个人群。Phares 等大样本的流行病学研究表明，衣原体肺炎的发病率在 <1 岁（1.8～16.6/ 万）和 ≥70 岁（2.0～20.1/ 万）年龄组人群最高，并指出衣原体的发病高峰为每年的 4～6 月。Schmidt 等研究结果表明，儿童 CP 感染无年龄和性别差异，发病高峰为 12 月至次年 4 月。国内研究表明，3.5 个月～1 岁、>1～3 岁、>3～6 岁、>6～14 岁 4 组 CP-IgM 阳性率分别 3.59%、9.67%、12.42%、23.36%。

CP 感染人时可同时感染包括巨噬细胞、外周血细胞、动脉血管壁及平滑肌在内的几种细胞。CP 在外周血细胞中存活并通过血液循环及淋巴循环到达全身各部位。CP 感染后，细胞中有关炎症细胞因子 IL-1、IL-8、INF-α 等及黏附因子（ICAM）-1 表达增多，并可诱导白细胞向炎症部位趋化。CP 感染后产生的损害取决于个体免疫应答强度。炎症反应越强烈，感染后损伤越严重。

## （二）诊断与鉴别诊断

### 【临床表现】

感染表现差异较大，常可无任何症状。无论是儿童还是成人均有无症状携带者，或仅出现发热、咳嗽、头痛、咽痛等非特异性轻微表现，或成为慢性感染状态。CP 在上呼吸道感染时，70% 的患者无临床症状或仅有轻微症状，仅 30% 患者症状比较明显。

CP 肺炎以阵发性痉挛性干咳为突出表现，且咳嗽持续时间长。病初常无发热，极期可有低、中热，高热少，精神状况大多良好。啰音出现率高，在小年龄组高达 88.1%，以湿性啰音为主。即使在症状较轻的患儿中也常可闻及。

CP 肺炎多数起病缓慢，感染后从起病到就诊时间较支原体及其他呼吸道病感染病原时间要长,潜伏期为15~23天。再感染患者呼吸道症状往往较轻,且较少发展为肺炎。与支原体肺炎一样,CP感染也可引起肺外表现,如结节性红斑、甲状腺炎、脑炎等。

CP感染也可激发哮喘,可发展为慢性咳嗽,甚至还参与了动脉粥样硬化和冠状动脉硬化性心脏病的形成,但与脑梗死、儿童缺血性脑血管病、儿童川崎病的冠状动脉病变之间是否存在关系尚需要更多的证据。

**【实验室检查】**

**1. 分离培养** 分离培养是CP特异性实验室诊断方法,可用鼻咽或喉拭子、痰和胸腔积液标本分离CP。鼻咽部拭子是进行分离的理想标本,喉和痰液分离CP有何差异还不清楚。CP需要在组织中进行培养,无细胞培养基不适合CP繁殖,CP能在呼吸道来源的细胞系如HEP-2和HL细胞系中稳定生长。拭子采用涤棉、金属线为好,拭子既应注意防污染,也要防止细胞和CP受抑制,取得的标本通常置于加抗生素和小牛血清的蔗糖磷酸缓冲液(保存于4℃,不超过24小时),标本置于室温会降低其活性,如果不能在24小时内处理,标本应置于-70℃冰箱保存。接种后72小时,要证实菌株,可用CP特异性或衣原体种特异性(即抗LPS)荧光结合单克隆抗体进行染色。CP包涵体不包含糖原,因此,不被碘染色。

**2. 血清学检测** 由于分离培养困难、条件受限,血清学检查得到重视,常用方法有免疫荧光试验(IF)、酶联免疫吸附试验(ELISA)、间接血凝试验和被动凝集试验等。微量免疫荧光试验(MIF)是国际上标准且常用的检测方法,常限于实验研究。改良的MIF试验用CT的TW183或其他菌株做抗原,检测IgG、IgM和IgA,科研及临床常用Grayston等提出的方法。

急性CP感染,双份血清IgG滴度4倍增高,单份血清IgM滴度≥1:16或IgG滴度≥1:512。既往感染,单份血清IgG≥1:16但<1:512。需要注意的是,再感染与原发感染的抗体反应不同。在感染启动后,IgM在起病3周后才出现,一直到6~8周才出现反应。再感染时IgG出现早(1~2周),不出现IgM。IgG滴度4倍增高或>64倍或更高,伴补体结合试验(CF)阳性也可作出诊断。

CF试验具有种属特异性,大多数儿童即使培养阳性,也检测不到CP抗体。由于抗体反应发生晚,且在恢复期过早采标本会错过抗体反应(如病初3周)。双份血清只能做回顾性诊断,对治疗意义不大,单份血清与培养结果相关性不大。尤其是在儿童,CP感染急性期,培养阳性而血清学检测阴性,仅28%培养阳性的儿童MIF检测到抗CP抗体,而多数儿童即使随访3个月也未能测得CP抗体。鲁继荣等对10份鼻咽拭子CP培养阳性的患儿进行MIF检测,其中2例为阴性,提示可能为携带者或尚未出现抗体。

CP与其他衣原体属、微生物有交叉抗原成分,如巴尔通体、百日咳鲍特菌、HSP60、大肠埃希杆菌和小核糖核酸病毒等,从而使MIF试验出现交叉反应。血清学检测阳性背景率在一些人群中很高,Hyman等发现在布鲁克林健康成人有80%出现CP IgG或IgM滴度>16倍或更高,仅17%有急性感染证据,然而PCR或培养为阴性。

MIF试验无标准化,需要非常有经验的微生物学家进行试验和分析。Peeling等将22份急性期和恢复期血清标本送到14个不同实验室,血清学诊断CP 69%阴性,68%为慢性感染,87% IgG 4倍增高。在美国,酶联免疫分析(EIA)试药盒尚未得到FDA批准,CDC也不推荐使用EIA辅助诊断CP感染。

**3. 分子生物学检测** 聚合酶链反应(PCR)是最有希望得到应用的检测手段,无须培养,对早期快速诊断有重要意义。目前各实验室应用的多为内部PCR测定方法,未标准化,未与培养进行充分对比，尚无商业化的试药盒，也未得到国际及国内管理机构认可。技术方法不同是导致实验室之间结果差异较大的主要原因，包括标本采集、处理、引物设计、核酸抽提、产物扩增和辨别、避免假阳性及抑制反应等。最常用的引物是 omp1、16S rRNA、16S 和 16S～23S rRNA、CP 特异性克隆 Pst I 片段等，测定扩增产物多应用琼脂糖电泳、Southern blot、EIA、聚丙烯酰胺凝胶电泳等。研究者将 15 份匀化的临床标本送到欧洲和美国的 9 个实验室进行 16 批次 PCR 检测，阳性率为 0～60%，4 个批次中仅 1 份标本得到相同结果，3 份阴性标本被测试为阳性。因此，PCR 诊断的 CP 感染的价值还需要进一步确定，任何新的 PCR 检测方法都要和培养系统进行对比，需要结合其他实验室检测手段作出正确分析。

**【影像学表现】**

开始主要表现为单侧肺泡浸润，位于肺段和亚段，可见于两肺的任何部位，下叶及肺的周边部多见。以后可进展为双侧间质及肺泡浸润。胸部 X 线表现多较临床症状重。胸片示肺叶浸润影，并可有胸腔积液。

**【诊断】**

临床表现上不能与 MP 等引起的非典型肺炎区分。听诊可发现啰音和喘鸣音，胸部影像学较临床表现重，可表现为轻度、广泛的或小叶浸润，可出现胸腔积液，可出现白细胞稍高和核左移，也可无明显表现、分离培养是诊断 CP 的特异方法。

**【鉴别诊断】**

MP 肺炎：多见于学龄儿童及青少年，婴幼儿也不少见。潜伏期 2～3 周，症状轻重不等，主要特点是持续剧烈咳嗽，婴幼儿可出现喘息，全身中毒症状相对较轻，可伴发多系统、多器官损害，X 线所见远较临床显著，外周血白细胞大多正常或增高，红细胞沉降率增快，血清特异性抗体测定有诊断价值。

**（三）治疗决策**

**1. 一般治疗及护理**

（1）保持室内环境适宜：室内要保持安静和整洁，经常通风换气，以保持空气清新，室温以 18～20℃，湿度以 60% 为宜。

（2）加强营养、注意休息：提供营养丰富的饮食，重症患儿进食困难者，可给予肠道外营养。由于鼻饲时所插鼻饲管可能影响患儿的呼吸，应尽量避免鼻饲，尤其对于鼻腔相对狭窄的婴儿来说更应如此。肺炎患儿宜适当休息，不要剧烈活动，重症者须卧床，但要经常变换体位，以减少肺部淤血，促进炎性反应吸收。

（3）呼吸道管理：及时清除鼻痂、鼻腔分泌物和吸痰，以保持呼吸道通畅，改善通气功能。

（4）注意隔离，以防交叉感染。

**2. 抗感染治疗**

（1）药物选择：对于确诊或疑为衣原体感染者宜选用大环内酯类抗生素，如红霉素、克拉霉素、阿奇霉素、罗红霉素等。根据我国《抗菌药物临床应用指导原则》，成人常用的喹诺酮类或四环素类抗生素不适宜于儿童。文献报道几种儿童常用大环内酯类抗生素的体外敏感性依次为克拉霉素（MIC 0.004～0.030g/ml）> 红霉素、多西霉素（MIC 0.015～0.250g/ml）> 阿奇霉素（MIC 0.05～0.25g/ml）> 罗红霉素（MIC 0.062 5～2.0g/ml）。由于儿童社区获得性肺炎（CAP）混合感染常见，据报道可以达到 30%～50%，对合并其他病原感染者，需要联合其他抗生素治疗，尤其是体温超过 38.5℃ 的衣原体肺炎患儿，需使用 β- 内酰胺类和大环内酯类抗生素联合治疗。

（2）用药途径、药量：对于轻症患儿宜口服治疗，重症者需要静脉给药。几种儿童常用抗生素的用药途径、药量见表1-6。疗程与CAP相同，为7～10天。如考虑到清除病原体，可将疗程延长至2周。静脉给药者在全身状况明显改善后可改为口服序贯治疗。

表1-6 儿童常用大环内酯类抗生素的用药方法

| 给药途径 | 药量 | 疗程 | 抗生素 |
|---|---|---|---|
| 口服或静脉滴注 | 40mg/（kg·d），分3～4次 | 10～14天 | 红霉素 |
| 口服 | 7.5mg/kg，每12小时一次 | 10～14天 | 罗红霉素 |
| 口服或静脉滴注 | 10mg/kg，每天1次 | 5天 | 阿奇霉素 |
| 口服 | 7.5mg/kg，每12小时一次 | 10～14天 | 克拉霉素 |
| 口服或静脉滴注 | 1～2mg/kg，每12小时一次 | 10～14天 | 多西霉素 |

（3）抗生素疗效评估：如果患儿在初始治疗48小时后发热和缺氧症状未改善甚至恶化，应重新进行病情评估，了解有无合并其他病原混合感染或胸腔积液、脓胸、肺脓肿等并发症。

**3. 对症支持治疗**

（1）氧疗：缺氧的患儿不一定出现发绀，而烦躁不安常是低氧血症的一种表现。因此，有烦躁不安、气急发绀、呼吸困难或$SaO_2 \leqslant 92\%$等缺氧表现时需要及时吸氧。开始时多采用常规给氧方法，如鼻导管给氧，氧流量为0.5～2.0L/min，吸入氧体积分数不超过300ml/L；也可采用面罩、氧帐、鼻塞给氧，面罩给氧流量以2～4L/min为宜。常规给氧仍难以纠正上述缺氧表现时可使用机械通气辅助呼吸，务必使$SaO_2$维持在92%以上。

（2）止咳、祛痰：可适当应用祛痰药，如各种小儿止咳糖浆、盐酸溴己新、氨溴索或中药化痰药等口服，以稀释痰液，有助于痰液的排出。但目前有人认为痰液溶解药的使用无价值。

（3）物理疗法：对于痰液黏稠不易咳出或喘鸣患儿，可进行雾化吸入，以湿化呼吸道、解除支气管痉挛和水肿，协助痰液的排出。也可定期更换体位，以促进肺部炎症吸收。对于病程迁延不愈或肺部啰音消散较慢者，可酌情进行胸部微波、超短波或红外线照射。但目前研究资料提示，包括体位引流、胸部拍击、深呼吸运动等胸部理疗不仅对肺炎恢复无益，反而可延长发热时间。

（4）液体疗法：轻症患儿应鼓励正常饮食，以获得机体所需要的液体和营养。对频繁呕吐、不能进食或伴低血容量的重症患儿给予静脉补液，以提供至少209～250kJ/（kg·d）的能量和80%基础代谢所需的液量。静脉补液可选用1/5～1/4张含钠液，补液速度应控制在5ml/（kg·h）以下。重症患儿常合并抗利尿激素异常分泌综合征（syndrome of inappropriate secretion of antidiuretic hormone，SIADH），所以补液前要注意患儿血清电解质和酸碱平衡的监测。对合并SIADH者，补液的总量仅需基础需要量的40%～60%［50ml/（kg·d）］即可。同时及时纠正可能合并的低钠血症、低钾血症及酸碱平衡紊乱。

（5）其他：高热患儿可用口服解热镇痛药，如对乙酰氨基酚等。伴烦躁不安者可适当给予氯丙嗪、异丙嗪等镇静药治疗。各种检查、操作或治疗要轻柔，避免频繁刺激患儿，以减少能量和氧气的消耗。

**4. 糖皮质激素治疗**　原体肺炎患儿无需常规使用糖皮质激素,仅在合并中毒性脑病、休克、脓毒败血症等重症肺炎情况下短期使用,以减少炎性反应渗出,改善血管通透性和微循环,降低颅内压。常用琥珀酸氢化可的松 5~10mg/(kg·d)或地塞米松 0.1~0.3mg/(kg·d)静脉滴注,疗程3~5天。

**5. 并发症及并存症的治疗**　发生中毒性休克、脑水肿、中毒性肠麻痹和心肌炎者,应及时予以相应处理。脓胸、气胸、脓气胸者应及时进行穿刺引流,若脓液黏稠,经反复穿刺抽脓不畅或发生张力性气胸时,宜考虑胸腔闭式引流。对合并佝偻病、贫血、营养不良者,应给予相应治疗。

## 二、沙眼衣原体肺炎

### (一)概述

沙眼衣原体(Chlamydia trachomatis,CT)可分为 3 种共 19 个血清型。①沙眼生物变种:包含 A、B、Ba、C、D、Da、E、F、G、H、I、Ia、J、K 共 14 个血清型;②淋巴肉芽肿生物变种:包含 L1、L2、L2a、L3 共 4 个血清型;③鼠生物变种。感染 CT 的患者临床症状不明显或轻微,有的患者病情迁延不愈,临床疗效也不一致,多与 CT 不同血清型的致病性有关。

随着对 CT 实验技术的不断改进,对 CT 的了解日益深入。已证实 CT 不仅可引起眼科疾病,还可引起生殖、呼吸等系统的疾病。Chen 等研究了 60 例年龄 <6 个月诊断为毛细支气管炎、支气管肺炎或肺炎的住院婴儿,30% 的患儿感染 CT,认为 CT 是 6 个月以下小年龄婴儿下呼吸道感染的主要病原。国内对小年龄儿童的肺炎或毛细支气管炎住院患儿的研究表明,1~6 个月婴儿 CT 抗体阳性检出率占 23.1%,6~24 个月婴儿占 18.6%,因而认为 CT 是 2 岁以下尤其是 6 个月以下婴儿肺炎的主要病原体之一。CT 新生儿肺炎中无论是培养还是 PCR 检测阳性率可能会更高。

所有的沙眼衣原体感染均可趋向于持续性、慢性和不显性的形式。CT 主要是人类沙眼和生殖系统感染的病原,偶可引起新生儿、小婴儿和成人免疫抑制者的肺部感染。分娩时胎儿通过 CT 感染的宫颈可出现新生儿包涵体性结膜炎和新生儿肺炎。CT 主要经直接接触感染,使易感的无纤毛立方柱状或移行的上皮细胞(如结膜、后鼻咽部、尿道、子宫内膜和直肠黏膜)发生感染。常引起上皮细胞的淋巴细胞浸润性急性炎症反应。一次感染不能产生防止再感染的免疫力。

### (二)诊断与鉴别诊断

**【临床表现】**

孕妇是沙眼衣原体感染的特殊人群,以垂直传播的方式传染给婴儿。受沙眼衣原体感染的母体经产道将沙眼衣原体直接感染婴儿鼻咽部,下行引起肺炎。也可以直接由眼部感染经鼻泪管下行至呼吸道。CT 肺炎起病隐匿,初期仅为上呼吸道感染表现如流涕、鼻塞,小婴儿 CT 肺炎很少有发热或仅有低热,但多数伴气促,肺部可闻及干湿性啰音或哮鸣音。患儿常有非特异性阵发咳嗽,同时血白细胞增高明显,易合并细菌感染。胸部 X 线片有浸润阴影,有特征意义的是,50% 的病例在新生儿期有眼部黏稠分泌物史。而较大儿童特别是 3 岁以上儿童 CT 肺炎大多数表现为节段性肺炎,且往往缺乏肺部体征,其临床表现及经过与肺炎支原体肺炎颇为相似。

CT 感染是与免疫有关的病理过程,可发生自身免疫反应,引起心肌炎、反应性关节炎、哮喘等多系统疾病,皮疹亦可能为其肺外表现之一。

**【实验室检查】**

CT 肺炎患儿外周血白细胞总数正常或升高,嗜酸性粒细胞计数增多,超过 $4×10^8$/L。CT 感染的诊断为从结膜或鼻咽部等病史并未取材涂片或刮片(取材要带柱状上皮细胞,而不是分泌物)发现 CT 或通过血清学检查确诊。新生儿沙眼衣原体肺炎可同时取眼结膜刮屑物培养或涂片直径荧光法检测沙眼衣原体。经吉姆萨染色能确定患者有否特殊的胞质内包涵体,在婴儿中阳性率可高达 90%。

血清抗体水平测定是目前广泛应用的诊断衣原体感染的依据。

衣原体微量免疫荧光试验(MIF)是衣原体最敏感的血清学检测方法,最常为回顾性诊断。诊断标准:①急性和恢复期双份血清 IgG 滴度 4 倍增高,单份血清 IgM 滴度≥1:16 或 IgG 滴度≥1:512 为急性衣原体感染;②既往感染,单份血清 IgM>1:16 且 IgG≥1:16 但 <1:512;③单次或双次血清抗体滴度 <1:16 为从未感染过衣原体。

补体结合试验可检测患者血清中的衣原体补体结合抗体,恢复期血清抗体效价较急性期有 4 倍以上升高为确诊。

酶联免疫吸附试验可用于血清中 CT 抗体的检测,由于衣原体间有交叉反应,不主张用此法。

分子生物学检测,采用聚合酶链反应成为诊断 CT 感染的新途径,可早期快速、特异性地检测出标本中的 CT 核酸。

**【影像学表现】**

胸片和肺 CT 表现为肺泡、间质浸润阴影或肺气肿,多数为间质浸润和肺过度充气,也可见支气管肺炎或网状、结节样阴影,偶见肺不张。

**【诊断】**

根据患儿的年龄、相对特异性的临床症状及 X 线非特异性征象,并有赖于结膜或鼻咽部等分离到 CT 或通过血清学检测等实验室手段确定诊断。

**【鉴别诊断】**

1. **RSV 肺炎** 多见于婴幼儿,大多数病例伴有中高热、持续 1 周左右,初期咳嗽、鼻塞,以喘憋为突出表现,可伴有气促、呼吸困难,肺部听诊可及细小、或粗、中湿性啰音。少数病重可并发心力衰竭。胸片多数有小点片状阴影,可有不同程度的肺气肿。

2. **粟粒型肺结核** 多见于婴幼儿初染后 6 个月内,特别是 3 个月内,起病可急可缓,缓者只有低热和结核中毒症状。多数急性起病,症状以高热和严重中毒症状为主,常无明显的呼吸道症状。肺部缺乏阳性体征,但 X 线检查变化明显,可见浓密的网状阴影上密度均匀一致的粟粒结节,婴幼儿病灶周围反应显著及易于融合,点状阴影边缘模糊,大小不一而呈雪花状,病变急剧进展可形成空洞。

3. **白念珠菌肺炎** 多发生在早产儿、新生儿、营养不良儿童、先天性免疫功能缺陷及长期应用抗生素、激素及静脉高营养者,常表现为低热、咳嗽、气促、发绀,精神萎靡或烦躁不安。胸部体征包括叩诊浊音和听诊呼吸音增强,可有管音和中小水泡音。X 线检查有点状阴影,大片实变,少数有胸腔积液和心包积液。同时有口腔鹅口疮,皮肤或消化道等部位的真菌病。

**(三)治疗决策**

治疗抗生素为大环内酯类抗生素,主要为红霉素,新生儿和婴儿的红霉素用量为 40mg/(kg·d),疗程 2～3 周。此外,加强呼吸道管理及对症支持治疗。

由于局部治疗不能消灭鼻咽部的衣原体，不主张对包涵体结膜炎进行局部治疗，这种婴儿仍有发生肺炎或结膜炎的危险。对 CT 引起的小婴儿结膜炎及肺炎均可用红霉素治疗10～14天，用量为每天50mg/kg，分4次口服。

对确诊为衣原体感染患儿的母亲（及性伴侣）也应进行确定诊断和治疗。

### 三、鹦鹉热衣原体肺炎

#### （一）概述

鹦鹉热衣原体（chlamydia psittaci）为衣原体的一种，革兰氏染色阴性，为严格的细胞内寄生的病原体。鹦鹉热衣原体主要感染禽类和低等哺乳类动物，人类并不常见，通常发生于与受感染的鸟密切接触者，几乎只是成人的疾病。鹦鹉热衣原体感染鸟类通常累及肠道，病原体经粪便排出体外，人类感染的途径是经呼吸道吸入疫鸟排泄物气溶胶，病原体吸入体内后首先进入肝、脾的网状内皮细胞进行增殖，再经血路进入肺和其他器官，所以人类的鹦鹉热既可以是呼吸道感染，也可能是以呼吸道为主的全身感染。

#### （二）诊断与鉴别诊断

【临床表现】

鹦鹉热潜伏期1～2周，临床可表现为轻度或一过性流感样症状，也可是急性发病，伴有高热，剧烈头痛、肺炎、反应性肝炎、蛋白尿等。具有明确的鹦鹉接触史及典型的鹦鹉热肺炎的临床表现，即肺炎伴高热、剧烈头痛、肌肉痛、相对缓脉、肝肾累及。

【实验室检查】

CPs 肺炎患儿外周血白细胞总数正常或升高，同时有谷丙转氨酶、碱性磷酸酶和胆红素增高。

从胸腔积液或痰中培养出病原体，由于潜在的危险，CPs 除研究性实验室外一般不能培养。

实验室诊断多数靠特异性补体结合性抗体检测。恢复期血清抗体效价较急性期有4倍以上升高或单次效价≥1∶32可以确诊。

【诊断】

由于临床表现不典型，鹦鹉热的诊断困难。与鸟类的接触史非常重要，但20%患者接触史不详。出现高热、严重头痛及肌痛症状的肺炎患者，结合患者有鸟类接触史等阳性流行病学资料和血清学检查确定诊断。

【鉴别诊断】

1. **MP 肺炎** 多见于学龄儿童及青少年，婴幼儿也不少见。潜伏期2～3周，症状轻重不等，主要特点是持续剧烈咳嗽，婴幼儿可出现喘息，全身中毒症状相对较轻，可伴发多系统、多器官损害，X线所见远较临床显著，外周血白细胞大多正常或增高，红细胞沉降率增快，血清特异性抗体测定有诊断价值。

2. **肺结核** 多有结核接触史，起病隐匿，慢性起病，有结核中毒症状，肺部缺乏阳性体征，不同类型结核有不同特征性影像学特点，PPD阳性，可较早出现全身结合播散病灶等可以明确诊断。

3. **真菌感染** 多发生在先天性免疫功能缺陷及长期应用抗生素、激素的患者。结合影像学及病原组织培养、病理等检查，以及诊断性治疗可以明确诊断。

### （三）治疗决策

抗生素可选用四环素、氯霉素、红霉素，但不主张四环素对 8 岁以下小儿应用。红霉素用量为 40mg/（kg·d），疗程 2～3 周。注意呼吸道管理及支持治疗等。

### （四）常见问题和误区防范

**1. 阿奇霉素在治疗婴幼儿衣原体肺炎中的应用** 目前国内外这方面的研究资料较少。尽管也有一些书籍关于儿童静脉滴注阿奇霉素的叙述，但国内许多制药企业的药品使用说明书都有"缺乏儿童安全性资料"的提示。因此，静脉滴注阿奇霉素在新生儿期禁用，婴幼儿不宜过度使用。

**2. 衣原体感染的肺外表现**

CT 感染的肺外表现，①结膜炎：约 50% CT 感染的患儿在出生 5～14 天出现结膜炎症状。2/3 的患儿单侧发病，大多再波及另一眼。病变主要侵犯下眼睑，急性期有滤泡和黏液性分泌物，很快发展成脓性，常见眼睑水肿，结膜明显充血，偶见角膜血管翳及瘢痕形成。②直肠和阴道感染：CT 感染母亲所生的婴儿 15% 可有亚临床直肠和阴道感染。儿童阴道感染可持续数年，可能是围产期获得或以后的性接触获得，但绝大多数无症状。③中耳炎：CT 感染引起的渗出性中耳炎症状较轻，预后较好。④脑炎：CT 感染引起中枢神经系统病变较少见。国外学者报道 CT 感染可引起脑炎，表现为发热、呕吐，血液及脑脊液 CT 检测均呈阳性。⑤其他：CT 感染的患儿还可出现肝大、黄疸、肝功能损害及不同程度的心肌酶增高、腹泻、皮疹等肺外表现。

CT 感染的其他表现。①心血管系统：CP 感染可损伤冠状动脉，诱发动脉粥样硬化和斑块形成，引起冠状动脉粥样硬化性心脏病（coronary artery heart disease，CAD，简称冠心病）和急性冠脉损伤综合征。在儿童则发现 CP 感染，与川崎病有关。CP 感染可以引起急性心肌炎，其临床表现有轻有重，常见症状为胸闷、气短、乏力、心前区不适、心悸、心律失常、心肌酶增高等，重者可表现为致死性暴发性心肌炎，尤其是当合并鹦鹉热衣原体感染时；还可引起心包炎，国外有个例报道为大量出血性心包炎。②神经系统：CP 感染可导致成人脑梗死。此外，CP 感染还可累及脑实质、脑膜、脊髓、神经根，引起脑炎、脑膜炎、吉兰-巴雷综合征及多发性硬化病等疾病。③反应性关节炎：CP 感染偶可引起反应性关节炎。CP 肺炎患者出现肺炎症状后 3 周，发生不对称性和进行性加重的关节炎，血清学试验和 PCR 检测均证实为慢性 CP 感染。④结节病：发现 CP 感染与结节病、慢性肉芽肿性疾病存在一定关联，但尚须深入研究。⑤自身免疫性疾病：CP 感染与抗中性细胞胞质抗体（antineutrophil cytoplasmic antibodies，ANCA）相关性肾小球肾炎、Still 病、SLE 也可能存在一定关联性。⑥其他：CP 还可引起腹主动脉瘤、甲状腺炎、结节性红斑。另外，在镰状细胞病的肺炎患儿中要注意 CP 感染的可能。

### （五）热点聚焦

**1. CP 感染与心脑血管疾病的关联** 近几年研究发现，CP 感染与动脉粥样硬化（atherosclerosis，AS）等心脑血管疾病关系密切。CP 可促进脂质沉积，单核细胞黏附、渗出和活化，以及泡沫细胞形成。Jha 等发现 CP 感染能够促进 IL-6 表达，后者是冠心病发展和预后的重要指标。Ieven 等通过免疫组织化学、多聚酶链反应和分离培养等技术在 AS 斑块组织中检测出 CP，直接证明了 CP 与 AS 的关系。国内学者的研究也认为，CP 感染参与了 AS 的形成，在冠心病发生与发展中起重要作用。在对 CP 感染是否造成儿童冠状动脉病变的研究中发现，儿童 CP 感染并未引起冠状动脉的异常变化。在川崎病的冠状动脉病变中，CP 感染与肺炎支原体的共同感染可能起重要作用。Elkind 等指出，CP 感染是成人脑缺血性发作的独立危险因素，但最新的 meta 分析认为 CP 感染与脑梗死之间尚不能认为相关。同样 CP 感染可能与儿童缺血性脑血管病无直接关系，但在迁延性病变或重症病例中可能起一定的作用。

**2. CP 感染与支气管哮喘、慢性咳嗽的关联** CP 感染后可引起和促进呼吸道的慢性炎性反应，急性感染能触发和加重哮喘，而慢性持续感染则可引起长期的哮喘症状。CP 感染与哮喘的发生和发展无论在儿童还是成人均有密切关系。日本学者 Zaitsu 跟踪研究发现，感染肺炎衣原体的喘息患儿，3 岁后发展为哮喘的概率远远高于未感染肺炎衣原体的喘息患儿。由此，他推测肺炎衣原体感染可能是哮喘发生的触发因素之一。Annaqur 等通过 ELISA 测定哮喘急性发作组、哮喘控制组及健康儿童组中肺炎衣原体、肺炎支原体及幽门螺杆菌 3 种病原体 IgM、IgG 的阳性率发现，哮喘急性发作组肺炎衣原体、肺炎支原体 IgM 的阳性率明显高于另外两组，差异有统计学意义，提示肺炎衣原体、肺炎支原体的感染与哮喘急性发作有关。另外，美国学者 David 研究发现，Cp IgE 在哮喘患者体内持续阳性，且在哮喘重度发作患者体内的检出率远远高于哮喘中度发作患者，提示其与哮喘发作炎症程度相关，可能成为未来研究感染与哮喘发生机制相关性的生物学指标。

无论是儿童还是成人，CP 的急性感染均可导致慢性咳嗽的急性发作，而慢性 CP 感染状态则与慢性咳嗽的急性发作并无直接关系。国内有关儿童慢性咳嗽病原学研究也表明，CP 和肺炎支原体是儿童慢性咳嗽主要的感染原。

（李昌崇）

# 第九节 真菌性肺炎

**培训目标**

掌握各种真菌性肺炎的诊断、治疗及易感因素；各种真菌性肺炎的药物选择。

**（一）概述**

真菌（fungus）也称作霉菌，广泛分布于自然界。对人体有致病性的真菌只占真菌的少数，因侵犯部位不同，引起浅部真菌病和深部真菌病。深部真菌病是由各种真菌侵犯皮肤和皮下组织外，还累及组织和器官，甚至引起播散性感染，又称侵袭性真菌病。侵袭性真菌病包括脏器真菌病、真菌血症和播散性真菌病。真菌病是指真菌成分侵入某一脏器引起的感染；真菌血症是指真菌侵入到血流引起感染；播散性真菌病是指 2 个或以上非相邻气管同时存在真菌感染。本节中的真菌性肺炎，也称肺真菌病，是指侵袭性肺部真菌感染（invasive pulmonary fungal infections，IPFIs），即真菌侵入气管、支气管及肺组织引起的感染，不包括真菌寄生和过敏引起的肺部病变。

**（二）诊断**

**【诊断】**

侵袭性肺部真菌感染的诊断采用分级诊断模式，诊断依据由宿主（危险）因素、临床证据、微生物学证据和组织病理学 4 部分组成，分为确诊、临床诊断和拟诊 3 个级别。

1. **诊断依据**

（1）感染宿主和/或环境危险因素。①基础疾病：包括早产儿、低出生体重儿、先天发育异常、慢性疾病和重度营养不良等。②原发性免疫缺陷病：特别是联合免疫缺陷病、细胞免疫缺陷病及慢性肉芽肿病等。③继发性免疫功能低下：抗肿瘤药物导致外周血粒细胞减少；长期应用广谱抗菌药物、糖皮质激素及其他免疫抑制剂、骨髓移植后及 HIV 或其他严重的病毒感染。④侵入性操作：包括留置导管、气管切开或插管、胃肠外营养等。⑤环境危险因素：免疫功能正常的儿童，吸入大量真菌孢子超过机体抵抗力而发病，多见于肺隐球菌病和肺曲霉菌病。

（2）临床证据。①发热、咳嗽和肺部体征经抗菌药物治疗无好转或好转后再次出现发热、咳嗽和肺部体征；②影像学提示肺部病变经抗菌药物治疗无好转或肺部出现新的非原发病的浸润影。

（3）微生物学证据。有临床诊断意义的微生物证据包括：①合格痰标本直接镜检发现菌丝，且培养连续 2 次以上分离到同种真菌；②支气管肺泡灌洗液经直接镜检发现菌丝，真菌培养阳性；③合格痰液或支气管肺泡灌洗液直接镜检或培养发现新生隐球菌；④血液标本曲霉半乳甘露聚糖（GM）试验（ELISA）连续 2 次吸光度指数（GMI）值 >0.8 或单次 GMI 值 >1.5；⑤血液标本真菌细胞壁成分 1,3-β-D 葡聚糖抗原（G 试验）连续 2 次阳性；⑥血液或支气管肺泡灌洗液隐球菌抗原阳性。

（4）有确诊意义的微生物学证据。①肺组织真菌培养阳性；②胸腔积液真菌培养阳性；③血液真菌培养阳性（曲霉和除马尔尼菲青霉以外的青霉须排除污染）；④合格痰液或支气管肺泡灌洗液发现肺孢子菌包囊、滋养体或囊内小体；⑤胸腔积液或血液直接镜检发现新生隐球菌。

2. **组织病理学证据** 肺组织标本进行组织病理学检查发现真菌感染的病理改变及菌丝或孢子等真菌成分。

【诊断标准】

1. **确诊（proven）** 宿主因素 + 临床证据 + 肺组织病理学和/或有确诊意义的微生物学证据。

2. **临床诊断（probable）** 宿主因素 + 临床证据 + 有临床诊断意义的微生物学证据。

3. **拟诊** 宿主因素 + 临床证据。

原发感染者，可无宿主因素。

对于侵袭性真菌病的诊断，采用分级诊断。分级诊断的方法便于分级治疗，正确应用分级诊断有利于临床的实际诊治工作和降低病死率。

（三）**治疗策略**

治疗须对应分级诊断，分为确诊治疗、临床诊断治疗（先发治疗）、拟诊治疗（经验性治疗）和目标预防治疗。在开始治疗前，须对患者有清楚的认识和定位，了解患儿处于哪级诊断，并对诊断和治疗不断评估，及时修正治疗方案。

1. **一般预防** 包括医院感染控制技术措施和抗真菌药物预防。适应证为粒细胞减少的血液系统疾病患儿、造血干细胞移植及慢性肉芽肿病患儿。

2. **靶向预防** 在高危患者预防某种特定的真菌感染。

3. **拟诊治疗** 即经验性治疗。高危真菌感染患儿，临床和影像学表现提示真菌感染（拟诊）时，在积极寻找病因的同时，应开始经验性抗真菌治疗。

**4. 临床诊断治疗** 即先发治疗,患儿符合临床诊断,其抗真菌治疗已有较强的选择性用药指征,应依据真菌种类、药敏结果、病情轻重及患儿的耐受性选择用药。

**5. 确诊治疗** 即靶向治疗。诊断确诊患儿,应依据真菌种类、药敏结果、病情轻重及患儿的耐受性选择用药。

## 一、白念珠菌肺炎

### (一)概述

肺念珠菌病(pulmonary candidiasis)或称念珠菌肺炎(candida pneumonia),是念珠菌引起的急性、亚急性或慢性肺部感染。致病念珠菌包括白念珠菌(*Candida albicans*)、热带念珠菌(*C. tropicalis*)、克柔念珠菌(*C. krusei*)、近平滑念珠菌(*C. parapsilosis*)、皱褶念珠菌(*C. rugosa*)、高里念珠菌(*C. guillermondii*)、葡萄牙念珠菌(*C. lusitniae*)和星形念珠菌(*C. stellatoidea*)等。光滑念珠菌(*C. glabrata*)不直接引起肺炎,但可由长期静脉插管或其他部位感染经血行播散而累及肺组织。

念珠菌为条件致病菌,可在正常人的口咽部、上呼吸道、胃肠道、阴道等处定植。一旦机体屏障受损或免疫功能下降就可引起感染。目前普遍认为,本病发生时,由于抗生素抑制与真菌相竞生的细菌,引起菌群失调,从而促进了念珠菌的大量繁殖;其次为肠道中某些参与合成维生素 B 的细菌也被抑制,使皮肤黏膜抵抗力降低更易于发病。此外,有些风湿免疫病、血液病及恶性肿瘤患者,应用激素或抗代谢药物治疗过程中,诱发了严重的内脏念珠菌病。

白念珠菌侵入组织后,基本病理改变是以单核细胞为主的肉芽肿性炎症。早期以渗出为主,有炎症细胞浸润;晚期则为肉芽肿形成及灰色微小脓肿。常侵犯血管,呈急性或慢性坏死性血管炎改变。病变累及黏膜,由坏死组织、纤维素及大量菌丝和芽孢构成肉眼可见的假膜,假膜脱落后,形成灶形糜烂及深浅不一、大小不等、易出血的溃疡。

### (二)诊断与鉴别诊断

念珠菌肺炎的临床症状和体征无特异性。多在长期应用抗生素的过程中,出现稽留热及剧烈的咳嗽,痰为无色胶冻样,偶带血丝,严重者有气促、发绀等。部分患者口咽部可见鹅口疮或散在白膜。肺部体征一般较轻,也可有中小水泡音、叩诊浊音等。影像学无特异性改变,可表现为支气管炎、支气管肺炎、粟粒状浸润、大片状阴影、整个肺叶受累、脓肿形成、孤立性结节或间质病变等,可并发胸腔积液等。

念珠菌肺炎可合并肺外病变,也可是全身播散性念珠菌病的一部分。肺外受累脏器包括皮肤、心脏、肾、骨髓、肝、脾、食管等,血行播散可伴有休克。

白念珠菌是上呼吸道的正常菌群之一,所以痰标本单纯培养白念珠菌生长多无临床意义,但痰直接镜检发现大量念珠菌的真假菌丝,说明念珠菌处于致病状态,有一定的临床意义。

有临床诊断意义的微生物证据包括:①合格痰标本直接镜检发现菌丝,且培养连续 2 次以上分离到同种真菌;②支气管肺泡灌洗液经直接镜检发现菌丝,真菌培养阳性;③血液标本真菌细胞壁成分 1,3-β-D 葡聚糖抗原(G 试验)连续 2 次阳性。以上 3 项中任何 1 项符合即可认为有微生物学证据(临床诊断意义)。

对侵袭性念珠菌肺部感染有确诊意义的是组织病理学检查发现念珠菌感染的病理改变及真假菌丝或孢子等成分,PAS 染色及 GMS 染色可见假菌丝、菌丝和薄壁的卵圆形孢子。

"有确诊意义的微生物学检查"是肺组织或胸腔积液念珠菌培养阳性。

**【诊断标准】**

1. **确诊（proven）** 宿主因素＋临床证据＋肺组织病理学和／或有确诊意义的微生物学证据。

2. **临床诊断（probable）** 宿主因素＋临床证据＋有临床诊断意义的微生物学证据。

3. **拟诊** 宿主因素＋临床证据。

原发感染者，可无宿主因素。

念珠菌肺炎需要跟其他病原（细菌、病毒、支原体、结核分枝杆菌等）引起的肺炎鉴别。

**（三）治疗决策**

1. **治疗药物的选择** 病情较轻或对氟康唑敏感者，首选氟康唑。耐氟康唑或者病情较重（合并播散、继发的肺部念珠菌病、有血流动力学改变等）的念珠菌病，应用两性霉素 B，可联合 5- 氟胞嘧啶（5-FC）或应用卡泊芬净、伏立康唑、伊曲康唑。对于克柔和光滑念珠菌感染，如无药物敏感试验的条件，原则上首选卡泊芬净、伏立康唑、两性霉素 B 或伊曲康唑。

2. **治疗方案的选择**

（1）确诊治疗：对白念珠菌和近平滑念珠菌、克柔念珠菌以外的念珠菌可考虑应用氟康唑（足量）。如有耐药情况，可一次换用伊曲康唑、伏立康唑、卡泊芬净和米卡芬净，两性霉素脂质体等。疗程根据病情，一般 2～3 个月。

（2）临床诊断治疗（先发治疗）：如果有参考的病原真菌，治疗同确诊治疗。如果微生物证据为 1，3-β-D 葡聚糖抗原阳性，此时并不能确定是哪种念珠菌，也不能排除曲霉菌感染，理论上应选用广谱抗真菌药，如伊曲康唑、伏立康唑等。

（3）拟诊阶段治疗（经验性治疗）：此时仅有宿主因素、临床依据两项标准，没有可靠的微生物学依据。如果病情危重，临床考虑需要治疗。治疗药物的选择，在理论上应选用广谱抗真菌药，如伊曲康唑、伏立康唑等。

（4）目标预防治疗：此时有非常高危的宿主因素，如果不采取预防治疗，一旦发病病死率极高，所以此时必须用广谱抗真菌药，而不能选择氟康唑，疗程一般 2～4 周，同时根据宿主高危因素的改善情况而定。

**（四）常见问题及误区防范**

白念珠菌是上呼吸道的正常菌群之一，所以痰标本单纯培养白念珠菌生长多无临床意义。支气管肺泡灌洗液的检查结果"有临床诊断意义"，但也可能被口咽部分泌物污染，检查及评估结果时应给予注意。

治疗方面，符合确诊时进行治疗，虽然在理论上是最理想的，但由于确诊条件在临床中不易获得，待确诊条件具备时则可能已延误治疗并可增加病死率。大多数病例在"临床诊断阶段"开始先发治疗比较合适。此时具备了宿主因素、临床证据和一定的微生物学证据。对于"微生物学证据"检查手段比较缺乏，或病情危急不容拖延，可在拟诊阶段开始治疗，但同时应积极寻找微生物学证据，以便对诊断和治疗进行评估和修正。目标预防仅限于特殊的宿主因素，如接受高强度免疫抑制治疗的骨髓移植患儿、急性淋巴细胞白血病诱导化疗阶段粒细胞缺乏并接受大剂量糖皮质激素的患儿、淋巴瘤联合化疗出现粒细胞及淋巴细胞双重减少的患儿。

### 二、曲霉菌肺炎

#### （一）概述

曲霉菌在自然界广泛存在，是继念珠菌后第 2 位的人类机会性真菌感染。曲霉菌分为 151 个种 18 个群，而能引起人类感染的不到 20 种，其中以烟曲霉菌最常见，可引起近 90% 的侵袭性曲霉菌病，其他常见致病菌还有黄曲霉菌、黑曲霉菌等。

肺的曲霉菌病主要有 3 种类型：腐生型、过敏性和侵袭性，包括侵袭性曲霉菌病、慢性坏死性曲霉菌病、曲霉菌瘤/曲霉菌球及过敏性支气管肺曲霉菌病。曲霉菌通过呼吸道侵入肺组织可发展成多发性脓肿或肉芽肿，亦可侵犯血管，引起中性粒细胞渗出，导致血栓和组织坏死。侵袭性肺曲霉菌病（invasive pulmonary aspergillosis，IPA）是指曲霉菌侵入气管、支气管和肺组织引起的感染，不包括寄生和过敏引起的肺部病变。虽然机体免疫功能正常的人长时间暴露于含有大量曲霉孢子的环境中，吸入孢子数超出人体防御系统的极限时，可引起急性侵袭性肺部感染，但侵袭性肺曲霉菌并多见于各种原因造成免疫损伤的患儿，感染可经气道侵入或经血管侵入。

在曲霉菌中，烟曲霉菌生长速度最快，人体中生理浓度的氢化可的松能加速烟曲霉菌和黄曲霉菌的生长速度，这是曲霉菌病进展速度快的决定因素。曲霉菌孢子体积小，直径 3～5μm，使其能够深入肺，且烟曲霉菌能有效地黏附在气道上，释放多种酶，使肺上皮细胞脱落，炎症前细胞因子释放，减少巨噬细胞和中性吞噬细胞的数量并使之凋亡，并能免受吞噬细胞释放的单氧分子、过氧化氢等破坏。而皮质类固醇也影响巨噬细胞杀伤孢子、中性粒细胞和单核细胞杀伤菌丝。

曲霉菌病组织学上除见炎症、坏死、脓肿和肉芽肿等病理改变外，最有诊断价值的是见到典型的曲霉菌丝，通过苏木素、吉姆萨银染，可见细长、以锐角分叉成两支的曲霉菌菌丝。

#### （二）诊断与鉴别诊断

IPA 的临床表现包括发热、咳嗽、咳痰、咯血、胸痛、呼吸困难等，是不同于一般细菌性肺炎的症状。咯血和胸痛提示曲霉菌侵入血管壁。

胸部 CT 典型表现为血管侵袭性肺曲霉菌病早期为双肺弥漫性结节状浸润影，或单发结节状实变影，多位于胸膜下，周围可出现磨玻璃样阴影，为"晕轮征"。而气道侵袭性曲霉菌病早期没有特异性，类似于普通肺炎。病情进展可出现结节实变阴影增大，肺实变区域液化、坏死，出现空腔阴影，病灶可呈半月形透光区"新月征"（图 1-4）。

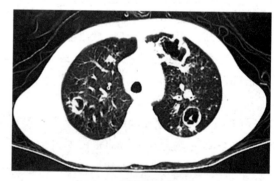

**图 1-4　曲霉菌肺炎肺 CT**

女，6 岁，发热、咳嗽 3 周，痰培养"烟曲霉菌"。CT 可见到肺实变区域内出现多发空腔，腔内可见小结节影

血清学检查方面，血液真菌细胞壁成分 1,3-β-D 葡聚糖抗原（G 试验）是真菌细胞壁的重要成分，可用于早期诊断深部真菌感染，但是不能区分念珠菌和曲霉菌。半乳甘露聚糖（GM）是用于检测侵袭性曲霉菌病毒抗原。应用单克隆抗体和夹心 ELISA 可提高检测敏感性。GM 试验（ELISA）连续 2 次吸光度指数（GMI）值 >0.8 或单次 GMI 值 >1.5 为阳性结果。在双歧杆菌定植的新生儿，应用哌拉西林/他唑巴坦、阿莫西林/克拉维酸等药物及其

他侵袭性霉菌病（如青霉菌、组织胞浆菌病和芽生菌病）的患者可出现交叉反应，呈假阳性结果。曲霉菌病组织学上除见炎症、坏死、脓肿和肉芽肿等病理改变外，最有诊断价值的是见到典型的曲霉菌丝，通过苏木素、吉姆萨银染可见细长，以锐角分叉成2支的曲霉菌菌丝。

**【诊断标准】**

1. **确诊（proven）** 宿主因素＋临床证据＋肺组织病理学和/或有确诊意义的微生物学证据。

2. **临床诊断（probable）** 宿主因素＋临床证据＋有临床诊断意义的微生物学证据。

3. **拟诊** 宿主因素＋临床证据。

原发感染者，可无宿主因素。

曲霉菌肺炎需要跟其他病原（细菌、病毒、支原体等）引起的肺炎及肺结核鉴别。

**（三）治疗决策**

1. 常用药物的选择 可选择伏立康唑、伊曲康唑、卡泊芬净、两性霉素B，病情重者可联合两种抗真菌药物治疗。氟康唑对肺曲霉感染无效。两性霉素B是治疗侵袭性肺曲霉病的传统药物。目前认为病情较重者，可首选伏立康唑。卡泊芬净适用于患者不能耐受其他药物或其他药物治疗无效时。对于危重症侵袭性肺曲霉菌病，《儿童侵袭性肺部真菌感染诊治指南（2009版）》中推荐应用两性霉素B＋卡泊芬净或伏立康唑＋卡泊芬净。

2. 治疗时间长短以病情而异，需要个体化，一般至少6～12周，甚至更长。

**（四）常见问题和误区防范**

在曲霉菌感染的早期，临床表现缺乏特异性，仅表现为支气管炎或支气管肺炎，但是按照社区获得性肺炎的常规治疗无效，这时需要考虑真菌感染。对于拟诊真菌感染的高危患儿，在积极寻找病因等同时，应开始经验性抗真菌治疗。对于临床诊断真菌感染的患儿，应根据真菌种类、病情轻重及患儿的耐受性，选择抢先治疗方案。对于高危患者（移植物抗宿主疾病、急性单核细胞白血病和骨髓异常增生综合征粒细胞缺乏）可应用伊曲康唑预防治疗。

## 三、隐球菌肺炎

**（一）概述**

隐球菌肺炎的致病菌主要是由新生隐球菌及其9个变种，其他还有浅黄隐球菌、浅白隐球菌和罗伦隐球菌等，但很少见。新型隐球菌属于酵母菌属，在脑脊液、痰液、病灶组织里呈圆形或椭圆形，不形成菌丝和孢子，出芽生殖，直径为5～12μm，四周包裹肥厚的荚膜。该菌广泛分布于自然界，鸽粪被认为是最重要的传染源，分离出本菌的动物还有马、奶牛、狗、猫、猪、老鼠等，也存在于土壤、水果、牛奶及正常人的皮肤和粪便中。在干燥的环境中可生存达1年之久。本病可原发或继发。隐球菌的主要感染途径是空气中的孢子被吸入肺部引起肺隐球菌病，如果治疗不及时，可发生全身血行播散，导致隐球菌脑膜炎或其他器官，如皮肤、骨骼、泌尿系统以及淋巴结、肝脾等感染。

隐球菌肺炎的病理改变早期肉眼可见黄白色或粉红色胶状半透明物质，病灶内有较多炎症细胞，主要是单核细胞、淋巴细胞和浆细胞，中性粒细胞很少。晚期则为大小不等的肉芽肿，病灶内可见干酪样坏死和小空洞，不形成钙化，周围无明显包膜。肉芽肿主要由巨大的泡沫状巨噬细胞、多核巨噬细胞和淋巴细胞等构成，巨噬细胞内吞噬有隐球菌菌体。

### （二）诊断与鉴别诊断

隐球菌肺炎，可单独发生或继发于肺结核、支气管扩张等，常与中枢神经系统隐球菌病共发。临床上可以隐匿起病，表现为咳嗽、咳痰、发热、盗汗、气促、乏力、体重减轻等，也可出现咯血和胸痛。也可以急性起病，表现为高热、呼吸困难等，甚至出现急性呼吸衰竭。临床查体可见到气促、发绀，肺部听诊可闻及干湿性啰音等，如果伴有全身播散性感染，还可以见到受累脏器的相应表现，如痤疮样皮疹、肝脾大等。

隐球菌肺炎的影像学表现形式有：①斑片状或大片实变，单侧或双侧；②单发或多发的结节影，常位于胸膜下，大小不一，可伴有肺门淋巴结肿大；③表现为弥漫粟粒样阴影（图 1-5）。

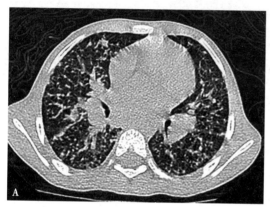
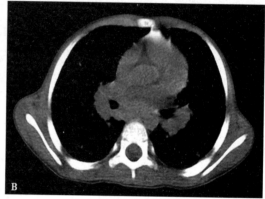

**图 1-5 播散性隐球菌病肺 CT**

男，2 岁，发热、咳嗽 20 天，血培养"新生隐球菌"。CT 可见两肺弥漫的大小不等的结节影，伴有双侧肺门淋巴结增大

病原学的检查包括：①病原体检测。墨汁染色后镜检见到外圈透光的圆形厚荚膜菌体可确定隐球菌。组织学标本特殊染色显示菌体或荚膜有助于诊断，包括 Gomori-methenamin 银染（GMS）、PAS 染色和 Fontana-Masson 染色（FMS）。②抗原检测。乳胶凝集试验检测新生隐球菌荚膜多糖抗原，是一种简便、快捷而有效的诊断方法，是迅速简便而可靠的方法。③真菌培养。痰培养有隐球菌生长对诊断隐球菌肺炎很有帮助，但痰涂片和培养阳性率较低。对于疑似病例，应尽可能多次、多途径采集标本进行涂片和培养。确诊需要从下呼吸道或肺组织直接采样母乳支气管肺活检、支气管灌洗液、经皮肺穿刺活检术或胸腔积液等。如果有全身症状，应做血液真菌培养。

本病除了需要与普通肺炎如病毒性肺炎、支原体肺炎等鉴别外，其起病特点、临床表现及影像学改变与肺结核相似，须仔细鉴别。隐球菌肺炎表现为支气管旁淋巴结肿大时，可误诊为恶性淋巴瘤，必要时可通过淋巴结活检鉴别。

### （三）治疗决策

对于轻度感染或无免疫功能缺陷的患者，首选氟康唑。重症患者或合并脑膜炎、腹腔隐球菌病等或儿童存在免疫功能缺陷，可应用两性霉素 B，并联合 5-FC，待病情好转之后改用氟康唑维持治疗。

### （四）常见问题及误区防范

隐球菌肺炎的误诊率较高。国内的一项对免疫功能正常儿童肺隐球菌病的研究显示，

21 例无基础疾病及免疫缺陷的隐球菌肺炎患儿中,有 1/2 的患者肺 CT 误诊为肺结核或淋巴瘤。

除鸽子外,其他家禽也可能成为传染源,甚至有一些患儿无明确的动物接触史。

## 四、肺孢子菌肺炎

### (一)概述

肺孢子菌过去被认为是一种原虫,分子水平研究发现,其 RNA 与真菌非常接近,目前已将其列为真菌。肺孢子菌的不同株型具有宿主特异性,如主要寄生于人体内的是伊氏肺孢菌(Pneumocystis jiroveci),而以大鼠为中间宿主的则为卡氏肺孢菌(Pneumocystis carinii)。肺孢子菌环境宿主及在人类的传播途径不十分明确,一般认为通过呼吸道飞沫感染。

肺孢子菌肺炎的发生与免疫抑制程度有关,尤其与细胞介导的免疫受损有关。主要见于:早产新生儿和婴儿,先天免疫功能缺陷者,恶性肿瘤如白血病、淋巴瘤患者,器官移植后接受免疫抑制剂治疗者,艾滋病患者等。

感染后,包囊开始位于肺泡间隔的巨噬细胞内,其后含有包囊的肺泡细胞脱落,进入肺泡腔;或包囊内的子孢子增殖与成熟,包囊壁破裂后子孢子排出成为游离的滋养体进入肺泡腔,激发肺的炎症反应,肺泡渗出物中有浆细胞、淋巴细胞及组织细胞。肺泡内及细支气管内充满泡沫样坏死孢子菌体与免疫球蛋白的混合物。肺泡间隔有浆细胞及淋巴细胞浸润,致肺泡间隔增厚,可达正常的 5～20 倍。

### (二)诊断与鉴别诊断

临床类型有两种。①婴儿型:主要发生在 1～6 个月小婴儿,属间质性浆细胞肺炎,起病缓慢,主要症状为食欲缺乏、烦躁不安、咳嗽、呼吸急促及发绀,而发热不显著。肺部听诊时啰音不明显,1～2 周内呼吸困难逐渐加重,可出现鼻翼扇动和发绀。患儿可并发纵隔气肿或气胸。肺部体征与呼吸窘迫症状严重程度不成比例为本病特点之一。若不治疗,病程可持续多天甚至数周,25%～50% 患儿死亡。②儿童型:主要发生于各种原因致免疫功能低下的小儿,起病急骤,与婴儿型不同处为,几乎所有患儿均有发热。此外,常见症状为呼吸急促、咳嗽、发绀、三凹征、鼻翼扇动及腹泻。听诊时肺部啰音不明显,与呼吸困难的严重程度不成比例,病程发展快,多数未经治疗即死亡。

胸部 X 线检查可见双侧弥漫性颗粒状阴影,自肺门向周围伸展,呈毛玻璃样,伴支气管充气像,之后变成致密索条状,索条间有不规则片块状影。后期有持续的肺气肿,肺野外周更为明显。可伴纵隔气肿及气胸。肺部高分辨 CT 可见广泛毛玻璃状改变和囊泡状损害(图 1-6)。

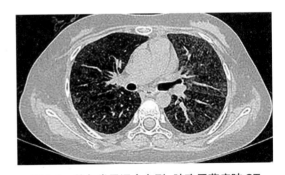

**图 1-6 幼年类风湿全身型、肺孢子菌病肺 CT**
女,11 岁,CT 可见弥漫性磨玻璃影

白细胞计数正常或稍高,约半数病例淋巴细胞减少,嗜酸性粒细胞轻～中度增高。血气分析可显示低氧血症。伴有艾滋病患儿的 CD4 细胞低于正常范围,常 <2×10⁸/L。

目前病原学诊断的标准方法是自痰液、支气管肺泡灌洗液和各种肺活检标本中借助特殊染色(吉姆萨、哥氏亚甲胺银染色、甲苯胺蓝等)镜检寻找病原体。如见到泡沫状嗜伊红物质的团块，乌洛托品硝酸银染色，见到直径 $6\sim8\mu m$ 的黑褐色圆形或椭圆形的孢子体，位于细胞外或孢子囊或孢子小体，可确诊。经纤维支气管镜行支气管肺泡灌洗和肺活检查找病原体为多数患者的首选方法，阳性率可达 $75\%\sim95\%$。开胸肺活检可提供足够标本，用于组织病理学检查，敏感性最高，但因有创伤而临床应用受限。血清学和分子生物学技术是正在发展中的检查方法。近年研究表明，PCR 技术可能是最有前途的诊断技术，且可用于治疗监测和流行病学研究。

目前应用由于缺乏特异性的症状和体征，且免疫缺陷患儿可同时合并其他病原感染，临床上肺孢子菌肺炎的诊断比较困难。确诊需要证实肺实质或下呼吸道分泌物中肺孢子菌的存在。

本病须与细菌性肺炎、病毒性肺炎、其他真菌性肺炎、ARDS 及淋巴细胞间质性肺炎等鉴别。

### （三）治疗决策

TMP-SMZ 是首选药物。卡泊芬净对肺孢子菌肺炎有一定疗效，可用于 TMP-SMZ 耐药或重症患者。

糖皮质激素可抑制肺孢子菌肺炎的炎症反应和由此造成的肺损伤，在 $PaO_2<70mmHg$ 或肺 - 动脉氧分压差 $>35mmHg$ 时，应使用激素作为辅助治疗，如甲泼尼龙 $2mg/(kg\cdot d)$，并主张在应用 TMP-SMZ 前 $15\sim30$ 分钟给药。在肺炎恢复期激素应逐渐减停。

有下列情况应予预防用药：免疫抑制患者已有一次肺孢子菌肺炎发作时，儿童发生严重细胞介导的免疫缺陷病如重症联合免疫缺陷病、器官移植受者和艾滋病患者、患淋巴组织增生性恶性肿瘤和其他恶性肿瘤需要化疗的患儿。

### （四）常见问题及误区防范

预防治疗的持续时间无明确规定或到免疫缺陷消除为止。预防仅在用药期间有效，因此，高危患者应坚持用药，但预防用药不能防止疾病的发生。

（申昆玲　殷　菊）

# 第十节　结　核　病

---

**培训目标**

1. 掌握结核性胸膜炎的症状、体征；结核性胸膜炎的诊断和鉴别诊断；急性血行播散型肺结核的诊断和鉴别诊断；急性血行播散型肺结核的影像学特点。
2. 熟悉亚急性、慢性血行播散型肺结核的影像学特点。

---

## 一、结核性胸膜炎

### （一）概述

结核性胸膜炎（tuberculous pleuritis）是结核分枝杆菌及其代谢产物进入胸膜腔引起的胸膜炎症。结核性胸膜炎可发生于肺结核病程中的任何时间，是原发肺结核较常见的早期合并症。儿童原发肺结核合并胸腔积液为 $2\%\sim38\%$。婴幼儿急性粟粒型肺结核约 1/10 伴双侧胸膜炎,积液量较少。结核性胸膜炎更多见于 5 岁以上的儿童及青少年,发生于学龄期儿童的肺内多无活动性结核病灶,积液多为中等量或以上。

**【发病机制】**

多发生于原发结核感染后 6～12 周,结核分枝杆菌通过肺内胸膜下干酪病灶破溃、淋巴逆流和血行播散等途径侵入胸膜腔,多数因少量结核分枝杆菌进入胸腔后,结核蛋白抗原与致敏 T 淋巴细胞相互作用,引发迟发型超敏反应,导致结核蛋白过敏渗出性炎症反应,而出现胸腔内毛细血管渗透性增加,血浆蛋白渗出、CD4$^+$T 细胞的聚集及炎症介质如 IFN-r 的释放,淋巴回流障碍等最终形成胸膜腔内积液。在这种情况下,结核性胸膜炎的发生实际上是一种免疫反应而非直接感染。

**(二)诊断与鉴别诊断**

**【临床表现】**

大部分患儿起病较急,有高热、盗汗、食欲缺乏、呼吸急促表现。年长儿童常诉胸痛,咳嗽时胸痛加重,起病缓者有中等度发热和不同程度的结核中毒症状,干咳或刺激性咳嗽,因受胸痛限制而不能大声咳嗽。较小儿童咳嗽、呼吸急促易与急性肺炎相混,但结核性胸膜炎患儿一般无咯血。胸痛持续 2～3 天,当胸腔积液较多时呼吸动作受限,胸痛即可减轻或消失。

初起时听诊可有胸膜摩擦音,随着积液量增加,呼吸音逐渐减低至消失,叩诊由浊音转为实音。大量胸腔积液时患儿患侧肋间隙增宽,呼吸运动减弱,气管和心脏向健侧移位。

**【实验室检查】**

**1. 胸腔积液检查**

(1)常规检查:典型为草绿色,透明或微混,也可呈血性、洗肉水样或脓性,比重 1.016～1.020,白细胞常为几百,少数可达数千,典型以淋巴细胞占优势,约有 10% 的患儿以中性粒细胞占优势,胸腔积液中含有间质细胞 <1%。

(2)生化检查:胸腔积液蛋白升高,胸腔积液蛋白 / 血清蛋白 >0.5,胸腔积液 LDH > 200U 或胸腔积液 LDH/ 血清 LDH >0.6,糖正常或降低。

(3)胸腔积液腺苷酸脱氨酶(adenosine deaminase,ADA):结核性胸膜炎的患儿胸腔积液中 ADA 浓度升高,90% 患儿浓度≥40U/L,其特异度和敏感度均高。ADA 有 ADA-1 和 ADA-2 两种同工酶,结核菌刺激胸膜细胞产生 ADA-2,反应性胸膜炎者为 ADA-1 升高,两者有所不同。测定胸腔积液 ADA-2 对早期诊断结核很有帮助,为快速、简便、经济和可靠的诊断方法。

(4)胸腔积液 INF-γ:该细胞因子由 CD4$^+$T 细胞分泌,结核性胸膜炎患儿胸腔积液内 INF-γ 浓度升高,其特异度和敏感度均在 90% 以上。

(5)结核分枝杆菌检查:由于结核性胸膜炎发病以胸膜对结核蛋白过敏引起居多,胸腔积液结核菌培养阳性或涂片找结核菌阳性率不高,培养的阳性率为 12%～26%。PCR 在结核性胸膜炎的阳性率为 20%～80%,但非结核性胸膜炎患儿 PCR 也可为假阳性。在结核性胸膜炎胸腔积液结核菌培养阴性的病例中 PCR 仅 30%～60% 阳性。

**2. 胸膜活检** 胸膜活检发现结核性肉芽肿或干酪性坏死,病变组织抗酸染色和培养发现抗酸杆菌有助于确诊。因结核性胸膜炎特异性病理改变一般仅维持 4 周左右,为明确诊断应及早活检。

**【影像学检查】**

**1. 胸部 X 线检查**　早期少量积液仅表现为肋膈角变钝，成人需要胸腔积液量 200ml 才能显示肋膈角变钝。侧卧位投照可显示沿外壁有条状阴影，胸腔积液量 50ml 即可显示。积液中等量时则可见从肋膈角外壁上行，呈弧形均匀致密影。大量胸腔积液时患侧全侧致密影，仅肺尖部可见肺组织充气影和肺纹理，同时肋间隙增宽，气管纵隔向健侧移位。如无胸膜粘连，变换体位时积液流动而使阴影有所变化。体位改变而影像无改变时说明有包裹，后前位胸片为类圆形或 D 形致密阴影。正常侧位胸片，胸骨后和心脏后有透亮区，胸腔积液时心脏后透亮区消失而变模糊，并可见后肋膈角显示不清，提示胸腔积液量 >50ml（图 1-7）。

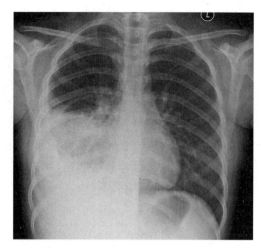

图 1-7　结核性胸膜炎（中等量积液）

重症患儿卧位拍片积液表现有一侧胸廓变得模糊呈磨玻璃状，患侧膈肌向下移位；从磨玻璃模糊影像中可见肺纹理；肺泡和毛细支气管内充气像显示不清。

一侧胸腔大量积液易与一侧肺不张相混，后者肺的上叶不见充气和纹理，纵隔被牵向患侧，对侧可见气肿和纵隔肺疝。

**2. 胸部 CT 检查**　诊断价值优于胸片，对于少量胸腔积液、肺底积液、叶间积液、纵隔积液、包裹性积液、胸膜结核瘤等显示更清楚（图 1-8）。CT 检查可以更清楚发现肺内隐蔽的病灶，也可在 CT 引导下行胸膜活检。

**3. 胸部 B 超检查**　可证实有无积液的存在。对于估计积液量、积液部位和距离胸表面深度均较 X 线片准确。可区分有无包裹和胸膜肥厚。对结核性胸膜炎患儿，如胸膜上有弥漫小结节时，可协助判定为结核结节，而有助于病原诊断。包裹性积液患儿可利用 B 超引导做胸腔定位穿刺。

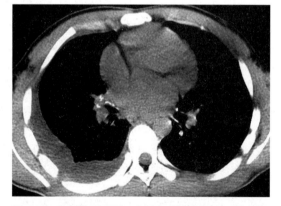

图 1-8　右侧胸腔积液，右肺门淋巴结肿大，其内见点片状钙化影

**【诊断】**

诊断主要根据发病年龄、症状、体征、影像学检查及结核病接触史、PPD 试验、胸腔积液检查结果综合诊断。

**1. 胸腔穿刺检查**　胸片和胸部 B 超可以帮助确定胸腔积液存在，但不能确定胸腔积液性质。只要条件允许，尽量做胸腔穿刺检查。胸腔积液抽出后，先明确是漏出液或渗出液。为诊断性穿刺，50～100ml 即可以检查，不要一次抽水过多，速度不宜过快，以防发生低氧血症和对侧发生肺水肿。每次抽液婴幼儿不超过 150～200ml，年长儿不超过 300～500ml。

**2. PPD 试验**　对渗出性胸腔积液的患儿均应做 PPD 试验，但在大量胸腔积液的患儿 PPD 往往是阴性反应，其阴性率可达 30%～59%。原因是，此时大量致敏的 T 淋巴细胞聚集在胸腔积液中，导致皮肤的超敏反应不能发生。如初次 PPD 阴性，经治疗后胸腔积液逐渐吸收，重新做 PPD 往往转为阳性，如反复 PPD 试验阴性而临床症状不见好转者，应及时修正诊断，重新寻找病因。

3. **胸片** 结核性胸膜炎患儿胸片多为单纯一侧胸腔内中等量以上积液而肺内未见其他病变，此种情况常见于青春期前或青春期儿童。肺内可见活动性结核病灶（通常为肺门/纵隔淋巴结肿大）或陈旧性病灶；粟粒型肺结核者可见双侧胸膜炎，但一般积液较少；交替性胸膜炎，即开始时先有一侧胸腔积液，过数周后对侧又出现胸腔积液，原侧胸腔积液已见吸收。

【鉴别诊断】

由于引起胸腔积液的病因比较复杂，通常胸腔积液分为渗出液和漏出液。渗出液多见于炎症、肿瘤、创伤等；漏出液多见于充血性心力衰竭、肝硬化、低蛋白血症、肾源性疾病或静脉栓塞等。因此，医师不仅要及时确定胸腔积液的存在，且要尽快作出病因诊断以协助治疗。结核性胸膜炎在临床诊疗上须与以下常见疾病相鉴别。

1. **细菌性胸膜炎** 本病高发年龄一般为婴幼儿，呼吸道症状明显，胸腔积液外观呈脓性，金黄色或黄绿色，胸腔积液白细胞升高，以中性粒细胞为主，糖降低，外周血白细胞和中性粒细胞升高，CRP 升高，胸腔积液细菌培养阳性，易合并肺脓肿、脓气胸，故不难与结核性胸膜炎鉴别。但结核性脓胸的临床表现、胸腔积液检查、外周血常规、CRP 增高程度与细菌性脓胸极其相似，易导致误诊。鉴别点是患儿虽有脓胸的表现，但发病年龄较大、呼吸道症状不明显，结核接触史、PPD 试验也是重要的鉴别点。

2. **肺炎支原体性胸膜炎** 支原体肺炎导致的胸腔积液在发病年龄及胸腔积液常规检查上与结核性胸膜炎相类似，故临床上两者的鉴别尤为重要。支原体肺炎的呼吸道症状明显，一般有明显的刺激性干咳，肺内病变多样性，可有肺实变、间质病变、肺不张、胸腔积液等表现，而结核性胸膜炎经常无明显肺内病变，仅有胸腔积液伴肺门、纵隔淋巴结肿大。当然，结核病接触史、结核中毒症状、PPD 试验、支原体抗体检测也是两者鉴别的要点。支原体肺炎引起的胸腔积液也同样具有渗出液的特点，比较下其外观多为淡黄色、较结核性胸腔积液清亮，多核细胞为主，胸腔积液支原体抗体阳性，大环内酯类抗生素治疗有效。

3. **真菌性胸膜炎** 真菌感染可引起胸膜炎，但较少见。鉴别要点：真菌性胸膜炎多合并肺内病灶，常有真菌易感因素，如长期应用广谱抗生素、免疫抑制剂，或存在免疫缺陷病、血液病等，外周血白细胞和中性粒细胞升高，红细胞沉降率和 CRP 多升高，鲎试验或 GM 试验可阳性，胸腔积液真菌检查阳性，并缺乏结核病感染依据，如 PPD 阴性、无密切结核病接触史、胸腔积液抗酸染色和结核分枝杆菌培养阴性。

4. **寄生虫性胸膜炎** 由于寄生虫性胸膜炎多呈慢性起病过程，发热、咳嗽不明显，并合并肺部浸润病变，与结核性胸膜炎类似，易误诊为结核性胸膜炎。鉴别要点：寄生虫性胸膜炎病变呈游走性，外周血和胸腔积液嗜酸细胞升高，往往生活在寄生虫疫区，有生食溪蟹、蝲蛄或疫水接触史，寄生虫抗体检查阳性，缺乏结核病感染依据。

5. **结缔组织疾病引起胸膜炎** 如系统性红斑狼疮、类风湿关节炎全身型等，尤其是以胸膜炎或多发性浆膜炎为首发症状时，易误诊为结核。鉴别要点：类风湿关节炎全身型引起胸膜炎，胸腔积液中糖明显降低，除长期发热外还有皮疹及关节症状。系统性红斑狼疮引起的胸膜炎，胸腔积液抗核抗体检测阳性，同时有蝶形红斑、口腔溃疡、光过敏、蛋白尿、贫血、抽搐等多系统损害。

**6. 肿瘤引起胸膜炎** 肿瘤如淋巴瘤、转移瘤、胸膜肺母细胞瘤等可引起胸膜炎，尤其以淋巴瘤多见，由于胸腔积液多为血性，须与结核性胸膜炎鉴别。鉴别要点：淋巴瘤胸腔积液 LDH/ 血 LDH 一般超过 3 倍，胸腔积液不易吸收，部分可以找到肿瘤细胞，无结核病感染依据，可合并其他表现如肺部肿瘤、肋骨破坏。

**（三）治疗决策**

**1. 抗结核药物治疗** 治疗方案可采用 HR 9 个月，严重时 2HRS/4HR 或 3HRZ/3HR。必须遵守早期治疗、剂量适宜、联合用药、规律用药、坚持全程和分段治疗的治疗原则，有利于缩短病程、提高治愈率，减少后遗症发生。治疗期间须注意监测药物不良反应。

**2. 肾上腺皮质激素** 可以减轻结核中毒症状、减少渗出、促进胸腔积液吸收，一般用于中等量以上的胸腔积液、合并多发性浆膜炎及合并血行播散型肺结核的患儿。

**（四）常见问题和误区防范**

**1. 如何通过胸腔积液检查来区分渗出液还是漏出液** 见表 1-7。

表 1-7 渗出液与漏出液的鉴别

| 项目 | 渗出液 | 漏出液 |
|---|---|---|
| 外观 | 黄色、脓性或血性 | 无色或淡黄 |
| 凝固 | 能自凝 | 不自凝 |
| 比重 | >1.016 | <1.016 |
| 细胞计数 | $>0.5 \times 10^9/L$ | $<0.1 \times 10^9/L$ |
| 细胞分类 | 多核细胞为主 | 单核细胞为主 |
| Rivalta 试验 | 阳性 | 阴性 |
| 蛋白质定量 | >30g/L | <25g/L |
| 胸腔积液蛋白 / 血清蛋白 | >0.5 | <0.5 |
| 乳酸脱氢酶 | >200U | <200U |
| 胸腔积液 LDH/ 血清 LDH | >0.6 | <0.6 |
| 糖定量 | 低于血糖 | 与血糖近似 |

**2. 从胸腔积液外观判定病因** 由于结核性胸膜炎为渗出液，从渗出液外观判定胸腔积液的可能病因，见表 1-8。

表 1-8 渗出液外观与病因关系

| 外观 | 可能病因 |
|---|---|
| 浅黄色 | 结核性胸膜炎、病毒或肺炎支原体 |
| 脓样 | 脓胸、恶性肿瘤 |
| 混浊乳白色 | 脓胸、乳糜胸、恶性肿瘤 |
| 果酱色 | 阿米巴性胸膜炎 |
| 混浊绿色 | 类风湿、红斑性狼疮 |
| 红色或血性 | 外伤、肿瘤、结核 |
| 黏稠血性 | 恶性间皮细胞瘤 |

**（五）热点聚焦**

**1. 结核性脓胸** 大量结核分枝杆菌侵入胸膜腔后，引起感染积脓，称为结核性脓胸。发病率已明显下降。但一旦发生，仍有较高的严重并发症和病死率，可合并化脓菌混合感染。

感染途径：①直接侵入：肺部、肺门和支气管淋巴结干酪性坏死病变破溃，含有大量结核分枝杆菌的干酪物质侵入胸膜腔，或胸膜下的结核性空洞破裂，造成自发性气胸和结核性脓气胸，多同时伴有支气管胸膜瘘和混合感染；②直接蔓延：胸壁结核、胸椎和颈椎结核及腹腔结核直接蔓延到胸膜腔；③淋巴-血行感染：体内原发结核灶中的结核菌经淋巴-血行感染。

临床表现为高热、呼吸困难，胸腔积液白细胞升高，以中性粒细胞为主，糖降低。外周血白细胞和中性粒细胞升高，CRP升高，与细菌性脓胸难以于鉴别，胸腔积液中找到结核菌则可确诊。临床诊断要点是存在结核病高危因素（无卡介苗瘢痕）及有结核病的诊断依据，如结核病密切接触史、PPD试验阳性等。

**2. 乳糜胸** 结核性胸膜炎有时胸腔积液为乳糜样，虽很少见，但应做好鉴别诊断。儿童时期最常见的乳糜胸患儿为外伤、结核、肿瘤。

（1）乳糜胸的临床特点：其临床与体征、胸片与其他病因引起胸腔积液相类似。故只有穿刺抽液才能显示乳糜样，乳糜液无刺激作用，故无胸痛，有杀菌作用而无继发感染，本身不引起呼吸困难和病侧不适，由于乳糜液含大量营养成分，乳糜液量多时，易造成营养不良和免疫力低下。

（2）真假乳糜胸的鉴别（表1-9）：乳糜胸在小儿以结核、肿瘤、丝虫病、手术、外伤等引起多见。其中特别注意结核、肿瘤和丝虫病三者的鉴别。有人认为，真乳糜胸多为恶性肿瘤、外伤引起。假乳糜胸是由于胸腔内积存甚久的脓液退行性变和内皮细胞所构成，非为脂肪颗粒构成，假乳糜胸多由结核或类风湿引起。

表1-9 真假乳糜胸的鉴别

| 鉴别项目 | 真乳糜胸 | 假乳糜胸 |
| --- | --- | --- |
| 成分 | 脂肪 | 蛋白-卵磷脂复合物，胆固醇，退行性细胞 |
| 三酰甘油 | >110mg/dl | <110mg/dl |
| 胆固醇 | <50mg/dl | >50mg/dl |
| 苏丹三号染色 | 可见脂肪球 | 不见 |
| 离心沉淀 | 无大量胆固醇 | 见有大量胆固醇 |
| 加乙醚 | 变清 | 不变清 |

## 二、血行播散型肺结核

### 急性血行播散型肺结核

**（一）概述**

急性血行播散型肺结核也称急性粟粒型肺结核（acute military tuberculosis），为大量结核分枝杆菌同时或在极短时间内相继进入血流所引起。急性粟粒型肺结核只是全身粟粒性结核病在肺部的表现，可以在任何季节和任何年龄发生。

【发病机制】

结核分枝杆菌大致通过以下途径侵入血流：①肺内原发灶或胸腔内淋巴结干酪样物质

破溃浸入血管,一般是纵隔淋巴结内的结核分枝杆菌进入静脉,或通过胸导管进入锁骨下静脉而入血流。多发生于原发感染后3～6个月,此时小儿机体一般处于高度敏感状态,尤其是血管系统的高敏状态,致血管壁的通透性增加,结核分枝杆菌通过血管壁侵入肺间质,进而侵入肺实质形成粟粒大小的结节。②有时结核分枝杆菌接种在血管壁上,发生血管内膜干酪性血管炎,病灶内的结核分枝杆菌进入血流。③肺内结核分枝杆菌经毛细血管直接进入血流。

**【病理】**

大体标本见病肺体积增大,重量增加,肺表面充血,布满黄白色粟粒样小结节,这种结节最小也是由3～4个结核结节融合而成,一般需要3周时间。显微镜下为典型的增殖性结核结节或渗出性改变,以肺泡间隔、血管与支气管周围及小叶间隔为主,较少在肺泡腔内。若病灶以干酪坏死为主,缺乏渗出、增殖性病变,尤其缺乏类上皮细胞和朗格汉斯细胞时,病灶内存在大量的结核分枝杆菌,说明机体的抵抗力极度低下,临床称为无反应性结核病。

**(二)诊断与鉴别诊断**

**【临床表现】**

任何年龄均可发病,最多见于婴幼儿,在初染结核分枝杆菌后6个月,特别是3个月内最易发病。起病可急可缓,但多数起病较急,表现为持续高热、中毒症状严重,类似伤寒,称为"伤寒型",多见于3岁以上儿童。有些患儿除高热外,还伴有咳嗽、呼吸急促、发绀,即为"肺型";一些患儿除高热外,伴有头疼、呕吐、惊厥等脑膜刺激症状,即"脑膜型",多见于婴幼儿;机体抵抗力极度低下的儿童,除弛张高热、中毒症状重以外,还可有全身紫癜和出血现象,类似败血症,称为"败血症型";少数婴幼儿缓慢起病,除低热和结核中毒症状外,常伴有消化不良、腹泻、营养不良和明显消瘦,称为"消化不良型"。

肺部体格检查往往缺乏明显体征。当病灶融合或继发感染时,可听到细湿性啰音。约半数小儿可有全身淋巴结和肝大、脾大。眼底检查可在脉络膜发现结核结节,少数患儿可见皮肤粟粒疹,于新鲜皮疹中常可找到结核菌。两者的出现均有助于急性粟粒型肺结核的诊断。

重症患儿可并发急性心力衰竭、急性呼吸衰竭、弥散性血管内凝血,也可发生气胸、纵隔气肿和皮下气肿。

**【实验室检查】**

多数患儿外周血白细胞升高,伴有中性粒细胞增多,少数患儿出现类白血病反应、血小板减少及再生障碍性贫血。也有一些病例白细胞正常或减低。大多数患儿红细胞沉降率增快,C反应蛋白明显升高,胃液、痰液涂片或培养可找到结核分枝杆菌。结核分枝杆菌检查对于急性粟粒型肺结核的确诊和鉴别诊断起决定作用,尤其是对于不典型的病例,故应常规进行。无痰液者或年幼儿可连续3天取清晨空腹胃液检查,有痰液者连续3天取清晨痰液检查。急性粟粒型肺结核患儿应常规进行脑脊液检查,能发现一些患儿合并早期结核性脑膜炎。

**【影像学检查】**

**1. 胸部X线** 在急性粟粒型肺结核病程的早期,由于结核结节太小,在胸片上看不到粟粒性阴影,因肺部充血和肺间质炎性浸润,胸片表现为磨玻璃影或肺纹理增多和变粗,呈串珠状,有时发出小的分叉,形成网状影或出现稀疏的、分布在下肺野的小点状阴影。一般在症状出现后1～3周,在X线片上见到典型的粟粒状阴影。典型的粟粒状阴影布满双肺,呈密度、大小、分布三均匀的特点,正常肺纹理不易辨认,为本病的特征性表现。病灶以增殖性结节为主时,边缘清晰,以渗出性结节为主时,边缘模糊,增殖性结节和渗出性结节也可混合出现,病情进展时粟粒状阴影逐渐增大,甚至达到 3～5mm,并可相互融合形成分布、大小不一的片状影。有时在较大的融合灶内出现空洞,导致干酪性肺炎。婴幼儿病灶周围反应显著,渗出明显,且易于融合,粟粒状阴影边缘模糊(图 1-9),分布、大小不一,呈雪花片状,邻肺可有小泡性肺气肿。

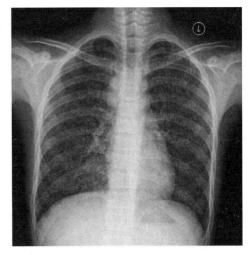

**图 1-9　胸部 X 线　双肺粟粒状阴影**

由于小儿急性粟粒性肺结核多由原发性肺结核恶化引起,因此,除粟粒影外常可见到原发病灶、肺门或纵隔淋巴结肿大等原发性肺结核的征象。急性粟粒型肺结核合并淋巴回流障碍时,胸部 X 线片表现为疏密不一的融合病灶,常有肺门和纵隔淋巴结肿大及胸腔积液,粟粒状阴影与网状阴影同时存在,是结核性淋巴管炎的表现。

一般经正规治疗 1 个月时病灶开始吸收,3～6 个月基本吸收。但肺部纹理增多和毛糙持续较久。治疗后胸部 X 线片有时可见蜂窝状肺气肿、肺大疱、自发性气胸、纵隔气肿和皮下气肿等。病程较长或经不规则治疗时,病变吸收缓慢,可遗留纤维化和钙化灶。

**2. 胸部 CT 表现**　胸部 CT 对早期粟粒阴影的显示较胸部 X 线片敏感。因此,当临床上不能除外急性粟粒型肺结核,而胸部 X 线片又未发现粟粒性阴影时,应进行胸部 CT 检查。急性粟粒型肺结核胸部 CT 的典型表现为双肺弥漫分布密度、大小均匀的粟粒状阴影(图 1-10)。此外,胸部 CT 对于肺门或纵隔淋巴结肿大和空洞的显示优于胸片。

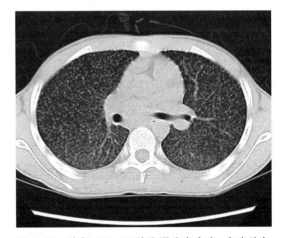

**图 1-10　胸部 CT　双肺弥漫分布大小、密度均匀的粟粒影**

**【诊断】**

本病诊断依据包括:与结核患者密切接触史、结核中毒症状、皮肤粟粒疹、脉络膜结核结节、胸部影像学呈典型的三均匀粟粒阴影、PPD 试验阳性、结核分枝杆菌培养阳性。若 PPD 皮试阴性,亦无结核病接触史时,须依据抗结核治疗反应或病原学阳性结果作出诊断。

**【鉴别诊断】**

1. 在胸部影像学未出现典型的粟粒阴影之前,易误诊或漏诊,易误诊为上呼吸道感染、肺炎、败血症等。

(1)败血症:由于急性粟粒型肺结核有长期发热、外周血白细胞升高,病后 2 周之内胸部 X 线片可能无粟粒阴影,易误诊为败血症。以下几点有助于急性粟粒型肺结核的诊断:①结核病感染依据,如结核病接触史、PPD 皮试阳性;②血细菌培养阴性;③抗生素治疗无效;④胸部 X 线片和胸部 CT 可有纵隔淋巴结肿大、网状影或磨玻璃影或稀疏的、分布欠均匀的粟粒结节。对于这样的患儿,尤其是有结核病高危因素(无卡介苗瘢痕)者,应常规进行 PPD 检查,对于不能除外结核病者,须仔细阅读胸部 X 线片并动态视察。

(2)肺炎:由于急性粟粒型肺结核有发热和咳嗽表现,早期胸部 X 线片表现为肺纹理增多、增粗或网状影、磨玻璃影时,可误诊为肺炎。以下几点可资鉴别:急性粟粒型肺结核患儿一般肺部啰音少,抗生素治疗无效,有结核病感染依据,仔细阅读胸部 X 线片和胸部 CT 可发现纵隔淋巴结肿大或原发病灶,动态观察胸部 X 线片可发现典型的三均匀粟粒样阴影。

(3)结缔组织疾病:由于急性粟粒型肺结核可表现为长期发热,血白细胞升高,中毒症状相对较轻,抗生素治疗无效,病程早期胸部 X 线片正常或有散在的粟粒样阴影,可误诊为结缔组织疾病。但结缔组织疾病常有肺外多系统受累表现,无结核感染依据,可以帮助鉴别。

2. 胸部影像学出现粟粒样阴影时,应注意与其他有粟粒阴影表现的疾病相鉴别。

(1)非典型病原体感染引起的肺炎:如支原体肺炎、沙眼衣原体肺炎,这些病原体引起的肺炎可表现为双肺粟粒样、网状结节样阴影,容易诊断为急性粟粒型肺结核。

(2)真菌性肺炎:如白念珠菌肺炎、曲霉菌肺炎、新型隐球菌肺炎均可出现类似急性粟粒型肺结核的胸部影像学表现。鉴别在于:①这些患儿无结核病感染依据,而有真菌感染的依据,如抗体检测阳性或真菌培养阳性;②抗结核治疗无效。

(3)特发性肺含铁血黄素沉着症:本病反复发作后,肺部遗留网状和粟粒阴影,可误诊为急性粟粒型肺结核。特发性肺含铁血黄素沉着症的特点为:①反复发作的发热、贫血、咳嗽、咯血及面色苍白史;症状发作时外周血象有小细胞低色素性贫血表现;胸片有片絮状、雪花状或斑片状阴影,多分布于中、下肺野近肺门处,肺尖多清晰,一般在 3~7 天消失,遗留粟粒状阴影。②痰液、胃液、支气管肺泡灌洗液内能找到大量含铁血黄素细胞。③无结核感染依据,抗结核治疗无效。

(4)朗格汉斯细胞组织细胞增生症:由于本病有发热、咳嗽或气促,胸部影像学有粟粒阴影表现,容易误诊为急性粟粒性肺结核。朗格汉斯细胞组织细胞增生症与急性粟粒型肺结核的鉴别要点是:①胸部影像学除有粟粒阴影外,还存在囊性病变和结节性病变,结节性病变中可有空洞形成。②颅骨或其他部位有骨质破坏。③可伴有特征性皮疹,为棕黄色或暗红色斑点疹,继而呈出血性湿疹样或脂溢样皮疹,部分有小脓疱,有棘手感,最后结痂脱屑,色素脱失,皮疹成批出现,与急性粟粒型肺结核的粟粒疹不同。④无结核病感染依据,抗结核治疗无效。如朗格汉斯细胞组织细胞增生症患儿表现仅为单纯性肺嗜酸性肉芽肿而无肺外表现者,与急性粟粒型肺结核的鉴别诊断很困难,须行肺活检病理确定。

(5)肺部粟粒样转移瘤:身体各部位的恶性肿瘤血源性转移可造成肺粟粒阴影。甲状腺癌是肺部粟粒转移瘤最常见的原因。

(6)结节病:结节病可有皮肤结节性红斑和结膜、角膜损害。Ⅱ期影像学表现与急性粟粒型肺结核相似。结节病与急性粟粒型肺结核的鉴别之点是:PPD 试验阴性,Kveim 皮试阳性,血清血管紧张素转化酶可升高,抗结核治疗无效,肺病理表现为非干酪性肉芽肿,抗酸染色阴性。

(7)肺泡微结石症:本病胸部 X 线表现为双肺广布细小粟粒性阴影,成人曾有报道将其误诊为急性粟粒型肺结核。本病特点是无发热,可有轻微气急、咳嗽等症状,病灶分布以内带及肺下野为密集,点状阴影的密度较高,边缘比较锐利,PPD 试验阴性,抗结核治疗无效。

**(三)治疗决策**

1. **一般治疗和对症治疗** 加强营养和休息,降温、止咳化痰、吸氧等。

2. **抗结核治疗** 分强化期和巩固期两个阶段。强化期一般采用 3 种或 4 种抗结核药物联合治疗，即联合使用异烟肼、利福平、吡嗪酰胺和链霉素。强化期治疗需要 2~3 个月，巩固期继续应用异烟肼、利福平治疗 6~9 个月。

**3. 糖皮质激素** 有控制体温、减轻感染中毒症状、促进粟粒阴影和渗出性病变吸收、减少纤维化的作用。对于急性粟粒型肺结核患儿，在足量抗结核药物治疗的同时，可并用肾上腺皮质激素。

**4. 并发症的治疗**

（1）结核性脑膜炎治疗：一旦诊断急性粟粒型肺结核，应常规进行脑脊液检查，观察是否合并结核性脑膜炎。合并结核性脑膜炎者，抗结核药物和激素的应用均按结核性脑膜炎处理。

（2）其他并发症治疗：急性粟粒型肺结核可合并急性心力衰竭、急性呼吸衰竭、弥散性血管内凝血，也可发生气胸、纵隔气肿和皮下气肿，应予相应处理。

**【预后】**

病程多属急重，但若能及时诊断，合理治疗，预后良好。绝大多数患儿病灶可逐渐吸收消散，少数留有纤维化或钙化。若诊断过晚、未及时合理治疗或机体抵抗力极度低下或原发性耐药者，预后不良。

**（四）常见问题和误区防范**

关于结核菌素试验的作用：因在儿童急性粟粒型肺结核中，结核分枝杆菌检查的阳性率在 20%~40%，临床上常常不能根据病原学阳性而作出诊断，所以 PPD 试验阳性对于急性粟粒型肺结核的临床诊断和鉴别诊断非常重要，应常规进行 PPD 检查。多数 PPD 试验为阳性，但在病情严重、病程较长或患儿有营养不良时，PPD 可呈假阴性，故切忌因 PPD 试验阴性轻易否定急性粟粒型肺结核的诊断。

### 亚急性或慢性血行播散型肺结核

本病是结核分枝杆菌少量多次进入血液循环，同时患儿有相当的免疫力，故发病比较缓慢，病程比较迁延。其病理改变以增殖性为主，多见于 10~12 岁以上的年长儿。

临床上可有慢性结核中毒表现，多有长期低热。有些患儿有咳嗽、痰中带血、胸痛等表现。痰中容易找到结核分枝杆菌。X 线表现为双肺有大小不一、密度不均、分布不均的结节状阴影，多数散在两肺中上部，有的病灶属增殖性，较陈旧，有的属浸润性，较新鲜，可发生病灶周围炎，甚至融合溶解，出现空洞。此外可见纤维条索状阴影和代偿性肺气肿。本型预后较好，少数可能演变成慢性纤维空洞性肺结核。

（郭　琰　徐保平）

# 第十一节　寄生虫肺部感染

**培训目标**

1. 掌握并能独立开展寄生虫肺部感染诊断、治疗；肺部寄生虫病传播的基本过程和致病机制。
2. 熟悉肺部寄生虫的病原学及流行病学。

寄生虫病仍然是世界范围内引起发病和死亡的重要疾病。在广大的发展中国家,特别是热带和亚热带地区寄生虫的广泛流行,严重威胁着儿童和成人的生命健康。人类呼吸系统可以被多种寄生虫感染,包括蠕虫(肺吸虫、血吸虫、华支睾吸虫、囊尾幼虫、棘球蚴虫、蛔虫、钩虫、粪类圆线虫、旋毛虫、丝虫、比翼线虫)、原虫(阿米巴、弓形虫)、节肢动物螨等。其中,肺吸虫病、肺血吸虫病、肺包虫病、肺部线虫病较常见,原虫感染如阿米巴、弓形虫相对少见。其发病机制主要是寄生虫在其生活周期中移行引起的过敏反应或直接侵入肺或胸膜致病。

## 一、肺吸虫病

### (一)概述

肺吸虫病又称肺并殖吸虫病,主要是由寄生于人体的童虫或成虫所引起的一种人兽共患病。虫体主要寄生于肺部,以咳嗽、咳棕红色痰为主要表现,也可寄生于多种组织器官,如脑、脊髓、胃肠道、皮下组织等,产生相应症状。我国对人体有致病性的肺吸虫主要包括卫氏并殖和斯氏狸殖吸虫。

【病原学】

肺吸虫成虫主要寄生于人或哺乳动物的肺内,虫卵随痰液或被吞入消化道后随粪便排出。虫卵入水,在适宜条件下,经3周左右孵出毛蚴,遇第一中间宿主川卷螺,侵入并在其体内经过胞蚴、母雷蚴、子雷蚴的发育和无性增殖阶段,最后形成短尾蚴。成熟的尾蚴从螺体逸出,侵入或被溪蟹、蝲蛄吞食,在这些第二中间宿主体内形成囊蚴。人或其他终宿主因食入含有活囊蚴的溪蟹、蝲蛄而感染。自囊蚴进入终宿主到发育成熟产卵,约需要2个多月。成虫在宿主体内一般可活5~6年,长者可达20年。

【发病机制】

囊蚴进入终宿主消化道后,在消化液作用下,囊壁破裂,童虫脱囊而出,在组织移行并来回于各脏器及腹腔间,主要是肝。经1~3周由肝及其表面或直接从腹腔穿过膈肌进入胸腔从而入肺,刺激胸膜引起胸膜炎和胸腔积液。童虫入肺后所致病变可分为3期。①脓肿期:主要因虫体移行引起组织破坏和出血。肉眼可见病变处呈窟穴状或隧道状,内有血液,有时可见虫体。随之,出现炎性渗出,内含中性粒细胞、嗜酸性粒细胞等。接着病灶周围产生肉芽组织而形成薄膜状脓肿壁,并逐渐形成脓肿。②囊肿期:由于渗出性炎症,大量细胞浸润、聚集、死亡、崩解、液化,囊肿内充满铁锈黏稠状液体或赤褐色果酱样液体。内容物镜下检查可见坏死组织、夏科-莱登结晶和大量虫卵。囊壁因肉芽组织增生而肥厚,肉眼可见边界清楚的结节状虫囊,呈紫色葡萄状。③纤维瘢痕期:由于虫体死亡或转移至其他地方,囊肿内容物通过支气管排出或吸收,囊内由肉芽组织充填,纤维化,最后形成瘢痕。以上3期是连续变化的,可同时存在于同一肺叶中。斯氏狸殖吸虫很少在人的肺部形成囊肿,以幼虫移行引起的游走性皮下包块、渗出性胸膜炎、腹膜炎和肝组织脓肿等多见,且全身反应强烈。

【流行病学】

肺吸虫病主要流行于亚洲,如日本、朝鲜、俄罗斯、菲律宾、马来西亚、印度、泰国,非洲、拉丁美洲、南美洲亦有报道。我国主要分布在浙江、福建、四川、辽宁、吉林、黑龙江、湖南、广西、江苏、江西、安徽等23个省、市、自治区。

传染源:患者和保虫宿主是本病的传染源。猫、犬、虎、豹、狼、狐、果子狸等哺乳动物生食溪蟹或蝲蛄等而感染囊蚴成为保虫宿主。

中间宿主：第一中间宿主为生活在淡水的一些螺类。第二中间宿主为淡水蟹，如溪蟹、华溪蟹、拟溪蟹、石蟹等，以及我国东北的蝲蛄。淡水虾也可作为中间宿主。山区居民常有生吃或半生吃溪蟹、蝲蛄的习惯。腌、醉吃法等于生吃，烤、煮时间不足也未能将囊蚴全部杀死，是为半生吃。中间宿主死后，囊蚴脱落水中，因此，饮生水也可导致感染。

转续宿主：猪、兔、鼠、蛙、鸡、鸟等多种动物可作为转续宿主。大型肉食类动物如虎、豹等因捕食这些转续宿主而感染，这种感染机会较直接捕食第二中间宿主更大。人也可因生食或半生食这些被感染的转续宿主而患病。转续宿主因种类多、数量大、分布广，在流行病学上是一个不可忽略的因素。

### （二）诊断与鉴别诊断

**【临床表现】**

肺吸虫病是以肺部病变为主的全身性疾病，临床表现复杂，症状轻重与入侵虫种、受累器官、感染程度、机体反应等多种因素有关。急性感染或感染重者潜伏期为2～30天，感染轻者多为3～6个月，甚至可达2年以上。轻度感染多为带虫状态，中重度感染可累及多个组织脏器，并出现全身症状。

1. **全身症状**　一般起病缓慢，轻者仅表现为食欲缺乏、乏力、腹痛、腹泻、低热、皮疹等非特异性症状。重者起病急，可有高热、腹痛、胸痛、咳嗽、气促及荨麻疹等全身过敏反应。

2. **呼吸系统症状（胸肺型）**　多见于卫氏并殖吸虫，以咳嗽、胸痛、咳出果酱样或铁锈色血痰等为主要症状。90%患者可反复咯血，痰中常可找到虫卵。当虫体移行入胸腔时，常引起胸痛、气急、渗出性胸腔积液、脓胸、脓气胸或胸膜粘连肥厚等。

3. **腹部症状（腹型）**　约占患者1/3，常见症状为腹痛、腹泻、恶心、呕吐、血便或棕褐色脓血样便。腹痛部位不固定，以右下腹为多见，多为隐痛。当虫体侵及肝或形成囊肿时可致肝损害或肝大，也可引起腹部器官广泛炎症、粘连，偶可引致腹膜炎，出现腹水。

4. **神经系统症状（脑脊髓型）**　多见于儿童及青壮年，脑型以癫痫发作、偏瘫和颅内压增高为主要表现。也可表现为颅内占位性病变、脑膜炎、视神经受损、蛛网膜下腔出血等症状。脊髓型较脑型少见，主要是脊髓受压部位以下的运动障碍、感觉障碍，甚至瘫痪。

5. **皮下结节和包块（结节型）**　好发于腹部、胸部和腰背部。结节可似黄豆状至鸡蛋大小，表面皮肤多正常，不痛，稍有痒感，周围可有明显的水肿。包块呈游走性，此起彼伏，反复出现。

6. **亚临床型**　没有明显的器官损害，这类患者可能为轻度感染者，也可能是感染早期或虫体已消失的感染者。

人体几乎所有器官均可受到侵犯，故除上述常见的几种类型外尚有其他受损类型如肾型、眼型、脾型、关节型等。临床上常有多类型并存于同一患者。

**【辅助检查】**

1. **血液检查**　白细胞计数升高，$(10～30)×10^9/L$，急性期可达到$40×10^9/L$；嗜酸性粒细胞比例升至5%～20%，最高可达80%以上。红细胞沉降率加快。

2. **病原学检查**　痰液、胃液、胸腔积液镜检可见虫卵、嗜酸性粒细胞及夏科-莱登结晶。粪便检查可采用水洗沉淀法或改良加藤法检查虫卵，可重复送检。卫氏并殖吸虫感染者阳性率达15%～40%，而斯氏狸殖吸虫感染者极少阳性。皮下结节或包块病理检查可见典型嗜酸性肉芽肿、虫卵、童虫或成虫。

3. **免疫学检查**　抗原皮内试验仅用做筛查试验，皮试阳性说明曾有肺吸虫感染，不能诊断肺吸虫病,一般用于流行病学调查和鉴别诊断时参考。血清学方法有酶联免疫试验、间接血凝试验、间接荧光抗体试验和放射免疫试验等,均以虫体可溶性抗原与患者血清反应,检查特异性抗体,与其他常见的吸虫感染交叉反应较少,可用于临床辅助诊断。多种单克隆抗体探针用于检测血清中并殖吸虫循环抗原,阳性率达98%以上。

**4. 影像学检查** 肺内病灶以两侧中、下肺野多见,右侧多于左侧。胸部 X 线可有以下征象:①脓肿破坏期表现为中下肺野片状、圆形或椭圆形阴影,边缘模糊,1~3cm 大小。②囊肿期表现为肺门周围和下肺野浸润阴影内单房或多房性透明区,其周围可见索条状阴影伸向肺野,为肺吸虫较为特征性的表现。③囊肿后期,肺野内散在分布圆形或椭圆形结节阴影,界限清楚。④病变愈合期见病灶缩小,呈大小不等的结节影,密度高。部分可呈点状、环状或小片状钙化。⑤还常有两肺门阴影增大、肺纹理紊乱增多,少量胸腔积液与胸膜肥厚粘连。肺吸虫病的胸部 CT 表现可分为 5 类,即浸润性实变、支气管周围炎、囊状阴影、结节空洞影和胸腔积液。其中囊状阴性和附壁结节空洞对诊断有提示意义。

**5. 儿童支气管镜检查** 由于有大量虫卵在肺组织及支气管黏膜下沉积,故可见黏膜充血、水肿、溃疡、支气管狭窄及黏膜下苍白的粟粒状结节,活检或支气管肺泡灌洗液可找到虫卵。

**【诊断】**

根据流行病学资料,有食生或半生食淡水蟹、蝲蛄或喝生溪水史,有明显的症状与体征。化验外周血嗜酸性粒细胞增多是重要特征,免疫学检查是重要的参考依据,粪便、痰液等体液中找到虫卵或组织活检发现虫体均可确诊。

**【鉴别诊断】**

肺型肺吸虫病常被误诊为肺炎、肺脓肿、肺结核和支气管扩张症,需注意区别。

**(三)治疗决策**

**1. 对症治疗** 卧床休息,加强营养,维持水电解质平衡,止咳对症等,继发感染者应予抗感染治疗。

**2. 病原治疗** ①吡喹酮:为首选药物,每疗程总用量150~225mg/kg,每天 3 次,连服 3 天。脑型患者或感染重者 1 周后重复 1 疗程,偶有过敏性皮疹、精神失常、肝损害等不良反应。②硫氯酚:可作为替代药物使用,儿童 50mg/(kg·d),分 3 次服,连服 10~15 天为 1 疗程,或隔天 1 次,20~30 天为 1 疗程,不良反应明显,有严重肝肾功能不全者禁用。③阿苯达唑:10~15mg/(kg·d),7 天为 1 疗程。

## 二、肺血吸虫病

**(一)概述**

肺血吸虫病是由于血吸虫的童虫、成虫在肺内移行、发育、寄生或其虫卵在肺组织内沉积,引起的以肺内炎症、脓肿、肉芽肿、假结核等为主要表现的疾病,也是最常见的异位血吸虫病,夏秋季多发。临床上除一般血吸虫病症状外,常表现为发热、咳嗽、咳痰、痰中带血、胸痛或哮喘等呼吸道症状。

**【病原学】**

寄生人体的血吸虫主要有 6 种,即日本血吸虫、埃及血吸虫、曼氏血吸虫、间插血吸虫、湄公血吸虫和马来血吸虫。血吸虫的生活史包括卵、毛蚴、母胞蚴、子胞蚴、尾蚴、童虫和成虫等 7 个阶段。在我国流行的是日本血吸虫病,成虫寄生于人和多种哺乳动物的肠系膜静脉中,雌虫产卵于静脉末梢内。虫卵随血流沉积于宿主的肝及肠壁组织中,约11天发育成熟,成熟虫卵在10～11天后死亡。部分沉积于肠壁的成熟卵在肠黏膜层形成嗜酸性粒细胞肉芽肿并向肠腔破溃,虫卵随宿主粪便排出体外。虫卵入水后,在适宜的条件下孵出毛蚴。毛蚴主动钻入钉螺体内,再经过母胞蚴、子胞蚴的无性繁殖阶段发育成尾蚴。一个毛蚴钻入螺体后可产生成千上万条尾蚴。尾蚴从螺体内逸出后在水中浮动或悬浮于近岸浅水面下,当与宿主皮肤接触,很快黏附并钻入皮肤或黏膜,尾部脱落,转变为童虫。童虫在体内移行,通过小静脉和淋巴管进入血液循环,从肺动脉钻入肺静脉随血流至肝。

【发病机制】

在血吸虫感染过程中,尾蚴、童虫、成虫和虫卵均可对宿主造成损害,其原因是血吸虫不同虫期释放的抗原均能诱发宿主的免疫应答,从而出现一系列免疫病理改变。因此,现在普遍认为,血吸虫病是一种免疫性疾病。尾蚴钻入宿主皮肤后转变为童虫,在局部皮肤引起以瘙痒和小丘疹为特点的尾蚴性皮炎。童虫移行至肺部,可引起肺组织充血、出血和嗜酸性粒细胞浸润等过敏性肺炎的病理改变。虫卵在肺组织中沉积,引起组织坏死与急性渗出性炎症,沉积处常有血管内膜炎、嗜酸性肉芽肿,严重感染可形成急性脓肿,随着虫卵死亡,脓肿渐被吸收形成肉芽肿。肉芽肿内含有大量类上皮细胞,并杂有异型巨细胞,与结核结节很像,被称为"假结核结节",小的肉芽肿逐渐纤维化,虫卵死亡后偶可钙化。慢性肺血吸虫病主要是由于沉积在肺内的血吸虫虫卵的机械性或化学性刺激,引起肺间质、支气管黏膜下层充血、水肿、溃疡形成,支气管、细支气管管腔狭窄,黏膜上皮和纤维组织增生、细胞浸润等改变。

【流行病学】

日本血吸虫、曼氏血吸虫和埃及血吸虫是寄生人体的3种主要血吸虫,广泛分布于热带和亚热带的70多个国家和地区,其中日本血吸虫病流行于中国、日本、菲律宾、印尼和马来西亚。我国流行的仅为日本血吸虫病,主要分布在长江流域及以南的12个省、市和自治区。

日本血吸虫病属人兽共患寄生虫病,终宿主包括人和多种家畜及野生动物,其中患者和病牛是最重要的传染源。传播途径主要是通过皮肤与疫水接触,如游泳、洗衣和捕鱼等。传播媒介主要是钉螺。人群普遍易感,但在流行区,人群对血吸虫再感染的感染率随年龄的增加而降低。

(二)诊断与鉴别诊断

【临床表现】

本病的潜伏期一般在1个月左右。急性血吸虫病,临床症状可由抗原抗体复合物、童虫的代谢产物引起,主要表现如下:

1. **发热**　以弛张热和间歇热多见,典型者午后体温升高,傍晚时高热达40℃,午夜后体温降至正常或38℃以内,常伴畏寒、多汗、头痛,少见有寒战,热退后感觉良好。约1/4为低热,很少超过38℃,全身症状轻微,常可自行退热。少数为稽留热,体温持续在40℃上下,波动幅度较小,可伴有反应迟钝、昏睡、谵妄等毒血症状。

2. **呼吸系统症状**　半数以上患者可出现咳嗽,多表现为干咳,少痰,偶可痰中带血,有气促、胸痛,肺部可及少许干湿性啰音。严重时可引起弥漫性、闭塞性肺小动脉炎,少数可引起肺动脉高压和心力衰竭。

3. **其他症状**　腹痛、腹泻、腹胀、肝脾大、面色苍白、乏力、肌肉关节酸痛、荨麻疹等。个别患者出现偏瘫、昏迷、癫痫等脑型血吸虫病症状。

肺血吸虫慢性期可表现为血吸虫性慢性支气管炎、反复发作的过敏性肺炎、支气管扩张症、胸膜炎等。童虫移行穿过肺部毛细血管可引起点状出血、细胞浸润，虫卵沉积所致的咳嗽以干咳为主，在虫卵周围形成急性脓肿时，可表现为气促、胸痛、咳血痰或脓血痰、哮喘。

**【辅助检查】**

1. **实验室检查** 急性期白细胞总数和嗜酸性粒细胞计数增高，白细胞一般在（10.0～30.0）×$10^9$/L，偶有超过 50.0×$10^9$/L，嗜酸性粒细胞一般占 15%～20%，偶可达 70%，增多程度与感染轻重不成比例，重症患者可有白细胞或嗜酸性粒细胞减少，而中性粒细胞增多。慢性血吸虫病患者的嗜酸性粒细胞一般不超过 20%，晚期患者则增多不明显。常伴有不同程度的血红蛋白降低、红细胞沉降率增快和肝功能异常。

粪便直接涂片的阳性率不高，故一般采用沉淀和孵化法。痰检也可通过直接涂片法或沉淀和孵化法找到虫卵或毛蚴。直肠黏膜活检或压片可找到虫卵。免疫学检查如血吸虫抗原皮内试验、环卵沉淀实验、尾蚴膜试验及免疫电泳检测抗原等方法可以辅助诊断。

2. **影像学检查** 可见肺纹理增多，斑片状阴影，粟粒状改变，肺门阴影增大等。早期两肺纹理增粗，继而出现散在性点状浸润，边缘模糊，以中下部肺野为多。随着病情进展，肺部阴影互相融合，形似支气管肺炎改变。当虫卵死亡，周围组织反应消失，病变逐渐吸收缩小，边缘清晰整齐，遗留点状阴影，与粟粒状肺结核的表现相似，有时可见钙化现象。患者经治疗后，病变一般在 3～6 个月内逐渐消失，仅遗留隐约点状或星状阴影，与轻微胸膜增厚。少数病例肺小动脉广泛闭塞可引起肺动脉高压及右心肥厚的表现。如有多次疫水接触史而反复感染，肺野可有新旧不一，密度不等且大小不均的粟粒状阴影。慢性肺血吸虫病主要是间质性肺炎改变，可表现有密度增高的片状阴影，边界清晰，类似炎性假瘤或肿瘤，或表现为肺不张和胸腔积液。急性肺吸虫病 CT 可见一过性微结节影，肺实变少见。慢性肺血吸虫病肺部 CT 可见肺内多发纤维条索影、结节和微结节影，结节多分布于中下肺叶、胸膜下，结节中心密度较高，边缘不清楚，周围可以表现出毛玻璃样渗出影。

3. **支气管镜** 肺血吸虫病急性期，支气管镜下可见支气管黏膜充血、水肿和黏膜下黄色颗粒；慢性期则有浅表溃疡，粟粒状结节、瘢痕，支气管管腔狭窄，分泌物潴留等。可通过支气管刷检、支气管黏膜组织活检找到血吸虫虫卵。

**【诊断】**

主要根据血吸虫流行区居住和与疫水接触史，有发热、咳嗽、咳血痰、胸痛、哮喘等症状，X 线胸片提示肺内有小结状、炎性病变或粟粒状病变，血嗜酸性粒细胞增高，痰液、支气管刷检、支气管黏膜活检找到血吸虫卵。免疫学试验阳性可协助诊断。

**【鉴别诊断】**

肺血吸虫病应注意与粟粒型肺结核、肺炎及支气管哮喘等相鉴别。

**（三）治疗决策**

1. **支持和对症治疗** 卧床休息、加强营养、补充电解质，对高热或中毒症状严重者可使用糖皮质激素，注意抗休克和抗感染等治疗。

2. **抗虫治疗** 首选吡喹酮，适用于急慢性各期及伴有并发症的血吸虫病治疗。治疗急性期血吸虫病的总剂量为 120mg/kg，6 天疗法，1/2 总剂量在第 1～2 天内服完，余量在第 3～6 天完成，每天 3 次。治疗慢性血吸虫病的总剂量为 60mg/kg，体重不足 30kg 的儿童为 70mg/kg，2 天疗法，每天量分 2～3 次服完。不良反应较轻，且一般为一过性，常有头痛、头晕、乏力、四肢酸痛等，偶有心率失常等。其他药物还有蒿甲醚、青蒿琥酯等。

### 三、肺包虫病

#### （一）概述

肺包虫病又称肺棘球蚴病、肺棘球蚴囊肿，是细粒棘球蚴绦虫的幼虫在人体肺部引起的慢性人兽共患寄生虫病。在我国流行的主要类型是囊型包虫病。本病呈全球分布，多见于畜牧地区，特别是澳大利亚、新西兰、南美洲等，我国主要分布在甘肃、新疆、宁夏、青海、内蒙古、西藏、四川西部、陕西等省/区，河北与东北等省/区亦有散发病例。儿童和青壮年是高发人群，40 岁以下的约占 80%，男女之比约为 2:1。

**【病原学】**

细粒棘球蚴绦虫是引起囊型包虫病的病原，长 2～7mm，平均约 3.6mm，由一个头节和 3 个体节（幼节、成节、孕节）组成。

生活史：成虫寄生于终宿主的小肠，凭借顶突上的小钩和吸盘附着生活于肠绒毛基部的隐窝内。其孕节或虫卵随粪便排出体外，可能污染水源、牧草及畜舍、蔬菜、土壤等外界环境，被人、牛或羊等中间宿主吞食后，在小肠内经消化液作用，六钩蚴脱壳而出。六钩蚴钻入中间宿主肠壁，经血液循环至肝、肺等各组织器官，发育成棘球蚴，即包虫囊。当含有包虫囊的牛、羊脏器被犬、狼吞食后，囊内原头蚴在终宿主小肠内发育为成虫。这一过程需要 7～8 周。

**【发病机制】**

六钩蚴进入肺内发育，大多数被周围浸润的巨噬细胞和嗜酸性粒细胞杀灭，仅少数存活。约 3 周发育成棘球蚴，一种圆形或近圆形的囊状体，直径约 2mm，其周围可有肉芽肿改变，至 5 个月时直径可达 1cm。囊状体及周围组织形成囊肿，囊壁分 3 层：内囊层、外囊层、囊周层。内层为胚层，又称生发层，分泌无色透明囊液，能产生育囊、原头蚴及子囊，若脱落、游离于囊液中，则总称为棘球蚴砂；外囊层为角皮层，无细胞结构，较脆弱，易破裂；囊周层为人体组织反应形成，由纤维组织、血管、巨噬细胞和嗜酸性粒细胞组成。囊液中含有毒性白蛋白，可能是囊肿破裂、囊液漏出时产生不同程度过敏反应的原因之一。多数幼虫在 5 年左右死亡，但少数继续生长，形成巨大囊肿。巨大囊肿对肺产生机械性压迫，使周围组织萎缩、纤维化或发生淤血和炎症。当含有原头蚴头节的囊肿合并继发感染或因外伤破裂时，可促使棘球蚴在胸内感染扩散，引起急性肺脓肿、脓胸、脓气胸或血气胸；一旦侵蚀、穿破大血管和心包，可致大出血、心脏压塞、心力衰竭。5cm 以上的囊肿可使支气管移位、管腔狭窄或使支气管软骨坏死，进而破入支气管，大量囊液、碎片涌入气管内，可造成窒息死亡。囊肿因损伤而退化或自动死亡后，囊液逐渐被吸收，其内容物转变为浑浊胶冻样，最后变性、干酪化、纤维化而形成结核瘤样包块，少数包虫囊有钙化。

**【流行病学】**

终宿主是犬、豺、狼等犬科食肉动物，其中犬是主要传染源，中间宿主是羊、牛、骆驼等多种食草动物和人。传播途径主要为经消化道感染，也可经呼吸道感染。在干燥多风地区，虫卵随风沙和尘土飞扬，可经呼吸道吸入肺内而发生感染。不良的卫生习惯是造成直接感染和间接感染的重要因素。

#### （二）诊断与鉴别诊断

**【临床表现】**

肺包虫病的潜伏期很长，常于感染后 5 年左右发病。患病早期多无明显症状。囊肿逐渐增大压迫肺组织、气管或继发感染，引起发热、咳嗽、咳痰、胸痛、咯血等症状；多发性、巨大囊肿或囊肿位于肺门附近，可致呼吸困难，压迫食管可致吞咽困难；囊肿破入支气管，可引起呛咳、呼吸急促，咳出水样的囊液、粉皮状的角皮层碎片，甚至咯血、窒息死亡。肺尖部囊肿可压迫臂丛和颈交感神经而引起患侧肩臂疼痛等症状。部分患者有中毒症状和过敏反应。中毒症状有胃肠功能紊乱、食欲缺乏、消瘦、贫血，儿童可有生长发育障碍。过敏反应包括瘙痒、荨麻疹、血管神经性水肿，囊肿破裂，囊液进入血液循环，可发生过敏性休克。

多数患者无明显阳性体征，较大囊肿可致纵隔移位，引起胸廓畸形，多见于少年儿童。患侧叩诊浊音，可有呼吸运动减弱和呼吸音降低；部分患者可压迫上腔静脉和锁骨下静脉，而导致相应的浅表静脉怒张和上臂水肿等；少数患者有杵状指，肝大。

【辅助检查】

1. **血常规**  多半患者嗜酸性粒细胞比例升高，常在 5%～10%，甚至可达 20%～30%。包虫囊肿破裂或手术后，嗜酸性粒细胞常有显著升高。

2. **病原学检查**  痰、胸腔积液、腹水或尿液中检查棘球蚴或其碎片，镜下观察原头节。

3. **包虫皮内过敏试验**  以囊液抗原 0.1ml 注射前臂内侧，15～20 分钟后观察反应，红晕达 1cm 以上者为阳性。2cm 以上者或出现伪足者（即刻反应）为强阳性。少数患者于 6～24 小时出现阳性延迟反应，也作为阳性。皮内试验阳性率在 38%～81%，假阳性和假阴性率可达 30%。

4. **血清免疫学试验**  包括补体结合试验、间接血凝试验、酶联免疫吸附试验、免疫印迹法，这些试验均使用全囊作为抗原，因而与非棘球蚴囊虫病存在交叉免疫现象。间接血凝试验敏感性高，阳性率 83%～97%，可有假阳性反应，但罕见，适用于临床诊断和流行病学调查。

5. **聚合酶链反应（PCR）**  对棘球绦虫的诊断具有很高的敏感性，当常规的方法不起作用，可对很小的一片寄生虫组织加以分析并得出结果。但该方法假阳性率及假阴性率高。

6. **影像学检查**  典型胸部 X 线表现为圆形或近圆形、边缘整齐、界限清晰、密度均匀的单发或多发性的孤立阴影；随着囊肿扩大，气道和周围血管被侵蚀，支气管内气体渗漏到内囊层和外囊层之间，深吸气时见到均一的囊肿影上有一条新月形透亮影，即"新月征"；随着空气的持续进入，寄生虫膜被撕破，在囊腔内可见气液平面，同时外囊层和囊周层之间有气杯影，称为"双气层表现"或 Cumbo 征；当囊肿与支气管相通，气体进入，内外囊层从囊周层分离，发生碎裂和萎陷，并漂浮在剩余的囊液中，称为"水上浮莲征"；肺部 CT 影像学表现为边界清楚的包块，区分胸膜、肺实质和胸壁损害。超声检查的特征是在一个囊肿里有多个子囊、囊壁之间的分离。

【诊断】

根据流行病学、临床表现、影像学特征和实验室检查结果综合判断。现在或以前曾居住于流行区，与狗、羊等有密切接触史；包虫典型的 X 线表现，可见单发或多发边缘锐利的囊肿阴影；血常规示嗜酸性粒细胞计数常增加；呕吐物、痰液或胸腔积液等显微镜检查，发现棘球蚴的子囊、粉皮样囊壁碎片或手术中取出棘球蚴；包虫皮内试验、补体结合试验、间接血凝集试验等免疫方法阳性。

【鉴别诊断】

包括先天性肺囊肿、肺脓肿、肺结核、肺动静脉瘘、肺部肿瘤等。

（三）治疗决策

1. **手术治疗**  手术摘除棘球蚴是首选治疗方法。手术方法包括内囊摘除和肺叶切除。

内囊摘除术主要用于没有并发症的囊肿。肺叶或肺段切除术用于肺内大囊肿、支气管胆汁和胆汁胸膜漏。术中应避免囊液外溢,以免发生过敏性休克和继发性播散感染。

2. **药物治疗** 对于手术难以摘除或早期较小的棘球蚴,以及为预防播散感染可采用药物治疗。①甲苯达唑:一般 50~60mg/(kg·d),分 3 次服,疗程数月,甚至 1 年,也有报道应用高剂量 100~200mg/(kg·d),疗程 3 个月,认为可产生较高的血药浓度和治疗成功率,且没有严重的不良反应。甲苯达唑的不良反应主要为发热、过敏反应、白细胞减少和肝肾损害,因此,需要监测肝肾功能和血常规。②阿苯达唑:推荐剂量为 15~30mg/(kg·d),分 2 次服,30 天为 1 疗程,间隔 15 天开始另一疗程,可用 4 个疗程,最长可达 1 年甚至更长。③吡喹酮:对原头蚴有杀伤作用,但不破坏生发层,难以达到治愈目的,剂量为 25~40mg/(kg·d),分 3 次服,10 天为一疗程,一般可用 3 个疗程。

## 四、肺部线虫病

### (一) 概述

线虫因虫体呈圆柱形而得名,种类繁多,在自然界分布广泛,仅有少数种类寄生于动植物。我国常见的人体寄生线虫有 10 余种,其中能引起肺部病变者主要有蛔虫、钩虫、丝虫、粪类圆线虫和旋毛虫等,蛲虫累及肺部少见。线虫所致的肺损害主要是幼虫在肺部移行所致,成虫少见。

【病原学】

成虫多呈圆柱形,体不分节,两侧对称。成虫前端较圆钝,后端逐渐变细,有的虫体后端呈翼状或伞状等。雌、雄异体,雄虫一般较雌虫小,尾端向腹面卷曲,且具有某些特征性结构。

线虫的发育过程分为虫卵、幼虫、成虫三个阶段。根据线虫生活史过程中是否需要中间宿主,可将其分为两大类。

1. **土源性线虫** 发育过程中不需要中间宿主,称为直接发育型。感染性虫卵或幼虫可直接进入人体发育,肠道线虫多属此类型。虫卵在外界适宜条件下发育为感染期虫卵或幼虫,经口或皮肤感染宿主,如蛔虫、蛲虫、鞭虫、钩虫等。有的线虫在外界有自身生活世代的发育,也可发育至感染期幼虫从而感染人体,如粪类圆线虫。

2. **生物源性线虫** 发育过程中需要中间宿主,称为间接发育型。组织内寄生线虫多属此型。幼虫需先在中间宿主体内发育为感染期幼虫后,再经皮肤或口感染人体,如丝虫、旋毛虫等。

【发病机制】

线虫经皮肤或口进入人体后,经过循环系统、肺移行后到达小肠。幼虫在肺部移行,其代谢产物或幼虫本身死亡可产生炎症,引起以嗜酸性粒细胞为主的炎性浸润或肉芽肿反应,肺泡内有浆液性渗出,支气管分泌物增多,并可出现支气管痉挛;可穿过毛细血管进入肺泡,引起点状出血,大量幼虫移行可引起出血性肺炎;虫卵经细支气管、支气管、咽喉部移行可引起支气管肺炎、支气管炎和喉炎。

蛔虫的成虫偶可经肝脓肿侵入胸腔,引起胸膜炎或穿入静脉最后到达肺动脉,引起肺栓塞,或成虫经咽部进入气管、支气管造成窒息。丝虫成虫可达到肺血管引起肺栓塞,深部淋巴管阻塞可引起乳糜胸或血性乳糜胸。幼虫或成虫侵入胸腔可引起胸腔积液或脓胸。粪类圆线虫在细胞免疫低下或缺陷、HIV 感染、血液系统恶性疾病、慢性肺疾病、营养不良和使用免疫抑制剂的患者,可引起自身重复感染,大量幼虫在体内播散和移行,引起致死性感染。

**【流行病学】**

世界各地广泛流行。除旋毛虫的传染源为含有囊包的家畜与野生动物外,线虫的传染源大部分是患者及感染者。其虫卵及幼虫的主要传播途径是经皮肤或口传播。经皮肤途径主要见于钩虫、粪类圆线虫、丝虫等,其中钩虫病和粪类圆线虫为接触感染,而丝虫病为蚊虫叮咬感染。经口途径,如蛔虫病是由于人进食被虫卵污染的食物所致,旋毛虫是因食入含有活旋毛虫包囊的肉类而感染。其他途径还有内源性自身感染,粪类圆线虫在肠道排除过程中可发育为感染期丝状蚴,丝状蚴侵入大肠黏膜,可发生再感染。

**(二)诊断与鉴别诊断**

**【临床表现】**

大部分临床表现轻微,可无症状或仅有少许咳嗽。感染较重时则出现发热、咳嗽、咳痰、喘息和呼吸困难,同时可伴有皮肤荨麻疹及腹痛、腹胀、腹泻和便秘等消化道症状。查体肺部可闻及干性啰音,血常规示白细胞计数升高,嗜酸性粒细胞比例明显增高,胸部 X 线检查可见点状或片絮状阴影,游走性或很快消失。这种由于线虫如蛔虫和钩虫等幼虫在肺内移行引起的嗜酸性粒细胞肺炎又称为 Loffler 综合征。

线虫所致的症状并不完全一致,当短期内吞食大量蛔虫卵,约 1 周后可出现暴发性哮喘。蛔虫成虫可引起胸膜炎和肺梗死表现,钩蚴可引起喉炎及声音嘶哑。弓蛔虫病典型表现为喘息、肝大、嗜酸性粒细胞增多和肺部浸润。丝虫病微丝蚴血症可无临床症状,少许反应严重者可表现如热带嗜酸性粒细胞增多症,起病缓慢,有发热、乏力、咳嗽伴少量黏液痰,常伴淋巴结肿大和肝大,慢性期可引起乳糜胸或血性乳糜胸。粪类原线虫在某些情况下引起的严重自体感染可致多器官功能衰竭。

**【辅助检查】**

1. **血常规** 白细胞总数常有轻～中度增加,嗜酸性粒细胞比例明显升高,占 10%～80%。

2. **病原学检查** 蛔虫、钩虫可在粪便中找到虫卵或成虫,粪类圆线虫在粪便中找到杆状蚴。痰液、胸腔积液、支气管肺泡灌洗液或肺活检标本中找到虫卵、幼虫或成虫可确诊。周围血及乳糜胸液可查到丝虫的微丝蚴。肛周皮肤可查找绕虫卵或成虫。肌肉活检查找旋毛虫幼虫与囊包对旋毛虫病的诊断有帮助。

3. **免疫学检查** 线虫抗原十分复杂,临床上多采用皮内试验检测抗原,间接血凝法或免疫酶联吸附法等测抗原或抗体,有辅助诊断及流行病学调查的价值。

4. **影像学检查** 胸部 X 线的共同特点是肺部一过性过敏性浸润,在中下肺野出现小点状、片状阴影,并呈游走性,可伴有肺门阴影增浓及肺纹理增多。肺部阴影一般在 2 周左右消退。

**【诊断与鉴别诊断】**

根据流行病学、病史、临床表现及实验室检查综合诊断。患儿有明显呼吸道症状,肺部 X 线检查发现肺部有弥漫性浸润阴影,外周嗜酸性粒细胞计数明显升高,应高度考虑本组疾病,及时行寄生虫学检查,根据流行病学与血清免疫学检查可确诊。肺部线虫病应与支气管肺炎、支气管哮喘、肺结核、钩端螺旋体病、风湿热、结节性动脉炎等鉴别。患者流行病学资料、血嗜酸性粒细胞计数及病原体检查对鉴别诊断可提供帮助。

**(三)治疗决策**

1. **对症治疗** 严重者卧床休息、保持水电解质平衡、补液支持、止咳平喘等,伴有细菌感染可给予抗感染治疗。

**2. 病原治疗** 一旦明确诊断，应及早给予驱虫治疗。蛔虫、钩虫常用治疗药物有甲苯达唑、阿苯达唑等。粪类圆线虫、弓蛔虫病可用噻苯达唑、阿苯达唑和左旋咪唑。丝虫病可使用枸橼酸乙胺嗪等，而犬恶丝虫病一般不需要特殊治疗。

## 五、肺部阿米巴病

### （一）概述

阿米巴病是由溶组织内阿米巴所引起的疾病。在人体常侵犯的部位是结肠黏膜，引起阿米巴痢疾。肺部阿米巴病是指肠道溶组织阿米巴感染后侵及肺、支气管、胸膜所致的肺炎、肺脓肿、胸膜炎及脓胸等，是全身阿米巴感染的肺部表现。在肠外阿米巴病中，其发病率仅次于肝。

【病原学】

溶组织内阿米巴有滋养体和包囊两个发育期。滋养体在外界自然环境中只能短时间存活，即使被宿主吞食也会在通过上消化道时被消化液所杀灭，而包囊不能在组织器官中生长。溶组织阿米巴生活史基本过程是包囊 - 滋养体 - 包囊。

当具有感染性的四核包囊随被污染的食品或饮水经口摄入，到达小肠下段由于碱性消化液的作用，囊壁变形，囊内虫体活动、伸出伪足脱囊而出。初脱囊的虫体含有 4 个核，因此，分裂成 4 个单核的小滋养体，以肠黏液、细菌等肠内容物为营养，不断以二分裂法进行增殖。此时滋养体在肠腔内共栖生活，无明显侵袭力。在肠腔内增殖的小滋养体可随肠内容物下移，在结肠生理功能正常情况下，至横结肠以后粪便形成增加，营养减少，水分被吸收，小滋养体即停止活动，排出内容物，缩小呈圆形，进入囊前期。最后分泌囊壁形成包囊，包囊发育成熟约需要 6 小时，随粪便排出体外，包囊在外界适宜条件下可保持感染性数天～1 个月，但在干燥环境中易死亡。

【发病机制】

当宿主机体抵抗力下降或肠壁受损时，小滋养体凭借伪足的机械运动和酶的水解作用，侵入肠壁组织，大量增殖，体形变大，活动力强，胞质内含有吞噬的红细胞，称为大滋养体，即致病性滋养体。大滋养体不断破坏肠壁组织，引起原发病灶，并由肠道经淋巴管、胸导管进入上腔静脉或由直肠下静脉进入下腔静脉从而侵入肺，呈两肺多发性损害，此途径相对少见。较多见的途径是肠腔内阿米巴滋养体由肠道门静脉侵入肝形成肝脓肿。肝脓肿可直接破溃到肺和胸腔，引起阿米巴肺脓肿和脓胸。因此，肺部阿米巴病主要继发于肝阿米巴病，约占90%。

【流行病学】

溶组织内阿米巴病呈世界性分布。在发达国家中阿米巴病暴发流行是由于水源污染所致，而在发展中国家则以"粪 - 口"播散为主，如印度、印度尼西亚、撒哈拉沙漠周边国家、热带非洲和中南美洲。近年来，阿米巴感染率在男性同性恋中特别高，故被列为性传播疾病。患阿米巴病的高危人群包括旅游者、流动人群、智力障碍人群、同性恋者。严重的感染发生在儿童、孕妇、哺乳期妇女、免疫力低下者、营养不良者及恶性肿瘤和长期应用肾上腺皮质激素者，本病也是艾滋病的常见并发症。感染年龄有 2 个高峰：即 14 岁以下的儿童和 40 岁以上的成人。

阿米巴病的传染源主要是无症状或症状较轻的包囊携带者及排包囊的慢性阿米巴病患者。主要经粪口途径传播，口 - 肛性行为亦属于粪口途径。各年龄段人群普遍易感。

**（二）诊断与鉴别诊断**

**【临床表现】**

阿米巴病潜伏期一般为1～2周，短者4天，长者可达1年以上。

肺部阿米巴病是溶组织阿米巴原虫感染所致的肺和胸膜化脓性炎症，肝源性病变多见于右下肺，血源性病变则以两肺多发。常有腹泻或脓血便史，起病急，常有畏寒、发热，伴乏力、食欲缺乏等全身症状。慢性阿米巴病患者常有贫血、消瘦及杵状指，呼吸道症状有咳嗽、咳痰，痰的性质因人而异，初为干咳或少量黏液痰，肺脓肿破溃者每天痰量可达500ml以上，伴发细菌感染时痰多为脓性，有时可与"巧克力酱"样痰交替出现。当病变累及肺血管时，可出现血痰或咯血，一次咯血量可超过200ml。脓肿破入胸腔或气管，可致呼吸困难、剧烈胸痛，甚至死亡。查体可见患侧呼吸运动减弱，肋间隙压痛、叩痛，局部叩诊呈浊音，呼吸音减弱或有干湿性啰音，可有胸腔积液体征。合并肝脓肿者，触及肝大且有压痛。约50%患者可见杵状指。

**【辅助检查】**

1. **血常规**　急性期白细胞计数多增高，继发感染后更明显，可有嗜酸性粒细胞计数升高。慢性患者白细胞计数及分类可正常或减少，并有不同程度的血红蛋白减少及红细胞沉降率增快。

2. **病原学检查**　痰、胸腔积液、粪便等分泌排泄物涂片找阿米巴滋养体或包囊，阳性率低。标本新鲜、保温、及时送检，多次重复送检可提高阳性率。

3. **血清学检查**　间接血凝试验（IHA）、间接荧光抗体试验（IFA）、酶联免疫吸附试验（ELISA）等均有较高敏感性。ELISA抗体滴度在急性期增高，数月后转阴，因此，阳性提示急性感染。IHA的抗体滴度可持续2～10年，阳性则提示患者曾经感染。

4. **聚合酶链反应（PCR）**　从穿刺液、脓液、粪便培养物、组织或痰液中提取DNA，以特异性引物进行PCR扩增，可判断阿米巴原虫的感染，具有较高的特异度和敏感度，还可与其他阿米巴原虫进行鉴别。

5. **胸部X线检查**　多呈大片密度增高阴影，边缘模糊不清，周围可有云雾状浸润影。部分可发展为空洞，与支气管相通时，可见液平和不规则脓肿壁。血源性阿米巴病则可见两肺呈支气管肺炎样改变，或表现为两肺多发性小囊肿，也可见于单侧。肝源性阿米巴肺脓肿几乎均位于右肺下叶或中叶，以右肺下叶前基底段最为多见，对阿米巴肺脓肿有一定特异性。

6. **超声检查**　胸腔B超可明确胸腔积液的情况，有助于诊断及确定治疗方案。

**【诊断与鉴别诊断】**

根据流行病学、病史、临床表现及实验室检查结果可明确诊断。对有咳嗽、咳痰、咳"巧克力酱"样痰等呼吸道症状者，尤其同时存在阿米巴肝脓肿时，应首先考虑本病，及时进行相应的检查。对临床表现符合者，可行诊断性抗阿米巴治疗，一般3～5天即有明显的临床疗效，约80%的患者可通过诊断性治疗而确诊。

本病应与细菌性肺脓肿、结核性胸膜炎、肺癌、细菌性肺炎等相鉴别。

**（三）治疗决策**

1. **对症治疗**　急性患者应卧床休息、补液、祛痰等，伴有细菌感染可给予抗感染治疗。

2. **病原治疗**　首选甲硝唑，成人每次400～800mg，一天3次，5～7天为一疗程。儿童每天50mg/kg，分3次口服，连服7天。危重病例可按此剂量用0.5%水溶液静脉滴注。本药毒性小，吸收快，不良反应轻。哺乳期妇女及妊娠 3 个月内妇女、中枢神经疾病和血液病患者禁用。其他药物还有依米丁、氯喹、四环素等。

### （四）常见问题和误区防范

肺部寄生虫感染临床表现复杂多样，极易误诊。寄生虫病大多呈流行性或地域特征性。随着国内外和境内各地人口流动包括旅游者大量增加，在非流行地区也出现寄生虫病流行。除肺吸虫病、肺包虫病等主要表现为肺部病变外，多数寄生虫病肺不是主要定居或累及脏器，有的表现为多脏器损害。临床诊断需详细询问病史，患者在流行区的逗留时间，疫水接触史，或在牧区居住史，与猫、狗的密切接触，生吃或半生吃溪蟹、蝲蛄史等对肺部寄生虫感染的诊断具有重要价值。对有临床症状，外周血提示嗜酸性粒细胞比例或计数升高，应尽快进行肺吸虫病原学检查或免疫学检查，才能减少误诊，做到早诊断、早治疗。

### （五）热点聚焦

**1. 寄生虫潜在药物靶标——乳酸脱氢酶** 乳酸脱氢酶（LDH）是广泛分布于微生物、植物和动物细胞内的一种重要功能酶，是生命活动中最重要能源物质"糖"无氧酵解途径的关键酶之一。大多数体内寄生虫的能源主要来源于无氧糖酵解途径，LDH 是该途径的末端酶，在还原型辅酶Ⅰ（NADH）和氧化型辅酶Ⅰ（NAD⁺）的辅助下，催化丙酮酸与乳酸之间的可逆反应，释放能量供机体所需。LDH 一旦被抑制，将导致虫体发育停止甚至死亡。已有研究表明，各种寄生虫 LDH 在理化性质和分子结构方面均有独特的特性，是潜在的药物作用靶标。

但不同药物对寄生虫 LDH 的作用方式明显不同。有的药物直接作用于寄生虫 LDH，如对恶性疟原虫 LDH 呈现竞争性抑制作用的氯喹、棉酚及衍生物、含吡咯的杂环类化合物、伯沙康唑及苦味叶下珠水提物；有的药物间接作用于寄生虫 LDH，如蒿甲醚可间接抑制日本血吸虫 LDH 酶活性，甲苯达唑和阿苯达唑通过抑制有氧代谢的方式使 LDH 酶活性代偿性升高；有的药物对寄生虫 LDH 氧化还原反应的催化活性有不同的效果，通过影响 ATP 代谢来发挥作用，如甲苯达唑、芬苯达唑和阿苯达唑均能在抑制殖盘吸虫 LDH 氧化反应催化活性的同时增强还原反应的催化活性。由于作用方式的多样性，所以有必要从分子水平上鉴定药物对寄生虫 LDH 的作用靶点，研究结果将对阐明药物作用机制及研发新型抗寄生虫药物具有重要意义。

**2. 寄生虫半胱氨酸蛋白酶核酸疫苗的研究进展与应用前景** 寄生虫的生活史复杂、表面抗原多样且易变、多数拥有背膜与壳片等特点往往诱发宿主复杂的免疫反应，且大多数寄生虫的靶寄生位点是宿主的免疫豁免区，因此，普通药物和疫苗很难杀灭虫体，这导致目前对寄生虫的防治相对困难。

寄生虫抗原按生化成分通常分为蛋白质、糖蛋白、多糖、核酸和类脂等，目前传统疫苗与核酸疫苗多应用结构蛋白作为基础，但对于寄生虫来说，结构蛋白的抗原性具有种、属、株的特异性，即便是同一株也具有期的特异性，免疫学性质不稳定，因此，并不具备研制高效通用疫苗的条件。

近年研究发现，一些膜内分泌蛋白，尤其是酶类不仅具有很强的抗原性，且在同一虫体的不同发育时期均有分泌，参与虫体的入侵、吸附、繁殖、免疫逃避等过程，在寄生虫与宿主之间的相互作用中扮演重要角色。半胱氨酸蛋白酶是一种广泛存在于寄生虫的分泌蛋白，在寄主体内寄生虫产生的半胱氨酸蛋白酶参与虫体整个生活史，影响宿主 Th 细胞的分化，调节 Th1 与 Th2 应答，干预宿主 Th1/Th2 应答平衡来达到寄生目的。无论是从生物学特性还是从化学性质上来看，半胱氨酸蛋白酶都具备作为化学治疗靶物质的特点。通过抑制该酶的活性可以达到阻断寄生虫入侵、繁殖、营养等重要生理环节的目的。目前通过实验已经证实了，应用半胱氨酸蛋白酶核酸疫苗防治对哺乳动物危害性极强的吸虫、原虫等寄生虫的效果要优于普通药物与传统疫苗，使人们对寄生虫疾病防治的概念上升到一个新层次。因此，抗寄生虫半胱氨酸蛋白酶核酸疫苗将可能具有很大的研究价值与良好的应用前景。

（李昌崇）

# 第十二节 反复呼吸道感染

## 培训目标

1. 掌握反复呼吸道感染诊断思路、鉴别诊断和治疗。
2. 熟悉反复呼吸道感染病因和基础病变。
3. 了解反复呼吸道感染的免疫调节治疗。

### （一）概述

反复呼吸道感染（recurrent respiratory tract infections，RRTIs）指 1 年以内发生上、下呼吸道感染的次数频繁，超出正常范围。根据部位不同，将其分为反复上呼吸道感染和反复下呼吸道感染，后者又可分为反复气管支气管炎和反复肺炎。感染部位的具体化有利于分析病因并采取相应的治疗措施。

【病因】

除小儿时期本身的呼吸系统解剖生理特点及免疫功能尚不成熟外，常与护理不当、缺乏锻炼、迁移住地、被动吸入烟雾、环境污染、微量元素缺乏或其他营养成分搭配不合理等因素有关。部分与慢性上气道病灶有关，如鼻炎、鼻窦炎、扁桃体肥大、腺样体肥大、慢性扁桃体炎等。

1. **儿童呼吸系统解剖生理特点** 鼻腔短，鼻炎常累及鼻窦。鼻咽部较狭小，喉狭窄且垂直，其周围的淋巴组织发育不完善，防御功能较弱。婴幼儿的气管、支气管较狭小，软骨柔软缺乏弹力组织，支撑作用薄弱，黏膜血管丰富，纤毛运动较差，清除能力薄弱，易发生感染，引起充血水肿、分泌物增加，易导致呼吸道阻塞。小儿肺组织的弹力纤维发育较差，血管丰富，间质发育旺盛，肺泡数量较少，造成肺含血量丰富而含气量相对较少，感染后易引起间质性炎症或肺不张等。同时，胸廓较短，前后径相对较大呈桶状肋骨、水平位，膈肌位置较高，使心脏呈横位胸腔较小而肺相对较大，呼吸肌发育不完善，呼吸时胸廓活动范围小，肺不能充分地扩张、通气和换气，易因缺氧和二氧化碳潴留而出现面色发绀。以上特点容易引起小儿呼吸道感染，分泌物易堵塞且感染易扩散。

2. **免疫功能低下** 免疫系统在出生时发育尚未完善，随着年龄增长逐渐达到成人水平，特别是婴幼儿处于生理性免疫低下状态，是易患呼吸道感染的重要因素。新生儿外周血 T 细胞数量已达成人水平，其中 CD4$^+$ 细胞数较多，但辅助功能较低且具有较高的抑制活性，6 个月时辅助功能趋于正常。与细胞免疫相比，体液免疫的发育较迟缓，新生儿 B 细胞能分化产生 IgM 的浆细胞，2 岁时分泌 IgG 的 B 细胞才达成人水平，而分泌 IgA 的 B 细胞 5 岁才达到成人水平。婴儿自身产生的 IgG，3 个月时开始增多，1 岁时达成人的 60%，6～7 岁时接近成人水平。新生儿 IgA 量极微，1 岁时仅为成人的 20%，12 岁达成人水平。另外，婴儿期非特异免疫如吞噬细胞功能不足，铁蛋白、溶菌酶、干扰素、补体等的数量和活性不足。

多由于反复上呼吸道感染治疗不当，致使病情向下蔓延所致。大多也是致病微生物引起，少数与原发性免疫功能缺陷及气道畸形有关，有些患儿为慢性鼻窦炎 - 支气管炎综合征。

**【反复肺炎病因】**

对于反复肺炎，除必须考虑何种致病微生物外，更重要的是认真寻找导致反复肺炎的基础病变。

**1. 原发性免疫缺陷病**　呼吸系统是免疫缺陷病最容易累及的器官，因此，需要特别注意部分反复呼吸道感染患儿不是免疫功能低下或紊乱，而是存在原发免疫缺陷病，包括原发性抗体缺陷病、细胞免疫缺陷病、联合免疫缺陷病、补体缺陷病、吞噬功能缺陷病及其他原发性免疫缺陷病等。其中最常见的是 B 淋巴细胞功能异常导致体液免疫缺陷病，如 X 连锁无丙种球蛋白血症（X-linked agammaglobulinemia，XLA）、常见变异型免疫缺陷病（common variable immunodeficiency disease，CVID）、IgG 亚类缺乏症和选择性 IgA 缺乏症等。

**2. 先天性肺实质、肺血管发育异常**　先天性肺实质发育异常的患儿，如左或右肺发育不良、肺隔离症、肺囊肿等，易发生反复肺炎或慢性肺炎。肺血管发育异常导致肺淤血或缺血，易合并感染，引起反复肺炎。其中，肺隔离症是一块囊实性成分组成的非功能性肺组织团块，异常连接到正常肺，其血供来自主动脉而不是肺血管，通常表现为学龄儿童反复肺炎。支气管源性肺囊肿常位于气管周围或隆突下，囊肿被覆纤毛柱状上皮、平滑肌、黏液腺和软骨，感染可发生于囊肿本身或被囊肿压迫的周围肺组织。

**3. 先天性气道发育异常**　如气管 - 支气管狭窄、气管 - 支气管软化、气管 - 支气管桥，这些畸形常引起气道分泌物阻塞，反复发生肺炎。先无性支气管狭窄导致的肺部感染可发生于主干支气管或中叶支气管，而肺炎和肺不张后的支气管扩张发生于受累支气管狭窄部位的远端。气管 - 支气管软化可发生于局部或整个气道，气道内径正常，但由于缺乏足够的软骨支撑，这些患儿在呼气时气道发生内陷，气道阻力增加，气道分泌物排出不畅，易于感染。

**4. 先天性心脏畸形**　各种先天性心脏病尤其是左向右分流型，由于肺部淤血，可引起反复肺炎。

**5. 原发性纤毛运动障碍（primary ciliary dyskinesia，PCD）**　纤毛结构或功能障碍时，由于呼吸道黏液清除障碍，病原微生物滞留于呼吸道易导致反复肺炎或慢性肺炎。

**6. 囊性纤维性变**　在西方国家，囊性纤维性变是儿童反复肺炎最常见的原因。东方黄色人种罕见，我国内地及台湾省曾报道了个别儿童病例，提示我国儿童有可能存在本病。

**7. 气道内阻塞或管外压迫**　儿童引起气道内阻塞的最常见原因为支气管异物，其次是结核性肉芽肿和干酪性物质阻塞，偶见气管和支气管原发肿瘤。气道管外压迫的原因多为纵隔、气管支气管淋巴结结核、肿瘤、血管畸形。

**8. 支气管扩张**　各种原因引起的局限性或广泛性支气管扩张，由于分泌物清除障碍可反复发生肺炎。支气管扩张可分为先天性和获得性，后者是由于肺的严重感染后导致的局部气道损害，麻疹病毒、腺病毒、百日咳鲍特菌、结核分枝杆菌是最常见的病原，近年发现支原体感染也为其常见病原。根据影像特点可分为柱状和囊状扩张。早期柱状扩张损害仅涉及弹性和气道肌肉支撑组织，积极治疗可部分或完全恢复。晚期囊状扩张损害涉及气道软骨,这时支气管形成圆形的盲囊,不再与肺泡组织交流。抗菌药物不能渗入扩张区域的脓液和潴留的黏液中,囊状支气管扩张属于不可逆性,易形成反复或持续性肺部感染。

**9. 反复吸入**　吞咽功能障碍患儿如智力低下、环咽肌发育延迟、神经肌肉疾病及胃食管反流患儿,由于反复吸入,导致反复肺炎。

## (二)诊断与鉴别诊断

### 【诊断标准】

中华医学会儿科学分会呼吸学组于 1987 年制订了反复呼吸道感染的诊断标准,并于 2007 年进行了修订。规定 0～2 岁、>2～5 岁及 >5～14 岁小儿 1 年内患上呼吸道感染依次在 7 次、6 次和 5 次以上;患儿反复气管支气管炎依次在 3 次、2 次和 2 次以上,反复肺炎 2 次以上(若上呼吸道感染次数不够,可加上下呼吸道感染次数,反之则不能),即可诊断为反复呼吸道感染,见表 1-10。

表 1-10　反复呼吸道感染判断条件

| 年龄 | 反复上呼吸道感染(次/年) | 反复下呼吸道感染(次/年) | |
| --- | --- | --- | --- |
| | | 反复气管支气管炎 | 反复肺炎 |
| 0～2 岁 | 7 | 3 | 2 |
| >2～5 岁 | 6 | 2 | 2 |
| >5～14 岁 | 5 | 2 | 2 |

注:两次感染间隔时间至少 7 天以上。若上呼吸道感染次数不够,可以将上、下呼吸道感染次数相加,反之则不能。但若反复感染是以下呼吸道为主,则定义为反复下呼吸道感染。确定次数须连续观察 1 年。反复肺炎指 1 年内反复患肺炎≥2 次,肺炎须由肺部体征和影像学证实,两次肺炎诊断期间肺炎体征和影像学改变应完全消失。

### 【辅助检查】

**1. 耳鼻咽喉科检查**　可发现某些先天发育异常和急、慢性感染灶。

**2. 病原微生物检测**　应进行多病原联合检测,以了解致病微生物情况。

**3. 肺部 CT 和气道、血管重建显影**　可提示支气管扩张、气道狭窄(腔内阻塞和管外压迫)、气道发育畸形、肺发育异常、血管压迫等。

**4. 免疫功能测定**　有助于发现原发性、继发性免疫缺陷病,包括体液免疫、细胞免疫、补体、吞噬功能等检查,也要注意有无顽固湿疹、血小板减少、共济失调、毛细血管扩张等异常。

**5. 支气管镜(包括硬质、纤维和电子支气管镜)检查**　诊断异物、支气管扩张、气道腔内阻塞和管外压迫、气道畸形等。

**6. 肺功能测定**　通气功能测定,必要时进行支气管激发试验和 / 或支气管舒张试验,有助于鉴别变态反应性肺部疾病。换气功能和弥散功能测定可利于鉴别某些间质性肺疾病。

**7. 特殊检查**　怀疑患有原发性纤毛运动障碍时,可行呼吸道(鼻、支气管)黏膜活检,观察纤毛结构并检测其功能;疑有囊性纤维性变时可进行汗液氯化钠测定和 *CFRT* 基因检查;疑有反复吸入时,可进行环咽肌功能检查或食管 24 小时 pH 测定。

### 【鉴别诊断】

**1. 肺结核**　小儿肺结核临床多以咳嗽和发热为主要表现,如纵隔淋巴结明显肿大可压迫气管、支气管出现喘息症状,易于误诊为反复肺炎和肺不张。鉴别主要通过结核接触史、卡介苗接种史和结核菌素试验,以及肺 CT 上有无纵隔和淋巴结肿大等。

**2. 特发性肺含铁血黄素沉着症** 急性出血等易误诊为反复肺炎,特点为反复发作的小量咯血,往往为痰中带血,同时伴有小细胞低色素性贫血,咯血和贫血不成比例。胸片双肺浸润病灶短期内消失,慢性反复发作后胸片呈网点状或粟粒状阴影,易误诊为粟粒型肺结核。

**3. 支气管哮喘(哮喘)** 哮喘常因呼吸道感染诱发,因此,常被误诊为反复支气管炎或肺炎。鉴别主要是哮喘往往有家族史、患儿多为特应性体质如易患湿疹、过敏性鼻炎。肺部可多次闻及哮鸣音,过敏原筛查阳性,肺功能检查可协助诊断。

**4. 隐源性机化性肺炎(cryptogenic organizing pneumonia,COP)又称闭塞性细支气管炎并机化性肺炎(bronchiolitis obliterans organizing pneumonia,BOOP)** 闭塞性细支气管炎(bronchiolitis obliterans,BO)、BOOP多为特发性,感染、有毒气体或化学物质吸入等也可以诱发,临床表现为反复咳嗽、喘息,肺部听诊可闻及哮鸣音和固定的中小水泡音。肺功能提示严重阻塞和限制性通气功能障碍。肺片和高分辨CT表现为过度充气,细支气管阻塞及支气管扩张。BOOP并发肺实变,有时呈游走性。

**(三)治疗决策**

**【反复上呼吸道感染的治疗决策】**

1. 积极寻找病因,并给予相应处理。

2. 合理使用抗菌药物,由于大部分上呼吸道感染系病毒感染,故不应滥用。避免滥用激素降低患儿免疫功能。必要时给予针对性的免疫调节剂。

3. 注意营养,补充微量元素和各种维生素,合理饮食,加强身体锻炼,增强体质。

4. 护理恰当,去除环境因素,如避免被动吸烟及异味刺激,保持室内空气新鲜,适当安排户外运动。

5. 养成良好的卫生习惯,预防交叉感染。

**【反复气管支气管炎感染的治疗决策】**

1. 积极寻找病因,并给予相应处理。

2. 合理应用抗生素,除根据病原学检测结果外,应结合患儿的免疫状态而定。

3. 对症治疗 根据不同年龄和病情,正确地选择应用祛痰药物,平喘、镇咳药物,雾化治疗、肺部体位引流及物理治疗等。

**【反复肺炎的治疗决策】**

1. 积极寻找病因,针对基础病给予相应处理。如存在异物,需支气管镜或喉镜清除;气管支气管肺畸形需手术切除、原发性免疫缺陷病须选用针对的免疫调节剂治疗。

2. 抗感染治疗 主张基于循证基础上经验性选择抗感染药物,针对病原体检查和药敏试验结果的目标性用药。强调高度疑似病毒感染者不滥用抗生素。

3. 对症处理 同反复气管支气管炎。

4. 合理进行疫苗接种。

**(四)常见问题和误区防范**

**1. 反复呼吸道感染的诊断思路** 对于反复上呼吸道感染患儿,多与免疫功能不成熟或低下、护理不当、入托幼机构的起始阶段、环境因素(居室污染和被动吸烟)、营养因素(微量元素缺乏、营养不良)有关,部分儿童与慢性病灶有关,如慢性扁桃体炎、慢性鼻窦炎和过敏性鼻炎等进一步检查,包括血常规、微量元素和免疫功能检查,摄鼻窦片,请五官科医师会诊等。

对已反复支气管炎的学龄前儿童，多由于反复上呼吸道感染治疗不当，使病情向下蔓延，少数有潜在基础疾病，如先天性喉气管支气管软化症，伴有反复喘息的患儿尤其应与婴幼儿哮喘、支气管异物相鉴别。反复支气管炎的学龄儿童，多与反复上呼吸道感染治疗不当、鼻咽部慢性病灶咳嗽变异性哮喘和免疫功能低下引起一些病原体反复感染有关，进一步的检查包括血常规、免疫功能、过敏原筛查、病原学检查（咽培养，支原体抗体等）、肺功能、耳鼻咽喉科检查（纤维喉镜），必要时行支气管镜检查。

对于反复肺炎患儿多数存在基础疾病，应进行详细检查。首先，根据胸部 X 线片表现区分是反复或持续的单一部位肺炎，还是多部位肺炎。在此基础上结合病史和体征选择必要的辅助检查。

对于反复单一部位的肺炎，诊断第一步应进行支气管镜检查，确定是否存在支气管发育异常，如支气管软化狭窄、开口异常或变异。支气管镜检查对于支气管异物可达到诊断和治疗目的，也可发现其他的腔内阻塞，如结核性肉芽肿、支气管腺瘤。如果支气管镜检查正常或不能显示。胸部 CT 增强和气管血管重建可以明确腔外压迫造成支气管阻塞（纵隔肿物、淋巴结或血管环）、支气管扩张和支气管镜不能发现的远端支气管腔阻塞及先天性肺发育异常。

对于反复或持续的多部位的肺炎，须警惕免疫缺陷病可能，应检查免疫功能，除了常见的 CD 系列和 Ig 系统外，应进行 IgG 亚型、SIgA、补体及 NBT 试验检查。如患儿为婴幼儿，以呛咳、溢奶、呕吐为主要表现，考虑呼吸道吸入为反复肺炎的基础原因，应进行消化道造影、食管 pH 检测。支气管镜及胸部 CT 检查可了解是否存在支气管、肺发育异常，广泛支气管扩张。心脏彩超检查可以除外有无先天性心脏病。免疫功能检查出了常见的 CD 系列和 Ig 系统外，应进行 IgG 亚型、SIgA、补体及 NBT 试验检查。年长儿自幼反复肺炎伴慢性鼻窦炎或中耳炎，应考虑免疫缺陷病、原发性纤毛不动综合征或囊性纤维化，应进行免疫功能检查、纤毛活检电镜超微结构检查或汗液试验。

**2. 如何鉴别病情严重的反复呼吸道感染患儿** 病情严重的提示包括以下几点：①持续或反复发热；②生长发育受阻、体重不增或消瘦；③生长发育受阻、体重不增或消瘦；④持续或反复咳脓性痰、反复咯血或大咯血，表现为持续呼吸增快或喘憋、活动不耐受，或反复肺浸润、持续或反复肺部啰音；⑤持续肺不张或肺气肿；⑥低氧血症和 / 或高碳酸血症，表现包括杵状指 / 趾、持续肺功能异常、家族中有遗传性肺疾病者。

**（五）热点聚焦**

**1. 反复呼吸道感染是否应该作为一个疾病诊断名称** 1987 年举行的第一届全国小儿呼吸道疾病学术会议制定了《反复呼吸道感染的诊断参考标准》，将反复呼吸道感染定位为疾病诊断名称。然而，随着儿科医学的不断发展，这一疾病诊断名称逐渐受到质疑和挑战。

大多数专家认为，反复呼吸道感染大都有其原发疾病，包括先天性因素和后天性因素等。前者如先天性支气管肺发育异常、先天性免疫缺陷或某些遗传因素影响；后者如营养状况、微量元素缺乏及环境因素变化等因素所致。对于反复呼吸感染患儿，重点在于积极寻求病因，针对病因和发病机制予以诊治。此外，参考国外文献中，关于反复呼吸道感染的论文数量极少，关于反复呼吸道感染的概念、临床特点和诊断标准也都不一致，大多数论文涉及某些药物，主要是免疫调节剂的推广和应用；我国现有的部分儿科专业书籍中始终没有反复呼吸道感染这一病名；国际疾病分类（international classification of diseases，ICD）-10 临床版中也没有反复呼吸道感染这一诊断名称。因此，反复呼吸道感染不是一个独立的疾病，而是一个临床现象。

　　然而，不少专家和临床医师感觉，反复呼吸道感染虽然不是一个独立的疾病，但这一临床现象确实存在，对某些群体小儿（年幼、伴有基础疾病等）有特殊意义。而且，呼吸、免疫、神经等学科专家都认为，不论是基层医院，还是三级甲等专科医院，都确有部分反复呼吸道感染患儿不能作出明确的定位和定性诊断。从这一角度出发，保留这一名称来认识儿科临床的常见性。

　　由此，在2006年第10届全国小儿呼吸病学术会议及2007年《中华儿科杂志》编辑委员会和中华医学会儿科学分会呼吸学组主办的"慢性咳嗽和反复呼吸道感染的学术研讨会"上，根据众多儿科医师和多学科专家的共识，将"反复呼吸道感染"的病名诊断理解定位为"临床概念"；将反复呼吸道感染"诊断参考标准"修改为反复呼吸道感染"判断条件"。

　　**2. 反复呼吸道感染的免疫调节治疗**　　免疫功能低下是反复呼吸道感染的重要原因之一，可运用免疫调节剂进行免疫调节治疗。所谓免疫调节剂泛指调节、增强和恢复机体免疫功能的药物。此类药物能激活一种或多种免疫活性细胞，增强机体的非特异性和特异性免疫功能，包括增强淋巴细胞对抗原的免疫应答能力，提高机体内 IgA、IgG 水平，从而使患儿低下的免疫功能好转或恢复正常，以达到减少呼吸道感染的次数。

　　免疫调节治疗是国内外关注的热点，相关免疫调节剂的报道甚多，然而种类、数目繁多，孰强孰弱、如何选择尚无定论。目前，常用的有以下几种，在临床中可以根据经验和患儿具体情况选用。

　　（1）细菌提取物：①必思添：含有两个从克雷伯肺炎杆菌中提取得糖蛋白，能增强巨噬细胞的趋化作用和使白细胞介素（IL-1）分泌增加，从而提高特异性和非特异性细胞免疫及体液免疫。反复刺激机体免疫系统，使淋巴细胞活化，产生免疫回忆反应，达到增强免疫功能的作用。②泛福舒：提取自8种呼吸道常见致病菌（流感嗜血杆菌、肺炎链球菌、肺炎和肺炎克雷伯菌、金黄色葡萄球菌、化脓性和绿色链球菌、脑膜炎奈瑟菌），具有特异和非特异免疫刺激作用，能提高患儿 T 淋巴细胞反应性及抗病毒活性，激活肺源性淋巴细胞，刺激补体及细胞活素生成，并能促进气管黏膜分泌分泌型免疫球蛋白。③兰菌净：取自6种呼吸道常见致病菌（肺炎链球菌、流感嗜血杆菌 B 型、卡他布兰汉菌、金黄色葡萄球菌、A 组化脓性链球菌和肺炎克雷伯菌）的含细菌溶解产物和核糖体提取物的混悬液。④卡介苗：系减毒的卡介苗及其膜成分的提取物。

　　（2）生物制剂。①丙种球蛋白（IVIG）：含 95% IgG 及微量 IgA、IgM。IVIG 的生物功能主要是识别、清除抗原和参与免疫反应的调节。用于替代性治疗性连锁性低丙种球蛋白症或 IgG 亚类缺陷病，用法：血清 IgG＜2.5g/L 者，常用剂量为每次 0.2～0.4g/kg，每月 1 次。此外，对呼吸道合胞病毒、腺病毒等引起的感染也有效，也可短期应用于继发性免疫缺陷患儿，补充多种抗体，但不适用于选择性 IgA 缺乏患儿。②干扰素：能通过影响病毒蛋白、病毒核酸及复制病毒所需的酶合成，使病毒的繁殖受到抑制。其还具有明显的免疫调节活性及增强巨噬细胞功能。用法：（10～50）万 U/ 次，每天 1 次，3～5 天为 1 疗程。③转移因子：是从健康人白细胞、脾、扁桃体提取制得的一种多肽小分子物质，为细胞免疫促进剂。具有能获得特异和非特异的细胞免疫功能，并能促进释放干扰素。用法：2ml/ 次，1～2 次 /周，肌内注射或皮下注射，3 个月为 1 疗程。④胸腺素：从动物或人胚胸腺提取纯化而得。可使由骨髓产生的干细胞转变成 T 淋巴细胞，可诱导 T 淋巴细胞分化发育，使之成为效应 T 细胞，也能调节 T 细胞各亚群的平衡，并对白细胞介素、干扰素、集落刺激因子等生物合成起调节作用,从而增强机体细胞免疫功能,用于原发或继发细胞免疫缺陷的治疗。⑤分泌型 IgA(SIgA):对侵入黏膜中的多种微生物有局部防御作用,不足时,可补充 SIgA 制剂。

**3. 其他免疫制剂**　包括西咪替丁、左旋咪唑、羧甲基淀粉、匹多莫德等。羧甲基淀粉可使胸腺增大,胸腺细胞增大,选择性刺激 T 细胞,提高细胞免疫功能,增加血清 IgG、IgA 浓度。匹多莫德是一种人工合成的高纯度二肽,能促进非特异性和特异性免疫反应。

**4. 中药制剂**　黄芪是一种常用的扶正中药,其他常用的中成药有玉屏风散、黄芪防风散、健脾散等。

(李昌崇)

# 第十三节　肺　脓　肿

## 培训目标

1. 掌握能独立开展肺脓肿的诊断、治疗、管理;抗菌药物在肺脓肿的治疗应用。
2. 熟悉肺脓肿的诊断治疗流程图。

### (一)概述

肺脓肿(lung abscess)是由各种病原菌感染引起的肺实质炎性病变,导致组织坏死、破坏、液化形成脓肿。以高热、咳嗽、咳大量脓痰为主要临床特征。常见病原体包括金黄色葡萄球菌、化脓性链球菌、肺炎克雷伯菌、铜绿假单胞菌和厌氧菌等。可见于各年龄组小儿。主要继发于肺炎;并发于败血症;偶有自邻近组织化脓病灶,如肝脓肿、膈下脓肿或脓胸蔓延至肺部;肿瘤或异物压迫可使支气管阻塞而继发化脓性感染;肺吸虫、蛔虫及阿米巴等寄生虫也可引起肺脓肿。原发性或继发性免疫功能低下和免疫抑制剂应用均可使其发生概率增加,但自抗生素应用以来,发病率已显著下降。

**【病因】**

急性肺脓肿的病原体常为上呼吸道、口腔的定植菌,包括需氧、厌氧和兼性厌氧菌。90% 肺脓肿患儿合并有厌氧菌感染,毒力较强的厌氧菌在部分患儿可单独致病。常见的病原体还包括金黄色葡萄球菌、化脓性链球菌、肺炎克雷伯菌和铜绿假单胞菌。大肠埃希菌和流感嗜血杆菌也可引起坏死性肺炎。其病原菌随致病的途径和机体的状态而有所区别,吸入性肺脓肿以厌氧菌感染为主,其中有 1/2 为兼性感染;气道阻塞引起者多为混合感染;膈下或肝脓肿转移者多为大肠埃希菌、粪链球菌、阿米巴原虫等感染;原发于肺感染形成的脓肿可以是结核分枝杆菌、肺炎克雷伯菌等感染;血行播散者则多为葡萄球菌,也有链球菌感染。

**【发病机制】**

肺脓肿多继发于肺炎,其次为败血症,少数病例可由邻近组织化脓性病灶,如肝脓肿、膈下脓肿或脓胸蔓延至肺部;气道异物可继发感染;细菌污染的分泌物、呕吐物在某种情况下被吸入下呼吸道,肺吸虫、蛔虫及原虫、胸膜阿米巴感染也可引起肺脓肿。肺脓肿可根据发病时间和致病菌进行分类,急性肺脓肿一般不超过 4~6 周,慢性肺脓肿病程在 3 个月以上。也可根据感染途径,将肺脓肿分为以下类型:

1. **吸入性肺脓肿** 病原体经口、鼻、咽腔吸入致病。正常情况下,吸入物经气道黏液-纤毛运载系统、咳嗽反射和肺巨噬细胞可迅速清除,但当有意识障碍如在麻醉、醉酒、药物过量、癫痫、脑血管意外时或由于受寒、极度疲劳等诱因,全身免疫力与气道防御清除功能降低,吸入的病原菌可致病;此外,还可由于鼻窦炎、牙槽脓肿等脓性分泌物被吸入致病。脓肿常为单发,其部位与支气管解剖和体位有关。由于右主支气管较陡直,且管径较粗大,吸入物易进入右肺。仰卧位时,好发于上叶后段或下叶背段;坐位时好发于下叶后基底段;右侧卧位时,则好发于右上叶前段或后段。病原体多为厌氧菌。该类肺脓肿多见于年长儿。

2. **继发性肺脓肿** 某些细菌性肺炎,如金黄色葡萄球菌、铜绿假单胞菌和肺炎克雷伯菌肺炎等,以及支气管扩张、支气管囊肿、支气管肺癌、肺结核空洞等继发感染可导致继发性肺脓肿;支气管异物阻塞,也是导致肺脓肿,特别是小儿肺脓肿的重要因素;肺部邻近器官化脓性病变,如膈下脓肿、肾周围脓肿、脊柱脓肿或食管穿孔等波及到肺,也可引起肺脓肿;阿米巴肝脓肿好发于右肝顶部,易穿破膈肌至右肺下叶,形成阿米巴肺脓肿。该类肺脓肿多见于婴幼儿。

3. **血源性肺脓肿** 因皮肤外伤感染、疖、痈、中耳炎或骨髓炎等所致的菌血症,菌栓经血行播散到肺,引起小血管栓塞、炎症和坏死而形成肺脓肿。如有右心细菌性心内膜炎,三尖瓣赘生物脱落阻塞肺小血管形成肺脓肿,常为两肺外野的多发性脓肿。致病菌以金黄色葡萄球菌、表皮葡萄球菌及链球菌为常见。该类肺脓肿多见于婴幼儿。

【病理改变】

早期有肺组织炎症和细支气管阻塞,继之小血管炎性栓塞,肺组织化脓性炎症、坏死,形成肺脓肿,继而坏死组织液化破溃到支气管,致脓痰和坏死组织排出,脓腔消失后病灶愈合。若脓液仅部分排出,形成有气液平的脓腔,空洞壁表面常见残留坏死组织。病变有向周围扩展的倾向,甚至超越叶间裂波及邻近的肺段。若脓肿靠近胸膜,可发生局限性纤维蛋白性胸膜炎,发生胸膜粘连。周围健全的肺组织显示代偿性膨胀。若治疗不充分或支气管引流不畅,坏死组织留在脓腔内,炎症持续存在则转为慢性,脓腔周围肉芽组织和纤维组织增生,腔壁变厚,周围的细支气管受累变形或发生程度不等的扩张。如为张力性脓肿,破溃到胸膜腔,则可形成脓胸、脓气胸或支气管胸膜瘘。肺脓肿可完全吸收或仅剩少量纤维瘢痕。少数患儿脓毒栓子可经体循环或椎前静脉丛逆行至脑,引起脑脓肿。

小脓肿很少压迫肺,引起通气血流改变,故临床上多无呼吸受限的表现,但是较大的脓肿可以改变通气血流,临床上可见缺氧和呼吸增快。

**(二)诊断与鉴别诊断**

【临床表现】

1. **症状** 起病较急,发热无定型,多为持续或弛张型高热,可伴寒战。咳嗽可为阵发性,有时出现呼吸增快或喘憋、胸痛或腹痛,常见盗汗、精神不振、乏力、体重下降,婴幼儿多伴呕吐与腹泻。如脓肿与呼吸道相通,咳出臭味脓痰。可有咳血痰,甚至大咯血。如脓肿破溃,与胸腔相通,则成脓胸及支气管胸膜瘘。症状可随大量痰液排出而减轻。

(1)吸入性肺脓肿多有吸入感染因素(齿、口、咽喉感染灶,手术、劳累、受凉和脑血管病变等),急性起病,畏寒、高热、咳嗽、咳大量脓臭痰等。

(2)继发性肺脓肿多有支气管扩张、支气管囊肿、肺结核空洞、支气管异物阻塞等原有疾病的临床表现存在,之后出现原有症状加重,发热、咳嗽、脓痰。

(3)血源性肺脓肿多先有原发病灶(疖、痈等),可有畏寒、高热等感染中毒症的表现。

往往缺乏典型肺脓肿的临床表现。经数天或数周后才出现咳嗽、咳痰，痰量不多，极少咯血。

（4）慢性肺脓肿患儿多表现为慢性消耗性体质，体形消瘦，可有咳嗽、咳脓血痰、间歇性发热、出汗、轻度贫血等症状。

**2. 体征** 肺部体征与肺脓肿的大小和部位有关。早期、病变较小或位于肺的深部，可无异常体征。脓肿形成后，病变较大，脓肿周围有大量炎症，叩诊呈浊音或实音，听诊呼吸音减低，有时可闻湿性啰音、支气管呼吸音；随着肺脓肿增大，可出现空瓮音；病变累及胸膜可闻及胸膜摩擦音或呈现胸腔积液体征。血源性肺脓肿肺部体征大多阴性。慢性肺脓肿患儿患侧胸廓略塌陷，叩诊浊音，呼吸音减低，可有杵状指/趾。胸廓也有塌陷畸形，活动差。

**【实验室检查】**

**1. 血液检查** 急性期血白细胞总数可达（20～30）×$10^9$/L 或更高，中性粒细胞在 90% 以上。核明显左移，常有中毒颗粒。红细胞沉降率增快，C 反应蛋白增高，降钙素原（procalcitonin, PCT）增高；慢性期白细胞可稍升高或正常，可见红细胞和血红蛋白减少。病程长或咯血严重者可有贫血。

**2. 痰液检查** 痰液静置后分三层，上层为泡沫，中层为清液，下层为黏液脓块或坏死组织，可将下层脓块进行涂片和培养；脓痰镜检时见弹力纤维，证明肺组织有破坏。

**3. 病原学检查** 脓痰或气管吸取的分泌物进行培养检测病原菌，痰涂片革兰氏染色、痰液普通培养可找到致病菌。由于本病多为厌氧菌为主的混合感染，故若疑为本病应同时做厌氧菌培养。

**4. X 线胸片** 应做正侧位胸片。早期可仅见炎性浸润影，边缘不清，若脓肿形成则为团片状浓密阴影，分布在一个或数个肺段。肺脓肿形成后，大量脓痰经支气管排出，胸片上可见带有含气液平面的圆形空洞，内壁光滑或略有不规则。慢性肺脓肿腔壁变厚，周围为密度增高的纤维索条，可伴支气管扩张、胸膜增厚；血源性肺脓肿在两肺可见多个团片状浓密阴影。支气管碘油造影用于慢性肺脓肿可疑并发支气管扩张者。

**5. 胸部 CT** CT 对肺脓肿的早期诊断价值较大，对显示空洞壁情况及病灶周围肺野情况优于 X 线，能更准确定位并有助于作体位引流和外科手术治疗。CT 可用于鉴别肺脓肿和有气液平的局限性脓胸、发现体积较小的脓肿和葡萄球菌肺炎引起的肺气囊腔。肺脓肿早期可见大片状密度增高影，边界模糊，中央密度较高，边缘密度较淡。当病灶坏死、液化可出现多个低密度病灶，继而形成空洞，其内可见液气平面。

**6. MRI** 肺脓肿内坏死液化组织 MRI 呈 $T_1WI$ 低或中等信号，$T_2WI$ 为高信号，空洞内气体均为低信号。

**7. 核医学核素标记** 放射性核素标记白细胞显像，病变区灶性高密度影，空洞呈轮圈状浓聚影。

**8. 支气管镜** 有助于明确病因和病原学诊断，并可用于治疗；如有气道内异物，可取出异物使气道引流通畅；如疑为肿瘤阻塞，则可取病理标本。还可经纤维或电子支气管镜插入气管，尽量接近或进入脓腔，吸引脓液、冲洗支气管及注入抗生素，以提高疗效与缩短病程。

**【诊断】**

1. 诊断标准

（1）患儿有急性起病的发热、咳嗽或伴脓痰，痰有臭味的病史。

（2）慢性肺脓肿的患儿伴杵状指/趾等表现。

（3）肺部叩诊呈浊音或实音，听诊呼吸音减低或闻湿性啰音、支气管呼吸音等。

（4）血液检查可有白细胞总数及中性粒细胞增高，红细胞沉降率增快，C反应蛋白、PCT增高。

（5）胸部影像学显示有团片状浓密阴影，分布在一个或数个肺段和/或带有含气液平面的圆形空洞，内壁光滑或略有不规则或腔壁变厚，周围为密度增高的纤维索条，可伴支气管扩张、胸膜增厚等表现。

**【鉴别诊断】**

1. **肺大疱**　见于金黄色葡萄球菌肺炎或病毒性肺炎后，X线胸片上肺大疱壁薄，形成迅速，并可在短时间内自然消失。

2. **大叶性肺炎**　与肺脓肿早期表现类似，但大叶性肺炎病程短，一般7～10天可痊愈。

3. **支气管扩张继发感染**　根据既往严重肺炎或结核病等病史，典型者清晨起床后大量咳痰，结合X线胸片、肺CT及支气管造影所见，可以鉴别。

4. **空洞性肺结核**　需要结合临床病史、结核菌素试验、痰液涂片或培养结核菌的检查结果。X线胸片结核空洞周围有浸润影，一般无液平面，常有同侧或对侧结核播散病灶。

5. **先天性肺囊肿**　其周围组织无浸润，液性囊肿呈镜界分明的圆形、椭圆形阴影。全气囊肿呈一圆或椭圆形薄壁透亮阴影。

**（三）治疗决策**

**【治疗】**

抗菌药物治疗和脓液引流是主要的治疗原则。

1. **抗菌药物治疗**　吸入性肺脓肿多为厌氧菌感染，一般均对青霉素敏感，仅脆弱拟杆菌对青霉素不敏感，但对林可霉素、克林霉素和甲硝唑敏感。早期可用青霉素10万U/(kg·d)，疗程4～6周。随后根据痰细菌培养及敏感试验选用敏感抗生素，如头孢菌素、万古霉素及亚胺培南/西司他丁钠等治疗。对革兰氏阳性菌常选用半合成青霉素，如苯唑西林、红霉素或头孢菌素等；革兰氏阴性菌可选用氨苄西林或第三代头孢菌素。

血源性肺脓肿多为葡萄球菌和链球菌感染，可选用耐β-内酰胺酶的青霉素或头孢菌素。如为耐甲氧西林的葡萄球菌，应选用万古霉素、替考拉宁或利奈唑胺。

如为阿米巴原虫感染，则用甲硝唑治疗。如为革兰氏阴性杆菌感染，则可选用第二代或第三代头孢菌素，必要时联用氨基糖苷类抗菌药物，如阿米卡星。

抗菌药物的剂量和疗程要足，一般至体温正常、症状消失、X线检查显示脓肿吸收7天后停药。具体疗程因脓肿吸收的速度、脓肿的大小、临床表现的严重程度而定，一般疗程3～4周。

2. **脓液引流**　保证引流通畅，是治疗成败的关键。

（1）体位引流：根据脓肿的部位和支气管的位置采用不同体位，引流的体位应使脓肿处于最高位，年长儿可呈头低位、侧卧位（健侧在下，患侧在上）。一般应在空腹时进行，每天2～3次，每次15～30分钟。婴儿可通过变换体位，轻拍背部。引流时可先做雾化吸入，再拍背，以利痰液引流。

（2）经纤维或电子支气管镜吸痰及局部给药治疗：抗生素治疗效果不佳或引流不畅者，可进行支气管镜检查，吸出痰液和腔内注入药物。

方法：纤维或电子支气管镜插至病变部位的支气管开口处吸痰，吸出的痰液送细菌培养、结核菌和细菌学检查。用生理盐水局部反复冲洗，后注入抗生素，每周1～2次，直至症状消失，脓腔及炎症病灶消失。局部用抗生素依药敏而定。

（3）经肺穿刺抽脓注入给药：如脓腔较大又靠近胸壁，在 X 线或超声定位后，在常规消毒下经肺直接穿刺脓腔，尽可能将脓液抽净，然后注入稀释的抗生素。经肺穿刺有一定危险性，易发生气胸和出血。应做好给氧及止血的准备。尽量避免反复穿刺，以免引起健康肺组织和胸腔的感染。

（4）经皮穿刺置管：经正侧位胸片确定脓腔部位后，首先在局部麻醉下用细长针试穿脓腔，一旦抽出脓液，立即停止抽脓，按原路径及深度插入导管穿刺针，置入内径 11.5mm 的细长尼龙管或硅胶管至脓腔内，退出导管。置管长度应使尼龙管在脓腔内稍有蜷曲，便于充分引流。皮肤缝线固定尼龙管。定时经常抽吸脓液，用生理盐水或抗生素液灌洗脓腔，管外端接低负压引流袋。待脓液引流干净，复查 X 线胸片，证实脓腔基本消失，夹管数天，无发热、咳脓痰等征象，拔管。

该方法创伤小，引流充分，置管不受脓腔部位限制，并可多个脓腔同时置管引流。

3. **支持及对症疗法**　注意给高热量、高蛋白、富含维生素的易消化食物。环境温湿度适宜，通风良好。注意保持患儿安静休息、口腔清洁。病情严重、全身状态衰竭患儿，可以给予静脉丙种球蛋白、血浆、氨基酸复合液。呼吸困难者应给予吸氧。必要时可给祛痰止咳剂；原则上不用镇咳剂药物，以免抑制咳嗽，影响痰液的排出。对于咯血的患儿应给予止血、镇静药。

4. **手术治疗**　手术适应证：①病程 3～6 个月以上，经内科保守治疗 2 个月以上无效，脓腔已包裹，脓腔壁上皮化和并发支气管扩张。②大咯血经内科治疗无效或危及生命者。③伴有支气管胸膜瘘或脓胸经抽吸、引流和冲洗疗效不佳者。病灶为单个而非多发，可以考虑手术切除病灶。术前应评价患儿一般情况和肺功能。

【预后】

本病一般预后良好。吸入异物所致者，在取出异物后迅速痊愈。有时脓肿经支气管排脓，偶可自愈。并发支气管扩张症、迁徙性脓肿或脓胸时预后较差。并发症有支气管肺炎、肺纤维化、胸膜增厚、肺气肿及肺心病等。

【建议与预防】

对急性肺炎和败血症应及时彻底治疗；有呼吸道异物吸入时，须迅速取出异物；在腭扁桃体切除及其他口腔手术过程中，应避免分泌物及组织吸入肺部；重视口腔、上呼吸道慢性感染的预防与治疗，杜绝污染分泌物误吸入下呼吸道的机会；积极治疗皮肤痈疖或肺外化脓性病灶，不挤压痈疖，可以防止血源性肺脓肿的发病。重视呼吸道湿化、稀释分泌物、鼓励患儿咳嗽，保持呼吸道的引流通畅，从而有效地防止呼吸道吸入性感染。

注意个人卫生，适当锻炼，增强体质，避免过度劳累，预防各种促使误吸的因素。

（四）常见问题和误区防范

1. 肺脓肿早期的临床表现和大部分呼吸道感染类似，易漏诊，影响疾病的早期治疗，故在临床上要严密观察疾病的转归。

2. 由于引起小儿肺脓肿的原因很多，其中最常见的原因是感染，在临床的诊断思考方面，除了要注意肺脓肿的临床表现外，还须尽快查清楚感染的病原体，作出病因诊断，以便指导临床治疗和估计预后。

3. 对反复发作或慢性迁延患儿，还要尽可能明确导致反复感染的原发疾病和诱因，如营养不良、营养性贫血、原发性或继发的免疫缺陷病等。

4. 在诊断肺脓肿时还要注意与空洞性肺结核继发感染、先天性肺囊肿继发感染进行鉴别。空洞性肺结核是一种慢性病,起病缓慢,病程长,可有长期咳嗽、午后低热、乏力、盗汗,食欲缺乏或有反复咯血。X线胸片显示空洞壁较厚,好发于上叶尖后段及下叶背段,病灶周围可有卫星灶,多无气液平,痰中可找到结核分枝杆菌。但当合并肺部感染时,可出现急性感染症状和咳大量脓臭痰,且由于化脓性细菌大量繁殖,痰中难以找到结核分枝杆菌,此时要详细询问病史。如一时不能鉴别,可按急性肺脓肿治疗,控制急性感染后,胸片可显示纤维空洞及周围多形性的结核病变,痰结核分枝杆菌可阳转。先天性肺囊肿继发感染时,囊肿内可见气液平,周围炎症反应轻,液性囊肿呈界限清晰的圆形或椭圆形阴影,全气囊肿呈一圆或椭圆形薄壁透亮囊腔影。无明显中毒症状和脓痰。如有以往的X线胸片作对照,更容易鉴别。

5.肺脓肿的诊断治疗流程见图1-11。

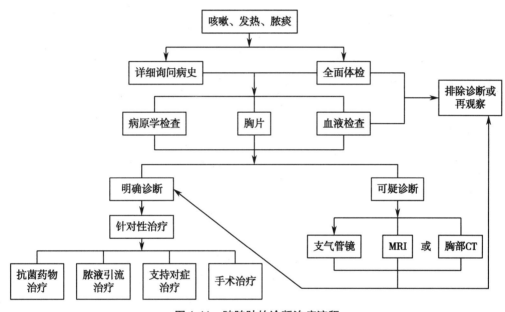

图 1-11　肺脓肿的诊断治疗流程

（陈　强）

# 第二章

# 呼吸系统先天性异常

## 第一节　先天性喉软骨软化

培训目标

1. 掌握先天性喉软骨软化的诊断。
2. 熟悉先天性喉软骨软化的病因和治疗。

### （一）概述

先天性喉软骨软化（congenital laryngomalacia）是由声门结构，特别是会厌及杓状软骨在吸气时过度塌陷而引起的疾病。该病比较常见，是婴儿期引起先天性喘鸣音的最常见病因，伴有喘息的喉异常60%由喉软骨软化引起。平均发病年龄为出生后2周，部分患儿伴有呛奶、呕吐及呼吸困难等。

### 【病因】

但该病明确的病因尚不清楚，可能与喉及周围结构肌张力减低有关，亦可能与软骨发育不成熟有关，有学者认为主要与胎儿期缺钙有关。在吸气时，会厌软骨两侧向后向内蜷曲，与喉头接触，杓会厌皱襞及杓状软骨均吸入喉部，阻塞喉部入口，发生呼吸困难，同时杓会厌皱襞振动发生喉喘鸣。对于出生或出生后不久即出现吸气性喉喘鸣的患儿，须注意有无喉软骨软化。该病不会引起明显的呼吸困难，但偶尔严重时亦可引起通气不足而导致二氧化碳潴留，低氧血症及新生儿的喂养困难。

另外，喉软化的患儿常同时伴有胃食管反流、阻塞性或中枢性呼吸暂停等局部神经肌肉张力低下的表现，故有学者认为，喉软化的发生亦可能与局部神经肌肉发育不成熟有关。

### （二）诊断与鉴别诊断

### 【临床表现】

1. **症状**　先天性喉软骨软化最主要的临床表现是吸气相喉喘鸣，可不伴或仅伴有轻度呼气相症状。轻者喘鸣为间歇性，但在喂养或活动（受惊、哭闹）时加重，而在放松、仰卧位及颈部屈曲时减轻，这些患儿可正常哺乳，对发育和营养无明显影响。中～重度患儿可伴有喂养困难、胃食管反流、生长停滞、发绀、间歇性完全性阻塞或心力衰竭。重者喘鸣为持续性，入睡后或哭闹时症状更为明显，并有吸气性呼吸困难（吸气时三凹征明显，尤以胸骨上窝下陷显著）极重者可窒息死亡。任何能增加上呼吸道炎症的情况都可使喉软骨软化加重，包括呼吸道病毒感染、吞咽困难（吞咽功能障碍）及胃食管反流等。喉软骨软化在男女发病率为2:1，出生后几天～几周后发病，最常见是在出生后2周发病，通常在3～5月龄时最严重,而在 6～12 月龄时逐渐缓解,到 18～24 月龄症状消失,在伴有潜在疾病,特别是伴有影响上呼吸道肌肉控制的神经系统疾病的儿童中,该病可能持续时间更久。患儿哭声及咳嗽声音如常,并不嘶哑,这也是与大多数喉梗阻疾病不同之处。

2. **体征**　喉软骨软化体查可见呼吸频率增快、心率加快;重者可见吸气相呼吸困难,表现为"三凹征"(锁骨上窝、肋间、上腹部凹陷)、口唇发绀等体征。由于长期呼吸困难及缺氧,可引起患儿营养不良,甚至引起胸部发育异常,表现为明显的漏斗胸或鸡胸,严重者也可引起心脏增大。轻者听诊无明显改变,重者可有不同程度的异常呼吸音或喉鸣及痰鸣音。

**【实验室检查】**

1. **血生化**　血清总钙及离子钙的测定提示轻度降低或正常。

2. **影像学检查**　X 线检查重者可见心影增大,两肺透亮度增加或肺气肿表现。

3. **特殊检查**　纤维鼻咽喉镜或喉镜检查,见会厌软骨过度柔软,吸气时会厌两侧和杓会厌襞互相接近甚至接触,杓状软骨上松弛组织向声门塌陷,阻塞声门,并喉腔窄小,呼气时挤在一起的组织被气流冲开,可诊断为喉软骨软化。将喉软化症分为 3 型,Ⅰ型:杓状软骨黏膜脱垂,占 57%;Ⅱ型:杓状会厌襞缩短,占 15%;Ⅲ型:会厌后移,占 12%。部分患儿为Ⅰ和Ⅱ型的混合型。

其他的辅助检查如喉部正侧位片、喉部 CT 或 MRI 检查、食管吞钡检查、支气管镜检查及心脏超声检查等,可根据病史及临床特点进行选择,以排除其他原因所致的喉喘鸣。

**【诊断】**

对于大多数怀疑喉软骨软化的婴儿,仅通过病史及查体就可以大致诊断该病。如果患儿有典型的喉软骨软化的临床过程,则不需要做进一步的检查工作。然而,在某些严重及不典型的病例中,为了进一步明确诊断,需要进行纤维鼻咽喉镜或喉镜检查来评价喉部及周围结构的开放性及动态运动(塌陷)的情况,同时也可鉴别有无声带异常及气道病变。

重度喉软化的诊断标准:①平静时呼吸困难和 / 或活动时重度呼吸困难;②进食困难;③身高和体重增长迟缓;④睡眠窒息或阻塞性同期不足;⑤无法控制的胃食管反流;⑥有因阻塞性呼吸困难而行气管插管的病史;⑦活动时有低氧血症;⑧活动时高二氧化碳血症;⑨随着窒息或阻塞性通气不足加重,而出现睡眠监测的异常记录。

**【鉴别诊断】**

先天性喉软骨软化注意与其他各种先天性喉及气管发育异常相鉴别,如声带麻痹、先天性喉囊肿、喉蹼、喉囊肿、声门下狭窄或血管瘤等。亦应注意与各种后天性喉部疾病如炎症、异物、肿瘤、外伤等相鉴别。

1. **声带麻痹**　声带麻痹是新生儿喉喘鸣常见病因,仅次于喉软化。临床工作中以单侧声带麻痹较为常见,多在左侧。单侧声带麻痹的喉喘鸣为双相性,常伴声嘶或失声,无发绀及喂养困难,多能自行缓解而不需要治疗。双侧声带麻痹多属于中枢性,多由于产伤或产时缺氧损伤所致,可同时伴有吞咽困难及其他脑神经损伤,哭声低弱、呼吸窘迫,常需要紧急处理或气管切开。直接喉镜或纤维喉镜有助于鉴别诊断。

2. **先天性喉囊肿**　先天性喉囊肿偶可发生在声门上区或会厌附近,在新生儿期表现喉喘鸣及吸气性呼吸困难,当侧卧或头后仰时,症状可有不同程度缓解。一般无声嘶,进行直接喉镜或纤维喉镜检查即可确诊。应尽早进行手术摘除。

3. **气管异常**　先天性气管蹼、气管狭窄等都可引起喘鸣。气管软骨环软弱、畸形、岛状残余或缺如,马蹄形气管环变平,均可使气管壁软弱,抵抗不住气管腔外压力,或因气管壁的膜部贴近气管前壁,使气管会厌萎缩,均可发生喉喘鸣。此外,也可继发于气管或支气管长期受压,而引起喉鸣或呼吸困难,如颈部肿瘤、肿大的淋巴结及胸腺肥大,均可压迫气管及支气管而导致继发性软化。胸片、气管碘油造影、支气管镜检查有助于鉴别诊断。

4. 小下颌　其特点是下颌小、舌厚短或相对较大,吸气有鼾鸣音,并有明显吸气性呼吸困难。当吸气时,患者下颌向后,口紧闭内缩,舌根后坠,软腭向上提,使鼻咽腔堵塞,造成严重的呼吸困难,以剑突内陷最为明显。因此,临床上有时误以为先天性漏斗胸。如令患儿取侧卧位或仰卧位,用手托起下颌,呼吸困难当即缓解。患儿常因呼吸困难不能正常哺乳,以致营养不良,也易并发吸入性肺炎。一般置患儿于侧卧位,有时简单的下颌支架将下颌举起,亦可沿着口角放入一硅胶管改善通气。

**（三）治疗决策**

如母亲孕期有缺钙或四肢酸麻甚至抽搐情况的患儿,宜早期给患儿及母亲补充足量的钙及维生素 D,并多晒太阳。对于出生后明确诊断先天性喉软骨软化的患儿,通常情况下大部分不需要治疗,做好精心护理和加强营养。一般咽部间隙随着年龄增大,大多数在 2 岁左右症状逐渐消失。喉软骨随诊年龄增长,逐渐发育变硬,症状也可逐渐缓解。虽然大多数喉软骨软化的婴儿对感染的耐受力良好,在呼吸道感染期间仍须注意观察患儿有无呼吸功能不全表现。注意防治呼吸道感染及咽喉炎症,必要时进行隔离,以减少呼吸道感染的机会。对于伴有严重喉软骨软化的婴儿,可能需要进行手术治疗（如声门上成形术或会厌成形术）。一般根据分型采用不同的术式,即Ⅰ型给予切除杓状软骨后外侧多余的黏膜;Ⅱ型则切断缩短的杓会厌襞;Ⅲ型给予切除舌会厌韧带,将会厌拉向前,并缝合会厌和舌根部。对于个别严重患儿,需要行气管切开以开放气道。

（邓　力）

# 第二节　气管、支气管软化

**培训目标**

1. 掌握气管、支气管软化的诊断。
2. 熟悉气管、支气管软化的病因和治疗。

**（一）概述**

气管、支气管软化（tracheobronchomalacia,TBM）,是由于气管、支气管缺乏应有的硬度和支撑力,造成管腔不同程度塌陷的一种病理现象。临床症状主要表现为呼吸困难、慢性咳嗽、反复喘息及肺部感染。

【病因】

正常情况下,气管软骨环形成的弧度大约能围绕气管 320°,呈 D 形,以便在胸膜腔内压发生变化时维持气管的形状。气管软化时,软骨环环绕气管的弧度变小或完全缺失和受损,膜后气管常比正常气管宽,D 形气管在呼吸时就会变得扁平及呼吸时气管软组织向腔内过度塌陷。根据软化部位的不同,如果涉及主支气管称为气管支气管软化症;仅发生一或两支主支气管软化而气管未发生病变时称为支气管软化症。根据病因分为先天性（原发性)和后天性(继发性)两种。

原发性(先天性)气管、支气管软化是由于气管及主支气管软骨先天发育不成熟,表现为结缔组织先天性萎缩或弹力纤维缺陷,软骨缺损或发育过软,以及肌层变薄引起管腔狭窄所致,如腭裂、喉软化等。主要见于婴幼儿,其病因不明,目前研究考虑可能与胚胎期发育不良、早产、妊娠期营养不良、缺钙等因素,以及先天性综合征(如黏多糖病、21-三体综合征等)、某些先天性畸形(如食管闭锁、气管食管瘘及支气管肺发育不良等)有关。国外的一些研究资料显示,因长期喘鸣而接受纤维支气管镜检查的小儿中,11%~15%有气管、支气管软化症。

后天性又称继发性气管支气管软化,通常发病年龄较大,有较明确的病因。后天性因素常见以下几种情况:

**1. 炎症性**　复发性多软骨炎、反复感染、气管慢性炎症、长期剧烈咳嗽、肺部移植术后供血不足等。

**2. 压迫性**　①内压迫:气管内插管套囊长时间压迫;②外压迫:胸骨下甲状腺肿、纵隔肿瘤、甲状腺肿瘤、肿大的淋巴结、囊肿、心房心室扩大、肺动脉吊带、血管环等。

**3. 外伤性**　外伤、气管切开术、不明原因的气管支气管骨折等。

【发病机制】

可能由于占位长期压迫气管软骨环和/或局部供血不足或局部缺血,引起软骨环变细、变薄,弹性减弱,久则造成缺血性无菌坏死,使气管环局部吸收消失,呈膜性组织,气管壁失去正常的牵拉和支撑。呼气或屏气时,气管支气管周围的压力高于外界大气压,软化的气管支气管部分塌陷、内陷,造成肺泡内气体及气道内分泌物的排出受阻,形成局限性肺气肿及肺部炎症,甚至因引流不畅而导致反复肺部感染。

(二)诊断与鉴别诊断

【临床表现】

**1. 症状**　临床症状多样,无特异性,与软化面积大小和程度有关,主要症状有大气道性呼吸困难,反复咳嗽,剧烈持续性咳嗽时,甚至"犬吠样"或"金属样"高音调咳嗽(气道受压的特异表现),反复发作喘息、呼吸困难或发绀,因引流不畅而引起反复肺部感染及肺不张,运动不耐受等。可有夜间憋醒,醒后窒息感,侧卧位入睡较少发生憋醒。伴有严重气管软化的婴幼儿,气管受刺激后可发生完全塌陷,导致类似于屏气的青紫发作,常因并发严重的呼吸道感染及肺部感染后出现呼吸梗阻,甚至导致死亡。在年长儿,特征性表现是气管壁振动产生的犬吠样干咳,咳嗽声应响亮且持续,常误诊为喉炎。气管、支气管软化常伴有其他疾病,如先天性心脏病、胃食管反流、气管食管瘘、支气管肺发育不良、神经功能损害、发育迟缓等。

此外,气管、支气管软化的患儿均有不同程度的喂养困难,包括吞咽困难、反流、咳嗽、发绀等。这与进食后,食团刺激导致食管膨大,压迫软化的气管导致呼吸暂停或间歇性呼吸阻塞有关。可妨碍喂养,导致体重不增而营养不良。最严重可引起反射性呼吸暂停,常在喂养10分钟内发生,患儿可表现为青紫、呼吸暂停,常伴全身肌肉无力。患儿症状随活动增多而加重,或因伴有感染而加重,是气管支气管软化的临床特点之一。

**2. 体征**　查体发现营养不良貌,大气道部位闻及低音调、单音性、呼气相喘鸣,吸气相三凹征等,这与哮喘喘息发作不同,并对β-受体激动剂无反应。如伴有肺部感染,可闻及肺部湿性啰音。屏气及活动增多、咳嗽时症状体征加重,吸气时由于膈肌及其他辅助呼吸肌的强烈收缩，肺内压力低于外界气压差，同时支气管因反射作用使部分塌陷的管腔暂时性扩张，空气进入肺泡并不受阻，症状减轻。长期缺氧者可出现胸廓畸形。

**【辅助检查】**

**1. 纤维支气管镜** 该检查是目前气管支气管软化症诊断的金标准。在局部麻醉下进行，以保证患儿自主呼吸和必要的咳嗽反射，以便观察咳嗽或呼气时软化的气管壁内陷情况。支气管镜直视下常可看到气管前、后壁随着呼吸运动而相互贴近，深呼吸时更为明显。一般呼气或咳嗽时气道狭窄变细达 50% 以上，可诊断本病。根据气道内径狭窄程度可分为轻度（狭窄 1/3）、中度（1/3～4/5）、重度（≥4/5 或接近闭合，咳嗽时前、后壁接触）。支气管镜检查的指征：呼吸道症状在常规治疗后仍迁延不愈；气管舒张剂治疗无效甚至可能使其加重；难治性喘鸣和顽固性慢性咳嗽持续 4～24 个月。

**2. 影像学检查** 胸部平片无法显示异常，但能反映肺内感染、肺气肿、肺不张及纵隔的情况，也可能会发现压迫气道的胸部肿块影。颈部侧位呼气相 X 线片偶见狭窄的气管。

动态呼吸相胸部 CT 及 MRI 检查，对比气道管径的变化，变化明显者有助于诊断，特别是存在血管环畸形时，MRI 检查非常有效。

CT 增强扫描及三维或四维重建，可显示气管冠状径狭窄，矢状径正常，气管可呈新月形、军刀状，管壁增厚和钙化，内壁光整。有文献报道，冠状径小于矢状径即可诊断。另外，也可以较好地显示纵隔、心脏、血管的结构，还能仿真支气管成像，较敏感反映大气道情况。但儿童无法配合呼吸指令，动态呼吸时气道成像仍有困难。

**3. 气管软化试验** 是通过瓦氏试验法和米勒试验法拍片，凡管径相差 3.0mm 或 3.0mm 以上者，则提示为气管支气管软化症。瓦氏试验法拍片：先训练患者呼吸，要求患者尽力吸气后关闭声门，并强力屏气后迅速拍片。米勒试验法拍片：嘱患者尽力呼气后关闭声门，再做吸气动作后快速拍片。气管软化试验要求患儿配合度高，对于年龄较小、配合性较差的婴幼儿或学龄前儿童来说，面临巨大挑战。

**4. 支气管造影** 可以清晰地显示气管异常结构及软化的气道。动态观察气道塌陷、测定保持气道开放所需要的压力。

**5. 肺功能检查** 肺通气功能检查可见呼气流速下降、流速容量曲线可见典型的切迹，$FEV_1$、FVC 及最大通气流速明显下降，中期呼气 / 中期吸气时间比率下降。吸入支气管扩张剂后可见峰流速明显下降，其原因是平滑肌松弛可进一步降低气管支气管壁的强度。但注意肺功能正常仍不能排除气管软化。建议行 CT 或支气管镜检查以明确诊断。

**【诊断】**

**1. 诊断线索**

（1）患儿有间歇性呼气性喘鸣和 / 或犬吠样咳嗽，安静或入睡后症状缓解或消失，哭闹或用力呼气时症状明显。

（2）新生儿期即出现咳嗽、喘鸣和发作性呼吸困难，伴感染时症状加重。

（3）喂养困难，有呛奶、喂奶时阵发性青紫甚至呼吸暂停等表现，营养不良或出现生长落后。

（4）反复呼吸道感染或运动后喘鸣，但常规平喘治疗无效。

（5）长期缺氧已出现胸廓畸形者。

（6）伴有食管先天性畸形，如食管闭锁、气管食管瘘等。

**2. 确诊依据**

（1）由于临床表现缺乏特异性，小儿无法配合X线检查。目前认为，支气管镜检查是该病诊断的"金标准"，镜下可动态观察气道塌陷的情况。当镜下见气道内腔面积呼气时＞50%，可诊断气道软化。X线检查，气道软化试验提示管径相差3.0mm或3.0mm以上者，则提示气道软化症。动态呼气相CT提示气道内腔塌陷百分比＞50%也可认为存在气道软化。

（2）注意排除相关性疾病。

**3. 临床严重程度分级**

（1）轻度：一般无明显症状，伴有感染时可因分泌物增加而出现呼吸困难，如喉炎或支气管炎时。

（2）中度：呈现本症的典型表现，包括喘鸣、喘息、反复呼吸道感染，甚至恶化出现发绀。

（3）重度：在平静呼吸时即出现喘鸣、明显痰潴留、上呼吸道梗阻等表现，可出现反射性呼吸暂停，甚至心脏停搏。

**4. 支气管镜程度分级**　根据支气管镜呼气相直径内陷分度：轻度（狭窄1/3）、中度（1/3～4/5）、重度（≥4/5或接近闭合，咳嗽时前后壁接触）。

**【鉴别诊断】**

本病早期在临床上易与喘息性疾病相混淆，注意与哮喘、支气管异物、肺炎及肺不张、难治性肺炎、原因不明的肺不张、毛细支气管炎、反复呼吸道感染等疾病相鉴别。对难治性喘鸣和顽固性的慢性咳嗽者，经常规治疗后病情仍迁延不愈，应行纤维支气管镜检查以排除气管支气管软化症。

**1. 婴幼儿喘息**　具有反复发作性的喘息，呼吸困难、咳嗽等临床特点，并常在夜间或清晨发作，吸入过敏原，或呼吸道感染，或运动后加重。双肺可闻及呼气相哮鸣音，呼气相延长。支气管扩张剂治疗有效。支气管镜检查有助于协助鉴别。

**2. 气管异物**　以急性起病，表现为呼吸道梗阻、刺激性咳嗽、喘鸣，异物阻塞的部位及程度，可伴有不同程度的呼吸困难。如异物未得到及时处理，可引起局限性肺不张、反复肺炎、肺脓肿、肺气肿等。详细的病史及体格检查、影像学检查及支气管镜有助于明确诊断。

**3. 后天性气管支气管软化**　既往病史有长期气管插管、气管切开术、严重的气管支气管炎等，先天性畸形压迫，感染和外伤等，肺部影像学如胸片、CT/MRI、支气管镜为诊断提供参考依据。

支气管镜可以发现动力性萎缩，还能发现压迫于气管或支气管的血管搏动，因而可以和单纯气管狭窄鉴别。但对于肿瘤患者，由于肿瘤压迫气管使气管内径较正常明显缩小，气管壁粘连、固定、动度减弱，气管软化试验阴性，不能排除气管软化症的可能。还有其他喉及气道先天性畸形，如喉软骨软化、支气管狭窄等，均可引起喘鸣和呼吸困难，应注意鉴别。

**（三）治疗决策**

对于气管支气管软化症的治疗以保持气道通畅为原则，主要治疗方法是去除引起咳嗽的病因和支持疗法。对原发性患者适当予以补充钙及包括维生素D在内的多种维生素和钙片，并增强体质，保持呼吸道通畅，预防呼吸道及肺部感染，减少气道感染的机会；对存在继发性气管支气管软化症的高危患者（如甲状腺肿瘤患者等），必须进行气管软化试验及临床评估，明确病因，以防止术后可能的气管支气管软化症所导致的致命性后果。

无症状者或轻～中度气管支气管软化患儿，无需特别干预治疗，随着气道的发育，如气管内径增大、气管壁弹性增加变硬，气管软化会得到改善。治疗措施包括针对原发病的治疗、应用支气管扩张剂保守治疗、无创通气支持、祛痰、气道成形治疗如气道支架植入、开放性外科手术切除病变部位或加强气道结构（如气道壁膜性部分成形术）。对重度气管支气管软化患者，可选择持续气道正压通气（continuous positive airway pressure，CPAP），气管内支架术，外科治疗，如气管悬吊术（治疗气管软化最常用、最有效的方法）、支气管成形术等。

（邓　力）

# 第三节　气　管　狭　窄

**培训目标**

1. 掌握气管狭窄的诊断和鉴别诊断。
2. 熟悉气管狭窄的病因和治疗。

**（一）概述**

当气管管腔直径与残存正常气管管腔直径相比缩小达 50% 以上时，即称为气管狭窄。有学者认为，支气管狭窄是指气管内部分或完全性瘢痕狭窄。主要临床表现喘鸣、渐进性呼吸困难，甚至严重窒息引起死亡。根据病因，目前比较公认，分为先天性气管狭窄和获得性气管狭窄，并以后者多见。

先天性气管狭窄是一种少见的结构性气道病变，由 Wolman 在 1941 年首次报道，认为该病为完全性气管软骨环存在所导致的不同程度的气管狭窄，发病率占所有喉支气管狭窄的 0.3%～1%。由于支气管本身或邻近组织发育异常而致的气管狭窄，可累及部分或全段气管。一类是气管纤维性狭窄或闭锁，可有气管内隔膜（气管蹼）形成；另一类是气管软骨环发育不全或畸形引起，以局部或广泛的全软骨气管环形成（即 O 形软骨环）为特征，导致固定性狭窄。先天性气管狭窄常与其他先天性异常并存，如气管性支气管（桥支气管）、肺动脉吊带、肺发育不良、气管食管瘘，骨骼及心血管异常、血管环形成较常见。在某些综合征如 21- 三体综合征，偶也可见。在气道的发育过程中，任何可以导致停顿或造成发育障碍均可能导致气道畸形。先天性支气管狭窄的病因及机制尚不明确。有文献报道可能与胚胎期咽气管沟发育障碍有关。

**【病因】**

**1. 根据具体病因分类**

（1）腔外因素：管腔受外压塌陷或肿瘤浸润，导致气道狭窄，如邻近组织压迫、心血管畸形、肿瘤浸润等。

（2）腔内因素：管腔内的赘生物或异物堵塞，导致气道狭窄，如气道内肿瘤、瘢痕组织、炎性肉芽（结核、真菌）、异物等。

（3）管腔自身因素：管腔发育异常，导致狭窄，如喉软化、气管软化、先天性气道狭窄、气管肺部发育不良等。

**2. 形态学上根据气管狭窄段的位置分类**

一般将其分为 3 型：

（1）Ⅰ型指气管全段的发育不良伴狭窄，环状软骨下方的气管腔全段狭窄，气管隆突上方最严重,而主支气管正常。

(2)Ⅱ型指漏斗形狭窄,狭窄段内径逐渐狭小,型似漏斗,最狭窄处多位于近隆突的气管中下段。

(3)Ⅲ型为气管短断狭窄,狭窄部分常发生在气管下段。狭窄段长短不一可伴有支气管异常或见于完全性气管环。

每一型均可发生长段气管狭窄(congenital long-segment tracheal stenosis,CLSTS)(指狭窄段超过气管全长 1/2),以Ⅰ型最严重。另外,当伴气管性支气管时,桥支气管狭窄,其上的气管也有不同程度的狭窄,视为Ⅳ型。

3. **根据临床表现分类**

将先天性气管狭窄分为 3 类:

(1)轻度狭窄:内镜下见狭窄段由狭窄的膜性气管或由足够内径的完整气管软骨环(小婴儿 4~6mm)组成,偶有或无临床表现。

(2)中度狭窄:狭窄段膜性气管缺如或有完整的气管软骨环,有临床表现,但没有呼吸窘迫。

(3)重度狭窄:狭窄段见完整的气管软骨环且伴有呼吸窘迫,又将其是否合并有其他先天性畸形分为 A、B 组。

获得性支气管狭窄多以医源性最为常见,其中以长时间麻醉插管或机械通气占比例较大。另外,局部损伤、外科手术后等或者反复感染等,引起气管黏膜局部缺血甚至发生坏死、溃疡,继发的感染和软骨膜炎逐渐使软骨暴露,紧接着肉芽组织在溃疡周围形成,最后可能形成瘢痕导致气道狭窄。

## (二)诊断与鉴别诊断

【临床表现】

1. **症状**　气管狭窄患儿临床表现出现的时间不定,症状也各异。与患儿年龄、气管狭窄的程度及是否存在其他相关异常相关。气管狭窄程度较轻的患儿可无明显症状,或有轻微症状。随着患儿的生长,狭窄段也可相应增宽,症状可缓解或消失。但对于长段气管狭窄或伴有其他发育异常的患儿,在出生时或出生后不久即出现呼吸困难,常以咳嗽、气促、气喘为主诉入院,安静时减轻,哭闹或者感染时加重,表现为双相性喘鸣、吸气性三凹征、反射性呼吸暂停等,严重者甚至威胁生命,后期常伴有生长发育落后。先天性气管狭窄患儿常合并有其他先天性畸形,这些畸形可能加重或掩盖相关临床表现,使先天性气管狭窄的诊断被忽略。而获得性气管狭窄多有明确的病因。累及肺叶支气管时,可因合并反复感染或分泌物排出不畅引起支气管扩张。

2. **体征**　双相的呼吸音,是由分泌物被气流推动通过气管远端狭窄区域时产生,称"洗衣机"呼吸,主要呈吸气性呼吸困难、发绀及明显三凹征。而支气管狭窄者患侧胸廓呼吸动度、语音震颤可减弱或消失,叩诊为浊音,听诊呼吸音低或消失,合并感染或肺不张时可有干、湿性啰音。

【辅助检查】

1. **影像学检查**

(1)常规胸片及气道荧光透视:可显示整个气道,有助于诊断,但易漏诊。X 线可见肺气肿或伴有反复出现感染的斑片状阴影。一侧支气管狭窄,提示双侧肺野充气不对称表现。肺动脉吊带可有以下特点:右支气管向前,气管下段和隆突向左移;左肺门较正常偏低;可见右肺过度通气。

（2）三维重建 CT 扫描、支气管树成像：该方法是近年来用于诊断气管、支气管病变的新方法。它可以直观地发现气管狭窄的部位、范围及长度，病变上下界面与正常组织交界的关系，并可发现其他的发育异常，如右上性气管性支气管。轴位扫描可显示病变段气管呈圆形或椭圆形，直径变小，严重者不足 5mm，气管环完整，管壁通常无增厚。

（3）MRI：气管在矢状面或冠状面上可显示其全长，较 CT 更能清楚地显示病变部位，气管在 $T_1WI$ 像上呈中等信号，$T_2WI$ 像上气管黏膜呈高信号，而平滑肌及软骨环仍呈低信号。包绕气管周围高信号的是脂肪软组织。MRI 检查能准确判断先天性气管狭窄的范围、形态、类型，特别是对气管腔内隔膜的检出有重大意义。

**2. 支气管内造影**　可确诊气管狭窄的存在，并可提示受压或发育不良的气管和支气管的位置，并评价其严重程度。由于属于创伤性检查，遗留在肺内的造影剂可形成肉芽肿病变，给患儿造成更大的痛苦。但对于一些病情危重无法进行 CT 检查的患儿，床边气管内造影可提供良好的参考依据。

**3. 纤维支气管镜**　内镜检查可以有效地发现狭窄的气管和支气管病变，对其狭窄的位置、程度可进行直观判断。对于严重狭窄或完全梗阻的情况，外径 2.8mm 支气管镜难以通过，也无法对远端气道进行探查。此时需要完善胸部 CT 或气道三维重建进行协助诊疗。

【诊断】

气管狭窄的确诊并不困难，对本病保持警惕性是提高诊出率的有效办法。对于有症状的儿童确定其狭窄的具体病因才是最重要的。

**1. 诊断线索**

（1）先天性气管狭窄：新生儿出生后不久即出现咳嗽、喘鸣、逐渐加重的呼吸困难，双相性喘鸣，伴感染后加重。呼吸困难明显，并伴有明显三凹征及发绀。经对症治疗甚至气管插管、机械辅助通气支持改善不明显。临床表现与胸片检查不符。常规的气管插管不能到达正常深度或吸痰管进入困难，并具有呼吸机辅助呼吸依赖，撤机困难。另外，合并有其他先天畸形，如先天性心脏病、大血管异常、先天畸形或先天性综合征时，要注意合并先天性气管狭窄的可能。

（2）获得性气管、支气管狭窄：既往有长时间麻醉插管或机械通气、气管切开术后或各种气道感染（结核、真菌、肉芽等），外伤手术后瘢痕狭窄等；气管周围组织或异常增生的组织肿物长期压迫，导致气管软化而狭窄；或因邻近组织放疗后而引起的狭窄等。详细的病史为诊断提供诊断思路。

**2. 诊断依据**

（1）支气管镜检查：是诊断先天性气管狭窄的"金标准"，镜下见完整的软骨环有标志性意义。

（2）结合胸部 CT 及支气管镜检查，可协助鉴别获得性气管狭窄。

【鉴别诊断】

本病主要与其他可引起喘鸣、呼吸困难的相关疾病进行鉴别。对于新生儿时期起病的患儿，首先注意先天性畸形、异物吸入、感染等。

**1. 婴幼儿喘息**　该病以反复发作性喘息、呼吸困难、咳嗽为主要临床特点，多在吸入过敏原或病毒感染后发作。发作时双肺可闻及呼吸相喘鸣，支气管舒张剂治疗有效，必要时行支气管镜检查协助鉴别。

2. **异物吸入**　急性起病，早期出现呼吸困难伴有刺激性咳嗽，无发热等感染征象。后期由于异物未能及时解除，可合并肺气肿、肺不张、反复肺炎、肺脓肿等。详细的病史、影像学检查及纤维支气管镜检查可明确诊断。

3. **其他喉及气道先天畸形**　如喉软骨软化、气管支气管软化等，均可引起喘鸣及呼吸困难。可行纤维支气管镜或喉镜检查予以鉴别。

**（三）治疗决策**

一般认为，患儿可耐受气管 50% 的狭窄而无症状，狭窄超过 50% 则需要早期干预。尤其对狭窄段较长、漏斗样气管狭窄，一般主张外科手术治疗。主要治疗原则治疗原发病，祛除诱因及相关可逆因素，必要时行外科手术干预，改善生活质量。

1. **支持治疗**　包括去除诱因、抗感染治疗、加湿氧吸入、肺部护理、保持呼吸道通畅等。平时注意喂养，预防感染。对于轻症患儿，可在严密监测下行保守治疗，部分患儿随着年龄的增长，狭窄段气管也会增宽，从而改善缺氧、呼吸困难的症状，也避免了手术干预。

2. **外科干预**　多数合并有症状的气管狭窄患儿需要手术治疗。目前尚无统一的标准治疗方案，婴幼儿气管狭窄纠治方法取决于气管狭窄的类型及程度，呼吸道症状对是否需要手术决定性有重要意义。目前报道使用的有自体气管组织重建（气管切除端端吻合术、滑动气管成形术、游离气管移植等）；非气管组织气管成形术（如肋软骨或心包补片）；气管移植等。对于气管内的良性肿瘤或炎性肉芽组织等，可选择介入治疗，如激光消融、电凝、微波、APC 等热烧灼的方法。而对于各种病变所导致的良性瘢痕性气管狭窄首选球囊扩张。其他如冷冻、腔内放疗、光动力疗法、药物（激素、化疗药、细胞因子、肝素等）也对气管狭窄有一定作用，但具体治疗方法目前仍存在许多争议。

（邓　力）

# 第四节　肺和肺血管先天性异常

**培训目标**

1. 掌握常见肺和肺血管先天性疾病的临床表现与影像学特点；掌握常见肺和肺血管先天性疾病的治疗原则。
2. 熟悉常见肺和肺血管先天性疾病的鉴别诊断。
3. 了解常见肺和肺血管先天性疾病的病因与发病机制。

## 一、肺隔离症

**（一）概述**

肺隔离症（pulmonary sequestration）是一种少见的先天性肺发育畸形，其发病率为 0.15%～1.8%，主要特征是不具备正常功能的胚胎性及囊性肺组织与正常肺组织隔离，病变肺组织的血液供应来自体循环。

**【发病机制】**

肺隔离症的发病机制到目前为止仍存在争议。Pryce 提出的牵引学说认为，胚胎期在原肠及肺芽周围有许多内脏毛细血管与背主动脉相连,当肺组织发生脱离时,这些相连的血管即逐渐衰退被吸收;由于某种原因,发生血管残存,成为主动脉的异常分支动脉,牵引一部分肺组织而形成隔离肺。Smith 提出肺动脉分支发育不全学说,认为肺与体循环之间残留有交通支,病变肺组织由体动脉分支供血,由于体动脉压力较高,使病变肺组织受压产生囊性纤维变性而形成。Heithoff 等认为在胚胎期正常胚芽尾侧形成附属肺芽,如附属肺芽在胚胎早期形成,附属芽仍留在胸膜内则形成叶内型肺隔离症,如附属芽在胸膜形成后出现,则形成叶外型。此外,还有副肺芽说、异常动脉和肺囊肿同时存在学说。

根据隔离的肺组织有无完整的胸膜与正常肺组织分界,肺隔离症分为叶内型(intralobar sequestration,ILS)、叶外型(extralobar sequestration,ELS),还有肺叶内、外两型同时并存者称混合型。叶内型较常见,国内外报道,75%~90% 为肺内型,男女发生比例相同。通常不伴有其他先天畸形,其从同叶肺分离出来,与周围正常的肺组织有共同的胸膜包裹。叶内型中有 60% 发生于左侧,多位于下叶的内或后基底段。其血液供应 73% 来源于胸主动脉,20% 来源于腹主动脉,静脉回流 95% 直接进入肺静脉。叶外型非常少见,男女发生比例为(3~4):1。60% 的叶外型患者合并有其他先天畸形,常见的如先天性膈疝、先天性肺发育不良、先天性囊性腺瘤样畸形、先天性大叶性肺气肿和支气管囊肿;其他的如漏斗胸、永存动脉干、肺静脉异位引流、右位心等。叶外型位于脏层胸膜外,也可视为副肺叶,是从其他肺叶分离出来,常位于左肺下叶与膈肌之间或膈下,有单独的胸膜包裹。其血液供应多来源于腹主动脉异常分支,跨过横膈的食管裂隙或主动脉裂隙进入隔离的肺组织。

### (二)诊断与鉴别诊断

#### 【临床表现】

叶内型,其病变内的囊腔多与附近的肺组织有小的交通,偶与胃肠道有瘘管连接。隔离的肺组织与支气管不相通时可无临床症状,一旦继发感染且与支气管相通时,可表现为反复性或持续性进行性肺部炎症。多数患儿自幼发生反复的呼吸道感染,出现咳嗽、咳脓痰、咯血,可伴发热、寒战、体重减轻。叶外型,其隔离的肺组织位于肺叶外,且不与支气管相通,不具备呼吸功能,临床症状较少,常给诊断带来一定的困难。多因合并其他先天畸形,如先天性膈疝、先天性肺囊肿等,而半数以上在 1 岁内得以诊断。

肺部体征常在继发感染时可闻及湿性啰音。

#### 【影像学检查】

X 线检查是最早的诊断线索,可见反复、固定于肺某一部位的病灶。叶内型的 X 线检查以囊腔型多见,常位于下叶内后方脊柱旁,为含气有液平面的薄壁、不具张力的囊肿,囊腔完全充满液体时呈现密度不均匀的分叶状"肿块型"表现,囊腔较小时似"蜂窝状",可与邻近支气管相通,感染可有大小变化,长期不消或形成肺脓肿。周围肺组织合并慢性或急性感染后,边缘毛糙,可表现为肺间质炎。叶外型的 X 线检查呈不含气的球形、肿块型或分支状致密影,以肿块型多见,边缘整齐,可位于膈上、膈下、肺上叶、叶间裂、纵隔、心包、腹部等。较大的肿块影常压迫正常肺组织,并使纵隔向健侧移位,压迫邻近支气管时可引起肺气肿。平片不能发现异常血管供应,需借助 CT、主动脉造影等显示动脉起源、数目、走行及管径大小。

彩色多普勒超声是常用的筛选方法。可探测出边界清楚、形态规整的圆形或椭圆形肺内团块,内部可见大小不同的囊性区,如有感染时可见散在的小光点反射。但是 B 超不能区分叶内型或叶外型肺隔离症,亦不能检测肺静脉回流情况。同时受技术因素的影响较大。

肺部 CT 检查可以较清楚地显示病变的形态,还可确认异常动脉的存在。典型表现为:一条索状阴影由病灶处外向后下方的大血管处,显示异常的供血动脉和肺实质改变。如与支气管相通造成感染,则表现为含气囊肿,有或无液平,周围可见炎性浸润,也可呈囊肿样表现,可有气液平。但诊断阳性率并不高。

肺部增强 CT 检查:因 CT 对直径小于 0.3cm 的异常动脉可能显示不清,应用造影剂能较清楚地显示因隔离肺内常会有 2～3 条异常动脉而呈条索或圆柱状的血管阴影,可作为隔离肺的特异性诊断。尽管 CT 增强扫描可明确诊断,但缺乏对血管连续性地观察,不易明确异常供血动脉的起源、走行和形态。而 CT 血管造影及造影后重建不但有助于检查出细小的异常供血动脉,且可以较清楚地显示异常供血动脉的起源、走行及其分支。对术前确诊肺隔离症及了解相应供血的体动脉分支的数量、走行及选择恰当的手术治疗方法有非常重要的意义。

支气管造影儿科不常规应用。病变内支气管多数情况下不显影,只有较大的支气管可以显影,加之造影后有可能引起感染,支气管镜检查和支气管造影多无意义。

主动脉造影或选择性动脉造影,可以观察到异常体动脉分支供应病变部位肺组织而得以明确诊断。但此项检查是一种创伤性检查,具有一定的危险性,且需要一定的条件和设备。

放射性核素及磁共振成像等检查也都是有用而无创的诊断方法,磁共振(magnetic resonance imaging,MRI)能看出异常肺组织及其与周围脏器的关系,显示异常动脉来源、走行及静脉回流情况。其检查结果与血管造影相似,又是无创伤的检查方法,可以取代血管造影,但检查费用较高。对碘过敏患儿更有重要的诊断价值。

【诊断】

根据患儿临床特征:反复发作肺部感染;发热、咳嗽、咳痰甚至咯血;胸部 X 线提示肺下叶、尤其是左肺下叶囊肿样,或团块状,或不规则阴影;充分的抗感染治疗后肺下部阴影固定不吸收。具备上述临床表现可疑似肺隔离症,并根据不同的条件采用 B 超、CT、主动脉造影或 MRI 中的 1～2 项检查找出肺隔离症的供血动脉可确诊。

【鉴别诊断】

先天性肺囊肿:发生部位不固定,70% 在肺内,30% 在纵隔。支气管造影检查时可见多量造影剂进入囊内,无异常血管供血。而 90% 的肺隔离症发生在左肺下叶后基底段与横膈间,支气管造影时造影剂不易进入囊腔,血管造影及手术时可发现有异常血管通向病变区域。

肺脓肿:症状与肺隔离症继发感染相同,但影像学检查时肺脓肿的壁较厚,周围肺组织多有浸润和纤维性变,经抗感染治疗脓肿有吸收好转的变化,可与本病鉴别。

肺部肿瘤:叶外型肺隔离症须与肺部肿瘤相鉴别。肺部影像学及病理学检查可予以鉴别。

(三)治疗决策

1. 继发感染时,应积极对症治疗抗感染。

2. 手术治疗。叶内型可反复继发感染,故均应手术治疗,多采用肺叶切除。叶外型如不与胃肠道交通、无症状,可不给予治疗,但多因不能明确诊断而手术切除,可行隔离肺切除。术前若有肺部感染,应加强抗生素治疗,控制感染后再手术。主要技术问题在于手术当中要特别注意寻找和处理异常血管,异常动脉多存在于肺韧带中,偶尔有来自腹主动脉的异常动脉,处理不当可造成术中及术后的致命性大出血。胸腔镜微创肺叶切除具有创伤小、恢复快等优点,近年来已有运用胸腔镜技术治疗肺隔离症的相关报道。

3. 介入治疗。目前，国内外有学者主张对异常供血动脉进行介入栓塞，使隔离肺组织血流灌注减少甚至消失，继而引起隔离肺组织缺血、变性、纤维化萎缩，并逐渐消散、吸收，消除感染、咯血的源头，避免肺部症状的反复发作。但其确切疗效及在临床广泛应用有待于进一步验证。

### （四）常见问题和误区防范

由于肺隔离症发病率低，临床症状不典型，临床医师缺乏诊断治疗经验，因而常容易误诊或漏诊。选择性主动脉造影是诊断该病的金标准，但该检查为有创检查，所以 CT 血管造影、螺旋 CT 增强等非侵袭性血管成像技术已成为目前临床上诊断肺隔离症的重要手段。手术是肺隔离症的最佳治疗方案。

## 二、先天性大叶性肺气肿

### （一）概述

先天性大叶性肺气肿（congenital lobar emphysema, CLE）也可以称为先天性肺大疱性气肿。主要病变为肺叶过度充气扩张而不伴有肺泡间隔的破坏。

【发病机制】

先天性大叶性肺气肿的发病机制目前还不清楚。支气管不完全阻塞是导致叶性肺气肿最常见的原因，推测引起支气管阻塞的原因包括支气管软骨原发性发育不良或缺如，管腔内黏稠的分泌物阻塞支气管，支气管因缺乏软骨以致支气管内膜下垂形成活瓣，肺内异常血管或肿物压迫支气管，少数病例系肺泡数量增多所致。近年来认识到机体蛋白酶与蛋白酶抑制剂之间失去平衡，可能是肺气肿发病机制的一个重要因素。

根据病理及影像学表现，先天性大叶性肺气肿分为 4 种类型。①肺泡过度充气型：肺泡数量正常，有局部肺气肿；②肺泡数量增多型：病变肺泡数量异常增多，为正常肺泡数量的 5 倍，显示局部肺泡过度生长发育；③肺发育不全型：常伴有局部肺气肿；④肺泡结构不良型。

先天性大叶性肺气肿常合并其他先天性畸形，如心血管畸形、漏斗胸、前纵隔缺损、膈疝、食管裂孔疝、软骨发育不良、肾发育不全等。该畸形多于婴儿早期发病，男女发病比例为 3∶1，以左肺上叶最多见，其次多见于右肺的上叶和中叶。

### （二）诊断与鉴别诊断

【临床表现】

症状的出现与肺气肿发生的迟早和进展程度有关。一般无前驱感染病史，半数以上患儿生后即出现症状。主要表现为呼吸困难、喘息、发绀，部分患儿呈持续进展趋势，很快出现呼吸窘迫、休克而危及生命。多数于新生儿期发病，但约 5% 患儿迟至 5～6 个月发病，稍迟发病的患儿，除上述表现外，更易出现进食及喂养困难，呼吸、心率增快。

查体可见胸廓不对称，病侧胸廓稍隆起，有三凹征，气管移位，严重者可出现青紫、发绀；叩诊呈鼓音，呼吸音降低，可有哮鸣音及啰音，心尖冲动移位。

【诊断】

新生儿或小婴儿无任何原因迅速出现呼吸困难、喘息或喘鸣，负荷性发绀或持续性发绀，刺激性咳嗽，进而出现呼吸窘迫，查体气管及心脏向健侧移位。病侧的胸廓稍隆起，叩诊呈鼓音，呼吸音降低，可有哮鸣音及啰音。结合胸部 X 线检查可确诊。胸片可见患侧肺野透亮度增加，但可见肺纹理。如上肺叶气肿充满胸腔，被压缩的下叶在心缘下旁呈现小三角形阴影。如为右中叶气肿，则上叶在胸腔顶部内侧呈现密度增高。胸部 CT 显示肺气肿影像，更有助于发现病因，区别肺囊性病变。心脏超声、增强 CT、心血管造影有助于显示压迫支气管的异常肺动静脉及先天性心脏病。软式支气管镜可除外肺发育异常。

【鉴别诊断】

**1. 张力性气胸** 以肺野透亮度增加、透亮区内无肺纹理且全肺向肺门区压缩为鉴别要点。数字化胸部摄片要比普通 X 线平片更易看清透亮区内有无肺纹理。

**2. 先天性肺囊肿** 常为单个或多个囊腔聚集，一般壁较光滑。继发感染的概率较本病高，因此，多含气 - 液面。随访中形态变化少，在临床实践中鉴别较困难。

**3. 单侧透明肺** 胸部 X 线片显示一侧或 1～2 叶肺野透亮度增加，但患侧肺容积正常或缩小，肺血管纹理稀少为其鉴别点。

**4. 肺炎后肺大疱** 多见于化脓性细菌感染，常伴有胸膜病变，病变在抗感染治疗后明显吸收好转，临床上多见于婴幼儿且有明显感染史者。

**（三）治疗决策**

婴幼儿期有症状且有加重趋势的患儿易出现呼吸窘迫，甚至出现呼吸停止，一旦确诊需急诊或尽快手术治疗，切除气肿的肺叶。尽管手术有一定的危险性，但切除后恢复较快，效果较好，有胸腔镜下病肺切除的报道。同时应积极防治呼吸道感染。伴有先天性心脏病或严重呼吸道症状，不应当视为手术禁忌。无明显症状者，X 线或 CT 检查如有严重的纵隔疝，压迫正常肺组织者也应手术治疗。无症状也无明显压迫的婴幼儿及大龄儿童可以密切观察，有报道部分病例可缓解。

## 三、先天性囊性腺瘤样畸形

**（一）概述**

先天性囊性腺瘤样畸形（congenital cystic adenomatoid malformation，CCAM）是一种发生于肺的先天性囊性病变，其发病率为 0.03‰～0.1‰，男女发生比例相同。主要特征是以支气管腺瘤样增生替代正常的肺组织，肺呈现块状、多囊性病变伴有支气管结构的异常增生。常累及一叶，扩大的病变肺叶压迫正常肺组织，并可能导致其发育不良。

【病因】

CCAM 的确切病因仍是一种推测。目前比较多的学者认为，CCAM 的形成可能由于胚胎早期（胎龄 35 天前）胎儿肺芽正常成熟过程受阻或上皮间叶同时发生障碍，继之发育受损的支气管间叶过度生长，形成大囊或小囊性病变。

根据组织学特征将 CCAM 分为 5 型。Ⅰ型为最常见的病理类型，占 60%～70%；其囊性腺瘤的特点是含单个或数个厚壁大囊，囊径 2～10cm，囊壁含假复层纤毛柱状上皮、薄层平滑肌和少量弹性纤维，可含软骨。Ⅱ型占所有 CCAM 的 15%～20%，由为数众多、更趋均匀分布的囊径为 0.5～2cm 的小囊组成，壁内含纤毛柱状上皮、立方上皮及少量不规则平滑肌、弹力纤维，不含软骨成分及黏液细胞，其中 50% 并发其他畸形。Ⅲ型占 5%～10%，病理特点是显微镜下支气管肺泡大块实性成分组成，其内为肉眼难辨的毛细支气管样小囊，囊径 <0.5cm，有不规则的细支气管样结构，壁内衬立方或低柱状上皮。常并发肾及其他脏器畸形而早期夭折。0 型病变主要邻近中心气管支气管树，少见，占 <2%，囊径为 0.5cm。病理特征是支气管样结构内衬呼吸上皮和壁内含平滑肌、腺体和软骨成分。Ⅳ型位于肺周边远侧肺泡，占 <10%，囊径为 7cm，囊壁薄内衬肺泡上皮细胞和低柱状细胞。根据 B

超影像学特征将 CCAM 分为 2 种：大囊型，囊径＞5cm，约占 58%；小囊型，囊径＜5cm，约占 42%。

**（二）诊断与鉴别诊断**

**【临床表现】**

CCAM 可引起胎儿水肿、羊水过多，甚至死胎。目前大多病例是通过超声波检查在产前即诊断出本病。生后少数患儿仅在常规 X 线检查中偶然发现，大多数为新生儿期或生后 2 年内即出现气促、呼吸窘迫，危及生命。在学龄期和成人期被诊断的患者可表现为反复肺部感染、支气管扩张、肺脓肿、咯血、气胸、血胸、脓气胸等。此外，亦有报道认为儿童肺部 8.6% 的恶性肿瘤和之前存在的囊性畸形有关。常为固定的、下肺叶受累，伴有患侧呼吸音减弱、胸廓的过度膨胀和纵隔向健侧移位。

**【影像学检查】**

胸片表现可见肺内边缘清楚的软组织影，患侧肺叶可呈大囊性肿块，内可见不规则透亮区，其中无肺纹理，但可见不规则分隔，同时纵隔向健侧移位。也可表现为实性病变似肺不张或肺实变。少数囊肿与支气管相通，常有异常血管由肺门进入患侧肺部。

胸部 CT 示囊性病变，可呈单或多个含气大囊及周围不规则小囊样结构、数目众多大小相近的蜂窝样小囊腔、实性肿块、肺气肿样改变及较强占位效应。

病理学检查可进一步确诊。镜下可见受累肺叶内有囊肿，囊壁缺乏软骨组织，有类似细支气管的不规则分支状管道，内无软骨，缺乏支气管腺体；高柱状黏液上皮灶；过度产生终末细支气管结构，无肺泡分化，受累的肺体积膨大。其周围没有真正的肺泡组织。

**【鉴别诊断】**

1. **支气管源性肺囊肿** 常为单个或多个囊腔聚集，一般壁较光滑。继发感染的概率较 CCAM 高，因此，多含气液平。随访中形态变化较少，在临床中鉴别较困难。确诊依据病理检查。

2. **肺隔离症** 当与支气管异常相通或有食管瘘时常形成数个厚壁含气液面的囊腔。增强 CT 或 MRI 检查可予以鉴别。但肺隔离症可与 CCAM 同时出现。

3. **食管裂孔疝** 疝囊进入右下胸腔时可呈现"右下肺囊性病变"，形成含气或含气液面的囊腔，此时应注意左膈下有无胃泡影，且临床上患儿常伴有呕吐、贫血等症状，必要时可行钡剂检查以确诊。

4. **肺脓肿或感染后肺大疱** 多见于化脓性细菌感染，常伴有胸膜病变，病变在抗感染治疗后明显吸收好转，临床上多见于婴幼儿且有明显感染病史。

5. **先天性大叶性肺气肿** X 线表现为患侧肺体积膨胀，透亮度增高，但其内可见稀疏肺纹理向四周伸展，易于鉴别，必要时可行高分辨率 CT。

6. **囊性胸膜肺母细胞瘤** 胸膜肺母细胞瘤以实性或囊性肿块居多，常有完整包膜及不均匀密度。

7. **先天性后外侧膈疝** 多见于下肺，与膈的关系密切，不符合肺叶的解剖分布。肠管充气时呈多角形改变并可延续至膈下，腹部充气肠管减少。

8. **囊性支气管扩张** 小儿较少见，可为先天性，易于感染，X 线特征为成簇的含气及气液面的囊腔，囊腔大小比较近似。按肺段分布，支气管造影或高分辨 CT 可见囊腔与支气管相通，患侧肺体积可缩小。

9. **淋巴管扩张症** 肺体积增大，并有许多小的充有液体的囊肿，呈蜂窝状，肉眼易与

CCAM 相混；但镜下见淋巴管扩张症主要为扩张的淋巴管；免疫组化证实其衬有内皮细胞。

间胚叶囊性错构瘤：此病多见于成人，为多灶性病变，可累及双肺。光镜下有小囊肿形成，直径1cm，由原始间胚叶细胞的生长层构成，被覆正常的或化生的呼吸上皮。

### （三）治疗决策

对于有感染、纵隔移位、气胸等症状或恶性变的 CCAM 病例，手术切除病变肺叶是公认最好的治疗手段。对于无症状病例，有学者认为应进行随访观察。然而最近的研究认为，大多数病例迟早都会表现出症状，且小部分有恶变风险，所以都应进行手术治疗。对于手术切除时机的选择尚有争议。有文献报道对于进展相对较慢的年长儿最好在 5 岁以内手术。双侧广泛病变只能保守治疗，为手术治疗的禁忌证。

## 四、先天性肺囊肿

### （一）概述

先天性肺囊肿（congenital pulmonary cysts）是一种肺部先天性畸形，在小儿并不少见，也可见于新生儿。男女发病比例相同。病变肺组织可出现单个或多个囊肿，累及一个或多个肺叶。若一侧或一叶肺组织大部分或全部被多发的囊肿占据，称为多囊肺。当囊肿黏液潴留过多或继发化脓性感染时，囊腔易与支气管相通，常形成单向活瓣样通气，导致肺泡腔内压力不断升高，形成张力性气囊肿，出现严重压迫症状。

【病因】

目前其病因尚未明确。一般认为先天性肺囊肿是因胚胎发育过程中气管、支气管异常的萌芽或分支异常发育所致，病变可发生在支气管分支的不同发育阶段和不同部位。或某段支气管从主支气管芽分隔出，其远端支气管分泌黏液聚积而成。

病理可分为支气管源性、肺泡源性和混合型肺囊肿三种。支气管源性囊肿多位于纵隔，肺泡源性肺囊肿多位于肺周围部分，即肺实质内。约 5% 合并有肺的其他畸形，最常见的是肺隔离症。

### （二）诊断与鉴别诊断

【临床表现】

本病临床表现无特异性。单纯性肺囊肿，特别是较小的闭合性囊肿可长期不出现任何症状，直至胸部 X 线检查时被发现。若囊性病变与支气管相通，可继发囊肿和肺部感染，临床表现为咳嗽、咳痰、咯血、低热等症，肺部可闻及湿性啰音；继发感染加重时，可有高热和大量脓痰，常以支气管肺炎就诊，经抗生素治疗后迅速好转。较大的囊肿多于继发感染或突然胀大，压迫周围组织时才出现不同的症状和体征。如压迫气管可产生喘鸣、干咳和不同程度的呼吸困难，甚至发绀。压迫食管可导致吞咽困难。较大的液性囊肿叩诊可有局部实音，而较大的气性囊肿叩诊有局部鼓音，听诊时局部呼吸音减弱或消失。张力性含气囊肿多见于新生儿及婴儿，有呼吸及心率加快、呼吸窘迫、喘鸣及发绀，叩诊过清音或鼓音，呼吸音消失，伴纵隔与心脏移位，容易合并张力性气胸。1 岁以内患儿多因呼吸困难就诊，而肺部感染是年长儿的主要临床特征。

【影像学表现】

胸部 X 线检查是诊断本病的主要依据。单发闭合性肺囊肿在 X 线下显示一个圆形或类圆形阴影，密度均匀，边缘清晰，周围一般无明显浸润病灶。多发性肺囊肿在 X 线平片上显示多数大小不等的圆形或类圆形阴影，阴影内可出现液平面，周围可伴炎性浸润。巨大的张力性气囊肿,有时易与张力性气胸相混淆,但张力性气囊肿在肺野的边缘,如肺尖或肋膈角处仍可看到肺组织,而张力性气胸患侧肺组织被压到肺门区,肺野边缘部分看不到肺组织,且往往伴有胸膜反应。

胸透可见单个或多个类圆形阴影,随呼吸活动而移动。气囊肿呈薄壁的圆形空腔,内无肺纹理;液囊肿为边缘光滑、密度均匀的圆形或椭圆形致密阴影;气液囊肿见囊肿与支气管相通,肿块阴影中有气液平面,有不同程度的继发感染,因周围组织炎性浸润可表现为腔壁增厚、片状模糊影。

胸部CT可以确定囊肿的部位、大小、数目,对鉴别诊断均具有重要意义。还可以观察囊壁的厚度和囊肿的边界情况。血管造影有助于鉴别肺隔离症。纤维支气管镜检查可了解黏膜的情况,在出现咯血时,查清出血部位,除外支气管肿瘤。

**【鉴别诊断】**

1. **肺炎后肺大疱** 属于后天性肺囊肿,多见于金黄色葡萄球菌等肺炎后,其特点为空腔大小及形状短期内多变,其出现及消失均较迅速,与先天性肺囊肿长期存在不同。

2. **肺脓肿** 症状与囊肿继发感染相同,但X线表现不同在于肺脓肿壁较厚,周围肺组织多有浸润和纤维性变。

3. **肺内良性肿物** 如肺结核球、假性炎症性肿瘤、肺包虫病、肺吸虫病、肺动静脉瘘等均可在肺部出现球形病灶,应与独立性液性肺囊肿鉴别。

4. **大叶性肺气肿** 见于新生儿期,多以急性呼吸窘迫起病,也可以缓慢起病,于生后2~3个月后症状明显,与巨大张力性含气囊肿不易区分,两者均需手术治疗。

5. **肺成熟障碍综合征** 见于早产儿,于生后1~2周逐渐起病,呈进行性呼吸困难及肺功能不全,X线见两肺弥漫囊状影像,与多发性肺囊肿的环形空腔多局限于一叶不同。存活者X线变化可于4个月~2年恢复正常。

6. **先天性囊性腺瘤样畸形** 与多发性肺囊肿鉴别困难,两者均需手术切除治疗。

7. **气胸** 若肺囊肿有通道与支气管相通,此通道因不完全阻塞产生活瓣作用致空气进入而不出,可形成巨大张力性含气囊肿,占据一侧胸腔,并将纵隔推向对侧,此时须与气胸鉴别。其主要区别是气胸为空气在胸膜腔,肺组织被推向肺门,且肺囊肿是含气在肺实质内,肺尖、肺底和肋膈角仍可有含气或萎陷的肺组织。

8. **横膈疝** 可似多发性含气肺囊肿,亦是位于一侧,症状相似,胃肠钡造影可予以鉴别。

9. **支气管扩张** 常位于双下叶、左上叶舌段及右中叶,必要时可行支气管造影检查进行鉴别。

10. **支气管囊肿** 多位于后纵隔及中纵隔,但偶可位于肺实质内,呈多房性,含空气、液体或两者均有,此时仅手术后病理检查才可以与肺囊肿鉴别。

**(三)治疗决策**

临床拟诊先天性肺囊肿时,应尽量避免做胸腔穿刺,以免引起胸腔感染或发生张力性气胸。仅在个别病例,表现严重呼吸窘迫综合征、发绀、缺氧严重,又无条件做急诊手术时,才可做囊肿穿刺引流,达到暂时性减压,解除呼吸窘迫症状,作为术前一种临时性紧急措施。

本病一般诊断明确,在无急性炎症情况下,均应早期手术。因为囊肿容易继发感染,药物治疗非但不能根治,相反,由于多次感染后囊壁周围炎症反应,引起胸膜广泛粘连,导致手术较为困难,易发生并发症。年龄幼小,并非手术的绝对禁忌证。尤其在出现缺氧、发绀、呼吸窘迫综合征者,更应及早手术,甚至急诊手术才能挽救生命。对已出现张力性病变而引起严重压迫症状者,可先行胸腔减压,然后再手术。如有胎儿肺囊肿伴纵隔移位,有必要进行胎儿胸腔穿刺,防止心血管功能不全。液、气胸者可先行胸腔闭式引流,待病情平稳后或同时行手术治疗。

手术方式应根据病变部位、性质、范围及继发感染等情况而定,原则上是尽量保留正常肺组织。孤立于胸膜下未感染的囊肿,可做单纯囊肿摘除术;局限于肺缘部分的囊肿,可做肺楔形切除术;囊肿感染而致周围粘连或邻近支气管扩张则做肺叶或全肺切除术。双侧性病变,在有手术适应证的前提下,可先做病变严重的一侧。如病变过于广泛,肺功能严重下降或合并存在严重心、肝、肾等器质性疾患时,则禁忌手术。

术后早期仍须动态观察 X 线变化,监测有无气胸、支气管胸膜瘘、胸腔积液等并发症,少量气胸及胸腔积液可持续观察,必要时延长胸腔引流时间。一般切除病变囊肿或肺叶,预后良好。

## 五、肺血管畸形

### (一)概述

肺血管包括与肺相关的体循环和肺循环的动静脉系统。在这些环节上的任何部位的血管走行或发育异常,影响心肺功能,便引起相关的临床症状及体征。肺血管畸形可以按照异常部位分类,包括肺动静脉各部位的形态畸形、解剖错位,例如肺动脉吊带或环吊带合体、肺动脉漏斗部狭窄、肺动脉口部狭窄、肺动脉瓣上部狭窄、动脉缺失、闭锁、关系不全、肺动脉导管未闭;肺静脉狭窄、曲张、畸形引流、肺动静脉瘘、弯刀综合征、艾森门格综合征等。还可以按照血管异常的性质分类,如肺毛细血管扩张症、血管瘤等。

临床表现相差悬殊,可无任何临床症状,也可有突然大咯血。当复杂性肺血管畸形时,可有发绀、缺氧、生长发育受限,当肺动脉吊带压迫气管时,可引起气管软化、临床喘息等。

胸部平片见畸形的界限清楚的血管块影,常为圆形、椭圆形或略不规则的、大小不等的软组织密度影。透视下肿块影大小密度随血管搏动改变。当查体发现有异常的体征及影像学表现时,应用心脏超声、血管造影、三维影像及核素等诊查手段,对血管畸形的诊断更为确切、及时。

治疗上内科以对症治疗为主,控制肺部感染为手术做好准备。根治依靠外科手术。

### 肺静脉异位引流

### (一)概述

肺静脉异位引流是指肺静脉未能直接与左心房连接,而与右心房或体静脉系统连接的先天性心血管异位,发病率占先天性心脏病的 5.8%,常合并房间隔缺损或其他心血管异位。发病机制目前认为是在胚胎发育控制过程中,肺静脉没有和肺静脉原基链接,而与内脏静脉(如右前、左前主要静脉,脐卵黄静脉)连接,导致一部分或全部肺静脉开口在右心房,或通过腔静脉系统,再注入右心房。肺静脉异位引流,按病理生理来分,分为两种:①完全型肺静脉异位引流,占 30%～40%;②部分型肺静脉异位引流,占 60%～70%。

### (二)诊断与鉴别诊断

**1. 完全性肺静脉异位引流** 是指当全部肺静脉应该与左心房连接,但却与右心房或其他回流静脉连接即称为完全性肺静脉异位引流。此类异常多伴有卵圆孔未闭或房间隔缺损。根据肺静脉连接部位的不同,分为心上型(45%)、心内型(25%)、心下型(25%)和混合型(5%)。完全性肺静脉异位引流占所有先天性心脏病的3%以下,预后非常差,仅50%可以存活3个月,80%于1岁以内死亡。临床表现在新生儿期即可表现为非特异性、原因不明的呼吸急促、发绀、进行性心排血量减低等。能存活至生后几周者,多肺血多、心脏增大,伴有不同程度的肺动脉高压。查体可无特异性杂音或胸骨左缘第二肋间有收缩期吹风样喷射型杂音,肺动脉瓣区第二心音分裂并亢进,在引流部位相对应的胸部可听到血管性杂音。心浊音界增大,心前区可有抬举性搏动,可见杵状指/趾。辅助检查中,X线可发现肺血管增多,肺动脉段凸出,右心室、右心房增大,异位引流入左上腔静脉时,上纵隔阴影增宽,整个心影呈"8"字形。超声心动图能较准确地反映完全性肺静脉异位引流部位及其类型。合并其他复杂畸形,常采用心导管检查以明确心内结构和肺血管情况,对手术方式的选择更有帮助。MRI应用于临床可以弥补心导管造影的不足,尤其是心下型者。一旦诊断明显,应尽早手术治疗。一经发现伴有肺静脉阻塞、出现严重的缺氧和酸中毒应立即手术。重度肺动脉高压合并艾森门格综合征为手术禁忌证。

2. **部分型肺静脉异位引流** 是指肺静脉的一支或数条(但非全部)不与左心房连接,肺循环血液不能流入左心房内,而是直接或间接通过体循环的静脉系统回流至右心房。部分型肺静脉引流可单独存在,或合并其他心脏畸形,最常见的是静脉窦型房间隔缺损,少见的有二尖瓣狭窄、右心室双出口、室间隔缺损、法洛四联症、肺动脉狭窄、主动脉缩窄、动脉导管未闭、右位心等。依照肺静脉异位引流的部位分为:①右肺静脉与右上腔静脉或右心房连接最常见,约占3/4。常伴静脉窦型房间隔缺损,偶尔上腔静脉骑跨在缺损上。②左肺静脉与左无名静脉连接,此类型亦常有房间隔缺损存在。③右下肺静脉与下腔静脉相连,又称"弯刀综合征",此类型不多见,又可称为尚伴有心脏异位、右肺发育不良、主动脉异常血管供应右肺等畸形。单独一支肺静脉畸形引流如果没有合并房间隔缺损,由于分流量较小,症状可以不明显。仅在查体时发现轻微的心脏收缩期杂音。如果有一支以上的肺静脉异位或引流者合并较大的房缺,分流量较大,患者会出现反复的上呼吸道感染、活动后心悸气短、乏力和活动量受限等。查体可以出现心前区隆起,听诊发现胸骨左缘第2、3肋间闻及(Ⅱ~Ⅲ)/Ⅵ级柔和的收缩期杂音。肺动脉压力增高者也有肺动脉瓣第二心音亢进。对于本病的诊断,最简便实用的检查手段为超声检查,但超声漏诊率较高。CT和MRI能很好地显示和诊断部分型肺静脉异位引流,且对于可能伴有的其他心内畸形及大血管位置、支气管形态也能有较好的提示作用。一般不需要行心导管检查。间隔缺损较大,肺血增多需要及时手术治疗。单纯性一支肺静脉异位引流不合并房间隔缺损,如果没有明显临床症状表现可以暂时不行手术治疗。在肺静脉异位引流中的特殊类型——弯刀综合征患儿,由于多存在右肺发育不良肺侧支等的形成,明确诊断后应立即手术治疗。

## 肺动静脉畸形

### (一)概述

肺动静脉畸形又称肺动静脉瘘,是指任何原因所致的动脉系统与静脉系统之间的异常通道,形成血管瘤样的囊腔,使部分肺动脉血液不流经肺泡毛细血管床进行氧合而直接回流到左心房者。肺动静脉瘘是一种进行性病变,出生后受肺动脉影响,逐渐扩张而成。

肺动静脉瘘多为先天性肺内血管畸形,一般认为是由于中胚叶血管发育不全,血管壁缺乏肌层和弹力纤维,在胚胎期肺动静脉丛间隔即发育异常,输入动脉与输出动脉间缺乏毛细血管袢或由多支营养动脉和引流静脉形成血管瘤等胎内因素所致。极少数见于后天性，可继发于创伤、肝硬化、血吸虫、真菌感染、放线菌病或转移癌。

### （二）诊断与鉴别诊断

**【临床表现】**

本病多见于男性，分流量小者可无症状，仅在肺部 X 线检查时发现。分流量大者可出现活动后呼吸急促、发绀，但多在儿童期出现，偶见于新生儿。多数患者从儿童期开始有发绀，随着年龄增大逐渐加重并有呼吸困难。约 25% 病例出现神经系统症状，如抽搐、语言障碍、复视、暂时性麻木等。35%～50% 患者具有家族性遗传性毛细血管扩张症症状，如鼻出血、咯血、血尿，阴道和消化道出血。肺动静脉瘘破裂时可出现咯血、胸痛、血胸等症状。因瘘的存在也可能并发细菌性心内膜炎。体检时，在病变区细心听诊，约 50% 病例可听到收缩期杂音或双期连续性杂音，其特征为杂音随吸气增强，呼气减弱。其他还有杵状指 / 趾、红细胞增多、血细胞比容增高、动脉血氧饱和度下降。

**【影像学检查】**

X 线检查可见圆形、椭圆形或串珠状影像，常呈局限性块影，密度均匀，边缘清楚；透视下可见肿块影搏动，憋气时观察更清楚，呼吸时阴影大小有改变。多发者可表现为肺叶或肺段分布的多发葡萄状高密度影，也可仅表现为肺纹理增粗、扭曲、紊乱，甚至无阳性所见。CT 可以显示供应血管和引流血管。确诊依靠心血管造影。肺动脉造影可以显示瘘的确切部位、大小、数目及血管关系。

**【鉴别诊断】**

1. **肺内转移瘤**　肺动静脉瘘，尤其是多发性的肺动静脉瘘，其胸部 CT 显示肺部有多处的占位病变，极易误诊为肺内转移瘤，应根据其病史还有血气分析等资料进行辨别，尤其要分清楚两者在 CT 上的区别。

2. **肺结核**　多有发热、食欲缺乏、乏力、盗汗等中毒症状，血红细胞沉降率及白细胞多为轻～中度升高，PPD 试验和痰检抗酸杆菌多阳性。另外，给予抗结核治疗后，患者的症状很快好转，复查 X 线胸片（或胸部 CT）亦可见病灶有吸收，可以与肺动静脉瘘相鉴别。

3. **支气管扩张**　在与肺动静脉瘘临床症状上有许多相同之处，如反复地咳嗽、咯血。但肺动静脉瘘患者胸片上可见一个或多个圆形或卵圆形密度均匀的肿块，边界清楚，可有分叶征象，透视下可见肺门血管搏动，Valsalva 操作法可见圆形阴影显著缩小，确诊可行肺动脉造影。

### （三）治疗决策

凡有症状且病变局限的患者，均需手术治疗。即使无明显症状，但因进行性病变，可发生破裂、出血、细菌性心内膜炎、脑脓肿、栓塞等致死性并发症，因此，均应手术治疗。除非极小的瘘或弥漫性累及双侧肺者不宜手术。婴幼儿症状不重者，可在儿童期手术。手术方式根据范围大小、数量、类型而定。肺切除为最常用方式，原则上尽量少切除肺组织，保持肺功能。

1. **肺动脉发育不良**　肺动脉发育不良是肺动脉瓣以上的肺动脉系统发育障碍。发病率约占先天性心脏病的 4%，其中多数并发法洛四联症或法洛三联症，房、室间隔缺损及大动脉错位等心血管畸形。轻者无症状。中度以上者可表现为运动后气促、呼吸困难、乏力；重者出现发绀、杵状指 / 趾、心力衰竭。体检在肺动脉瓣区可闻及收缩期喷射性杂音，并向右腋下传导或伴有心前区震颤。胸部 X 线检查示双肺纹理稀少或不对称心影及右心室扩大。心脏超声可以发现主肺动脉及左、右肺动脉狭窄。选择性心血管造影可确定狭窄的部位、程度及分布范围，是确诊本病的最有效手段。内科治疗改善一般情况及纠正心力衰竭，根治靠外科手术。

**2. 单侧肺动脉缺如** 单侧肺动脉缺如是罕见的先天性肺血管发育异常，右肺动脉缺如多见，80% 合并有动脉导管未闭、法洛四联症、主动脉缩窄、共同动脉干、房间隔缺损等心血管畸形。20% 为单发。本病的发生，认为与胚胎期主动脉弓在发育过程中，从右原始肺动脉附着处的第六对鳃动脉弓远端不断向后延伸过程中发生退化有关。早期有呼吸困难、发绀、反复呼吸道感染等症状，有肺动脉高压、心功能衰竭、支气管黏膜下血管扩张，可发生破裂而出现大咯血；心脏听诊可闻及肺动脉第二心音亢进。胸部 X 线典型表现是患侧肺动脉血管影小、肺纹理稀疏、胸廓小、肋间隙变窄、纵隔移位。超声心动图可以明确有无其他先天性心脏血管畸形，可以估测肺动脉压力，了解肺动脉左右分支是否存在，探清大血管走行及分支。胸部增强 CT 纵隔窗可见患侧肺动脉起始部或近端呈盲端，血管壁规则，断端光滑，远端未见显影；肺窗可见患侧不同程度的肺纹理细小稀疏、肺野透亮度增高、肺容积缩小，多反映同侧肺发育不全。心血管造影是目前诊断的金标准，不仅能反映动脉缺如的位点和侧支血管情况，而且能同时反映并存的心血管畸形。放射性核素检查可进一步证实两侧肺内血流分布情况，患侧肺血流分布明显减少。治疗靠外科手术。

**3. 肺动脉闭锁** 肺动脉闭锁是一种少见的先天性心脏病，是指右心室血液不能流入双肺，而右心室流出道成为一盲端，常伴有不同程度的右心室、三尖瓣发育不良。发病率占先天性心脏病的 1%～1.5%，无性别差异。90% 以上患儿于出生时或出生后很短时间内即出现发绀，并呈进行性加重。发绀的程度主要取决于通过动脉导管和其他体 - 肺动脉交通到肺的血流量。若动脉导管小，发绀重，存活者均有杵状指 / 趾。生长发育障碍，常有活动后心悸气短，但蹲踞少见。如果体 - 肺交通较大，发绀较轻，易患呼吸道感染，常可早期出现心力衰竭。如动脉导管趋向闭合，则发绀呈进行性加重。重症患儿动脉氧分压可降至20mmHg，血氧饱和度仅为 40% 左右。通过体征、胸片、心电图、心脏彩色超声、CT、MRI、右心导管及心脏造影检查可诊断。其中 CT 和 MRI 可显示肺动脉发育情况和侧支循环建立情况，右心导管及心脏造影检查是显示本病的关键。诊断明显，早期手术。

**4. 肺动脉瓣狭窄** 从肺动脉瓣到左、右肺动脉远端的任何部位狭窄，均为肺血管先天性发育异常，狭窄发病率占先天性心脏病的 8%～10%；男女发病比例为 2∶1。根据狭窄发生的部位，可分为肺内动脉及其分支狭窄和肺外动脉狭窄。临床上早期可无症状；随着年龄增长，渐出现易疲劳、胸闷、心悸，晚期出现慢性心功能不全。重者常表现为劳累后胸痛和猝死。体格检查可见心前区隆起，心前区有抬举感，肺动脉瓣区听诊可及特征性喷射性收缩期杂音，向左腋下传导，并伴有震颤。肺动脉瓣区第二心音减弱或分裂延长。选择性肺血管造影为确诊依据。肺外动脉狭窄可经外科手术进行矫治，肺内动脉狭窄只能进行肺移植手术。

**5. 肺动脉异常起源** 肺动脉异常起源广义上讲不是独立存在，可归于心血管畸形类疾病。其中 1/2 以上患儿合并有气管局限性或广泛性狭窄。主要见左肺动脉异常起源于右动脉、右肺动脉异常起源于左肺动脉，肺动脉异常起源于升主动脉。临床上表现为反复发作性阵发性呼吸困难、哮喘和肺部感染，甚至可出现发绀和窒息。体检无明显杂音。X 线检查可见右肺不张或感染征象，可有气道梗阻表现。主肺动脉和右心室造影可予以确诊。内科控制肺部感染后择期手术。

## 六、血管环畸形

### （一）概述

血管环是一组少见的先天性大血管发育异常，占先天性心脏病的 1%～2%，可单独发生，也可合并其他心内畸形。先天性血管环是由于主动脉弓或主动脉弓与动脉导管（或动脉韧带）、肺动脉一起形成环状结构，畸形血管包绕食管和气管，对它们产生压迫，从而引起临床症状。

**【发病机制】**

对于血管环的发病机制，目前认为是在胎儿发育早期由成对的主动脉组成的血管环未能正常地向单一主动脉过渡，其右背侧主动脉退化吸收不全或主动脉弓其他各段发育异常，使小儿主动脉弓依然保留完全或不完全的环形结构，而行走在血管环内的食管和气管受到不同程度的压迫，从而产生相应的呼吸道和 / 或消化道症状。

血管环畸形分为完全性血管环和部分性血管环。完全性血管环包括双主动脉弓、右位主动脉弓合并左侧导管韧带或左位主动脉弓合并右侧导管 / 韧带，形成包绕气管与食管的完整环。部分性血管环包括无名动脉压迫综合征、肺动脉吊带及迷走右锁骨下动脉，为半环状结构。双主动脉弓是血管环的最常见类型，约 73% 的患者以右弓为主，仅 20% 的患者以左弓为主，还有 2% 的患者左、右大小相仿，偶尔双主动脉弓中有一弓的管腔闭锁。约有 20% 的双主动脉弓伴有先天性心脏病，如法洛四联症、心室间隔缺损、主动脉缩窄、动脉导管未闭、完全性大动脉转位和永存动脉干等。右位主动脉弓合并左侧导管韧带甚为罕见，主动脉弓降部有一憩室，动脉导管即由此憩室在食管后由右向左连接左肺动脉，形成血管环。左主动脉弓伴右降主动脉的这种畸形少见，如果合并有右侧动脉导管未闭或动脉韧带，便可形成一个完整的血管环。无名动脉压迫综合征是指无名动脉行径异常，使气管的前壁受到头臂干的压迫。但有些患儿其头臂干行走位置正常，却也产生气管压迫症状，其机制尚不完全清楚。肺动脉吊带是指左肺动脉起源于右肺动脉，该支肺动脉绕过右主支气管，行经于气管和食管之间，形成一个压迫右支气管的"吊带"。往往造成患者在新生儿期便可产生气管压迫症状。迷走右锁骨下动脉是指右锁骨下动脉起源于降主动脉，经食管的后缘向右上行走，可造成食管左后壁的压痕，但它并不形成一个完整的血管环。据统计该畸形的发生率较高，而引起吞咽困难的症状并不多见，需要手术治疗的更少见。

### （二）诊断与鉴别诊断

**【临床表现】**

血管环畸形因对气管和食管的压迫部位和程度不同，临床表现大不相同。有的很少产生症状（如迷走的锁骨下动脉），而另一些畸形（如双主动脉弓）可产生明显的气道梗阻症状。喘鸣、气促、咳嗽、呼吸窘迫及反复呼吸道感染是血管环患儿最常见的临床表现。喘鸣主要是吸气性的，双主动脉弓的患儿出现症状较早，会引起较严重的气道梗阻症状，但该症状可表现为时轻时重，在安静或入睡时消失，而在用力或哭吵时加剧，有上呼吸道感染也可加剧梗阻症状。合并心内畸形的患儿出现反复呼吸道感染、心力衰竭、气促和发绀等先天性心脏病症状常掩盖血管环的临床表现。部分患儿由于食管受压，可出现进食缓慢、反复呕吐及喂养困难，易被诊断为先天性食管狭窄。有些患儿睡觉时喜欢将头后仰，这种姿势可减轻呼吸道的梗阻。亦有些血管环畸形的患儿并无临床症状，仅在尸检或心导管检查时偶然发现。

**【诊断与影像学检查】**

血管环的诊断并不困难，关键是选择适当的辅助检查。胸部 X 线检查及透视可以显示整个气道，有助于诊断，胸部正侧位摄片可了解主动脉弓的位置，侧位片可了解在主动脉弓水平有否气管和支气管的狭窄；但 X 线检查也易漏诊。食管吞钡造影检查有助于评估相关疾病，如肺动脉吊带时可见在气管隆嵴水平上方食管前壁压迹。近年来，多排螺旋 CT 及三维重建技术的出现，为该病诊断提供了优越的条件，使既往许多漏诊患者得到了诊断。它可以迅速准确地显示血管与气管、食管的位置关系，提示气管、食管狭窄的部位、程度和范围，成为目前诊断的首选，并为手术方案的制订提供依据。MRI 检查能清晰显示大血管的异常、气管及食管之间的关系，但是常需要麻醉，成像速度慢，呼吸对成像影响大，且费用较高，限制了它在临床的应用。彩色多普勒超声心动图检查能通过血流分布显示血管畸形，但不能显示血管与气管、食管的位置关系，仅能帮助诊断是否合并有心内畸形。超声心动图应作为常规检查手段，而心导管和造影检查可以作为一种补充。纤维支气管镜检查在气管狭窄的诊断和手术疗效的评估方面有很重要的作用，可以帮助判断气管狭窄是由于血管环的压迫还是气管先天性畸形，有利于指导手术方案和评估预后。

**【鉴别诊断】**

本病主要与其他引起食管和气管压迫产生相应吞咽困难、喘鸣、呼吸困难的疾病相鉴别。

1. **支气管哮喘** 临床上以反复发作性喘息、呼吸困难、咳嗽为特点，常在夜间与清晨发作。吸入过敏原、呼吸道感染或运动可诱发。发作时双肺可闻及呼吸相喘鸣音，呼气相延长。支气管扩张剂治疗有效。对于难治性哮喘应行支气管镜检查以排除其他疾病。

2. **异物吸入** 典型表现为急剧发生的呼吸梗阻、咳嗽和喘鸣，根据异物阻塞气道的部位和程度，伴有不同程度的呼吸困难。若异物未得到及时处理，则可出现持久咳嗽和反复喘鸣。可出现局限性肺气肿、肺不张、反复肺炎、肺脓肿等。详细询问病史、影像学表现及支气管镜检查可明确诊断。

3. **获得性气管狭窄** 获得性气管狭窄的病因如各种炎症或创伤后的瘢痕狭窄、气管周围软组织（如先天性心脏病时增大的房室）或肿物（如甲状腺肿物）的长期压迫，使气管壁软化而狭窄；气管切开或插管后的狭窄；因邻近病变做放射治疗后的狭窄等。临床上亦表现为喘鸣及呼吸困难。详细询问病史、胸部螺旋 CT 及支气管镜检查可予以鉴别。

4. **贲门失弛缓症** 临床表现为吞咽困难、胸骨后疼痛、食物反流及因食物反流误吸入气管所致咳嗽、肺部感染等症状。可行食管钡餐 X 线造影和食管压力测定予以鉴别。

**（三）治疗决策**

血管环的内科治疗包括抗感染、物理治疗及营养支持等，常常只作为术前准备的一部分。有症状的血管环病例，一经确诊应尽早进行外科手术治疗。对于没有症状的患儿可以随访观察，患儿可以很好地耐受而不需要手术治疗。但也有学者认为，即使诊断时无症状，随时间推移，受压气管有软化的危险，手术治疗是必要的。所以目前对于偶然发现的无症状血管环病例，是否需要手术治疗尚有争议。近年来，已有不少医院对小儿血管畸形采用胸腔镜技术治疗，并获得成功。

小儿血管环畸形手术后关键是呼吸道护理。除做过气管成形术患儿需留置较长时间气管插管外，一般均主张早期拔管，给予呼吸道充分湿化，加强拍背吸痰，确保呼吸道畅通。有些患儿术后早期呼吸道压迫症状可能未完全解除，但往往在数月或 1 年后症状消失。

（陈志敏）

# 第三章

# 间质性肺疾病

## 第一节 小儿间质性肺疾病

**培训目标**

1. 掌握小儿间质性肺疾病的常见病因归纳类型；掌握间质性肺疾病典型临床表现和影像学典型特征。
2. 熟悉间质性肺疾病诊断流程。
3. 了解婴幼儿间质性肺疾病的基因诊断。

### （一）概述

间质性肺疾病（interstitial lung disease，ILD）是一大类在临床（氧合障碍）- 影像（弥漫性病变征象）- 病理（炎症和纤维化）上具有共同特征而病因不同的异质性疾病的总称。肺间质为肺内支持结构，包括支气管、血管、淋巴管及肺内所有间隙内结缔组织。近年来，发现一些 ILD 病变在侵犯肺间质的同时，还可累及肺泡、肺毛细血管内皮细胞和细支气管等，而出现如肺泡炎、肺泡腔内蛋白渗出等肺实质改变，在胸部影像学上表现为肺泡 - 间质性疾病类型，故 ILD 也被称为弥漫性实质性肺疾病（diffuse parenchymal lung disease，DPLD）；也有称为弥漫性肺疾病（diffuse lung disease，DLD）。

【流行病学】

据英国和爱尔兰的流行病学调查资料，0~16 岁儿童肺间质性肺疾病发病率为 0.36/10 万，其中约 10% 的病例系家族性患病，病死率约为 15%。最近德国流行病学调查显示，发病率为 1.32/100 万，大多在出生后 1 年内诊断，87% 患儿幸存。中国目前无发病率数据，但病例报道近年来逐渐增多。

【病因及分类】

目前已知 ILD 的病因约 200 多种疾病，其病因广泛而复杂。儿童常见的病因可归纳为以下 4 大类：

1. **与环境暴露有关的 ILD**　常见外源性变异性肺泡炎（extrinsic allergic alveolitis，EAA）和药物性肺损害。

2. **与全身疾病有关的 ILD**　常见结缔组织疾病引起的肺间质损害和系统性血管炎引起的肺泡出血综合征、朗格汉斯细胞组织细胞增生症（Langerhans cell histiocytosis，LCH）等。

3. **与肺泡结构紊乱有关的 ILD**　包括感染性病因、特发性肺含铁血黄素沉着症、肺泡蛋白沉积症、嗜酸细胞性肺炎、特发性间质性肺炎等。其中特发性间质性肺炎又分为急性间

145

质性肺炎（acute interstitial pneumonia，AIP）、隐源性机化性肺炎（闭塞性细支气管炎伴机化性肺炎，cryptogenic organized pneumonia，COP）、非特异性间质性肺炎（nonspecific interstitial pneumonia，NSIP）、淋巴细胞间质性肺炎（lymphocyte interstitial pneumonia，LIP）、寻常型间质性肺炎（pemphigus interstitial pneumonia，UIP）、脱屑型间质性肺炎（desquamation interstitial pneumonia，DIP）和呼吸性细支气管炎相关间质性肺疾病（respiratory bronchiolitis-associ-ated interstitial lung disease，RBILD）。值得强调的是特发性肺纤维化（IPF）在组织病理和放射学上属于 UIP，在儿童罕见或可能不存在。

4. **婴儿期特有的 ILD** ①弥漫性肺发育障碍；②肺泡生长异常；③肺表面活性物质代谢缺陷（inborn errors of surfactant metabolism，IESM）；④未知原因的特殊类型疾病，包括神经内分泌细胞增生症（neuroendocrine cell hyperplasia of infancy，NEHI）、肺间质糖原累积症。

**（二）诊断与鉴别诊断**

**【诊断】**

正确诊断 ILD 患者，需要儿科临床医师、放射学医师、病理科医师之间的密切配合。根据间质性肺疾病的诊断程序，尽可能地给患者作出应有的诊断。在获得明确诊断之前，一般不主张进行实验性治疗。首先，根据上述临床表现、影像学显示双肺弥漫性病变及肺功能检测，明确是否存在间质性肺疾病；然后再根据病史、表现及影像学特点，选择进一步的检查确定病因，在进行病因分析时，首先除外与暴露有关的 ILD，其次考虑与全身疾病有关的 ILD，再考虑感染性病因等。儿童特发性间质性肺炎少见，诊断之前必须除外上述疾病（图 3-1）。

**【临床表现】**

依据发病年龄、症状和体征及药物和环境接触史等可大致确定诊断方向，并决定下一步的辅助检查。体格检查尤其注意有无贫血、皮疹、关节异常、杵状指 / 趾等肺外表现。如足月产的婴儿出现严重 ILD，伴有或不伴有家族史可能为 IESM，最可能为表面活性蛋白 B 基因（*SFTPB*）、表面活性蛋白 C 基因（*SFTPC*）突变或 ATP 结合盒转运子 A3（ATP binding cassette transporter A3，ABCA3）基因突变；足月婴儿除呼吸增快外，无其他表现，生长发育不受影响，需要考虑 NEHI。早产的婴儿或有先天性心脏病或唐氏综合征的婴儿，ILD 可能与肺泡发育简单化或肺泡生长异常有关；有鸟或其他环境抗原接触史应考虑变应性肺泡炎；有咯血或肾疾病应考虑肺 - 肾综合征；特异性皮疹的存在有助于 LCH 的诊断；伴有发热、皮疹、关节炎或疼痛应考虑风湿性疾病；贫血常提示肺出血的存在。

**【影像学表现】**

胸部 X 线片表现为弥漫性病变是临床诊断肺间质疾病的初步依据，但对病因诊断无价值，偶尔甚至胸部 X 线片表现未见异常。高分辨率（CT high resolution CT，HRCT）能显示小叶水平的病变和细微的间质或结节性改变，对间质性肺疾病的诊断非常重要，可确定或提示病因。如存在典型的临床特征，HRCT 影像学表现为右中叶、舌叶和中心区域磨玻璃密度阴影，其余部位过度通气时，基本能够诊断 NEHI；HRCT 影像学表现为中心性支气管扩张、血管衰减、马赛克灌注征结合临床则可以诊断闭塞性细支气管炎；出现弥漫性微小钙化征象时肺泡微石症诊断基本成立。HRCT 对一些疾病也具有高度提示性，如弥漫性磨玻璃密度和间隔增厚提示 IESM、小叶中心性边界模糊的微小结节提示变应性肺泡炎、弥漫性磨玻璃密度和实变阴影提示肺泡出血、典型的反肺水肿征提示慢性嗜酸细胞性肺炎、肺外周分布的斑片阴影提示隐源性机化性肺炎及双肺结节阴影，伴有囊泡形成阴影提示 LCH 等。

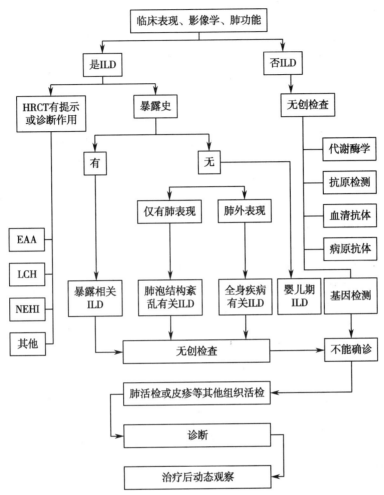

ILD：肺间质疾病；HRCT：高分辨CT；EAA：外源性过敏性肺泡炎；
LCH：朗格罕细胞组织细胞增生症；NEHI：神经内分泌细胞增生症

图 3-1　儿童间质性肺疾病的诊断流程

【其他检查】

1. **支气管肺泡灌洗液检查**　支气管肺泡灌洗液（bronchoalveolar lavage fluid，BALF）可协助诊断特殊疾病如感染、吸入、肺泡出血、肺泡蛋白沉积等疾病。BALF 细胞分类可帮助缩小鉴别诊断范围，如中性粒细胞增多提示感染，嗜酸细胞增多提示嗜酸细胞性肺炎、药物诱导肺疾病或寄生虫疾病，淋巴细胞增多提示过敏性肺泡炎、结节病或淋巴细胞间质性肺炎。

2. **实验室检查**　常规实验室检查项目为血、尿、便常规，红细胞沉降率及 C 反应蛋白。根据临床表现和影像学分析，可选择的检查项目包括病原体培养、血清检查、代谢性酶学检查及免疫功能检查等，这些检查可确诊结缔组织疾病、血管炎等。

3. **基因检测**　有条件的医院可以开展 *SFTPB*、*SFTPC* 和 *ABCA3* 基因的检测，以诊断或协助诊断婴儿期（含新生儿期）ILD，如 IESM 等疾病。

4. **肺活检或其他组织活检**　既往认为肺活检是诊断 ILD 的金标准，但文献和前期经验发现一些疾病经临床、影像学及辅助检查即可以确诊，并不需要进行肺活检。此类疾病主要属病因分类中的前两类，包括变应性肺泡炎、药物性肺损害、结缔组织疾病（包括血管炎）、代谢性疾病及 NEHI 等。对于仅有肺部表现，缺乏其他系统疾病的患者，如果无创性检查不能作出明确诊断，又没有禁忌证，可进行肺活检。怀疑 LCH 时，可先选择皮疹或表浅淋巴结活检。对于一些肺间质疾病，特别是特发性间质性肺炎的诊断要由临床医师、放射科医师和病理科医师综合对患儿进行临床 - 放射 - 病理学（clinic-radiologic-pathologic diagnosis，C-R-P）诊断并达成共识。

### （三）治疗决策

到目前为止，对于儿童 ILD 的治疗没有随机对照的临床研究，其治疗主要是基于非对照的研究、病例报告等，包括药物治疗、肺移植、支持治疗和预防感染等。

**1. 药物治疗** 儿童 ILD 的治疗并没有统一的治疗方案，随着 ILD 的病因不同，其治疗方法也不同，药物治疗应个体化。极少部分的儿童 ILD，如 NEHI 患儿病情可自行缓解，其大多数症状数年内得到改善，但也有部分患儿的症状持续到青春期。NEHI 总体预后良好，不需要特异的治疗，临床上可只采取对症处理。因为大部分儿童 ILD 的发病机制不明确，目前采用的治疗方法为非特异性，其治疗的实质在于减轻炎症反应，而达到阻止或减轻肺纤维化的进展。儿童 ILD 中使用的抗炎制剂，糖皮质激素是首选药物。虽然激素可以减少病死率，但其长期疗效仍然有争议，且全身性不良反应易见，包括易感染、生长迟缓、下丘脑 - 垂体 - 肾上腺轴的抑制、骨质疏松、高血压、糖尿病、白内障、青光眼、肥胖等，使用时，需严密观察其不良反应。

在严重的儿童 ILD 中，可以考虑联合使用糖皮质激素和羟氯喹。如果在前者无效情况下，也可以使用其他免疫抑制性或细胞毒性药物，如硫唑嘌呤、环磷酰胺、环孢素或甲氨蝶呤等。这些治疗方法已经被应用于自身免疫性疾病。

大环内酯类抗生素，阿奇霉素、红霉素、克拉霉素有抗炎特性，作用机制不完全清楚，但对弥漫性泛细支气管炎有较好的疗效。

**2. 支持治疗和预防感染** 包括处理低氧血症及并发症等，需要给予足够热卡和能量支持，以保证机体正常的生长发育。患儿均应接受医师推荐的免疫接种，包括肺炎链球菌、流感疫苗等，应加强对患儿家庭的卫生宣教，积极预防感染。避免接触烟草烟雾和其他空气污染物。

**3. 肺移植** 对于重症及有生命危险的 ILD 的患儿，可考虑行肺移植。国外有成功进行移植的病例报道。对于预后不良的 ILD，药物治疗无效，如 *SP-B* 基因突变、*ABCA3* 基因突变的重症患儿、ACD/MPV 患儿，应考虑行肺移植。

**4. 儿童 ILD 管理** 定期随访观察，尽量减少呼吸道感染。欧洲儿童 ILD 协作组建议在诊断后第 1、2、3、6、12 个月及此后每年进行一次全面检查，包括患儿的呼吸频率、心率、体重，不吸氧时的氧饱和度（清醒时，夜间睡眠时，运动时），是否合并肺动脉高压；定期复查胸部影像学检查。对于年长儿，建议每年至少检查一次肺功能。

### 【预后】

儿童间质性肺疾病有着较高的死亡率，尤其是婴幼儿。Fan 和 Kozinetz 报道，在 1 个月～18 岁患儿中 5 年生存率为 64%，合并有肺动脉高压者 5 年生存率仅为 38%。合并肺动脉高压、生长发育落后及肺纤维化者，预后差。

### （四）常见问题和误区防范

ILD 的病因繁杂，且属少见病，又因诊断和治疗的难度大，故一直视为呼吸专业的疑难病症。其高诊治难度和高病死率更是给儿科呼吸专业提出了巨大挑战。ILD 的诊断难度不仅在于临床症状、体征和胸部影像学表现无特异性，还在于确诊需要依赖病理改变多样性的肺组织活检，且与国家的现有人口政策、家长对肺组织活检的排斥、医师对侵袭性检测手段的谨慎和选择不当及组织病理学本身在确诊中的局限性密切相关。我国儿科对 ILD 的诊治认识相对滞后，临床科研起步也晚。我们的多数诊断仅基于临床与胸部影像学所见，由此得出的治疗方案则随意而不规范。当前 C-R-P 诊断共识已成为 ILD 国际医学诊断模式，与国际接轨，在我国儿科采用并坚持 C-R-P 诊断方式是必经之路。在 C-R-P 诊断三要素中，获得完整临床资料和提高对 ILD 的警觉是第一要素；胸部 X 线，尤其 HRCT 显示双侧弥漫性或多灶性影像学征象是 ILD 不可缺少的临床诊断依据；组织病理学资料是 C-R-P 诊断中最重要的元素，俗称金标准。儿童 ILD 的 C-R-P 诊断步骤是一个困难、复杂但颇具挑战性的过程，这种诊断模式对儿科临床医师，特别是呼吸专业医师提出了更高要求。

**（五）热点聚焦**

婴幼儿时期的 ILD 大多类型的病变发生在胎儿期肺发育的不同阶段，严重的病变常致围产期或新生儿期儿童的死亡，部分病例延续至年长儿甚至成人。相关基因的突变或缺失与部分婴幼儿 ILD 密切相关。近年来，美国的指南已经把基因诊断列为婴幼儿 ILD 的主要的诊断手段之一。因此，目前主张对于病因不明的婴幼儿 ILD 应先做 SFTPB、*SFTPC*、*ABCA3*、*TTF1*、*GMCSFR* 等基因筛查，而肺活检则是在上述基因检测无异常的情况下才考虑进行。如果通过无创检查，诊断仍不明确，对于那些症状持续超过 2 个月，病情进行性加重的患儿应进行肺活检以明确诊断。

（申昆玲　农光民）

# 第二节　其他原因间质性肺疾病

**培训目标**

1. 掌握过敏性肺炎诊断、治疗、管理；过敏性肺炎各期的影像学表现、支气管肺泡灌洗液和肺组织病理特征；嗜酸性粒细胞性肺炎诊断、治疗、管理；嗜酸性粒细胞性肺炎的辅助检查特征。
2. 熟悉过敏性肺炎的鉴别诊断；嗜酸性粒细胞性肺炎的分类。

## 一、过敏性肺炎

**（一）概述**

过敏性肺炎（hypersensitivity pneumonitis，HP）也称外源性变应性肺泡炎（extrinsic allergic alveolitis，EAA），是免疫介导的炎症性间质性肺疾病。易感宿主反复吸入外界环境中分布的抗原（如真菌、动物蛋白、药物等）后诱发的免疫反应，所引起一组弥漫性间质性肉芽肿性肺疾病。临床表现与吸入抗原的种类、浓度及暴露时间相关，可分为急性型、亚急性型和慢性型，常出现咳嗽、呼吸困难等呼吸系统症状，听诊双肺底细湿性啰音，病理特征表现为细支气管炎、间质性肺炎及非坏死性肉芽肿。各型患者预后存在差异，急性/亚急性型在脱离致敏环境或经糖皮质激素治疗后，症状多可改善，慢性型并发肺纤维化者预后较差。

过敏性肺炎病因甚多，目前已经证明可引起发病的抗原物质有200余种，常见的有微生物（放线菌、真菌、细菌、阿米巴原虫等）、动植物蛋白、低分子量化学物质及各种药物等。因接触的抗原的条件和来源不同，本病可有多种不同的疾病名称，如吸入含嗜热放线菌的霉干草粉尘引起的过敏性肺炎称农民肺（farmer's lung）；吸入含动物蛋白羽毛和排泄物的尘埃引起者称饲鸟者肺（bird breeder lung）；吸入含嗜热放线菌的蘑菇肥料引起者称蘑菇工人病（mushroom worker disease）；生活在被污染的空调或湿化器环境引起者称空调器肺（air conditioner lung）或湿化器肺（humidifier lung）等。

流行病学研究数据显示，过敏性肺炎患病率在不同国家、不同地区之间可有显著差异，这取决于各地的气候因素、地理环境、农业操作方法和习惯等。患病者多为职业性接触，但新的趋向表明，被污染的工作生活环境也可造成局部暴发流行。所以，在诊断过程中应详细采集病史，了解患者生活工作环境，甚至患者所处的大气污染状态，都是非常重要的。

各年龄段的人群均可发病，包括儿童和婴儿，但与职业性接触抗原更密切相关。目前认为，HP是儿童与暴露相关的间质性肺疾病中重要的一种类型。此外，接触致病抗原的人群中只有少数人发生HP，提示本病的病因除抗原外，还可能存在宿主的遗传易感因素。有研究结果显示，人类白细胞抗原（HLA）类型可能与HP发病之间有内在联系。

过敏性肺炎的发病机制尚未完全阐明。目前研究提示，与Ⅲ和Ⅳ型变态反应相关。Ⅲ型变态反应为某些吸入外源性抗原与特异性抗体结合形成免疫复合物，激活补体系统，继而活化巨噬细胞分泌多种细胞因子，导致一系列的免疫效应，引起急性肺泡炎症。亚急性阶段肉芽肿的形成可能有Ⅳ型变态反应的参与。

**（二）诊断与鉴别诊断**

**【临床表现】**

**1. 症状和体征** HP的临床表现差异较大，取决于接触抗原的多少、频繁程度和接触时间的长短及宿主的反应性等，可分为急性、亚急性及慢性三种类型。临床常见的症状为咳嗽、咳痰、呼吸困难、低热、体重减轻等。最常见的体征为肺部湿性啰音、喘鸣音、轻度发绀、杵状指等。

**2. 各期临床表现** HP的临床表现是动态性的，但在不同阶段可以存在相似表现。

（1）急性：起病急骤，短期吸入抗原4～8小时后起病；先有干咳、胸闷，继而出现发热、寒战、全身不适等流感样症状；两肺可闻及细湿性啰音；症状在12～24小时达到高峰，若不避免接触过敏原、及时诊治，可进行性加重。一般在脱离环境后2～3天后自行好转。

（2）亚急性：起病比较隐匿，多由急性转变而来，临床表现主要为持续咳嗽、活动性呼吸困难、乏力等，可有低热，病情常有反复。

（3）慢性：由反复少量或持续吸入抗原引起，亦可由急性、亚急性发展形成，临床表现为进行性活动性呼吸困难、咳嗽、伴体重减轻和乏力，症状已有数月～数年。慢性可由活动性进展进行性加重。若不去除抗原，可导致不可逆的肺部改变如肺纤维化、蜂窝肺、慢性呼吸功能不全、肺源性心脏病，甚至死亡。

**【辅助检查】**

**1. 胸部影像学检查** 过敏性肺炎影像学表现是多样的，与吸入抗原的性质、浓度及个体反应差异等有关。约有20%的患者X线胸片未见异常。常出现双侧性斑块或结节样浸润、支气管肺纹理增粗或呈小的腺泡样改变。罕见肺门淋巴结肿大和胸腔积液。

胸部CT特别是高分辨率CT对诊断HP及判断其类型和范围有较高价值。

（1）急性：双肺磨玻璃样改变；双肺广泛的斑片状、团片状、云絮状肺实变影，边缘模糊，密度及分布不均，以中下肺较多见，短时间内病灶位置变化大且具有游走性。其病理基础为肺实质中性粒细胞和嗜酸性粒细胞浸润，小血管炎症引起的弥漫性肺充血水肿及肺泡内蛋白液的渗出。

（2）亚急性：弥漫性分布的小叶中心性结节影，边缘不清，主要在中上肺野；斑片状磨玻璃影；气体陷闭征（马赛克征）与肺囊性改变。其病理基础为小叶中心性结节影是细胞性细支气管炎的表现；磨玻璃阴影是弥漫性淋巴细胞性间质性肺炎存在的表现；气体陷闭征及肺囊样变是细支气管炎症、阻塞的结果。小叶中心性结节影是亚急性过敏性肺炎的特征性改变。

（3）慢性：网格影或伴蜂窝肺、小叶间隔增厚或牵拉性细支气管扩张。其病理学基础为肺纤维化。

**2. 支气管肺泡灌洗液** 过敏性肺炎的支气管肺泡灌洗液（BALF）主要表现为细胞总数增加，特别是淋巴细胞增加（可占30%～70%）。增加的淋巴细胞主要是T淋巴细胞，多为抑制性T细胞（CD8$^+$）；还可见浆细胞、肥大细胞及呈泡沫样改变的巨噬细胞。在不同临床阶段的BALF细胞分类呈动态变化，如急性期以CD4$^+$为主，发病48小时内可有中性粒细胞增加。值得注意的是，淋巴细胞增多并非特异指标，结节病、闭塞性细支气管炎伴机化性肺炎等均有BALF中淋巴细胞增多的表现。因此，BALF中淋巴细胞增高还应排除其他疾病。但淋巴细胞正常一般不考虑过敏性肺炎。

**3. 肺组织活检** 当临床、放射学和实验室检查在诊断依据不足时，肺活检对诊断有帮助。其病理学特征取决于抗原暴露的程度及活检时病程所处的阶段。

（1）急性：肺泡腔和肺间质初期以中性粒细胞渗出为主，之后出现淋巴细胞渗出，肺泡壁和细支气管壁水肿，有大量淋巴细胞浸润，浆细胞也明显增加，肉芽肿常不典型。

（2）亚急性：特征性表现为非坏死性的肉芽肿和/或单核细胞浸润所致的细支气管炎。

（3）慢性：以肺间质纤维化为主，肉芽肿病变此时基本消失。由于纤维化的牵拉和收缩，肺组织结构破坏，可发展为肺气肿乃至蜂窝肺。

淋巴细胞性间质性炎症（CD8$^+$ T细胞为主）、细胞性细支气管炎（气道中心性）和肺间质非坏死性肉芽肿（邻近细支气管），被称为HP病理三联症。通常认为外科肺活检是HP诊断的金标准，其诊断阳性率约87%。

**4. 肺功能检测**

（1）急性/亚急性：肺容量减少，肺总量（TLC）、残气容积（RV）、肺活量（VC）、第1秒用力呼气容积（FEV$_1$）可下降，FEV$_1$/FVC正常或升高，一氧化碳弥散量（DLCO）通常降低，肺功能常于4～6周改善，有些则需更长时间。

（2）慢性与急性相似，肺总量（TLC）、残气容积（RV）、肺活量（VC）、第1秒用力呼气容积（FEV$_1$）下降，FEV$_1$/FVC升高，肺弥散量显著降低。当肺纤维化形成时，肺功能不能完全恢复。

**5. 血清特异性抗体** 大部分患者可以检测到血清IgG沉淀抗体，然而约38%无症状的抗原接触者亦可检测到相应的抗体。这说明有吸入抗原的接触，体内产生抗体亦可以不发病。同时，由于受暴露时间、测定方法、抗原试剂标准化等因素的影响，部分患者呈假阴性结果。

【诊断】

**1. 诊断标准** 过敏性肺炎发病率较低，临床表现复杂，相关实验室检查、肺功能、影像学表现特异性不强，诊断存在一定的难度，下述诊断标准可供参考。

（1）病史、体检和肺功能检查提示间质性肺疾病。

（2）胸部影像学显示间质性肺疾病。

（3）存在已知抗原的暴露史。

（4）可检测出特异性抗原的沉淀抗体。

美国变态反应、哮喘及免疫学会制定了诊断过敏性肺炎的标准（表3-1），如符合主要标准中的4条和次要标准中的2条，并除外其他疾病者，可诊断为本病。

表3-1 过敏性肺炎的诊断标准

**主要标准**

1. 符合过敏性肺炎的病史，即在接触抗原数小时后出现相应症状或症状加重

2. 病史、血清和 / 或支气管肺泡灌洗液检测证实有特异性抗原

3. X线胸片或高分辨率CT有相应的改变

4. 支气管肺泡灌洗液中淋巴细胞增多

5. 肺活检显示相应的组织学改变

6. 自然激发试验阳性（暴露于可疑环境后产生相应症状或实验室检查异常）

**次要标准**

1. 双肺底湿性啰音

2. 肺弥散量降低

3. 活动或休息时动脉低氧血症

抗原吸入史是最重要的诊断依据。由于婴幼儿、儿童和青少年病史常表述不清，易被误诊或漏诊。对有慢性或反复咳嗽、呼吸困难的患儿，应详细询问家庭居住环境及可能的环境抗原接触史，如室内霉菌、宠物、羽绒制品、空调器或湿化器等。若同时合并肺功能限制性通气障碍，诊断上应该考虑过敏性肺炎的可能，进行相关的辅助检查如血清特异性抗体、HRCT、BALF等，以确诊。

【鉴别诊断】

**1. 呼吸系统感染性疾病** 有感染中毒症状，对抗感染治疗有效，而急性 / 亚急性HP对肾上腺皮质激素治疗有效。

**2. 支气管哮喘** 哮喘患者一般为特异性体质，吸入过敏原后即刻发病，症状以喘息为主，双肺可闻及哮鸣音，胸片未见异常或肺野过度充气。

**3. 结节病** HRCT所示肺部改变为非小叶中心性结节影，病理示淋巴细胞间质渗出较少，肉芽肿很少形成或形成的肉芽肿较规则，易与过敏性肺炎相鉴别。

（三）治疗决策

1. HP最重要的治疗方法是避免与过敏原的接触。

（1）确诊后应对患者所处环境进行调查、干预，保持室内相对湿度低于70%可使室内微生物污染明显减少。湿化器及空调器要经常清洁，防止发霉或其他污染。增加室外空气的流入可以稀释室内的污染，通风设备加用高效过滤装置。

（2）在农村地区，收割的谷物需待晒干后入库，以防发霉。

（3）饲养家禽、鸽子及各种鸟类，要保持饲养棚清洁，及时处理粪便及脱落的羽毛，工作时要戴防护口罩。

（4）如果不能正确识别吸入抗原或不能移除抗原，患者应脱离可疑环境。

2．脱离环境后必要时使用糖皮质激素治疗。

（1）急性期患者可以应用短疗程的皮质激素，泼尼松 1～2mg/（kg•d），2 周后逐渐减量。

（2）亚急性和慢性起病的患者适当延长疗程，逐渐减量，治疗维持数月。儿童有用甲泼尼龙大剂量冲击治疗的报道，疗效好，也减少了长期口服糖皮质激素的不良反应。皮质激素治疗通常维持到患者临床症状、放射学检查和肺功能明显改善。

（3）慢性者应随访胸部影像学及肺功能的变化。

3．早期诊断、早期脱离抗原暴露，预后良好。急性期起病后及时找出抗原，避免接触，症状很快消失。隐匿或缓慢起病者，当认识到抗原所在时，发病时间已较长久，成为亚急性或慢性，病变已由炎性浸润变成纤维增生，此时虽积极治疗亦可能遗留肺功能障碍。

**（四）常见问题和误区防范**

由于 HP 的临床表现多样，且未被广泛认识，并引起足够的重视，经常漏诊或误诊，导致临床诊断的 HP 远低于实际的 HP。HP 主要诊断依据为环境暴露史、临床表现、影像学改变、BALF 中的淋巴细胞增高和血清的特异沉淀抗体阳性，但并非所有的环境暴露者均患过敏性肺炎，也不是所有的过敏性肺炎的病理均有肉芽肿的存在，血清沉淀抗体也可假阴性，这增加了诊断的难度。必要时可进行外科肺活检而作出临床 - 影像学 - 病理的综合诊断。此外，在排除其他类型肺炎后，按过敏性肺炎治疗后效果明显是诊断的重要依据。

**（五）热点聚焦**

过敏性肺炎的诊断：急性 HP 的临床诊断在环境暴露史明确的条件下即能完成，一般不需要活检。因此，有学者提出，诊断过敏性肺炎的 6 个预测指标：已知抗原暴露史、症状始于暴露后 4～8 小时、症状反复发作、吸气相爆裂音、血清沉淀抗体阳性和体重减轻。

亦有观点认为，过敏性肺炎诊断为排除性的诊断。首先应该排除影像学表现为小结节影的结节病和弥漫性泛细支气管炎；还应排除支气管肺泡灌洗液以淋巴细胞增高为主的疾病，如闭塞性细支气管炎伴机化性肺炎。在排除其他类型肺炎后，按过敏性肺炎治疗后效果明显是诊断的重要依据。

## 二、嗜酸性粒细胞性肺炎

### （一）概述

嗜酸性粒细胞性肺炎（eosinophilic pneumonia，EP）是一组以气道和 / 或肺实质嗜酸性粒细胞增多为特征的异质性临床疾病，伴有或不伴有外周血嗜酸性粒细胞增多，又称为嗜酸性粒细胞性肺病（eosinophilic lung diseases，ELD）。嗜酸性粒细胞性肺炎并非一个独立的疾病，其疾病谱庞杂，主要包括单纯型肺嗜酸性粒细胞增多症（simple pulmonary eosinophilia，SPE，或称 Löffler 综合征）、急性嗜酸性粒细胞性肺炎（acute eosinophilic pneumonia，AEP）、慢性嗜酸性粒细胞性肺炎（chronic eosinophilic pneumonia，CEP）、特发性高嗜酸性粒细胞综合征（idiopathic hypereosinophilic syndrom，IHES）、嗜酸细胞性肉芽肿性多血管炎（eosinophilic granulomatosis with polyangitis，EGPA）、变应性支气管肺曲霉病（allergic bronchopulmonary aspergillosis，ABPA）、支气管中心性肉芽肿病（bronchocentric granulomatosis，BG）、支气管哮喘、寄生虫感染及药源性嗜酸性粒细胞性肺炎（drug-induced eosinophilic pneumonia）等。

嗜酸性粒细胞性肺炎在人群中的确切发病率不详，在全球均有散发病例报道。

嗜酸性粒细胞性肺炎的病因可分为已知病因和未知病因。已知病因包括寄生虫感染、吸入植物花粉、真菌孢子及药物反应等。此类疾病的共同病理学特点为肺实质和间质组织中嗜酸性粒细胞的广泛浸润。依据病因及病理,目前存在许多分类方案,但尚未完全统一。国内学者于2011年提出表3-2的分类建议供临床医师参考。

表3-2 嗜酸性粒细胞性肺炎的分类

| 分类 | 主要疾病 |
| --- | --- |
| 气道病变 | 变应性支气管肺曲霉病(ABPA) |
| | 支气管中心性肉芽肿病(BG) |
| | 支气管哮喘 |
| 肺实质病变 | 已知原因的嗜酸性粒细胞性肺浸润(继发性) |
| | 寄生虫感染 |
| | 药物反应 |
| | 原因不明的嗜酸性粒细胞性肺浸润(特发性) |
| | 单纯型肺嗜酸性粒细胞增多症(Löffler综合征) |
| | 急性嗜酸性粒细胞性肺炎(AEP) |
| | 慢性嗜酸性粒细胞性肺炎(CEP) |
| 系统性病变 | 嗜酸细胞型肉芽肿性多血管炎(EGPA) |
| | 特发性高嗜酸性粒细胞综合征(IHES) |

尽管EP确切的免疫发病机制还不清楚,但许多证据表明,嗜酸性粒细胞在对肺组织损伤的初始阶段发挥重要的作用。嗜酸性粒细胞阳离子蛋白、主要碱性蛋白和过氧化物酶等能激活肥大细胞脱颗粒和引起炎症的一系列反应。嗜酸性粒细胞(EOS)能释放白三稀C4、前列腺素和血小板激活因子等,引起血管通透性改变、黏液分泌增加和平滑肌收缩。然而目前调节嗜酸性粒细胞激活和脱颗粒的过程中并不清楚。

**(二)诊断与鉴别诊断**

**【临床表现】**

除了肺组织嗜酸性粒细胞增多的共同特点外,嗜酸性粒细胞性肺炎不同疾病之间缺乏密切的临床联系。嗜酸性粒细胞性肺炎临床表现缺乏特异性,常见的症状包括咳嗽、胸闷和气喘等,部分有发热,可以是急性、亚急性或慢性起病,病情轻重不一,可以是一过性轻微症状,也可出现严重呼吸衰竭致死。对伴有哮喘症状者可考虑ABPA、BG、EGPA和CEP,多系统累及提示EGPA和IHES(表3-3)。

**【辅助检查】**

**1. 实验室检查** 通常将嗜酸性粒细胞绝对值计数$(0.5\sim1.5)\times10^9$/L定为轻度增多,$(1.5\sim5.0)\times10^9$/L为中度增多,超过$5.0\times10^9$/L为重度增多。除AEP外,其他EP外周血多有嗜酸性粒细胞增高。BALF中嗜酸性粒细胞增高的百分比与经肺活检获得的组织嗜酸性粒细胞计数有较好的相关性,故评价BALF中嗜酸性粒细胞增加仍用百分比。正常情况下,BALF中嗜酸性粒细胞不超过1%,超过5%定义为嗜酸性粒细胞增多,但在5%~25%常常是非特异性的,除嗜酸性粒细胞性肺炎外,也可见于其他间质性肺病(如特发性肺纤维化),超过25%被定义为重度增多,则主要见于嗜酸性粒细胞性肺炎,特别是SPE、AEP、CEP、IHES和EGPA等。

(1)免疫学指标:嗜酸性粒细胞性肺炎多有血IgE水平增高,明显增高者提示ABPA,血ANCA(+)提示EGPA。

表3-3 不同类型嗜酸性粒细胞性肺炎的特征

| 特征 | 单纯性嗜酸细胞增多症 | 急性嗜酸性粒细胞性肺炎（AEP） | 慢性嗜酸性粒细胞性肺炎（CEP） | 变应性支气管肺曲霉病（ABPA） | 嗜酸细胞型肉芽肿型多血管炎（EGPA） | 热带嗜酸性粒细胞增多症 |
|---|---|---|---|---|---|---|
| 病因 | 病因多种 | 病因不明 | 病因不明 | 烟曲霉菌 | 病因不明 | 蛔虫、丝虫等寄生虫 |
| 发病年龄 | 各年龄段 | 各年龄段 | 30~40岁，女性多见 | 各年龄段 | 各年龄段 | 各年龄段 |
| 发病特征 | 一过性 | 急性 | 慢性，进行性；病程数月~数年 | 秋冬季常见 | 全身性 | 隐匿 |
| 特殊病史 | 无 | 无过敏、哮喘病史 | 过敏性鼻炎、哮喘病史 | 有哮喘病史 | 有哮喘病史 | 丝虫病流行区生活史 |
| 临床表现 | 临床症状轻微，自限性 | 急性发热、咳嗽、呼吸困难， | 发热、咳嗽、呼吸困难，出汗、体重下降 | 咳嗽、喘息、黑色痰栓 | 哮喘、过敏性鼻炎及肺外症状 | 发热、咳嗽、呼吸困难 |
| 外周血EOS | 增多 | 正常 | 增多 | 增多 | 增多 | 增多 |
| 实验室检查 | 血清IgE升高 | 血气分析示低氧血症 | 红细胞沉降率增快；IgE升高；骨髓嗜酸性粒细胞增多，肺功能中、重度限制性通气功能障碍，DLCO下降 | 烟曲霉菌抗原皮试内试验阳性；血清总IgE（常>2000IU/ml）及烟曲霉菌特异性IgG增高 | 红细胞沉降率、CRP、ECP增高；血清总IgE增高 | 血清丝虫特异性IgE抗体检测阳性 |
| BALF | EOS增多 | EOS≥25% | EOS增多 | EOS增多 | EOS增多 | EOS增多 |
| 病理 | 一过性、游走性EOS肺浸润 | EOS弥漫浸润 | 以EOS、巨噬细胞为主的肺泡炎、肺间质纤维化，EOS肺脓肿 | 中心性支气管扩张；痰栓内含真菌菌丝 | 坏死性血管炎；EOS浸润；血管外肉芽肿 | EOS弥漫浸润；病灶可见变性的微丝蚴 |
| 影像学 | 游走性病变 | 双肺弥漫性浸润阴影，可伴单侧或双侧胸腔积液 | 非游走性、非节段性、周围性肺浸润影，典型表现为"肺水肿的蝴蝶型影"（即与肺水肿的蝴蝶型影相反，阴影分布于外带） | 短暂性或反复性肺浸润影；中心性支气管扩张 | 非固定性浸润影 | 双肺边界模糊的小结节影、网状结节或斑点状模糊阴影 |
| 治疗 | 多数无需治疗，1~2周内自愈 | 糖皮质激素治疗有效，无复发 | 糖皮质激素治疗后，阴影迅速吸收，但可在同一部位复发 | 全身糖皮质激素治疗有效；系统性抗真菌治疗疗效未定 | 糖皮质激素和免疫抑制剂 | 乙胺嗪治疗 |

（2）肺功能检测：对嗜酸性粒细胞性肺炎的评价和鉴别诊断意义不大。在 AEP、CEP 多显示为限制性通气功能障碍，而在 ABPA、BG、EGPA 常显示阻塞性通气功能障碍。

（3）肺活检：被认为是本类疾病诊断的金标准，对 EGPA 和 BG 的确定诊断可能必要，对 AEP 和 CEP 也有帮助，但对 ABPA、IHES、寄生虫感染和药物反应多不必要，因而主要适用于经临床、影像学及支气管镜检查仍不能确定诊断者。

2. 影像学检查　胸部 X 线表现可为肺部片状或云雾状的浸润性阴影，虽然没有特异性，但有些特征性的表现特别是 HRCT，有可能提示某些特异的诊断，如短暂的游走性浸润提示 SPE。广泛的双肺外侧浸润影提示 CEP，近端支气管扩张和分支样黏液栓影提示 ABPA。

【诊断】

嗜酸性粒细胞性肺炎并非一个独立的疾病，通常认为当患者出现下列任何情况之一均可诊断为嗜酸性粒细胞性肺炎：

1. 肺部阴影伴外周血 EOS 增多。

2. 肺活检证实组织中 EOS 增多。

3. BALF 中 EOS 增多。

嗜酸性粒细胞性肺炎的诊断多以常规实验室检查时发现外周血嗜酸性粒细胞增多为本病提供线索。外周血嗜酸性粒细胞不高不能否定嗜酸性粒细胞性肺炎的诊断。绝大多数嗜酸性粒细胞性肺炎常伴有外周血嗜酸性粒细胞增多，较容易考虑到该诊断。但应当注意，糖皮质激素应用后数小时，外周血嗜酸性粒细胞可转存到组织或凋亡，而造成外周血的嗜酸性粒细胞不高的假象。此外，AEP 病初外周血嗜酸性粒细胞多不增高，这与其他嗜酸性粒细胞性肺炎不同，应当特别注意以避免漏诊。

【鉴别诊断】

1. 过敏性肺炎　反复吸入外界环境中分布的抗原，其中以放线菌最常见。临床主要表现为干咳、呼吸困难、发热、寒战。外周血嗜酸性粒细胞、血清 IgE 均正常；BALF 以淋巴细胞增多为主；HRCT 表现为磨玻璃影和 / 或小叶中心性结节影。急性 / 亚急性在脱离致敏环境或经糖皮质激素治疗后，症状多可改善。

2. 呼吸系统感染（细菌、结核、真菌）　临床表现为发热、咳嗽、呼吸困难及肺部浸润影，行血液、痰液、BALF 病原体检测以鉴别，抗感染治疗有效。

（三）治疗决策

1. Löffler 综合征。临床症状轻微，以对症治疗为主，若反复发作可短期使用糖皮质激素。

2. ABPA、AEP、CEP、IHES 的治疗。仍主要是糖皮质激素，治疗效果较好，口服泼尼松每天 0.5～1mg/kg。临床表现可迅速缓解甚至消失，应视病情轻重调节剂量，症状控制后可减量，疗程需数月，以防复发。根据不同个体确定维持量，同时注意预防激素治疗引起的并发症。吸入糖皮质激素被推荐预防本病复发，但尚无确切疗效评价。

3. EGPA 推荐使用糖皮质激素和免疫抑制剂。

4. 真菌感染给予抗真菌治疗，丝虫感染可给予乙胺嗪等抗丝虫药物治疗。

5. 疾病预防方面应注意避免环境暴露。

6. 定期随访。

（四）常见问题和误区防范

嗜酸性粒细胞性肺炎须与有慢性咳嗽症状的许多疾病相鉴别，如咳嗽变异性哮喘、COPD、慢性支气管炎、胃食管反流病、上气道咳嗽综合征、支气管内膜结核等。临床上首先要详细询问病史,如是否有寄生虫感染、特殊用药史、吸入某些植物花粉、真菌孢子等环境因素以确定病因,全面体格检查,进行无创检查(胸部 X 线或 CT、气道反应性测定、肺功能、心电图),若无创检查不能明确病因和病理学类型,可进一步行有创检查(支气管镜及肺活检)。肺活检是诊断的金标准,也是分类和分型的依据。

**(五)热点聚焦**

近年来,由药物引起的嗜酸性粒细胞性肺炎在国内外相续有报道,引起临床较多关注。由于临床症状发展迅速,易被误诊为重症肺炎、急性肺损伤或急性呼吸窘迫综合征及急性左侧心力衰竭。因此,在评估药物引起的嗜酸性粒细胞性肺炎时推荐以下指标:

1. 使用药物治疗后发病。
2. 急性发热、咳嗽、胸闷、呼吸困难等症状。
3. 严重低氧血症。
4. 胸部 X 线或 HRCT 显示新的肺部浸润阴影。
5. BALF 中嗜酸性粒细胞>25%。
6. 对激素治疗敏感。
7. 停用可疑药物后临床症状改善。

当考虑到由药物引起急性嗜酸性粒细胞性肺炎的可能时,须立即停用可疑药物,给予糖皮质激素治疗。

(申昆玲 农光民)

# 第三节 闭塞性细支气管炎

**培训目标**

1. 掌握闭塞性细支气管炎诊断、治疗、管理;闭塞性细支气管炎影像学表现。
2. 熟悉闭塞性细支气管炎的鉴别诊断。

**(一)概述**

闭塞性细支气管炎(bronchiolitis obliterans,BO)是一种细支气管炎性损伤所致的慢性气流受限综合征。早在 1901 年德国病理学家 Lange 首次报道并命名了 BO。病理学表现为细支气管的部分或完全闭塞,临床表现主要表现为重症肺炎或其他原因引起的气道损伤后持续咳嗽、喘息、呼吸困难,对支气管扩张剂无反应,影响儿童的身体健康和生活质量。

目前缺乏全面的 BO 流行病学资料,感染后闭塞性细支气管炎(post-infectious bronchiolitis obliterans,PBO)的报道多见于<2 岁婴幼儿。

BO 的病因是多方面的。①感染:感染是儿童 BO 的首位发病因素。PBO 最常见的病原为腺病毒。感染腺病毒的型别(特别是 3、7、21 血清型)及腺病毒肺炎急性期的严重程度与 BO 发生有关。麻疹病毒、肺炎支原体感染导致 BO 也较多见。其他病原感染如呼吸道合胞病毒、单纯疱疹病毒、流感病毒、副流感病毒 3 型、人类免疫缺陷病毒 1 型、衣原体、细菌(如百日咳鲍特菌、B 族链球菌和流感嗜血杆菌)等均与 BO 发生相关。②免疫风湿性疾病:如重症渗出性多形性红斑又称 Stevens-Johnson 综合征(SJS),是儿童 BO 的常见原因之一。有报道称,1/3 的 SJS 患儿有气道上皮受损,可发生 BO。其他风湿性疾病如全身型特发性关节炎、系统性红斑狼疮、硬皮病、干燥综合征等也可发生 BO。③吸入因素:有毒气体(包括氨、氯、氟化氢、硫化氢、二氧化硫等)等均可损伤气道黏膜,导致慢性气道阻塞性损伤,可发展成 BO。④骨髓或干细胞移植及心、肺等器官移植:骨髓或干细胞移植后急性移植物抗宿主反应和实体器官移植后急性排斥反应是 BO 发生的高危因素。骨髓移植前的状态、骨髓移植相关的疾病尤其是病毒性肺炎、免疫抑制剂的应用等也是 BO 的发病因素。⑤其他:如药物因素等。部分患儿找不到明确诱因。

BO 是一个病理学概念,由于炎症和免疫反应损伤细支气管上皮及上皮下组织,机体异常的上皮再生和组织修复导致病变发生。BO 的病理改变呈斑片样分布,具体表现为狭窄性细支气管炎和增殖性细支气管炎。狭窄性细支气管炎为细支气管周围纤维化,压迫管腔,导致管腔狭窄闭塞,这种损伤是不可逆的,是 BO 的特征性改变。增殖性细支气管炎则是以管腔内肉芽组织增生为特征,尤其累及呼吸性细支气管、肺泡管和肺泡,具有潜在可逆性。以上两种类型的病理改变可以同时存在,并可以伴有大气道的支气管扩张、肺不张、血管容积和 / 或数量的减少。

BO 的发病机制仍不明确。目前认为 BO 病原体的靶点为呼吸道上皮细胞,各种病原体,尤其是病毒感染时黏膜上皮细胞和血管内皮细胞人白细胞抗原表达增加,造成免疫活性细胞和细胞因子对黏膜上皮细胞的非特异性损害。由于免疫反应介导,上皮细胞在修复过程中发生炎症反应和纤维化,从而导致 BO。有资料表明,异常或过强的宿主自身免疫反应和炎症反应在重症腺病毒性肺炎患儿发展成 BO 的过程中发挥了重要的作用。

### (二)诊断与鉴别诊断

**【临床表现】**

BO 为亚急性或慢性起病,进展可迅速。表现为细支气管及肺损伤的严重度、广泛度和疾病病程各异,病情轻重不一,临床症状和体征呈非特异性,临床表现可从轻微哮喘样症状到快速进行性恶化、死亡。患儿常在急性感染后或肺损伤后出现慢性咳嗽、喘息和呼吸困难,运动不耐受,达数月或数年,逐渐进展,并可因其后的呼吸道感染而加重,重者可在 1～2 年内死于呼吸衰竭。SJS 并发的 BO 一般发生在病程的 5 天～10 个月。毒气吸入后的 BO 可在吸入 1 周左右出现症状。体格检查,可有三凹征,喘鸣音和湿性啰音是最常见体征。BO 喘息一般为不可逆性,支气管扩张剂无反应。杵状指不多见。

**【辅助检查】**

1. **血气分析** 约有 40% 患者有不同程度的低氧血症,可以用来评估疾病的严重性。

2. **肺功能** 特异性表现为不可逆的阻塞性通气功能障碍,即呼气流量明显降低。气流受限是早期变化,第一秒用力呼气容积($FEV_1$)及用力肺活量 25%～75% 水平的平均呼气流量(FEF 25%～75%)是诊断 BO 的敏感指标。随病情进展,肺功能可由阻塞性通气功能障碍变为限制性或混合性通气功能障碍。肺功能检查还可用于 BO 疗效的观察。

3. **支气管激发和舒张试验** BO 与哮喘一样存在气道高反应性,但两者对醋甲胆碱和腺苷 - 磷酸(AMP)支气管激发试验的反应不同。哮喘对直接刺激剂醋甲胆碱、间接刺激剂 AMP 均阳性;而 BO 对醋甲胆碱只有部分阳性,且是短暂的,对 AMP 呈阴性反应。BO 患儿支气管舒张试验阴性。

4. **胸部 X 线** BO 患儿 X 线胸片表现无特异性,对诊断 BO 不敏感,40% BO 患儿 X 线胸片未见异常。亦可表现为两肺过度充气,支气管充气相,胸膜下肺泡囊性变。随病情进展，影像学出现斑片状肺泡浸润影，呈磨玻璃样，边缘不清，可有单侧透明肺的特异性表现。X 线胸片表现常与临床不符。

**5. 高分辨率 CT（HRCT）**　HRCT 能更清楚地显示小气道病变，提高了临床诊断 BO 的能力。BO 患者的 HRCT 显示马赛克灌注征、支气管扩张、支气管壁增厚和气体潴留等特异性征象。其中马赛克灌注征即肺密度降低区与密度增高区镶嵌分布，是小气道损伤的重要征象。肺密度减低区反映了由于狭窄性毛细支气管炎和增殖性毛细支气管炎造成的局部气体滞留和由于局部缺氧、血管痉挛造成的血流灌注减少，是 BO 的病变区域。相对密度增高区域反映的是代偿性的灌注增加。支气管壁的增厚和 / 或中心性或外周性的支气管扩张也是诊断 BO 的主要征象；轻～中度的段或亚段支气管壁增厚，尤其以呈平行线状高密度影与支气管走行方向一致的"轨道征"是主要表现。研究表明，呼气相 BO 气道阻塞和气体潴留征象较吸气相更加清楚，对诊断小气道阻塞的作用更大。所以建议大于 5 岁 BO 患儿尽可能行呼气相 HRCT 检查。

**6. 肺通气灌注扫描**　BO 患儿肺通气灌注扫描显示斑块状分布的通气与血流灌注比值减少。

**7. 支气管镜及肺泡灌洗液细胞学分析**　可利用支气管镜检查除外气道发育畸形的存在和取支气管黏膜活检。有研究提示，BO 与肺泡灌洗液中性粒细胞升高相关。

**8. 肺活检**　是 BO 的诊断金标准，但由于病变呈斑片状分布，肺活检不但有创且不一定取到病变部位，且病理改变多为轻度炎症或纤维化，易致漏诊，临床诊断为 BO 的患儿约 1/3 肺活检显示正常或无法确诊。故在儿科应用受到限制。但对于临床及 HRCT 表现不典型或病情迅速进展者，仍应尽快行肺活检。

【诊断】

1. **临床诊断**　由于 BO 病变呈斑片样分布，肺活检不一定取到病变部位，临床应用受限，目前 BO 的诊断主要依赖于临床表现、肺功能和 HRCT 改变。临床诊断 BO 的条件如下：

（1）前驱史：发病之前往往有感染或其他原因所致的细支气管损伤史。

（2）临床表现：持续或反复喘息或咳嗽、呼吸急促、呼吸困难、运动不耐受。双肺可闻及广泛喘鸣音、湿性啰音，并持续 6 周以上，对支气管舒张剂反应差。

（3）辅助检查：胸部 HRCT 显示马赛克灌注征、支气管扩张、支气管壁增厚。肺功能显示小气道阻塞性通气功能障碍或混合性通气功能障碍，支气管舒张试验多为阴性。

（4）排除其他引起咳喘的疾病，如呼吸道感染、支气管哮喘、各种先天支气管肺发育畸形、肺结核、弥漫性泛细支气管炎等。

2. **确定诊断**　BO 确诊需要病理学证实。符合 BO 的临床诊断标准，又有 BO 的典型病理改变者可确诊。

【鉴别诊断】

1. **下呼吸道感染**　特别是各种免疫缺陷病所致反复肺炎，致咳喘症状反复持续。BO 一般无发热等感染症状，临床和影像学表现持续存在。

2. **支气管哮喘**　BO 和哮喘均有喘息表现，且 BO 胸片多无明显异常，易误诊为哮喘。可根据喘息对支气管扩张剂和激素的治疗反应、过敏性疾病史或家族史、HRCT 的表现及支气管舒张试验等，对这两种疾病进行综合判断鉴别。

3. **先天性气管、支气管、肺及心血管发育畸形**　在小年龄儿童尤其多见，可表现为持续咳喘，行心脏彩超、气道三维重建、心血管造影及支气管镜检查协助鉴别诊断。

**4. 肺结核** 特别是支气管淋巴结结核、支气管结核可出现持续咳喘，须与 BO 鉴别。结核接触史、结核中毒症状、影像学见典型结核病灶、PPD 试验阳性，结核菌涂片培养、支气管镜检等有助于鉴别。

**5. 弥漫性泛细支气管炎** 多有鼻窦炎，胸部 HRCT 显示双肺弥漫分布小叶中心结节和支气管扩张，而非马赛克征和气体闭陷征。小剂量红霉素治疗有效。

**6. 气管内异物伴感染** 一般可有突然呛咳的病史，局限性哮鸣音，BO 多以急性肺部感染或急性肺损伤起病，持续咳喘，广泛细湿性啰音，胸部影像学表现为单侧 / 肺气肿或局部肺不张等。

**（三）治疗决策**

BO 目前尚无治疗准则，动物实验显示早期诊断、早期治疗能够阻断 BO 进程。而不可逆的气道阻塞一旦形成，则无特效治疗。依据临床经验，建议对 BO 患儿定期进行随访观察，择期复查肺 HRCT、肺功能，每 3～6 个月进行 1 次评估；依病情变化及治疗效果调整治疗方案。

**1. 抗炎治疗**

（1）糖皮质激素：糖皮质激素能抑制炎症反应和纤维化形成，并能减少继发于病毒感染和过敏原触发的气道高反应性和支气管狭窄。具体疗程及给药方式需要依据病情变化、定期评估而定。目前无规范的疗程，一般认为早期应用。

1）吸入治疗：临床症状轻微、病情平稳的可直接吸入糖皮质激素或作为全身应用激素的维持治疗，参考剂量如下。①使用射流雾化（适用于各年龄儿童）：布地奈德雾化液 0.5～1mg/ 次，每天 1～2 次。②其他吸入装置：根据年龄选择合适的吸入装置，丙酸氟替卡松气雾剂（125μg/ 揿）+ 储物罐 1 吸，每天 2 次；布地奈德 / 福莫特罗（80μg/4.5μg）吸入剂、沙美特罗替卡松吸入剂（50μg/100ug）1 吸，每天 2 次。建议应用 3～6 个月，不超过 12 个月。

2）全身应用：病情较重者或在病程早期应用。治疗无反应或出现明显不良反应时，需及时停用。可与吸入激素联合使用，可通过口服或静脉滴注给药。口服：泼尼松片或甲泼尼龙片 1～2mg/（kg•d），1 个月后逐渐减量，总疗程不超过 3 个月。静脉滴注：对感染后有 BO 迹象或症状急重者、SJS 有 BO 迹象、移植后 BO 患儿使用，甲泼尼龙 2～4mg/（kg•d），病情平稳后改口服。也有文献报道，为减少不良反应，应用甲泼尼龙每次 30mg/kg，连用 3 天，每月 1 次，用 6 个月。

文献报道 9 例骨髓移植后 BO 患儿，应用甲泼尼龙 10mg/（kg•d），每月连用 3 天，连用 1～6 个月，随访显示患儿血氧饱和度及肺功能改善明显。

（2）大环内酯类抗生素：阿奇霉素、红霉素有抗炎特性，作用机制不完全清楚，比较公认的机制为抑制中性粒细胞的活性及减少细胞因子（白介素 -6、白介素 -8、肿瘤坏死因子等）的分泌，可使移植后 BO 患者的肺功能明显改善。推荐剂量，成人：阿奇霉素 250mg/d，每周连服 3 天或隔天口服。建议儿童口服阿奇霉素 5mg/（kg•d），每周连服 3 天；红霉素 3～5mg/（kg•d），每天口服。需要定期检查肝肾功能。建议应用 3～6 个月。

（3）孟鲁斯特：白三烯受体拮抗剂，有抑制气道炎症的作用。儿童可按常规剂量使用。

**2. 对症治疗**

（1）氧疗及呼吸支持：对持续存在低氧血症的患儿应提供氧疗，使血氧饱和度达到 90% 以上。家庭可通过氧气泵提供氧疗。病情危重者可给予持续呼气末正压通气或使用呼吸机进行呼吸支持。

（2）支气管扩张剂：短效β肾上腺素能受体激动剂短期吸入可能部分改善喘息症状。长效β肾上腺素能受体激动剂不单独使用，与吸入或全身激素联合使用可减少激素用量。

（3）抗生素：BO患儿易反复呼吸道感染，当患儿有感染征象，如出现发热、喘息症状加重、痰量增多时，建议使用抗生素。最常见的病原是肺炎链球菌、流感嗜血杆菌等或混合感染。抗生素的选择应针对这些病原，也可根据痰培养结果选用适当的抗生素治疗。一般疗程2～3周。

（4）营养支持：BO患儿的能量消耗增加，需要给予足够热卡和能量支持，以保证机体正常的生长发育及免疫功能，减少反复感染。

**3. 其他治疗** 肺移植：肺移植为药物治疗无效，持续存在严重气流受限、伴有肺功能进行性降低和越来越依赖氧气支持的BO患儿，为此类患儿提供了长期存活的机会。多用于移植后BO和SJS后BO。感染后BO后期，病情多不再进展，行肺移植者少。

**【预后】**

BO的预后不确定，可能与BO的病因和病情发展的速度相关。感染后BO预后相对较好，多数病情不再进展，绝大部分存活。研究表明，对比显示肺部原发感染出现的年龄、性别、激素开始应用的时间、支气管扩张及肺不张是否出现、分离出的病原种类等诸多因素，均不能提示病情的严重程度，也不能确定任何影响预后的因素。而病程中出现的临床好转应归功于儿童不断的生长发育，并不是细支气管病变消退的表现。因此，对存在高危因素的患儿加强随访和检测，早期诊断和治疗可能改善BO患儿的预后和生活质量。

**（四）常见问题和误区防范**

BO是一个病理学诊断，确诊依靠病理学检查。但由于BO病变呈斑片样分布，肺活检不一定能取得病变的部位，目前更多的依赖临床诊断。主要根据临床表现、肺功能及HRCT表现来诊断。HRCT是BO诊断的重要辅助检查。目前认为"马赛克灌注征"对诊断BO不如以往认为的那么有特异性，它在3个完全不同的弥漫性肺疾病上都是首要的异常征象：小气道疾病、梗阻性血管疾病、渗出性肺病。有"马赛克征象"的小气道病变中，支气管增厚（或扩张）和呼气相上的气体滞留征对诊断BO极有帮助，同时需要结合临床和肺功能检查。如果HRCT的改变不典型，临床又怀疑BO，可考虑行肺活检以确诊。

**（五）热点聚焦**

目前，不管是儿童BO的规范化治疗方案，还是其长期预后问题，都需要来自大样本、多中心的临床研究资料。

（申昆玲 农光民）

# 第四章

# 特发性肺含铁血黄素沉着症

培训目标

1. 掌握特发性肺含铁血黄素沉着症的临床表现、诊断与鉴别诊断、治疗原则。
2. 熟悉特发性肺含铁血黄素沉着症发病机制和病理分期。

## （一）概述

特发性肺含铁血黄素沉着症（idiopathic pulmonary hemosiderosis，IPH）是一组肺泡毛细血管出血性疾病，常反复发作，并以大量含铁血黄素积累于肺内为特征，多见于儿童，临床上以缺铁性贫血、呼吸系统症状及胸部影像学弥漫性浸润影为主要表现。病因未完全明了。广义地说，肺含铁血黄素沉着症可分为特发性和继发性两大组，其分类可归纳如下：

1. **特发性** 可分为四个亚型：单纯性、与牛奶过敏共同发病、与心肌炎或胰腺炎共同发病、与出血性肾小球肾炎（Goodpasture 综合征）共同发病。

2. **继发性** 多数继发于下述情况：各种原因所致左心房高压的后果；胶原性血管病的并发症（如结节性动脉周围炎）；化学药物过敏（如含磷的杀虫剂）；食物过敏。

本节以特发性单纯型为中心进行阐述。

**【发病机制】**

仍在探索中，发病机制可能有多元性。①未发现病变与任何免疫机制相关；②有抗肺内解剖结构的抗体；③可能与可溶性免疫复合物有关；④遗传因素：本病家族中可同时发病，同胞中可同时或先后发病，提示有一定的遗传倾向；⑤环境因素。

**【病理变化】**

可分为三期，各期过程和临床及放射线所见常一致。

1. **急性期** 肺组织呈棕黄色实变，肺泡上皮细胞增生，肺泡腔内有不同程度的出血，系肺泡小毛细血管出血所致，很少来自较大血管；肺泡水肿，甚至有透明膜形成。急性出血后48小时开始可见不同程度含铁血黄素在巨噬细胞内；肺门淋巴结出血、肿大及滤泡增生。

2. **慢性期** 病变主要是肺泡间质大量含铁血黄素沉着，肺泡间质纤维组织增生，小叶间隔及肺泡壁增厚，病变多为双侧性，但分布可不均匀，也可不对称。反复发作的后期，部分肺泡壁断裂，弹力纤维包裹含铁血黄素，由于巨噬细胞的吞噬作用形成异物肉芽肿。在存有大量含铁血黄素的巨噬细胞中也可本身坏死，溢出坏死物质，破坏基底膜组织，进一步引起肺泡内出血。这可以解释为什么有些病例症状很顽固，且病变持续较久。小血管内皮细胞肿胀增生。肺内纤维化可形成肺内高压而导致左心或右心肥大，甚至肺心病。亦有部分患儿并发肝、脾、周围淋巴结内出血及肿大。

3. **后遗症期**　肺内形成广泛间质纤维化。电镜显示肺泡毛细血管基膜失去正常结构，呈灶性破裂，并有胶原纤维沉积。

**（二）诊断与鉴别诊断**

**【临床表现】**

主要在儿童时期发病，大多是幼儿，男女性别比大致相等，发病以春季最多。

发病情况可分为两种，以突发性起病多见，突出症状为反复咳嗽、气促等急性呼吸道症状伴咯血或呕血；另一类型仅以贫血伴嗜睡、衰弱就诊。IPH临床表现多样，特征性三联症为缺铁性贫血、反复或慢性呼吸系统症状（如咳嗽、咯血、呼吸困难等）和胸部影像学上弥散性肺实质浸润影。由于肺出血的隐匿性，贫血可能是呈现出来的唯一临床表现。

1. **急性出血期**　发病突然，常见为面色苍白伴乏力。呼吸道症状表现为咳嗽、咯血、呼吸困难、气促。咯血可能表现多样，由于婴幼儿不会咳血痰，将其吞入胃内，出现呕血、黑便。严重者可出现危及生命的大咯血。贫血相关的症状有面色苍白、乏力、心悸等，部分患儿有发热、腹痛等表现。重者发生呼吸衰竭，部分患者死于出血性休克或出血合并感染。肺部体征不尽相同，可无阳性体征，亦可闻及呼吸音减弱或呈支气管呼吸音，少数可闻及干、湿性啰音或哮鸣音。急性起病的X线胸片可见肺野中有边缘不清、浓淡不一的云絮状阴影，病灶可自米粒大小至小片融合，多涉及双侧，一般右侧较多；亦可呈透光度一致性减低的毛玻璃样改变，肺尖多不受累。且在追踪观察中可见片絮状阴影于2～4天内即可消散，但亦可在短期重现。约半数病例可见肺门增大，2/3病例由于淋巴回流受阻可见右侧叶间胸膜增厚。胸片中还可见2/3病例有心脏的扩大。

2. **慢性反复发作期**　急性期过后大部分患儿可能进入此期，症状为反复发作，常有肺内异物刺激所致的慢性咳嗽、胸痛、低热、喘息等；咳出物有少量较新鲜的血丝或陈旧性小血块。X线胸片呈现两侧肺纹理粗重，可见境界不清的细网状、网粒状或粟粒状阴影，多为双侧，较多见于两肺的中野内带，肺尖及肋膈角区很少受累，亦可同时并存新鲜出血灶。此期典型X线所见多显示其病程已久，一般在6～12个月，此期病程甚至可达10年以上。

3. **静止期或后遗症期**　静止期指肺内出血已停止，无明显临床症状。后遗症期指由于反复出血已形成较广泛的肺间质纤维化，临床表现为由多年发作的病史及不同程度的肺功能不全，小支气管出现不同程度的狭窄扭曲，反复发作多年的儿童尚有通气功能障碍；可见肝大、脾大，杵状指/趾及心电图异常。X线胸片显示肺纹理增多而粗糙，可有小囊样透亮区或纤维化，并可有肺不张、肺气肿、支气管扩张或肺源性心脏病等。

**【辅助检查】**

关键为在痰内或胃液内找到含铁血黄素巨噬细胞，其他方面检查如下：

1. **外周血常规**　急性期显示不同程度的小细胞低色素性贫血，网织红细胞计数多数增高，红细胞沉降率多增快；白细胞正常或升高，嗜酸性粒细胞部分可增高，血小板计数多数正常。

2. **其他检查**　急性发作期血清胆红素可增高，直接Coombs试验、冷凝集试验、嗜异性凝集试验可阳性。血清铁及血清铁饱和度可下降，总铁结合力可升高。

**【诊断】**

本病就诊时可见3个特点：①咯血、呕血或幼儿胃液中有陈旧性出血；②小细胞低色素性贫血；③肺片有广泛性急或慢性浸润。这些特点可以先后出现，其严重程度亦可不成比例，甚至有些幼儿仅以贫血一种征象就诊。因此：①凡患儿有反复性缺铁性贫血伴有呼吸道刺激症状如咳嗽、少量咯血即应提高对本病的警惕。由于婴幼儿可将肺内出血吞入胃内，然后吐出或甚至不吐出，亦无咳嗽，故对原因不明的幼儿吐血或反复贫血均需要摄 X 线片与本病鉴别。②如胸片显示云絮状影或弥散性点状影，以肺炎不能完全解释时亦应高度警惕本病。③在急性期应做痰液检查，寻找含铁血黄素细胞作为诊断的依据。对慢性反复发作的患儿应定期做肺功能检测，结合胸片结果随诊病程的进展，本病严重时最大通气量及时间肺活量减低，肺纤维化者可有弥散功能损害及低氧血症。

特发性含铁血黄素沉着症诊断可归纳为：①缺铁性贫血；②呼吸道症状，包括咳嗽、咯血、呼吸困难、气促等；③影像学提示弥漫性肺渗出影；④痰、胃液找到含铁血黄素细胞；⑤排除其他引起肺出血的疾病。

【鉴别诊断】

对这类咯血、发热、呼吸困难和贫血的患者都应注意鉴别肺炎、败血症、肺结核、支气管扩张、组织细胞增生症、肺内肿物、韦格纳肉芽肿、血液病等。

（三）治疗决策

仔细寻找去除可能致病的原因或诱因，如对牛奶过敏、对食物或化学物质过敏。症状治疗大致有以下几方面。

1. 急性发作期 由于大量肺出血，患儿出现呼吸困难及血红蛋白急剧下降时应卧床休息、间歇正压供氧，严重贫血者可少量多次输血，并应积极预防和控制感染。

（1）肾上腺皮质激素：其主要药理作用是抑制抗原抗体反应，抑制巨噬细胞进入炎症区域和其吞噬作用，改善毛细血管通透性，有抗炎及减少肺纤维化的作用。在急性期控制症状的疗效比较肯定，为目前最常用的疗法，可口服泼尼松 $1 \sim 2mg/(kg \cdot d)$ 或氢化可的松 $5 \sim 10mg/(kg \cdot d)$ 静脉滴注，危重期过后口服泼尼松 $1 \sim 2mg/(kg \cdot d)$，症状完全缓解后（$2 \sim 3$ 周）上述剂量渐减，至最低维持量以能控制症状为标准，维持时间 6 个月或更长。对严重威胁生命的 IPH 患儿，可用甲泼尼龙 $10 \sim 20mg/(kg \cdot d)$ 冲击治疗，静滴连用 3 天，病情缓解后改为口服泼尼松 $1 \sim 2mg/(kg \cdot d)$，逐步减量同上。激素减量宜缓慢，停药过早易出现复发，复发时应调整激素用量，强调激素治疗的个体化。

（2）免疫抑制剂治疗：肾上腺皮质激素无效者可使用其他免疫抑制剂如硫唑嘌呤，从 $1 \sim 2mg/(kg \cdot d)$ 增加到 $3 \sim 5mg/(kg \cdot d)$，常与肾上腺皮质激素合用，用药至临床及实验室所见大致正常后适量维持约 1 年。亦可试用环磷酰胺。

（3）其他：氯喹、活血化瘀中药，对部分重型可考虑血浆置换疗法。如药物无效，又有明显溶血反应、脾功能亢进或血小板减少者，少数病例可考虑脾切除。

2. 慢性反复发作期的治疗 除用小剂量肾上腺皮质激素外，可试用中药（活血化瘀及促进免疫功能的方剂）及去铁药物（如去铁胺）促进铁排出。

3. 静止期的治疗 病变静止期或症状大部分消失后，应重视生活护理及日常肺功能锻炼。

【预后】

以前认为，儿童 IPH 预后差，在首次发作后平均存活不超过 3 年。然而有回顾性研究发现，由于进行了积极的激素及免疫抑制剂治疗，超过 80% 的患儿可以存活至发病后 5 年。死亡主要原因是急性肺大出血引起呼吸衰竭或严重肺纤维化引起慢性呼吸衰竭及肺源性心脏病。决定预后的关键在于尽早控制急性发作，减少复发次数。应寻找每个患者的肾上腺皮质激素最小有效剂量，减少激素并发症，并找出合适停药时机，切不可草率停药，方能延缓肺纤维化过程。

（罗征秀　符　州）

# 第五章

## 支气管扩张和纤毛运动障碍

## 第一节 支气管扩张

**培训目标**

1. 掌握支气管扩张的临床表现、诊断与鉴别诊断、治疗原则。
2. 熟悉支气管扩张的发病机制和病理表现。
3. 了解支气管扩张的预防和原发病因诊疗措施。

### (一)概述

支气管扩张症是各种原因引起的支气管树的病理性、永久性扩张，导致反复发生化脓性感染的气道慢性炎症。临床表现为持续或反复性咳嗽、咳痰，有时伴有咯血，可导致呼吸功能障碍及慢性肺源性心脏病。支气管扩张症是一种常见的慢性呼吸道疾病，病程长，病变不可逆转，由于反复感染，特别是广泛性支气管扩张，可严重损害患者肺组织和功能，严重影响患者的生活质量，造成沉重的社会经济负担。

支气管扩张的流行病学调查十分缺乏。支气管扩张症的患病率随年龄增加而增高。新西兰儿童支气管扩张症的患病率为 3.7/10 万，而美国成人总体患病率为 52/10 万，英国的患病率约为 100/10 万。我国国内没有相应的流行病学数据，仅中国香港 1990 年的统计显示，支气管扩张的住院率约 16.4/10 万。

### 【发病机制】

支气管扩张症可分为先天性与继发性两种。先天性支气管扩张症较少见。继发性支气管扩张症发病机制中的关键环节为支气管感染和支气管阻塞，两者相互影响，形成恶性循环，破坏管壁的平滑肌、弹力纤维甚至软骨，削弱支气管管壁的支撑结构，逐渐形成支气管持久性扩张，其具体机制包括：①气道防御功能低下。②感染和气道炎症恶性循环导致支气管扩张。感染是支气管扩张症最常见原因，是促使病情进展和影响预后的最主要因素，尤其是儿童。60%～80% 的稳定期支气管扩张症患者气道内有潜在致病微生物定植。气道细菌定植也会造成气道壁和管腔内炎症细胞浸润，造成气道破坏。

### 【病理】

支气管扩张症是由多种疾病（原发病）引起的一种病理性改变。多数儿童和成人支气管扩张症继发于肺炎或其他呼吸道感染（如结核）。免疫功能缺陷在儿童支气管扩张症患者中常见，但成人少见。①既往下呼吸道感染：下呼吸道感染是儿童及成人支气管扩张症最常见的病因。②结核和非结核分枝杆菌：支气管和肺结核是我国支气管扩张症的常见病因。③异物和误吸：儿童下呼吸道异物吸入是最常见的气道阻塞的原因。④大气道先天性异常。⑤免疫功能缺陷：最常见的疾病为常见变异型免疫缺陷病（common variable immunodeficiency disease，CVID）、X连锁无丙种球蛋白血症（X-linked agammaglobulinemia，XLA）及IgA缺乏症。⑥纤毛功能异常：原发性纤毛运动障碍患者多同时合并其他有纤毛部位的病变，几乎所有患者均合并上呼吸道症状（流涕、嗅觉丧失、鼻窦炎、听力障碍、慢性扁桃体炎）及男性不育、女性宫外孕等。⑦其他气道疾病：对于支气管扩张症患者应评估是否存在变应性支气管肺曲霉菌病（allergic bronchopulmonary aspergillosis，ABPA）；支气管哮喘也可能是加重或诱发成人支气管扩张的原因之一；弥漫性泛细支气管炎多以支气管扩张为主要表现，虽然在我国少见，但仍需考虑。欧美国家的支气管扩张症患者，尤其是白色人种，均应排除囊性纤维化，此病在我国则相对少见。⑧结缔组织疾病。⑨炎症性肠病：支气管扩张与溃疡性结肠炎明确相关。⑩其他疾病：$\alpha_1$- 抗胰蛋白酶缺乏与支气管扩张症的关系尚有争议。

支气管扩张可呈双肺弥漫性分布，亦可为局限性病灶，其发生部位与病因相关。根据支气管镜和病理解剖形态不同，支气管扩张症可分为3种类型：柱状支气管扩张、囊柱型支气管扩张和囊状支气管扩张。支气管扩张症患者存在阻塞性动脉内膜炎，造成肺动脉血流减少，在支气管动脉和肺动脉之间存在着广泛的血管吻合，支气管循环血流量增加。压力较高的小支气管动脉破裂可造成咯血，多数为少量咯血，少数患者可发生致命性大咯血。病程较长的支气管扩张，因支气管和周围肺组织纤维化，可引起限制性通气功能障碍，伴有弥散功能减低。通气不足、弥散障碍、通气 - 血流失衡和肺内分流的存在，导致部分患者出现低氧血症，引起肺动脉收缩，同时存在的肺部小动脉炎症和血管床毁损，导致肺循环横截面积减少并导致肺动脉高压，少数患者会发展成为肺源性心脏病。

描述支气管扩张发病过程的经典假说——恶性循环假说，是由 Cole 在 1986 年首先提出。该学说认为定植的细菌触发气道上皮细胞的炎症反应，释放炎症介质和酶，持续的慢性炎症反应引起支气管壁和肺组织的损伤，破坏气道纤毛上皮的清洁功能，进一步加重感染和细菌定植，形成一个周而复始的恶性循环，最终造成支气管管腔的结构性破坏。参与支气管扩张发病的三个重要因素是感染、炎症及酶作用。现在认为，支气管扩张的炎症反应是以中性粒细胞在支气管腔的募集和中性粒细胞、单核巨噬细胞及 $CD4^+$ T 淋巴细胞的组织浸润为特征。

**（二）诊断与鉴别诊断**

**【临床表现】**

1. **症状** 咳嗽是支气管扩张症最常见的症状，且多伴有咳痰，痰液可为黏液性、黏液脓性或脓性。合并感染时咳嗽和咳痰量明显增多，可呈黄绿色脓痰。伴有呼吸困难者，与支气管扩张的严重程度相关。半数患者可出现不同程度的咯血，多与感染相关。咯血可从痰中带血至大量咯血，咯血量与病情严重程度、病变范围不完全一致。部分患者以反复咯血为唯一症状，临床上称为"干性支气管扩张"。支气管扩张症患者常伴有发热、乏力、食欲缺乏、消瘦、贫血等。支气管扩张症常因感染导致急性加重。

2. **体征** 听诊闻及湿性啰音是支气管扩张症的特征性表现，以肺底部最为多见。约1/3 的患者可闻及哮鸣音或粗大的干性啰音。有些病例可见杵状指 / 趾。部分患者可出现发绀。晚期合并肺源性心脏病者可出现右侧心力衰竭的体征。

**【辅助检查】**

1. **影像学检查** ①胸部 X 线检查：疑诊支气管扩张症时，应首先进行胸部 X 线检查。绝大多数支气管扩张症患者 X 线胸片异常，但是 X 线胸片的敏感度及特异度均较差。②胸部高分辨率 CT 扫描：可确诊支气管扩张症，但对轻度及早期支气管扩张症的诊断作用尚有争议。支气管扩张症的高分辨率 CT 主要表现为支气管内径与其伴行动脉直径比例的变化，正常值为 0.62±0.13。此外，还可见到支气管呈柱状及囊状改变，气道壁增厚（支气管内径＜80% 外径）、黏液阻塞、树枝发芽征及马赛克征。根据 CT 所见支气管扩张症可分为 4 型，即柱状型、囊状型、静脉曲张型及混合型。支气管扩张症患者 CT 表现为肺动脉扩张时，提示肺动脉高压，是预后不良的重要预测因素。③支气管碘油造影：是经导管或支气管镜在气道表面滴注不透光的碘脂质造影剂，直接显示扩张的支气管，但由于此项检查为创伤性检查，现已逐渐被胸部高分辨率 CT 取代，极少应用于临床。

2. **实验室检查**　①血炎性标志物：血常规白细胞和中性粒细胞计数、红细胞沉降率、C 反应蛋白可反映疾病活动性及感染导致的急性加重，当细菌感染所致急性加重时，白细胞计数和分类升高；②血清免疫球蛋白（IgG、IgA、IgM）：支气管扩张症患者气道感染时，各种免疫球蛋白均可升高，合并免疫功能缺陷时则可出现免疫球蛋白缺乏；③微生物学检查：支气管扩张症患者均应行下呼吸道微生物学检查，急性加重时应在应用抗菌药物前留取痰标本，痰培养及药敏试验对抗菌药物的选择具有重要的指导意义；④囊性纤维化相关检查：囊性纤维化是西方国家常见的常染色体隐性遗传病，由于我国罕见报道，在临床高度可疑时可进行 2 次汗液氯化物检测及囊性纤维化跨膜传导调节蛋白基因突变分析；⑤纤毛功能检查：成人患者在合并慢性上呼吸道疾病或中耳炎时应检查纤毛功能，特别是自幼起病者，以中叶支气管扩张为主，合并不育或右位心时尤其需要检查，可用糖精试验和 / 或鼻呼出气一氧化氮测定筛查，疑诊者需取纤毛组织进一步详细检查。

3. **其他检查**　①支气管镜检查：支气管扩张症患者不需常规行支气管镜检查，支气管镜下表现多无特异性，较难看到解剖结构的异常和黏膜炎症表现。以单叶病变为主的儿童支气管扩张症患者及成人病变局限者可行支气管镜检查，除外异物堵塞；多次痰培养阴性及治疗反应不佳者，可经支气管镜保护性毛刷或支气管肺泡灌洗获取下呼吸道分泌物。②肺功能检查：对所有患者均建议行肺通气功能检查（FEV$_1$、用力肺活量、呼气峰流速），至少每年复查 1 次，免疫功能缺陷或原发性纤毛运动障碍者每年至少复查 4 次，支气管扩张症患者肺功能表现为阻塞性通气功能障碍较为多见。

【诊断】

1. **支气管扩张症的诊断**　应根据持续咳嗽、大量脓痰及咯血等症状，双肺底湿啰音等体征，结合胸部高分辨率 CT 的影像学特点，即可作出支气管扩张症的诊断。

2. **病因诊断**　①继发于下呼吸道感染，如结核、非结核分枝杆菌、百日咳、细菌、病毒及支原体感染等，是我国支气管扩张症最常见的原因；②所有支气管扩张症患者均应评估上呼吸道症状，合并上呼吸道症状可见于纤毛功能异常、体液免疫功能异常、囊性纤维化等。

【鉴别诊断】

1. **出现慢性咳嗽、咳痰者需要与肺结核、慢性肺脓肿等鉴别**　①肺结核：所有年龄均可发病，影像学检查提示肺浸润性病灶或结节状空洞样改变，细菌学检查可确诊。②慢性肺脓肿：起病初期多有吸入因素，表现为反复不规则发热、咳脓性痰、咯血、消瘦、贫血等全身慢性中毒症状明显。影像学检查提示后壁空洞，形态可不规则，内可有液平面，周围有慢性炎症浸润及条索状阴影。

2. **反复咯血需要与结核病及循环系统疾病鉴别**　①肺结核：可有低热、乏力、盗汗和消瘦等呼吸系统症状，约半数有不同程度咯血，可以咯血为首发症状，出血量多少不一，病变多位于双上肺野,影像学和痰液检查有助于诊断。②心血管疾病:多有心脏病病史,体检可能有心脏杂音,咯血量可多可少,肺水肿时咳大量浆液性粉红色泡沫样血痰为其特点。

### (三)治疗决策

**1. 物理治疗** 物理治疗可促进呼吸道分泌物排出,提高通气的有效性。常用排痰技术如下,①体位引流:采用适当的体位,依靠重力的作用促进某一肺叶或肺段中分泌物的引流;②震动拍击:腕部屈曲,手呈碗形在胸部拍打,或使用机械震动器使聚积的分泌物易于咳出或引流,可与体位引流配合应用;③主动呼吸训练:支气管扩张症患者应练习主动呼吸,训练促进排痰;④辅助排痰技术:包括气道湿化(清水雾化)、雾化吸入盐水、短时雾化吸入高张盐水、雾化吸入特布他林及无创通气。

**2. 抗菌药物治疗** 支气管扩张症患者出现急性加重合并症状恶化,即咳嗽、痰量增加或性质改变、脓痰增加和/或喘息、气急、咯血及发热等全身症状时,应考虑应用抗菌药物。支气管扩张症患者急性加重时的微生物学研究资料很少,估计急性加重一般是由定植菌群引起,60%~80%的稳定期支气管扩张症患者存在潜在致病菌的定植,最常分离出的细菌为流感嗜血杆菌和铜绿假单胞菌。其他革兰氏阳性菌如肺炎链球菌和金黄色葡萄球菌也可定植患者的下呼吸道。急性加重期开始抗菌药物治疗前应送痰培养,在等待培养结果时即应开始经验性抗菌药物治疗。应及时根据病原体检测及药敏试验结果和治疗反应调整抗菌药物治疗方案,若存在一种以上的病原菌,应尽可能选择能覆盖所有致病菌的抗菌药物。临床疗效欠佳时,须根据药敏试验结果调整抗菌药物,并即刻重新送检痰培养。

**3. 咯血的治疗** ①大咯血的紧急处理:大咯血是支气管扩张症致命的并发症,严重时可导致窒息。预防咯血窒息应视为大咯血治疗的首要措施,大咯血时首先应保证气道通畅,改善氧合状态,稳定血流动力学状态。咯血量少时,应安抚患者,缓解其紧张情绪,嘱其患侧卧位休息。出现窒息时,采取头低足高45°的俯卧位,用手取出患者口中的血块,轻拍健侧背部促进气管内的血液排出。若采取上述措施无效时,应迅速进行气管插管,必要时行气管切开。②药物治疗:垂体后叶素为治疗大咯血的首选药物,一般静脉注射后3~5分钟起效,维持20~30分钟;支气管扩张伴有肺源性心脏病、心力衰竭时忌用;促凝血药为常用的止血药物,可酌情选用抗纤维蛋白溶解药物如氨基己酸,或增加毛细血管抵抗力和血小板功能的药物如酚磺乙胺。③介入治疗或外科手术治疗:支气管动脉栓塞术和/或手术是大咯血的一线治疗方法。支气管动脉栓塞术:经支气管动脉造影向病变血管内注入可吸收的明胶海绵行栓塞治疗;经气管镜止血:大量咯血不止者,可经气管镜确定出血部位后,用浸有稀释肾上腺素的海绵压迫或填塞于出血部位止血,或在局部应用凝血酶或气囊压迫控制出血;手术:反复大咯血用上述方法无效、对侧肺无活动性病变且肺功能储备尚佳又无禁忌证者,可在明确出血部位的情况下考虑肺切除术。

**4. 非抗菌药物治疗** ①黏液溶解剂:气道黏液高分泌及黏液清除障碍导致黏液潴留是支气管扩张症的特征性改变。吸入高渗药物如高张盐水可增强理疗效果,急性加重时应用溴己新可促进痰液排出,羟甲半胱氨酸可改善气体陷闭。②支气管舒张剂:由于支气管扩张症患者常常合并气流阻塞及气道高反应性,因此,经常使用支气管舒张剂,但目前并无确切依据。

**5. 手术治疗** 目前大多数支气管扩张症患者应用抗菌药物治疗有效,不需要手术治疗。手术适应证包括:①积极药物治疗仍难以控制症状者;②大咯血危及生命或经药物、介入治疗无效者;③局限性支气管扩张。

### 【预防】

儿童时期下呼吸道感染及肺结核是我国支气管扩张症最常见的病因,因此,应积极防治儿童时期下呼吸道感染，积极接种麻疹、百日咳疫苗，预防、治疗肺结核，以预防支气管扩张症的发生。免疫球蛋白缺乏者推荐定期应用免疫球蛋白（每月静脉注射丙种球蛋白200～400mg/kg）可预防反复感染。

### （四）常见问题和误区防范

作为支气管扩张症患者临床评估的一部分，寻找原发病因，不但有助于采取针对性的诊疗措施，还可避免不必要的侵袭性、昂贵或费时的辅助检查。

大多数支气管扩张症患者在儿童时期即存在免疫功能缺陷，成年后发病。病因未明的支气管扩张症患者中 6%～48% 存在抗体缺陷，最常见的疾病为 CVID。CVID 是一种异源性免疫缺陷综合征，以全丙种球蛋白减少症、反复细菌感染和免疫功能异常为特征。其他还有 XLA 及 IgA 缺乏症等，由于气管 - 支气管分泌物中缺乏 IgA 和 / 或 IgG 中和抗体，易导致反复发生病毒或细菌感染。

原发性纤毛运动障碍（primary ciliary dyskinesia，PCD）是一种常染色体隐性遗传病。支气管纤毛存在动力臂缺失或变异等结构异常，使纤毛清除黏液的功能障碍，导致化脓性支气管感染、支气管扩张、慢性鼻炎、浆液性中耳炎、男性不育、角膜异常、窦性头痛和嗅觉减退，卡塔格内综合征（Kartagener syndrome）是其中一个亚型，表现为内脏转位、支气管扩张和鼻窦炎三联症。

### （五）热点聚焦

由于国内关于本病的研究不多，文献很少，临床上需要研究的问题甚多，目前不妨先从以下几个方面着手，开展一些多中心研究，特别是前瞻性研究。

1. 组织多中心研究，进行必要的临床流行病学研究，了解我国支气管扩张症的患病情况及其特点，如支气管扩张发生部位、病因，特别是结核性支气管扩张及儿童时期下呼吸道感染（麻疹、百日咳、肺炎）对支气管扩张症发病的重要性。

2. 通过痰培养及其药敏试验结果，了解我国支气管扩张症患者下呼吸道感染的病原谱及其耐药状况，同时寻找能够正确分辨下呼吸道细菌感染与定植的方法。

3. 咯血是支气管扩张症患者的常见症状，严重时可造成窒息或失血性休克，如何快速有效地止血也是一个重要的研究课题。

4. 支气管扩张症是一种慢性呼吸道疾病，除内科治疗外，康复也是一个重要方面，如何指导患者进行康复训练的经验较少，尤其是缺少循证医学证据，亟待加强。

（罗征秀　符　州）

# 第二节　原发性纤毛运动障碍

---

**培训目标**

1. 熟悉原发性纤毛运动障碍的临床表现、诊断与鉴别诊断、治疗原则。
2. 了解原发性纤毛运动障碍的基因诊断。

---

### （一）概述

原发性纤毛运动障碍（primary ciliary dyskinesia，PCD）是由于纤毛结构和 / 或功能异常，而出现一系列临床表现，如反复呼吸道感染、鼻窦炎和支气管扩张，是一种较罕见的遗传病。PCD

包括纤毛不动综合征、卡塔格内综合征、纤毛运动不良和原发性纤毛定向障碍等几个类型。

对于PCD准确的发病率目前尚不清楚，估计为1/(15 000～35 000)。在高加索人群中的发病率约为1/15 000。本诊断中心在亚裔英国人中的流行病学研究表明，PCD的发病率高达1/2 200，这可能与近亲结婚率较高有关。

正常纤毛由细胞膜和轴丝构成。上皮纤毛轴丝由9对二联外周微管和2个独立的中央微管组成。电镜下观察纤毛轴丝的横断面超微结构，即"9+2"结构。呼吸系统黏液纤毛的清洁作用是通过纤毛摆动而得到发挥的，正常纤毛的摆动频率是（12.5±1.8）Hz。正常纤毛有3种状态：静息状态、复原摆动和有效摆动。纤毛广泛存在于人体内，是细胞重要的附属结构。纤毛主要分为上皮纤毛和初级纤毛。上皮纤毛呈线状排列于人体呼吸道、女性子宫、男性输精管和脑室管膜。这些纤毛是可以运动的，有着各自不同的纤毛摆动模式和摆动频率。如果上皮纤毛的结构或功能异常，则患者不能清除呼吸道分泌物及异物，从而出现慢性支气管炎、慢性鼻窦炎、慢性中耳炎或支气管扩张等临床表现。初级纤毛分为感觉纤毛和结纤毛，分布于全身各个脏器，可以传导各种与生长发育有关的重要信号。

PCD是由于纤毛结构和/或功能异常。产生的纤毛结构异常可以在电子显微镜下看到。至今已发现的纤毛结构异常至少有20种，包括动力臂缺失、变短或数目减少，放射辐缺失或变短，微管转位（中央微管缺失，外周微管向中央微管转位），中央鞘缺失，纤毛方向障碍，纤毛发育不全和基底异常等，其中最常见的结构异常是外动力臂缺失。纤毛功能异常包括纤毛摆动频率和摆动方式异常。

**（二）诊断与鉴别诊断**

**【临床表现】**

多数PCD患儿从新生儿期即出现症状，常见耳道流脓、鼻腔脓性分泌物、咳嗽、咳痰和咯血，严重时出现喘憋。除呼吸系统症状外，PCD患儿还可出现多系统损害，如听力异常、脑积水、肠旋转不良、肾发育不全或不孕等。PCD是一组基因遗传性疾病，包括卡塔格内综合征、不动纤毛综合征和纤毛运动方向缺陷。其中卡塔格内综合征占PCD的40%～50%，由下列三联症组成：①支气管扩张；②鼻窦炎或鼻息肉；③内脏转位（主要为右位心）。一般情况下可以依靠上述卡塔格内三联症进行临床诊断。

**【辅助检查】**

1. **电镜检查**　在鼻、支气管内随机取纤毛活检并在电子显微镜下检查是观察纤毛超微结构的最佳方法，发现纤毛数目及结构异常可以确诊。

2. **纤毛运动分析**　用细胞刷刮取下鼻甲和外侧鼻腔壁之间的鼻黏膜，在显微镜下观察纤毛的摆动方式，观察并记录纤毛的摆动频率。若患儿纤毛摆动频率＞11Hz，则可除外PCD，不需要再进行纤毛电镜检查；若纤毛摆动频率或摆动方式异常，如前所述，则须进行纤毛电镜检查。对于部分较复杂的病例，可进行纤毛上皮培养，通过观察培养纤毛的结构和功能明确PCD的诊断。

3. **鼻NO检测**　NO是由呼吸道黏膜上皮产生的，鼻腔NO的浓度很高，相比之下，下呼吸道的NO水平就非常低了。很多研究表明，PCD患儿鼻NO水平明显降低。根据临床经验，鼻NO水平正常的PCD患儿是很少见的。因此，鼻NO检测只能作为PCD的筛查试验，而不能作为确诊PCD的检查。囊性纤维化（cystic fibrosis，CF）患儿鼻NO水平也是降低的，通过鼻NO检测并不能区分PCD和CF。

4. **黏液纤毛清除功能的检查方法**　黏液纤毛清除速率是评价黏液纤毛功能的最佳检

测指标。包括糖精筛查试验、放射性气溶胶吸入照相法、支气管镜结合照相术测支气管黏液转运速率等。

5. **影像学检查**　X 线或 CT 显示副鼻窦受累。胸部 X 线可表现为肺膨胀过度，支气管壁增厚和支气管周围渗出，也可表现为肺膨胀不全和实变。通过 CT 可查出支气管扩张症。右位心并伴有反复呼吸道症状的患儿具有诊断价值。

6. **基因分析**　目前发现与 PCD 相关的基因有 *DNAI2*、*DNAI1*、*TXNDC3*、*DNAH5*、*DNAH11*、*RSPH9* 和 *RSPH4A*。但是上述基因并不能解释所有 PCD 患儿。实际上，在临床工作中很少采用基因检查诊断 PCD。

【诊断】

典型临床表现：慢性、反复呼吸道感染，可伴有支气管扩张，同时可有鼻窦炎、中耳炎、男性不育等；纤毛的摆动频率和摆动方式异常；黏液纤毛清除功能异常；电镜检查发现纤毛数目及结构异常（诊断 PCD 金标准）；伴内脏转位时，应诊断为卡塔格内综合征。

【鉴别诊断】

1. **继发于呼吸道感染、污染等因素造成继发性纤毛运动障碍**　在诊断 PCD 时最重要的问题是排除继发性纤毛运动障碍。有研究表明，在纤毛结构异常中最有诊断意义的是动力臂变短或缺失，纤毛方向（ciliary orientation, COR）可辅助诊断 PCD。若患儿的纤毛上皮破坏较严重，是无法判断为原发性还是继发性纤毛运动障碍的，在这种情况下，通常进行纤毛培养，约需要 6 周，之后重新检查培养纤毛，如果纤毛结构正常，就可排除 PCD，而认为是继发性纤毛运动障碍。对于纤毛上皮基本正常的患儿，如果其纤毛摆动频率是正常的，就可排除 PCD。

2. **囊性纤维化（CF）**　PCD 的许多临床表现与 CF 重叠，如 CF 患儿可出现反复咳嗽、咳痰、鼻窦炎、鼻息肉、支气管扩张症、男性不育等临床表现。但 PCD 患儿咳痰更明显，新生儿期出现呼吸道症状，可有内脏反位、慢性中耳炎、脑积水等有助于鉴别。

（三）治疗决策

目前 PCD 患儿缺乏特效治疗，主要是针对黏液清除，预防呼吸道感染，治疗细菌性呼吸道感染、鼻窦炎和中耳炎。体位引流和咳嗽训练可辅助痰液排出。接种麻疹、百日咳、流感和肺炎疫苗来预防肺部感染。抗生素治疗时应根据细菌培养和药敏试验的结果选择抗生素。

随着分子生物学的研究进展，基因治疗可能成为现实。最近有研究使用一种慢病毒载体转载 DNAI1 缺陷患者培养的气道上皮，使不动的纤毛恢复正常的摆动，使缺失的外动力臂再现。这一研究结果令人欢欣鼓舞，这是 PCD 患儿基因治疗的第一步。

（四）常见问题和误区防范

在诊断 PCD 时最重要的问题是排除继发性纤毛运动障碍。纤毛运动方向异常通常预示着原发性纤毛运动障碍，而最有诊断意义的纤毛结构异常是动力臂变短或缺失。有研究发现 3 例纤毛运动方向异常的患儿，在感冒治愈 6 周后复查鼻黏膜活检时，发现鼻黏膜上皮纤毛摆动是正常的，从而排除 PCD 的诊断。

（五）热点聚焦

目前一般认为，PCD 是一种常染色体遗传为主的疾病，且缺乏特效治疗。目前发现与 PCD 相关的基因有 *DNAI2*、*DNAI1*、*TXNDC3*、*DNAH5*、*DNAH11*、*RSPH9* 和 *RSPH4A*，但是上述基因并不能解释所有 PCD 患儿。由于 PCD 患者中存在多种结构异常，多种部位变异，引起这一疾病的遗传及分子学机制至今未能明确阐述，所以 PCD 的基因诊断与基因治疗是以后 PCD 研究的重点。

（罗征秀　符　州）

# 第六章

# 囊性纤维化

培训目标

1. 熟悉囊性纤维化的诊断、鉴别诊断及治疗原则。
2. 了解囊性纤维化的病因、病理生理和产前诊断。

## （一）概述

囊性纤维化（cystic fibrosis，CF）又称黏滞病或黏液黏稠病（mucoviscidosis），是儿童和成人的一种复杂全身外分泌腺功能紊乱的常染色体隐性遗传病。多见于白种人（1:2 500活产）。约半数患儿在 1 岁前诊断，约 80% 在 5 岁内诊断。本病可累及多系统，主要侵犯呼吸道和消化道。其中，发病率和死亡率最高的是肺部病变，约占 95%。CF 是一种与黏稠的黏液分泌、吸收不良及感染等多种合并症相关的慢性隐袭进行性疾病。

【病因】

囊性纤维化是常染色体隐性遗传性疾病，约总数 70% 的 CF 患者的致病基因位于第 7 对染色体长臂上，一般大于 250kb 的 DNA，该基因为由 1 480 个氨基酸组成的囊性纤维化透膜调节因子的编码基因。其中一段有缺失而造成在△F508 位置上的苯丙氨酸缺失。实际上已知约 100 多种基因突变可以导致 CF 表型。目前已经可以探测杂合子，并对△F508 缺失的个体进行产前诊断。这种疾病主要累及上皮组织，影响分泌和吸收功能。其中囊性纤维化穿膜传导调节蛋白（cystic fibrosis transmembrane conductance regulator，CFTR）主要与氯离子转输有关，临床上 99% 的患者汗液中氯离子浓度升高，但也有一些学者认为，CFTR 是一种直接或间接与氯离子通透有关分子。关于如何用不正常的氯离子转输去解释 CF 的临床症状，目前尚不太清楚。

【病理生理】

20 世纪 80 年代的研究证实了 CF 患者的呼吸道上皮内外的负电位差比正常人大，同样的现象也见于汗腺管上皮。随后的研究发现，CFTR 功能是在环磷酸腺苷（cAMP）的刺激下，转运分泌氯离子。而在 CF 患者，缺乏这种功能。CF 患者呼吸道分泌大量异常稠厚的分泌物，并因此导致反复呼吸道感染和不可逆性肺损害。CFTR 的作用是调节 cAMP 对上皮细胞氯离子通道的作用，影响气道表面液体的量和成分。CFTR 的缺陷改变了气道表面和黏膜下腺体的生理功能，使钠离子重吸收增加，随之而来的是水分泌减少，纤毛外液体吸收增加，这些可导致分泌物脱水，干燥的分泌物变得更黏而有弹性，很难被黏液纤毛或其他机制清除。这些分泌物滞留并阻塞气道，最初阻塞小气道，引起毛细支气管炎，而致小气道气流受阻。同样的病理生理变化也发生在胰腺和胆道，造成蛋白性分泌物干燥，并阻塞管道。由于汗腺导管的功能是吸收氯离子，而不分泌氯离子，所以，汗液分泌到皮肤表面后，盐分不能从等渗的汗液中被回收，因而皮肤表面的氯和钠的浓度升高。

CF 患者慢性呼吸道感染局限在支气管内。感染最初是由于吸入的细菌不能被及时地清除而造成的，继而导致细菌长期定植，气道壁发生炎症反应。也有人提出，CFTR 的异常使患者在首次感染之前就存在一种炎症状态，首次感染后炎症反应加重。慢性的毛细支气管炎和支气管炎是最初的肺部表现，但是数月或数年后，会演变成细支气管扩张和支气管扩张。随着肺部病变的加重，感染可能会延伸至支气管周围肺实质。一些炎症产物，包括蛋白酶，造成气道黏液分泌过多，成为慢性气道疾病的特点。

金黄色葡萄球菌和铜绿假单胞菌在气道定植的发生率较高，因为 CF 的气道上皮细胞或气道表面的液体为这些微生物提供了一个良好的黏附环境；CF 患者气道上皮本身的防御功能就有损伤；营养缺乏，包括脂肪酸缺乏，是呼吸道感染的易感因素。10%～15% 胰腺还存在基本功能的 CF 患者，他们的汗液中氯的含量偏低，绿脓素感染发生较晚，肺功能恶化较慢。但是，营养状况只起部分作用，胰腺功能的存在并不能除外发生肺部疾病的可能性。

**（二）诊断与鉴别诊断**

**【临床表现】**

三大临床特点为弥漫性慢性阻塞性肺病，胰腺功能不全及汗液中钠、氯浓度较正常高3～5 倍。可在新生儿期起病，约半数患儿在 1 岁前诊断，约 80% 在 5 岁内诊断。首发症状多为大便不成形、次数增多及体重不增，或为咳嗽伴呕吐。

1. **呼吸道表现**　90% 以上患儿有上下呼吸道反复慢性感染，包括慢性支气管炎、肺不张及反复肺炎。可伴脓胸、慢性鼻窦炎及支气管扩张。感染病菌以铜绿假单胞菌和金黄色葡萄球菌多见，死亡病例病理检查，培养阳性率高达 90% 以上。咳嗽是最常见的症状，起初为干咳，逐渐伴有痰声。年龄大的患儿可有晨起及活动后咳嗽加重，黏痰多为脓性。一些患儿可长期没有症状或只表现为长期的急性呼吸道感染。另外，也有人表现为生后 1 周内即出现的慢性咳嗽或反复肺炎。毛细支气管炎常伴有喘息，1 岁以内最常见，可出现咳嗽、持续或阵发性喘鸣音及呼吸快速。肺病变进展或反复加重时，咳嗽持续，痰多、黏稠不易咳出；出现活动不耐受，气短及生长发育落后。由于反复感染发热，睡眠不安及食欲缺乏，患儿日益消瘦。最终可发生肺源性心脏病，因呼吸衰竭引起死亡。鼻黏膜炎症、水肿及鼻息肉可造成鼻塞和流涕。急性鼻窦炎不常见，鼻息肉常见于 5～20 岁者。

查体可见桶状胸、削肩、肋间及锁骨上凹陷、杵状指 / 趾、唇及指甲发绀、呼吸急促。听诊有喘鸣音及干、湿性啰音。由于近年来患儿存活率提高及存活年龄增长，气胸及咯血较过去多见。咯血系支气管肺动脉分流形成动脉瘤破裂所致。

X 线检查特点为支气管阻塞、炎症及其一系列并发现象。早期肺气肿及弥漫性肺不张、"手指样"分叉状阴影，往往出现肺炎病灶及小脓肿。支气管扩张表现为散在性小囊状影。晚期出现肺动脉高压和肺源性心脏病，并可反复发生气胸。肺活量减少，呼气中段流速降低，以后见潮气量减少，每分通气量减少，残气量及功能残气量增加，肺顺应性下降，气道阻力加大，肺泡 - 动脉氧分压差增高，动脉 $PO_2$ 降低及 $CO_2$ 潴留。重者或晚期常见呼吸衰竭、肺源性心脏病及右侧心力衰竭。

2. **消化道表现**　新生儿 CF 中 15%～20% 发生胎粪性肠梗阻和腹膜炎，表现为腹胀、呕吐和胎便排出延迟。X 线可见扩张的肠管、液平面及结节影，中下腹可见毛玻璃影。胰腺功能不全症状可见于 80% 患儿。患儿食欲很好，虽然摄取足量的奶及辅食，体重仍不增长,且常因饥饿而哭闹。大便次数多,量大,呈显著脂肪泻,有臭味。四肢消瘦与胀大的腹部呈鲜明对比。常反复直肠脱垂。新生儿 CF 可出现淤胆性黄疸伴肝功能低下,年长患儿可发生肝硬化、门脉高压及脾功能亢进。可发生致命性胃肠道出血,胰腺外分泌不足及吸收不良的继发现象如低蛋白血症、水肿、营养不良性贫血、生长发育迟缓、脂溶性维生素缺乏症、低脂血症及低胆固醇血症。

3. **其他** 只有 2%～3% 的患儿出现有症状的胆管硬化,表现为黄疸、腹水、食管静脉曲张引起呕血及脾功能亢进。除了胰腺外分泌腺功能不足外,还可以有高血糖、糖尿、多尿及体重减轻。性腺发育延迟,平均延迟 2 年。约 95% 的男性因中肾管(又称 Wolffian duct)不发育而有无精子症。腹股沟疝、阴囊积水及睾丸未降的发生率高于正常人。女性可有宫颈炎。幼儿可因出汗失盐过多,皮肤上出现"盐霜"或皮肤有异味。这种患儿可表现为低氯性碱中毒。

【辅助检查】

**1. 实验室检查**

(1)血气分析:肺泡 - 动脉氧分压差增高,动脉 $PO_2$ 降低及 $CO_2$ 潴留。

(2)汗氯试验:患者汗液氯化钠增加。汗液收集方法采用毛果芸香碱(匹罗卡品)离子透入法最为准确。刺激汗腺后收集汗液(至少需要 0.1～0.5ml)。然后以滴定法测氯,以火焰光度计测钠及钾。如可排除肾上腺功能不全,汗氯值 <40mmol/L(40mEq/L)为正常;50～60mmol/L(50～60mEq/L)时为可疑;60mmol/L(60mEq/L)或以上时可确诊此病,为确诊所必需。汗氯 >60mmol/L(60mEq/L)为阳性,需要 2 次汗氯试验阳性。

(3)胰腺功能异常:十二指肠液量少而稠厚,pH 降低,碳酸氢离子低下,胰蛋白酶缺乏或仅少量,胰蛋白酶试验阴性,糜蛋白酶、胰脂酶及淀粉酶均低下。

(4)脂肪吸收不良:可用下列方法检查:①在口服碘油后检查尿内是否含碘,如未含碘说明脂肪吸收不良;②胡萝卜素或维生素 A 的吸收不良,若口服大量维生素 A 之后,屡次测定胡萝卜素或维生素 A,能确定这种病态;③血清胆固醇含量,一般比普通人低,也说明脂肪吸收不良。

(5)其他检查:对下气道分泌物的细菌培养分离;基因突变的检测可于产前检测及新生儿期筛查监测。

**2. 其他检查**

(1)X 线检查。①胸片:特点为支气管阻塞、炎症及其一系列并发现象。早期征象为两肺普遍性肺气肿及弥漫性肺不张。肺不张为小叶性或大叶性,后者在小婴儿多见,尤以右上叶更为多见。黏液栓塞的征象表现为"手指样"分叉状阴影,自肺门区向外伸展,多见于肺上叶。反复感染时往往出现多数肺炎病灶及小脓肿,可一直伸到肺外周部位。支气管扩张表现为散在性小囊状影。肺门淋巴结常肿大。晚期出现肺动脉高压和肺源性心脏病,并可反复发生气胸。②腹部平片:可见扩张的肠管、液平面及结节影,中下腹可见毛玻璃影。

(2)CT 检查。可见支气管壁增厚、黏液栓塞、局部的含气过多及早期支气管扩张。

(3)肺功能。早期肺功能的异常可见肺活量减少,呼气中段流速降低,反映小气道阻塞。以后见潮气量减少,每分通气量减少,残气量及功能残气量增加,肺顺应性下降,气道阻力加大。

(4)鼻黏膜细胞电位差测定。

【诊断】

CF 的诊断标准:①家族史;②典型肺部病变(慢性阻塞性肺疾病);③胰功能不全;④两

次汗氯试验阳性［汗氯＞60mmol/L（60mEq/L）］、胰腺功能异常、脂肪吸收不良，下呼吸道分泌物的细菌培养分离。

上述至少有 2 项存在即可诊断为囊性纤维性变，但汗氯试验阳性为确诊所必需的。新的诊断标准如基因突变的检测及鼻黏膜细胞电位差测定等。

**【鉴别诊断】**

本症的肺病变应与哮喘、百日咳、慢性支气管炎或复发性支气管肺炎、金黄色葡萄球菌肺炎、支气管扩张及肺结核等相鉴别。消化道临床表现应与新生儿肠道闭锁、小婴儿牛奶过敏、$\alpha_1$-抗胰蛋白酶缺乏症、乳糜泻及失蛋白性肠病等鉴别。此外，应与家族性自主神经失调、低丙球蛋白血症等免疫缺陷病及肝硬化相鉴别。

**【并发症】**

1. **肺部合并症**　支气管扩张、支气管炎、细支气管炎、肺炎、肺膨胀不全、咯血、气胸、鼻部息肉、鼻窦炎、反应性呼吸道疾病、肺源性心脏病、呼吸衰竭、支气管黏液嵌塞、过敏性支气管肺曲菌症。

2. **肠胃道合并症**　胎粪性肠梗阻、胎粪性腹膜炎、胎粪性肠梗阻类似疾病（非新生儿期梗阻）、肛门脱出、肠套叠、肠扭转、阑尾炎、小肠闭锁、胰腺炎、胆汁性肝硬化（肝门脉高压、食管静脉曲张、脾大并功能亢进）、新生儿阻塞性黄疸、肝脂肪化、胃食管反流、胆结石、腹股沟疝、生长迟缓、维生素缺乏（维生素 A、K、E、D）、胰岛素不足、症状性高血糖。

3. **其他合并症**　水肿-低蛋白血症、脱水-中暑虚脱、肥厚性骨关节病变-关节炎、青春期延后、淀粉样变性。

**（三）治疗决策**

治疗方案应比较完善，与监测密切结合，做到及早、积极干预。建议住院一段时间确诊，做相应的基本检查、治疗，去除肺部病变并对患者进行教育。

1. **肺部病变的治疗**　目的是清除气道分泌物并控制感染。可采用超声雾化和支气管肺灌洗术注入药物，如乙酰半胱氨酸和抗生素，吸入支气管扩张药，胸部物理疗法及体位引流；也可用支气管镜吸引和灌洗，特别是有肺不张和黏液阻塞时；必要时可使用适当的抗生素治疗。囊性纤维性肺病变的患者易继发铜绿假单胞菌感染，可用多价铜绿假单胞菌菌苗进行预防。可用重组去氧核糖核酸酶（DNA 酶）雾化吸入使分泌物稀薄，防止黏液栓形成和减少感染。另外，还要进行肺部并发症的治疗，如肺不张、咯血、气胸、过敏性曲霉菌病、肥大性肺性骨关节病及呼吸衰竭、右侧心力衰竭等。

2. **消化道病变的治疗**

（1）饮食疗法：①应供应高热量膳食，比由年龄计算而得的热量高出 30%～50%。②蛋白质应增多，一般每天为 6～8g/kg。③脂肪量应略低。④食谱应含单纯性糖如果糖、葡萄糖及蔗糖而不含淀粉，熟香蕉可以早用。⑤应给多种维生素，特别是大量维生素 A，每天 1万 U，足量复合维生素 B 及维生素 E，每天 100～200U；2 岁以下婴儿及患儿有凝血酶原时间延长者应用维生素 K。⑥为了补足氯化物丢失，应在膳食内补充食盐。

（2）药物疗法：服胰腺素制剂每天 2～5g，其剂量根据身长及体重增加是否满意，可因人而异。疗效满意时表现为腹胀减轻，消化吸收功能好转，大便次数减少、成形和恶臭减轻，食欲正常及体重增加。对重症或急性发作者宜给予吸氧。

（3）消化道并发症的治疗：包括胎粪性肠梗阻、远端肠管梗阻综合征及其他原因引起的腹痛、胃食管反流、直肠脱垂、肝脏疾病、胰腺炎、高血糖的治疗等。

3. **基因治疗** 最近国外研究将能表达 CFTR 的正常基因导入气道以治疗 CF,目前仍在临床试验阶段,到真正用于治疗尚需时日。

4. **其他** 包括鼻息肉、失盐及低氯性碱中毒的治疗等。

【预后】

病程长者预后不佳,常发生并发症。过去,多数患儿在婴幼儿时期死于继发感染、呼吸衰竭及心力衰竭。20 多年来,由于早期诊断及合理治疗,患儿病死率明显降低,存活期大大延长,有相当一部分患者可存活到 30~40 岁。影响预后的因素有:①诊断及开始治疗的早晚;②肺病变严重状态;③营养及全身情况;④精神状态。

【预防】

目前已能产前诊断本病,基因突变的检测可于产前检测及新生儿期筛查监测。从羊水中取得胎儿脱落细胞,用特异 DNA 探针检查有无 *CF* 基因突变(△F508),即可测知胎儿是否会有 CF。检查结果阳性者,应终止妊娠。

(符 州)

# 第七章

## 胸腔及胸壁疾病

### 第一节　胸　膜　炎

培训目标

1. 掌握胸膜炎的诊断与鉴别诊断；胸膜炎的治疗原则。
2. 熟悉胸膜炎的病因。

#### （一）概述

胸膜是覆盖于肺表面和胸廓内侧面的一层浆膜，前者称为脏层胸膜，后者称为壁层胸膜，两者之间围成的间隙称为胸膜腔。正常情况下，胸膜腔呈负压，并有少量浆液在其间润滑。胸膜炎是指胸膜受致病因素影响而出现炎性改变的病理过程，可伴或不伴胸腔内液体渗出。

【病因】

胸膜炎病因复杂，最为常见的是感染。常见的病原体有细菌、病毒、支原体、结核、寄生虫和真菌等；亦见于肿瘤、结缔组织病；少见疾病包括外伤、营养不良和先天性疾病等。

【病理生理】

在病理因素刺激下，胸膜可出现炎性改变，出现反应性渗出。根据渗出物的性质不同，可分为干性胸膜炎、渗出性胸膜炎和化脓性胸膜炎。干性胸膜炎仅有少量纤维素性渗出，对呼吸运动影响较小；渗出性胸膜炎可有大量浆液渗出，量多时可压迫肺部，引起呼吸困难；而化脓性胸膜炎可有大量脓性分泌物渗出，后期易形成纤维素样物质沉淀，最后发生胸膜纤维层的机化，甚至影响正常肺组织的扩张。脏层胸膜上无疼痛感受器，若病变仅侵犯脏层胸膜，可无胸痛，若病变侵及富含疼痛感受器的壁层胸膜，可出现明显胸痛。当胸膜腔内积聚大量浆液时，可压迫肺部，引起肺扩张受限，影响正常气体交换，严重时可致呼吸困难。

#### （二）诊断与鉴别诊断

【临床表现】

胸痛是胸膜炎最常见的特征，多出现于咳嗽、深呼吸和用力时。通常表现为钝痛，可以引起肩部和背部牵涉痛，儿童表述不清，时常误以为下腹部疼痛。干性胸膜炎临床表现较轻，可无胸痛或轻度胸痛；湿性胸膜炎病初表现为胸痛，但随着病情进展，胸痛可有所减轻；化脓性胸膜炎亦多有胸痛。其他重要的临床表现如呼吸音减低、呼吸困难和胸膜摩擦音等。体格检查根据渗出的液体量多少可有不同表现。视诊：患侧胸廓饱满、肋间隙增宽、胸式呼吸减弱、腹式呼吸增强；触诊：呼吸时胸廓扩张受限，触觉语音震颤下降；听诊：呼吸音下降；叩诊：呈浊音甚至实音。

**【辅助检查】**

1. **影像学检查**　根据积液量的不同而表现不同。积液少时可仅表现为胸膜增厚、肋膈角变钝；随着积液量增多，可有胸腔积液的表现，肋膈角消失、肋间隙增宽、肺野密度增加，阴影上缘自腋下向内下方呈弧形分布。

2. **实验室检查**

（1）胸腔积液常规生化检查：通过胸腔积液的外观特征、比重、细胞数、蛋白定量、糖含量和 LDH 含量等区分胸腔积液的性质，从而推测可能的病因。

（2）胸腔积液病原学检查：涂片找真菌孢子、菌丝、细菌，革兰染色、抗酸染色等；进行细菌或真菌培养；各种病原体分子生物学检查等。

**【诊断】**

根据临床表现及辅助检查，诊断不难。

**【鉴别诊断】**

以胸痛为主诉就诊时，首先需要排除的是危及生命的一些疾病，如肺栓塞和气胸等；其次，心包炎和肺炎也是需要优先排除的疾病。儿童无法叙述疼痛部位，常误诊为急腹症，须注意区分。就胸膜炎本身的病因来说，首先，需要将一些全身性的疾病区分出来，如营养不良、恶性肿瘤、结缔组织病和先天性疾病等。在感染性疾病中，须根据不同病原体的临床特点进行区分。

**（三）治疗决策**

1. **对症治疗**

（1）解除对肺部的压迫：中等量积液，需要进行胸腔穿刺引流；量大或伴液气胸者，需进行闭式引流；化脓性胸膜炎后慢性脓胸，采取开放引流及脓腔清创术脓腔壁增厚者而不能缩小者，可在炎症反应消退后行胸膜剥离术。

（2）加强营养支持：特别是存在营养不良的患者，低白蛋白者可输注白蛋白或血浆。

（3）氧疗：对于肺部受压迫明显、感染严重和呼吸困难者进行氧疗。

（4）止痛：胸痛严重者可进行患侧制动，严重者可予以镇痛药。首选非甾体消炎药。

（5）糖皮质激素：消除全身毒性症状，促进积液吸收，防治胸膜粘连增厚。

2. **抗病因治疗**

（1）抗菌药物：针对不同的病原体选择合适的抗菌药物，足疗程治疗。

（2）其他原发病的治疗：针对不同的原发病进行对因治疗，如恶性肿瘤者进行放、化疗，结缔组织病者使用糖皮质激素、免疫抑制药等。

（陈志敏）

# 第二节　气　　胸

**培训目标**

1. 掌握气胸的临床表现与诊断；气胸的治疗原则。
2. 熟悉气胸的病因。

（一）概述

正常情况下，胸膜腔呈负压，仅有少量浆液。当气体进入至胸膜腔，造成胸膜腔的积气状态，称为气胸，通常情况下这些气体来自肺。气胸的发生可以是自发的，也可以是肺部疾病原发造成，亦可以由外力因素引起。原发的肺部疾病常见的有严重的肺部感染、哮喘、肺气肿破裂等；继发常见的有外伤、医源性损伤等。

【病因】

1. **自发性气胸**　一般是由于患者肺内的肺大疱破裂形成的，好发于青少年和年轻人，往往为体形瘦高的男性。家族性自发性气胸被认为与某些遗传病相关，如马方综合征和埃勒斯-当洛斯综合征（Ehlers-Danlos syndrome）等。

2. **原发于肺部疾病的气胸**　多种肺部疾病可导致气胸，如肺炎、肺脓肿、肺栓塞、哮喘、支气管异物和囊性纤维化等。

3. **外力因素所致的气胸**　主要是创伤性和医源性因素。前者多见于各种外伤；后者常见的有胸腔穿刺、肺穿刺活检、经支气管肺活检（transbronchial lung biopsy, TBLB）、经支气管针刺活检（transbronchial needle aspiration, TBNA）、机械通气等。

【病理生理】

正常情况下，胸膜腔呈现一定的负压，有利于肺的扩张，当空气进入胸膜腔后，胸膜腔负压消失，根据气体进入的不同，呈现不同的病理状况。

1. **闭合性（单纯性）气胸**　胸膜破裂口较小，随肺萎陷而关闭，空气不再继续进入胸膜腔。抽气后，压力下降而不复升，表明其破裂口不再漏气。胸膜腔内残余气体将自行吸收，压力即可维持负压，肺随之复张。

2. **张力性（高压性）气胸**　破裂口呈单向活瓣或活塞作用，吸气时胸廓扩大，胸膜腔内压变小，呼气时胸膜腔内压升高，压迫活瓣使之关闭。每次呼吸运动不断有空气进入胸膜腔而不能排出，致使胸膜腔内空气越积越多，胸膜腔内压持续升高，使肺脏受压，纵隔向健侧移位，影响心脏血液回流。此种气胸胸膜腔抽气后，胸膜腔内压可下降，但又迅速复升，对机体呼吸循环的影响最大，必须紧急处理。

3. **交通性（开放性）气胸**　破裂口较大或因两层胸膜间有粘连或牵拉，使破裂口头持续开启。吸气与呼气时，空气自由进出胸膜腔。胸膜腔内压侧压在 0 上下波动，抽气后观察数分钟，压力维持不变。

（二）诊断与鉴别诊断

【临床表现】

气胸多是突然发生，临床症状一般较急，严重程度取决于气胸的病理类型、肺部萎陷的程度和原发疾病的严重程度。常见的表现包括胸痛、呼吸困难和发绀。胸痛是最为常见的临床表现，但其严重程度与肺塌陷的程度并不呈正相关。体格检查常发现患侧胸廓饱满、肋间隙增宽、听诊呼吸音下降，叩诊呈鼓音；气管、纵隔向健侧移位等。

【辅助检查】

X 线检查是诊断气胸的重要方法。胸片作为气胸诊断的常规手段，若临床高度怀疑气胸而后前位胸片正常时，应进行侧位胸片或侧卧位胸片检查。气胸胸片上大多有明确的气胸线，为萎缩肺组织与胸膜腔内气体交界线，呈外凸线条影，气胸线外为无肺纹理的透光区，线内为压缩的肺组织。大量气胸时可见纵隔、心脏向健侧移位。合并胸腔积液时可见气液面。局限性气胸在后前位 X 线检查时易漏诊，侧位胸片可协助诊断，X 线透视下转动体位也可发现。若围绕心缘旁有透光带应考虑有纵隔气肿。

CT 对于小量气胸、局限性气胸及肺大疱与气胸的鉴别比 X 线胸片敏感和准确。气胸的基本 CT 表现为胸膜腔内出现极低密度的气体影,伴有肺组织不同程度的压缩萎陷改变。

【诊断与鉴别诊断】

根据临床表现和影像学检查,诊断不难,通过 X 线检查多数可迅速确诊。鉴别诊断方面主要与肺大疱鉴别。从病史而言,气胸多急性起病,症状迅速出现,而肺大疱起病多缓慢,无急性加重的过程;X 线检查肺大疱为圆形或椭圆形透光区,位于肺野内,其内仍有细小条状纹理,而气胸为条带状影,位于肺野外胸腔内;位于肺周边部位的肺大疱在 X 线上较难鉴别,胸部 CT 比 X 线敏感而准确,有助于鉴别诊断;经较长时间观察,肺大疱大小很少发生变化,而气胸形态则日渐变化,最后消失。

(三)治疗决策

气胸的治疗主要取决于原发病、其病理类型及肺部萎陷的程度。中、低程度的气胸一般不需要特殊处理,1 周后多可自行吸收。具体治疗主要包括以下方面:

1. **一般治疗** 主要包括卧床休息、少活动、少说话,吸入 100% 纯氧有助于气胸的吸收。

2. **排气治疗** 对于气胸量较大者须进行排气治疗,包括胸腔穿刺排气(适用于闭合性气胸)和胸腔闭式引流排气(张力性气胸)。在某些紧急状况下,无专用设备条件时,可用头皮针外接 50~100ml 针筒,在患侧锁骨中线第 2 肋间或腋前线 4~5 肋间穿刺排气,直至症状缓解后再行其他处理。

3. **修复瘘口** 包括胸膜粘连术、胸腔镜下修复、支气管镜修复和开胸手术。

4. **病因治疗** 对引起气胸的原发疾病的治疗,如感染引起者积极控制感染;外伤所致者治疗外伤,修复破裂的气管、支气管等。

(陈志敏)

# 第三节 脓 气 胸

**培训目标**

1. 掌握脓气胸的临床特点与诊断;脓气胸的治疗原则。
2. 熟悉脓气胸的病因。

(一)概述

细菌感染肺部,并侵犯胸膜,引起化脓性胸膜炎。在此基础上,同时侵犯靠近胸膜的小气道并致破裂而引起气胸,即化脓性胸膜炎合并气胸,简称脓气胸。

【病因与病理生理】

多数情况下为细菌性肺炎后形成。最为常见的细菌是金黄色葡萄球菌,其次为肺炎链球菌,B 型流感嗜血杆菌(Hib)亦为常见病原菌,少见的病原菌包括 A 族链球菌、革兰氏阴性菌、结核、真菌、寄生虫等。除了肺炎外,脓气胸也可见于肺脓肿的破溃、外伤继发感染、开胸手术后继发感染及腹部脓肿的破溃等。细菌侵犯胸膜的同时,累及小支气管,致其破裂后造成气胸。

## （二）诊断与鉴别诊断

**【临床表现】**

兼有化脓性胸膜炎和气胸的特点。前者主要表现为严重感染中毒症状，如发热、精神萎靡、气急等；出现突然加重的胸痛、气急和发绀时，应警惕气胸突然出现的可能。肺部体征兼有化脓性胸膜炎和气胸的特点，胸廓饱满、肋间隙增宽、呼吸音减弱，胸部听诊可闻及振水音。

**【辅助检查】**

X线表现为气管及纵隔向健侧移位，胸腔内有大片致密阴影，膈面或肋膈角消失，可见气液平面。后期，炎症局限，可有包裹性液气胸形成。

**【诊断】**

根据临床表现和影像学检查的结果，诊断不难。主要是应及早找到致病细菌，明确病原体。

**【鉴别诊断】**

主要需要与先天性肺部囊性病（主要包括先天性肺囊肿和囊性腺瘤样畸形）合并感染鉴别。后者起病相对较慢，患者病情较轻，耐受性好，胸部CT检查有助于鉴别诊断。

## （三）治疗决策

积极地使用抗菌药物是必要的。初始选用覆盖金黄色葡萄球菌和肺炎链球菌的抗菌药物治疗；然后根据病原学检查结果进行相应调整。气胸严重时，行胸腔穿刺或闭式引流。如果出现慢性感染，待感染控制后，可行外科手术治疗。

（陈志敏）

# 第四节 乳 糜 胸

**培训目标**

1. 掌握乳糜胸的临床特点与诊断；乳糜胸的治疗原则。
2. 熟悉乳糜胸的病因。

## （一）概述

乳糜胸为不同原因导致胸导管破裂或阻塞，使乳糜液溢入胸膜腔所致。

**【病因与病理生理】**

当胸导管受压或阻塞时，管内压力增高致胸导管或其在纵隔内分支破裂，乳糜液反流溢出而进入纵隔，继而穿破纵隔进入胸腔形成乳糜性胸腔积液。也可因胸导管压力高，发生肺内及肋间淋巴管扩张反流，乳糜液不经纵隔而直接漏入胸腔。由于解剖上的原因，阻塞或压迫发生在第5胸椎以下时，仅出现右侧乳糜胸；在第5胸椎以上时，则出现双侧乳糜胸。儿童乳糜胸最常见的原因是心胸外科手术时损伤胸导管所致，也见于胸部外伤后发生或胸部原发、继发的恶性肿瘤侵袭，最常见的是淋巴瘤。对于新生儿而言，当静脉压力突然升高时，亦可导致胸导管破裂，形成乳糜胸。少见的疾病还包括：限制性肺部疾病，淋巴管瘤病，上腔静脉、下腔静脉和胸导管的栓塞，结核，组织胞浆菌病，先天性淋巴系统发育异常。胎儿的复发性乳糜胸可能与整合蛋白 aα9 的错义突变相关。

## （二）诊断与鉴别诊断

**【临床表现】**

乳糜胸的临床表现与胸腔积液类似。由于乳糜液是人体组织液，故刺激性较弱，一般很少引起胸痛的表现。乳糜胸的病情发展多呈渐进性，少有急性症状。只在少数情况下，如胸部外伤后，乳糜液聚集在后纵隔，当其突然破溃入胸膜腔时，会导致呼吸窘迫、低血压和低氧血症的表现。新生儿先天性乳糜胸多在生后第一天即出现呼吸窘迫的表现。乳糜胸通常发生于右侧，少见出现双侧的情况。

**【辅助检查】**

1. **影像学检查**　X 线表现同胸腔积液。CT 检查便于发现淋巴瘤等原发病因。

2. **实验室检查**　胸腔穿刺抽取乳糜液有助于诊断明确。乳糜液外观液体呈乳白色油状，碱性，无臭味，苏丹 III 染色呈红色，可见脂肪滴，胸液碱化后再以乙醚提取后变清亮。镜检主要见到淋巴细胞，中性粒细胞罕见。新生儿在未进食前也可呈现为澄清液体。但并非只通过外观来区分是否为乳糜液，有些慢性浆液性胸膜炎，也会呈现出白色外观，其脂肪物质主要来自渗出液中一些成分的降解产物而非来自淋巴液。乳糜胸的确诊依赖于抽出液的生化检查，结果必须符合甘油三酯含量 > 110mg/dl，甘油三酯在乳糜液中与血清中的比值应 > 1.0；而胆固醇含量乳糜液中与血清中比值应 < 1.0；脂蛋白检测中应含有乳糜微粒。

**【诊断】**

符合胸腔积液表现，同时抽出液检测符合乳糜液标准者诊断不难。

**【鉴别诊断】**

主要是区分形成乳糜胸的病因。

**【并发症】**

反复发作的乳糜胸需要进行反复的抽取，以缓解其对肺部的压迫造成的临床症状。由此，会造成一系列的并发症，包括由于蛋白、脂类和电解质的消耗造成的营养不良和电解质紊乱；免疫功能缺陷，主要是低丙种球蛋白血症和细胞免疫功能下降；免疫力下降后，应注意尽量避免活病毒疫苗的接种。无法根治的乳糜胸可以导致严重的营养不良、感染甚至死亡。

## （三）治疗决策

新生儿的乳糜胸 50% 以上会自愈。主要的治疗以支持治疗为主，包括以下几方面：

1. **饮食及营养支持**　肠道内低脂、中链甘油三酯和高蛋白饮食；如果持续 1～2 周未缓解，须行完全胃肠外营养支持；维持水电解质平衡。

2. **减轻压迫**　胸腔穿刺，量大者可行胸膜腔造口术，但不宜引流过多乳糜液；若长期不缓解，也可行胸腔腹腔分流术、胸导管结扎术和使用纤维蛋白胶。对于新生儿大量乳糜胸应考虑早期外科处理。

3. **其他治疗**　对于机械通气者，尽量减少呼气末正压，以减少胸腔压力；胸腔内注射药物如红霉素或化学药物使胸膜粘连，减少渗出；使用抗菌药物控制感染等。

（陈志敏）

# 第五节　血　胸

## （一）概述

血胸是指血液在胸膜腔中积聚，又称胸膜腔积血、胸腔积血。

### 【病因与病理生理】

血胸最常见的原因是胸部外伤出血引起，少见的原因包括医源性损伤，如外科手术、深静脉置管等；肺部感染严重侵及血管；先天性发育异常，如动脉导管未闭、肺动静脉畸形等；肺部肿瘤；出血性疾病或溶栓治疗后；气胸有时会伴发血胸。

## （二）诊断与鉴别诊断

### 【临床表现】

血胸的临床表现与胸腔积液类似，其严重程度取决于出血的速度和量。如果短时间内发生大量的出血，可有失血性休克，甚至危及生命。胸腔穿刺可抽出不凝固的血液。

### 【辅助检查】

影像学表现与胸腔积液类似。

### 【诊断】

诊断根据胸腔积液的表现，结合胸腔穿刺时抽出不凝固的血液可以确诊。对于病因的鉴别诊断对治疗具有重要意义。

## （三）治疗决策

少量出血不需要特别处理；大量出血时，起始的治疗主要是胸膜腔置管引流，不充分地血液引流易导致血液凝固后肺活动受限。外科的干预手段主要是找到活动性出血点，并进行止血治疗。出血量大时需要适时输血。

（陈志敏）

# 第八章

## 肺不张与肺气肿

### 第一节 肺 不 张

**培训目标**

掌握肺不张的病因、诊断、治疗。

**（一）概述**

肺不张是指充气的肺组织失去原有的气体。在儿童时期可有多种原因引起，按病因分为 3 类：①外力压迫肺实质或支气管受压，如神经肌肉病所致的胸廓或膈肌运动障碍，胸腔积液所致肺膨胀受限及肿大的淋巴结、肿瘤、血管环压迫支气管等；②支气管内阻塞，如支气管异物、气管软化或狭窄、支气管痉挛或管腔内黏稠分泌物阻塞等；③非阻塞性肺不张，如肺泡表面活性物缺乏、各种原因造成的呼吸过浅。临床上常见于肺炎、毛细支气管炎、哮喘、支气管淋巴结结核、支气管异物、先天性心脏病、多发性神经根炎及肿瘤等。

**（二）诊断与鉴别诊断**

肺不张的临床表现根据不张的范围、部位不同。肺段肺不张可能临床症状极少。大叶性肺不张如发生在上肺，可表现为气管移位至患侧而心脏不移位；如果发生在下叶，气管不移位而心脏移向患侧，病变区域听诊呼吸音可能减低。一侧或双侧肺不张，可表现为呼吸增快或呼吸困难，查体可见患侧胸廓较平，肋间隙变窄，气管及肺不张的心尖冲动移向患侧，叩诊可有浊音。局部呼吸音微弱或消失，膈肌抬高（图 8-1）。

诊断主要依靠 X 线检查。局限于一个肺叶的肺不张（图 8-2），有时难以与肺炎区分。肺 CT 可以显示肺叶的结构和位置，有助于鉴别肺不张与肺炎。支气管镜检查有助于确定肺不张的原因，如管腔内阻塞、管壁的病变以及是否存在管外受压。

**（三）治疗策略**

需要针对病因进行治疗，如取出异物、应用抗生素及抗结核治疗等。支气管镜进行检查诊断的同时，可以进行治疗，如取出异物、局部吸出黏稠分泌物，甚至灌洗治疗。

**（四）常见问题和误区防范**

如果肺不张长期存在，在此基础上容易继发感染，日久可发生支气管扩张及肺脓肿。

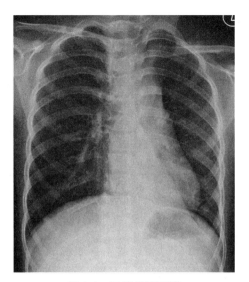

**图 8-1 肺炎后肺不张**

男，8 岁，可见心影后三角形致密影，左上肺透光度略增高，心影左移

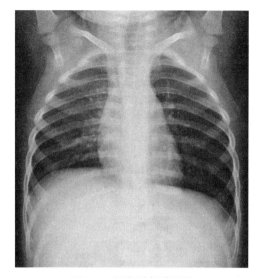

**图 8-2 异物引起肺不张**

男，2 岁，呛蚕豆后咳喘 4 小时。可见左下肺透亮度增强，心影略右移，肺不张需与肺炎、胸腔积液及肺栓塞鉴别

（申昆玲 殷菊）

# 第二节 肺 气 肿

### 培训目标

掌握肺气肿的病因、诊断、治疗。

## （一）概述

肺气肿严格病理学定义是肺弹力组织破坏，肺泡壁破坏，以致终末支气管远端部分包括呼吸性细支气管、肺泡管、肺泡囊及肺泡均膨胀扩张。分为小叶中心性肺气肿及全小叶性肺气肿两个类型。前者见于慢性支气管炎，后者见于 $\alpha_1$- 抗胰蛋白酶缺乏症。但是广义的肺气肿也包括肺过度充气，以及某些下呼吸道疾病时，呼气时阻力比吸气时大或吸入气体多而呼出气体少，多见于毛细支气管炎、肺炎、哮喘、支气管异物等。

儿童肺气肿分为代偿性肺气肿和阻塞性肺气肿。前者见于肺炎、肺不张等情况。由于病变部位通气功能下降，容积缩小，周围健康肺组织填补空隙，形成代偿性肺气肿。梗阻性肺气肿在气管或支气管发生部分性梗阻时，在吸气相，膈肌与辅助呼吸肌强烈收缩，使肺泡内压力与外界大气压差增大，加上支气管因反射作用管腔暂时扩张，故空气较易流经梗阻部位进入肺泡；在呼气相，支气管呈收缩状态，加以压缩肺部的力量不强烈，因此，肺泡内的气体排出受阻。此现象交替进行，肺泡容积逐渐增加，严重时可出现自发性气胸。

## （二）诊断与鉴别诊断

### 【临床表现】

临床表现取决于病因及肺气肿范围大小。较大范围的肺气肿常有呼吸困难的表现。肺气肿的体征包括呼吸音减弱或全无,叩诊呈过清音或鼓音。一侧重度肺气肿时,心脏、纵隔和气管向对侧移位,同侧膈肌低平。以上表现对诊断有帮助。

**【辅助检查】**

X 线表现为患侧肋间隙增大,肺气肿区域透光度增强,膈肌低平,运动范围受限,双侧肺气肿时,心影狭小,单侧肺气肿心影、气管移向对侧。肺 CT 检查有助于了解气道阻塞的部位。

**(三)治疗策略**

针对支气管梗阻的原因进行治疗,如积极控制感染,给予支气管舒张剂雾化,解除气道痉挛;支气管镜取出异物或分泌物。如果是先天性大叶性肺气肿,应考虑手术切除病变肺叶。其他治疗包括吸氧等对症治疗。

**(四)常见问题和误区防范**

有呼吸困难的肺气肿患儿,应当尽量保持安静,给予吸氧。哭闹及烦躁不可能加重肺部病变情况,甚至发生气胸、纵隔气肿及皮下积气。

(申昆玲　殷　菊)

# 第九章

## 肿瘤性疾病

## 第一节　纵隔肿瘤

**培训目标**

了解纵膈肿瘤诊治原则。

### （一）概述

纵隔肿瘤是指胚胎组织残余所形成的异常组织，或是来源于纵隔组织的原发性或转移性肿瘤。纵隔肿瘤有原发性和继发性之分。原发性纵隔肿瘤，组织来源多见于胸腺、神经、淋巴、间质组织和胚胎细胞等，儿童最常见的有神经源性肿瘤、淋巴瘤、原发性囊肿及生殖细胞瘤。继发性纵隔肿瘤远较原发性常见，最常见的为转移的淋巴结，其原发病灶以肺和膈下脏器如胰腺、胃、食管等为常见。

儿童胸内肿瘤中以纵隔肿瘤最多见，可发生于各个年龄阶段，以神经源性肿瘤多见，而成人多见胸腺瘤、淋巴瘤。国外有学者报道，纵隔肿瘤约占小儿肿瘤的 7%，发生于儿童及青少年的纵隔肿瘤约 1/2 以上是恶性。

纵隔是位于两侧胸膜腔之间的器官总称。上界为胸廓入口，下界为膈，前为胸骨，后为脊柱。纵隔内组织器官丰富，由三个胚层发育而成，因而可发生多种肿瘤，各部位肿瘤有一定的组织来源。为便于定位及定性，人为采用"三分法""四分法"或"九分法"将纵隔划分为若干区域。"三分区"方法根据组织器官在不同纵隔内的分布规律，不仅简便易记，且可用于各种影像学手段。此外，该法不仅提高病变定位的准确性，且对病变定性诊断亦有帮助（图 9-1）。有学者对比 800 例成人和儿童纵隔肿瘤患者，发现儿童主要以"前纵隔"居多（表 9-1）。

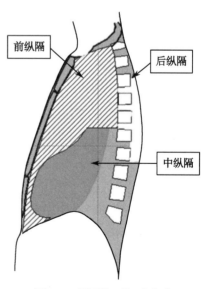

图 9-1　纵隔"三分区"方法

表 9-1 儿童、成人纵隔肿瘤部位对比

| 部位 | 儿童 /% | 成人 /% |
|---|---|---|
| 前纵隔 | 68 | 36 |
| 中纵隔 | 18 | 12 |
| 后纵隔 | 14 | 52 |

（引自：Takeda SI，Miyoshi S，Akashi A，et al. Clinical spectrum of primary mediastinal tumors: a comparison of adult and pediatric populations at a single Japanese institution. Journal of Surgical Oncology，2010，83（1）：24.）

### （二）诊断与鉴别诊断

**【临床表现】**

由于纵隔内组织来源的复杂性，临床表现可多种多样，往往缺乏特异性。症状严重程度取决于肿瘤的大小、部位、生长速度、对器官的浸润等。但有时，巨大的纵隔病变在一段时间内也可无临床表现，容易被忽略。常见临床表现如下：

1. **呼吸系统表现** 是最主要的症状，多由肿瘤压迫所致。咳嗽常为干咳，继发感染时也可出现湿性咳嗽甚至咳脓痰。呼吸增快也较常见，甚至出现喘息或喘鸣，咯血较少见。胸闷、胸痛一般发生于胸骨后或病侧胸部。大多数恶性肿瘤侵入骨骼或神经时，则疼痛剧烈。

2. **神经系统表现** 由于肿瘤压迫或侵蚀神经产生各种症状，年长儿可描述胸腔内无法定位的不适、胸闷或疼痛感。如肿瘤侵及膈神经可引起打嗝、呃逆及膈肌麻痹；侵犯喉返神经，可引起声音嘶哑；颈交感神经受累，可产生霍纳综合征；肋间神经受累时，可产生胸痛或感觉异常，如压迫脊神经可引起肢体瘫痪。

3. **感染症状** 如囊肿破溃或肿瘤感染影响到支气管或肺组织时，则出现一系列感染症状。

4. **压迫症状** 上腔静脉受压，常见于上纵隔肿瘤，多由恶性胸腺瘤及淋巴性恶性肿瘤所致。如食管受压，可出现吞咽困难、呃逆等消化道症状。

5. **特殊症状** 畸胎瘤破入支气管，患者咳出皮脂物及毛发。支气管囊肿破裂与支气管相通，表现有支气管胸膜瘘症状。极少数胸内甲状腺肿瘤患者，有甲状腺功能亢进的症状。胸腺瘤患者，有时伴有重症肌无力症状。

除上述常见症状及体征外，纵隔肿瘤还常可见肿瘤伴发性综合征（表 9-2）。

表 9-2 纵隔肿瘤常见的肿瘤伴发性综合征

| **多见的伴发性综合征** | | ● 内分泌系统 | 甲状腺功能亢进 |
|---|---|---|---|
| ● 重症肌无力 | | | 垂体功能不足 |
| ● 红细胞增生不良 | | | 原发性慢性肾上腺皮质功能减退症 |
| ● 获得性低 γ 球蛋白血症 | | | 早熟性巨生殖器 |
| **其他伴发性综合征** | | | 库欣综合征 |
| ● 血液系统 | 全血各系降低 | ● 其他 | 风湿性关节炎 |
| | 自身免疫性溶血性贫血 | | 皮肌炎 |
| ● 神经系统 | 癌性肌无力 | | 进行性全身硬化病 |
| | 周围神经病 | | 系统性红斑狼疮 |
| | 脊髓神经根病 | | 肾病综合征 |

【辅助检查】

1. **影像学**

（1）胸部 X 线检查：基本检查方法之一，可用于初步定位，并了解对邻近组织器官有无侵犯。但纵隔结构复杂、密度差异不大。因此，胸部 X 线片显示病变有限，发现小病变概率较小。通过吞钡检查可清楚显示肿块与食管的关系，这对判断中纵隔占位是来自肿瘤或囊肿有价值。X 线透视可动态显示肿块的位置，并观察肿块与肺呼吸运动的关系，从而判断肿块是位于纵隔还是肺内。

（2）计算机断层扫描（CT）：胸部 CT 不仅能准确显示纵隔肿块的位置、大小、侵犯范围及与周边组织和器官的关系，还能根据其特性（肿块内是否有无钙化，组织密度是否均匀，有无多种组织来源成分的混合，用造影剂后肿块是否有强化的表现等）帮助区分肿块性质，是诊断纵隔肿瘤的重要辅助检查。而近年多层螺旋 CT 的发展，能发现肿瘤与周围血管的关系，对疾病诊断提供更丰富的信息，具有更重要的价值。

（3）磁共振检查（MRI）：可以三维显示肿块与周边组织和器官关系，精确显示血管、囊肿和神经，对判别纵隔占位是否来自血管，尤其是后纵隔肿瘤，可清楚显示肿瘤与椎体、椎间孔关系，是否侵犯脊髓等。随着 MRI 技术和系统的进步，对纵隔肿瘤的诊断仍具有重要作用。

2. **创伤性检查**　由于纵隔肿瘤组织来源的复杂性，不同组织来源的肿瘤所需要的治疗策略和手段不一致，因此，纵隔肿瘤特别是前纵隔肿瘤，通常需要明确肿瘤病理组织学诊断。可根据临床具体情况和条件，选择针吸活检、胸腔镜检查、纵隔镜检查和胸骨旁纵隔切开术等。

3. **血清和生化检查**　可作辅助诊断，如神经母细胞瘤时可进行尿液（24 小时）香草基扁桃酸（vanillylmandelic acid，VMA）检查，有特异性诊断价值。血清甲胎蛋白（AFP）的定量检查对畸胎瘤有一定价值，若畸胎瘤伴性早熟者，可做尿妊娠试验，明确畸胎瘤有无混合恶性绒毛上皮组织。

【诊断】

早期诊断和治疗对纵隔肿瘤患儿预后极为重要。依据病史、体检、影像学检查、血清学检查和创伤性检查，多数纵隔肿瘤患儿能获得准确诊断。相比成人，小儿因胸腔容积小，肿瘤更易压迫周围脏器，引起相应症状，尤以呼吸道症状为主。因此，应对久治不愈的呼吸道疾病或与呼吸道感染无关的呼吸急促、呼吸道压迫症状等引起重视。

【鉴别诊断】

1. **肿大的纵隔淋巴结**　它可分为非肿瘤性和肿瘤转移性肿大的淋巴结。前者多源于继发感染后，可为化脓性或肉芽肿性病变，一般全身感染中毒症状表现。目前判断纵隔淋巴结肿大是否为肿瘤转移所致，仍依据影像学上所见的淋巴结大小，通常在 CT 和 / 或 MRI 上淋巴结短径大于 1cm 为其影像学诊断标准。但 CT 和 / 或 MRI 用于诊断纵隔淋巴结是否为肿瘤转移的准确性较低，为 60%～70%。近年来，正电子发射断层成像（positron emission tomography，PET）越来越多地应用于判定纵隔肿大淋巴结性质。结果显示，与 CT/MRI 相比，PET 显著提高了纵隔淋巴结是否有癌转移诊断的正确性，准确性可达 80%～90%，可能是一种重要诊断和鉴别诊断的方法。另外，对于肿瘤转移性肿大淋巴结，通常伴有原发肿瘤所产生的症状，如咳嗽、血痰、胸闷、气急、吞咽和进食困难等。肿瘤转移的淋巴结常为多发和多部位的。其他检查可发现原发肿瘤直接和间接的征象。

**2. 主动脉瘤** 位于主动脉弓或降主动脉的动脉瘤有时不易与纵隔肿瘤鉴别,可根据有无杂音,在透视下有无活动或行血管造影进行鉴别。

**3. 胸腺肥大** 胸腺位于前纵隔,与心脏间有切迹,透视下可随呼吸而变形。可行 CT 或纵隔注气造影检查鉴别,甚至可用泼尼松(2mg/kg)口服治疗 5 天,若胸腺的 X 线阴影缩小至正常,则为肥大的胸腺;若肿物仍存在,应考虑纵隔肿瘤可能性大。

**(三)治疗决策**

**1. 治疗原则** 早期诊断和治疗对纵隔肿瘤患儿预后极为重要。除了恶性淋巴瘤及一些对化疗、放疗敏感恶性肿瘤外,绝大多数原发性纵隔肿瘤一旦发现,均应行手术切除肿块、明确病理诊断。良性囊肿与肿瘤尚未生长巨大,并无症状,在无禁忌证时亦应争取手术切除。因为这些肿瘤迟早要发展,甚至恶变,感染溃破,会增加治疗上的困难。部分估计难以切除或浸润重要器官、血管的恶性肿瘤,可先考虑做活体组织检查,根据病理学结果应用化疗或放疗,待肿瘤缩小后,再行手术治疗。

**2. 手术治疗** 手术治疗的时机、麻醉和术后处理见表9-3。

表9-3 手术治疗的时机、麻醉和术后处理

| | |
|---|---|
| 手术时机 | 因临床诊断而定,如判断为良性肿瘤或囊肿,则手术可择期安排,甚至可在短期内随诊观察其动态变化,疑有恶性可能或瘤体较大时,则应尽早手术 |
| 手术麻醉 | 麻醉的选择也很重要,一般采用静脉复合麻醉。前纵隔的实体瘤由于瘤体的重力可以发生心脏急性受压,要谨慎使用肌肉松弛药。为安全起见,可考虑清醒气管插管,在确保气道通畅的情况下再使用肌肉松弛药,避免手术意外。重症肌无力者应少用或不用箭毒类肌肉松弛剂 |
| 术后处理 | 多数纵隔肿瘤和囊肿患者术后恢复顺利。少数应特别注意。如伴有重症肌无力的胸腺瘤患者,要警惕肌无力危象和胆碱能危象的发生。一旦出现,就应果断地进行气管插管或气管切开,辅助呼吸。严重患者应在行胸腺瘤和胸腺切除的同时行气管切开术 |

**3. 辅助治疗** 辅助治疗的方法见表9-4。

表9-4 辅助治疗的方法

| | |
|---|---|
| 放射治疗 | 目的不同,放疗的方式、照射范围、时间和剂量也各不相同。放射治疗分单纯放射治疗和与手术综合的放疗。单纯放疗又根据肿瘤的情况分为试探性、姑息性、根治性放疗 |
| 化疗 | 根据肿瘤的分型选择不同的化疗方案 |
| 免疫治疗 | 在消除免疫抑制因子的基础上施以增强肿瘤免疫排斥反应,以达到治疗肿瘤的目的。理论上讲,免疫治疗是一种理想的治疗方法,但是它只能消灭经其他疗法残留下来的肿瘤细胞,对晚期肿瘤患者单纯施行免疫治疗,疗效往往不佳 |

**【预后】**

原发性纵隔肿瘤的手术切除率超过 90%,手术死亡率为 0～4.3%。一般良性肿瘤效果良好,但也有部分患者食管、气管穿孔,神经损伤或术后复发需再次手术或分期手术。恶性肿瘤早期效果好,中、晚期效果较差。

**(四)常见的纵隔肿瘤及其治疗**

**1. 淋巴瘤** 是最常见的前纵隔肿瘤之一,淋巴瘤属于网状内皮组织恶性肿瘤,淋巴瘤可分为霍奇金淋巴瘤和非霍奇金淋巴瘤。儿童常见的是非霍奇金淋巴瘤。少数淋巴瘤患者

可没有任何症状,多数出现与局部病变有关的症状,包括胸痛、咳嗽、呼吸困难、吞咽困难、声音嘶哑、面部或上肢肿胀。常见的体征包括胸部饱满、气管移位、上腔静脉梗阻、肺不张或实变、胸腔积液或心包积液。有时可触及颈部淋巴结肿大。CT和MRI检查可用于描绘病变范围、确定相邻结构的浸润、跟踪治疗效果和诊断复发。纵隔淋巴瘤的手术干预仅限于获取足够的组织标本以确立诊断。

2. **胸腺瘤**　是来源于胸腺上皮的肿瘤,伴有各种反应性淋巴细胞浸润。是成人最常见的纵隔肿瘤,与成人比较,儿童虽然发病率极低,一旦发现,绝大多数为恶性。胸腺瘤的良、恶性诊断不是完全根据显微镜检查,也靠术中所见。术中如发现肿瘤已侵犯到包膜以外,即可判定为恶性肿瘤。在胸腔内,胸腺瘤通常直接侵犯纵隔脂肪及胸膜,远处转移很少见。胸腺瘤患者可无症状,部分患者因为肿块压迫或侵犯邻近的组织结构而出现症状,包括呼吸困难、胸痛、咳嗽等。胸腺瘤一经发现应立即手术切除,恶性胸腺瘤对化疗不敏感,可手术与放射综合治疗。

3. **畸胎瘤**　可发生于纵隔的任何部位,但多位于前纵隔,起源于纵隔的生殖细胞。分为囊性、实性及囊实性,由外、中、内三胚层组织构成,内有软骨、平滑肌、支气管、肠黏膜、神经血管等成分。畸胎瘤可分为成熟型、未成熟型两种。畸胎瘤在婴幼儿和儿童可引起疼痛、咳嗽、呼吸困难和反复肺炎。偶尔可破溃至气管支气管引起咳嗽,破溃至心包引起心脏压塞,破溃至胸腔引起脓胸,甚至破溃至大血管。X线片见肿瘤边缘清楚,内含骨骼或牙齿阴影为特征,有时可见肿瘤钙化影。CT是最好的检查手段,能显示出不同的脂肪、肌肉、骨和囊性结构以确定诊断。良性畸胎瘤的治疗是手术切除,儿童和青少年一般都比较局限,有完整包膜,多能完整切除。纵隔恶性畸胎瘤在确诊时就已发生广泛转移者虽少见,但预后较差。其治疗除手术切除外,还需要化疗、放疗等辅助治疗。

4. **神经母细胞瘤**　神经源性肿瘤最常见于后纵隔,偶尔可发生于前纵隔和胸廓入口等其他部位,以≤2岁儿童多见,常出现远处转移,尤以神经母细胞瘤多见。神经母细胞瘤最常见于腹膜后,但有10%～20%的肿瘤可原发于纵隔,具有高度浸润性,通常可转移至淋巴结、骨、脑、肝和肺。大多数患者无自觉症状或偶有胸背疼痛。根据肿瘤起源和大小,所在部位可以有同侧交感神经麻痹、脊髓压迫、肌肉萎缩等体征。X线片可见骨质破坏及肿瘤钙化。CT或MRI可以显示脊柱内的病变。由于神经母细胞瘤为恶性或局部生长产生对脊髓和周围神经的压迫症状,因此,一旦诊断成立,原则上应尽早行手术切除。肿瘤常浸润邻近组织,也可侵蚀肋骨和椎体,不易完整切除。对于肿瘤已长入椎管内或位于胸膜顶或来源于迷走神经者,术中应注意避免损伤脊髓、交感神经及喉返神经等。有时肿瘤大部分切除后,可能静止或消退,但术后仍常需要辅以化疗或放射治疗。胸腔内神经母细胞瘤,预后较其他部位好,其中以纵隔的神经母细胞瘤预后为佳。发病年龄越小,成活率越高。

(代继宏　汪东海)

# 第二节　肺　肿　瘤

## 培训目标

了解肺肿瘤的诊治原则。

**（一）概述**

儿童肺肿瘤比较少见，亦可分为原发性和继发性两大类，但多数为转移瘤，原发性肺部肿瘤，无论良性还是恶性，均属罕见。2008年，美国得克萨斯州儿童医院（Texas Children's Hospital）儿童肺肿瘤资料统计显示，204例中原发良性肿瘤20例（9.8%），原发恶性肿瘤14例（6.9%），其余为转移瘤170例（83.3%），三者比值为1.4:1:11.6。良性肿瘤以错构瘤最多见，肺炎性肌纤维母细胞瘤及畸胎瘤亦可见到；恶性肿瘤中，以原发性肺母细胞瘤发病率最高，其次为支气管腺瘤；而转移瘤中原发性肉瘤肺部转移较多，曾有报道，肾母细胞瘤、胚胎横纹肌肉瘤、尤因肉瘤分别有20%、53%、14%转移至肺。

**（二）诊断**

**【临床表现】**

儿童肺内肿瘤的症状多来自肿瘤对周围结构的压迫，而全身症状多来自肿瘤的播散。肿瘤综合征在儿童罕见。

1. **呼吸道症状**　根据肿瘤大小、部位及肿瘤性质不同，临床表现差异很大，有的可以无症状，仅在X线检查时发现。但多数患儿可表现有咳嗽、咳痰或痰中带血，活动后有胸闷、气短、喘息甚至呼吸困难等，如肿瘤侵蚀胸骨后还有胸痛表现。较严重者有肺部感染、胸腔积液表现，气管内肿瘤常引起喘鸣、阻塞性肺气肿或肺不张等。

2. **全身症状**　可有发热、贫血、消瘦、食欲缺乏等症状，特别是恶性肿瘤患儿多见。

**【辅助检查】**

1. **影像学检查**　影像学检查在肺肿瘤的诊断中起着定位及一定程度上的定性作用，并可发现肿瘤转移情况，为临床方案的制订提供重要依据。胸部X线为首选的检查方法：胸片能发现肺部占位性病变，同时亦能发现有无肺炎、肺不张、肺气肿、胸腔积液及侵犯肋骨等并发症产生；钡餐检查可了解食管是否被气管后壁的肿瘤侵犯。胸部CT可比较全面地了解肿瘤病变。平扫有助于显示肿瘤钙化及胸腔积液；增强CT可以进一步显示肿瘤范围、内部结构及其与气道、大血管及胸壁的关系；多层螺旋CT气道重建在显示腔内病变的同时，还可显示肿瘤壁内及壁外的影像，冠状位及矢状位的重建有助于准确定位及了解肿瘤侵犯范围。MRI主要用于纵隔肿瘤及胸壁肿瘤，其优势在于良好的软组织对比及多轴成像。

2. **纤维支气管镜检查**　对肺段支气管开口以上的中心型支气管肿瘤有重要的诊断价值，可以确定肿瘤位置、形态、气管腔的大小，并可取组织做病理检查以确定肿瘤的性质。

3. **实验室检查**　部分患儿有贫血表现，红细胞沉降率亦可增快。痰中找瘤细胞阳性率极低。

**【诊断】**

凡有反复发生及抗感染治疗无效的咳嗽、咳痰、喘息、胸痛等呼吸道症状时，需考虑肺部肿瘤，可先行胸部X线检查，如发现肺部有病灶，需进一步行CT、MRI或纤维支气管镜检查，确诊应靠病理学检查。

**（三）治疗决策**

明确诊断后，良性肿瘤可选择手术切除治疗。恶性肿瘤须采取适宜的手术、化疗、放疗等综合治疗措施，如及早发现、及早治疗，其疗效尚好。

1. **良性肿瘤**

（1）肺错构瘤：肺错构瘤是由正常肺组织异常组合而成的先天性肿瘤。1906年，由Hartl首先命名报道。其主要成分包括软骨、结缔组织、腺体、平滑肌、脂肪和神经组织，偶见钙化。一般单发孤立于肺边缘，呈圆形或椭圆形，直径多数小于4cm，有时也可达到10cm，少数生长于支气管腔内，亦偶有多发病灶。因多位于肺边缘位置，可无临床表现，当肿瘤压迫食管或支气管以及出现肺炎、肺不张等并发症时可表现出相应的临床症状。

胸片上错构瘤表现为肺内结节或软组织块影，边缘锐利，偶尔多发，肺外周多见，25%～30%有钙化灶。中心爆米花形钙化灶对本病有诊断意义。CT多表现为肺内分叶状圆形或椭圆形实性肿物，内含有脂肪和点状、成团爆米花样钙化时有诊断意义。须与以下疾病进行鉴别：①结核瘤。一般直径小于2cm，偶见点状钙化，其内可出现液化空洞，周围有纤维组织增生时更有助于鉴别。②转移瘤。一般为多发均匀分布类圆形病灶，孤立者少见。③血管畸形。一般于透视下可见搏动，并常见与肺门有血管连接，必要时可行增强CT或MRI相鉴别。

当有肺炎等并发症时，应进行抗感染及相应对症处理，但手术是彻底治疗本病的唯一方法。术中冷冻切片有恶变倾向或肿瘤过大已绕过大血管和支气管并占据肺门时，应行肺叶或全肺切除。

（2）肺炎性肌纤维母细胞瘤：炎性肌纤维母细胞瘤是一种少见的间叶性肿瘤，多见于肺部，也可发生于身体其他部位，是由分化的肌纤维母细胞性梭形细胞组成的，常伴大量浆细胞及淋巴细胞。其病因不清，但相关文献报道其与感染或创伤关系密切，因此既往也曾被称作炎症后肿瘤、炎性假瘤、假瘤性肺炎等。当其发生在肺部时常有发热、咳嗽、刺激性干咳等表现；位于支气管腔内时有严重喘息及呼吸困难表现；亦有30%患儿无任何症状。

胸部平片多数表现为圆形或椭圆形病灶，直径为3～4cm，多数密度均匀、边缘光滑、边界清楚，无分叶及毛刺，偶见钙化。CT多显示为肺内单发肿块，小者直径1～2cm，大者直径可达20cm以上，大的病灶可出现中心区缺血、坏死、液化等，增强后多为不均匀轻度强化。由于肺炎性肌纤维母细胞瘤在影像学上缺乏特异性，最终确诊需要依靠病理、免疫组化等。

治疗应进行手术切除，手术原则是尽可能保留正常肺组织的前提下切除病灶，位于肺表浅而病灶较小者可直接切除，位置较深者应做肺叶切除。术后一般预后良好，复发概率小。

（3）肺畸胎瘤：肺畸胎瘤于1839年由Mohr首先报道，临床上小儿罕见。其病因不明，有学者认为由胸腺始基少数细胞沿肺芽迷走入肺或纵隔畸胎瘤种植于肺内引起。好发部位为肺上叶，尤其是左肺上叶。其常见临床症状有咳嗽、咳痰、痰中带血、胸痛、发热等，咳出毛发是其特征性临床表现。如瘤体较大，压迫血管、气管、食管、喉返神经可出现相应压迫症状，亦可出现肺部感染等并发症。X线上表现为边缘清晰的肿块，可有分叶，也可呈囊性，密度不均匀，肿块内出现钙化或牙齿和周围空腔是其特征性表现。治疗方法以手术切除为主。术前应对有并发症者，积极控制感染；术中疑有恶变病例，应进行纵隔及支气管旁淋巴结清扫，术后需予以化疗、放疗等。良性畸胎瘤手术切除后，预后好，复发可能性低。

**2. 原发性恶性肿瘤**

（1）肺母细胞瘤：胸膜肺母细胞瘤（pleuropulmonary blastoma，PPB）也称肺胚瘤，该肿瘤是小儿原发性肺恶性肿瘤中较多见的肿瘤之一。1952年，由Bamard首先报告，近10年来发病率有增加的趋势。1995年，Dehner将其分为3型，Ⅰ型为单纯囊性改变，Ⅱ型为囊实性，Ⅲ型为实性肿块，其恶性程度依次增高。本病早期并无特异性临床表现，症状颇像久治不愈的慢性支气管炎，不被家长和医师重视，常以咳嗽、咳痰、胸闷为主要表现，痰中带血或咯血亦可见，较大儿童常以胸痛为主，通常病变侵犯肺实质中，逐渐累积胸膜，故有胸膜肺母细胞瘤之称。晚期可出现发热、贫血、肺部感染、肺不张、胸腔积液等表现。

胸片表现：肿瘤多位于肺周边部或纵隔，Ⅰ型囊性表现与先天性肺囊肿极为相似；Ⅱ型囊实性者，实性肿物位于囊壁内或突出于囊腔内；Ⅲ型多表现为占据一侧胸腔的巨大肿物，少数表现为单个结节或小肿块，常迅速增大。CT表现：Ⅰ型与胸片无异常；Ⅱ型可清楚看见多房含气囊腔伴软组织结节及不规则分隔；Ⅲ型实性肿物密度不均匀，瘤体较大，钙化少见，其内常有中心性坏死引起的低密度区，增强扫描显示瘤体呈边缘性强化。痰液和支气管镜检查往往无阳性结果。PPB早期临床表现无特异性，痰液及支气管镜检查意义不大，其主要诊断依据依靠影像学检查，确诊靠病理学，对于常规病理检查难以明确的，必须借助免疫组化分析，对诊断及帮助分型及判断预后有益。

肺母细胞瘤的治疗方法首选手术切除，其手术切除范围应根据肿瘤病变程度、部位、转移情况而确定。对于病情复杂不能切除者，可对患儿进行DSA检查，明确肿瘤血管，进行局部灌注化疗后再行手术治疗。术后依据患儿的具体情况，采用化疗、放疗等多种方法综合治疗。PPB属于罕见病，极易漏诊、误诊，预后较差，其预后情况与肿瘤的病理分型、肿瘤的大小、是否累及纵隔及胸膜、手术能否完整切除等有关。但早期发现、早期手术、完整切除联合化疗有助于改善预后。

（2）支气管腺瘤：名义上为良性肿瘤，但在儿童常为低度恶性肿瘤，起自支气管黏液腺导管上皮，生长缓慢，可以浸润扩散到邻近组织，并可沿淋巴管转移。病理分为类癌、圆柱癌及黏液表皮样癌，其中类癌占90%。肿瘤在支气管腔内呈息肉样生长，临床表现取决于肿瘤的部位，位于气管或大支气管者（中心型）占80%，常表现出气道梗阻的症状，包括呼吸困难、喘鸣、咳嗽及喘息，有时可出现咯血和胸痛。发生于周围支气管者（周围型）多无症状。

本病X线表现因肿瘤大小、部位而异。中心型在X线胸片上可正常，或表现为：①支气管部分或完全性阻塞的X线征，如一侧性阻塞性肺不张或肺气肿；②反复阻塞性肺炎；③支气管扩张；④肺脓肿；⑤肿瘤较大侵犯支气管壁和紧邻的肺实质时也可表现为肺门区肿块。周围型肿瘤于肺内形成圆形或椭圆形的孤立病灶，可含点状钙化，大小为1～10cm，好发于右上叶及中、舌叶。CT能了解肿瘤大小，与气管壁的关系及浸润气管壁的范围，并可看出周围淋巴结的大小。纤维支气管镜检查可明确肿瘤形态、气管腔的大小，并可取病理学检查。钡餐透视可了解食管是否被气管后壁的肿瘤侵犯，对治疗方案有帮助。

多数腺瘤应做全肺切除；若病变局限于分叶支气管或更小支气管，可行肺叶切除。不能完全切除者，应联合放疗、化疗等综合手段。圆柱癌和类癌对放疗较敏感。支气管各种腺瘤预后较好，虽有症状数年，术后效果仍较好。可有局部复发，少数有远处转移。

（3）支气管肺癌：支气管肺癌是原发性肺肿瘤，起源于支气管黏膜上皮，故称支气管肺癌。病因至今仍不清楚，对小儿来说，很多成人致病因素如吸烟、职业原因、体内慢性疾病是不存在的。小儿支气管肺癌具有进展快、病程短、早期转移的特点。其病起病隐匿、早期仅表现咳嗽，以干咳、白沫痰为主，一般药物治疗不见效，待咳喘、咯血、日渐消瘦、肺部出现肿块阴影或胸腔积液（多为血性）时，即已属晚期。体检可发现患侧呼吸音低，纵隔被挤压移向对侧。肋骨可有破坏，同时可伴有肺门、纵隔、颈部淋巴结的转移。这些在X线片和CT扫描上均有显示。其确诊仍需依靠病理学，可分为4型：鳞状上皮癌、未分化癌、腺癌、细支气管癌（也称肺泡细胞癌）。小儿肺癌确诊后应及时手术治疗，根据患儿病情轻重，有的还需要术前进行一段化疗来改善一般情况。对晚期已发生广泛转移的病例不宜手术,只能行保守治疗。

**3. 肺转移瘤** 恶性肿瘤除向肝转移外,以肺部转移最为多见。肺部可有多种散在转移瘤经化疗或放疗后的遗留病灶,对于转移病灶大多主张手术、放疗、化疗等的联合治疗方案。如肾胚胎瘤出现肺转移瘤时,按肾胚胎瘤标准议定方案治疗,肺转移瘤可与原发肿瘤同时切除,以后出现之肺转移瘤,经化疗和放疗可消退,未消退者可手术切除。肺转移瘤多散在于肺外周,常选择楔形切除以保存较多的正常肺组织,再出现时可再切除。

(代继宏 汪东海)

# 第三节 胸壁肿瘤

## 培训目标

了解胸壁肿瘤的诊治原则。

### (一)概述

目前针对胸壁肿瘤的概念仍不统一,笔者认为胸壁肿瘤是起源于胸廓骨(胸段脊柱、胸骨和肋骨及肋软骨)及深部软组织及其附属结构的肿瘤,不包括皮肤、皮下组织、浅层肌肉和乳腺的肿瘤。胸壁肿瘤是较少见的疾病,在儿童期更是罕见。它仍包括原发性肿瘤与转移性肿瘤,其中以转移性肿瘤居多。儿童期原发性胸壁肿瘤中,恶性肿瘤较良性肿瘤多见,且相较于成人期更趋于恶性,预后也更差。

**【病理与分型】**

胸壁肿瘤在儿童期组织来源复杂,病理类型繁多。来自胸壁骨骼组织的良性肿瘤有骨软骨瘤、骨纤维异常增殖症、骨样骨瘤、骨囊肿等;其恶性肿瘤主要有尤因肉瘤、骨巨细胞瘤、骨肉瘤、软骨肉瘤等。来自深层软组织的良性肿瘤有神经纤维瘤、纤维瘤等;恶性肿瘤主要有Askin瘤、纤维肉瘤、原始神经外胚层瘤等。

### (二)诊断

**【临床表现】**

胸壁肿瘤的症状取决于肿瘤的部位、大小、组织类型、生长速度及周围组织脏器的关系,有的可无任何症状,常在体检时被医师发现,偶有受到局部撞击后有疼痛表现。最常见的症状是局部疼痛、压痛和包块。胸部局部隆起或包块,一般为骨骼肿瘤,其疼痛程度多重于软组织肿瘤。有严重持续性疼痛者常提示为恶性肿瘤,但无痛者也不能除外恶性肿瘤。当瘤体压迫和浸润周围组织、肋间神经、臂丛及交感神经时,常有神经痛表现,甚至可反射至腹上区,亦可有肢体麻木或霍纳综合征等表现;当瘤体向胸腔内生长或向纵隔生长时可产生相应的呼吸道症状,如刺激性咳嗽、胸闷、胸痛、胸腔积液、呼吸困难及吞咽困难、上腔静脉阻塞综合征等,部分病例发生病理性骨折时胸部可有疼痛及反常呼吸。

**【诊断】**

胸壁肿瘤的诊断思路为:①明确肿块是否存在以及是否来源于胸壁;②明确肿块来自胸壁软组织还是来自胸壁骨组织;③明确肿块是良性还是恶性;④明确恶性肿块是原发性

还是继发性；⑤明确肿块组织学分类诊断。

一般根据症状、体征及初步 X 线检查一般都能作出粗略诊断，但进一步确诊需完善 CT 检查，必要时需行增强 CT 扫描以提供重要诊断依据。具体确诊需依靠病理学及免疫组织化学。实验室检查对某些肿瘤有重要诊断意义，如有广泛骨质破坏的恶性瘤，血清碱性磷酸酶增高，必要时查甲胎蛋白测定、蛋白电泳、癌胚抗原测定等。CT 尤其是多层螺旋 CT 能快速、薄层扫描及图像三维重建，图像具有良好的空间分辨率和密度分辨率，无影像重叠，可直接、客观地反映胸壁各类肿物的有无、来源、部位、范围等，对显示脂肪、钙化、骨质破坏等有很高的敏感性和准确性。增强扫描还可以揭示肿物的血供及强化特征，对肿物的良恶性、原发或继发及组织学定性均有重要价值，因此，CT 目前是诊断胸壁肿物最主要的检查手段。病理学检查：对较小的肿瘤可以整块切除后切片检查，对较大肿瘤且术前又不能定性者可切取一块活检，对部位较深者可用细针穿刺负压抽吸做细胞学检查及免疫组织化学分析，以达确诊目的。

### （三）治疗决策

胸壁肿瘤除少数对放射治疗敏感者外，主要是手术治疗，对于儿童期胸壁肿瘤，无论良性还是恶性，在身体条件许可情况下，均应及早进行手术切除。对于良性肿瘤，可行局部切除；对于恶性肿瘤，除了应行整块的切除外，还需扩大范围切除及行淋巴结清扫；不能确定良性或是恶性的肿瘤，术中可先行局部切除并行快速冷冻病理检查，根据检查结果确定相应的切除范围。

根据肿瘤的大小及部位，术者应在术前充分估计手术切除的范围及必要的胸壁重建方法，包括准备好重建胸壁所需的人工材料。胸壁重建的目的在于恢复胸壁的坚固性和稳定性，用软组织和皮肤覆盖于硬胸壁上，保持胸壁的密闭性。其材料目前常用的有自体组织（骨、阔筋膜、肌瓣、皮瓣、大网膜等）和人工合成材料（金属网、钢针、涤纶布、有机玻璃、硅橡胶片及 Marlex 网等）。对于大块胸壁切除者，因胸壁软化易产生反常呼吸，因此，胸壁重建材料需均具有很好的支持力，能防止胸壁浮动及反常呼吸发生，且要能透过 X 线及能长期置于体内，不发生松动。

胸壁恶性肿瘤手术切除及胸壁重建后，行近距离肿瘤放射治疗，对不能进一步切除的部位进行放射治疗都是有效的。一些对放射治疗敏感的恶性肿瘤，如尤因肉瘤等可采用手术、放射治疗、化学治疗等综合治疗方法。

儿童的良性肿瘤，治疗效果良好；而恶性肿瘤，虽经手术切除等多种治疗手段综合治疗，但效果仍不理想，预后差。

### （四）儿童常见胸壁肿瘤及治疗

1. Askin 瘤　Askin 瘤是发生在儿童和青少年期的恶性小圆细胞瘤，临床上罕见。Askin 于 1979 年首次对其进行报道。Askin 瘤呈高度恶性，侵袭力强，常发生于胸壁软组织、肋骨骨膜及肺，极易复发及远处转移，主要以血行转移为主，淋巴结转移较少见。其临床表现不具备特异性，主要表现为胸闷、咳嗽、憋气及胸壁进行性生长的疼痛性肿块。Askin 瘤的影像学表现亦不具有特征性，其典型表现为起源于胸壁软组织的不均匀密度肿物，多伴有肋骨的侵蚀、破坏及胸腔积液。肿瘤内部的灶性出血、囊变、坏死，少见钙化。起源于肋骨的尤因肉瘤及胸壁的横纹肌肉瘤同样可呈此种表现。因此，仅依靠临床表现及影像学检查不能确诊。最终诊断需依靠病理学检查，确诊时需结合临床形态、免疫组织化学、电镜等多项指标综合分析。

Askin 瘤恶性程度高,预后差。目前并没有确切的最佳治疗方案,现主张行综合治疗,尽早完整切除肿块,并予以化疗及病灶局部放射治疗为主要治疗手段。近年来,国外有学者提出,术前行新辅助化疗,可进一步改善预后,但具体放化疗方案尚需更多的多中心临床试验进行验证。

2. **Ewing 瘤**　尤因肉瘤(Ewing sarcoma)是一种常见于儿童和青少年的恶性骨肿瘤,发病率仅次于骨肉瘤,但对于胸壁骨肿瘤却最常见。1912 年由 Ewing 首先报道。该肿瘤由神经外胚层细胞起源,与原始性神经外胚层肿瘤、神经上皮瘤、Askin 瘤同属于"尤因肉瘤家族"。其临床表现及影像学特征与 Askin 瘤相似。其诊断需结合临床表现、影像学资料,更重要的是依靠病理学及免疫组织化学。

目前针对尤因肉瘤的治疗方案,主要采用手术切除、化疗、放疗等为主的综合治疗,分子靶向治疗及抗血管靶向治疗研究也取得较大突破,靶向治疗有望成为治疗该病的另一途径。其预后较差,5 年生存率 60%～70%,但已发生转移或复发患者的预后极差。近年来在进一步阐明肿瘤发生和发展过程机制的基础上,将靶向治疗与现有综合治疗手段相结合,可能有助于治疗效果的提高和生存质量的改善。

(代继宏　汪东海)

# 第十章

# 特发性肺动脉高压

培训目标

1. 掌握并能独立开展肺动脉高压诊断、治疗、管理。
2. 熟悉国际和国内肺动脉高压指南要点。

## （一）概述

肺动脉高压（pulmonary arterial hypertension，PAH）是小肺动脉原发病变或其他的相关疾病导致肺动脉阻力增加，表现为肺动脉压力升高而肺静脉压正常。诊断标准：海平面静息状态下，右心导管测定肺动脉平均压（mPAP）≥25mmHg，伴肺毛细血管楔压（pulmonary capillary wedge pressure，PCWP）≤15mmHg，肺血管阻力≥3woods 单位。1973 年，世界卫生组织在日内瓦召开了第一届肺动脉高压会议，将肺动脉高压分为原发性肺动脉高压和继发性肺动脉高压。2003 年，在意大利威尼斯举办的第三次世界肺动脉高压会议对肺动脉高压分类进行了修订，最主要的变化是废弃了原发性肺动脉高压的诊断代之以特发性肺动脉高压（idiopathic pulmonary arterial hypertension，IPAH），并沿用至今。IPAH 指没有基因突变、家族史和明确危险因素接触史的一类特定 PAH 疾病。

PAH 是少见病。国外流行病学研究显示，成人患病率为（6.6～26）/ 百万人，儿童患病率为 3.7/ 百万人；其中 IPAH 的成人患病率约为 6/ 百万人，好发于女性，比例高达 60%～80%。2012 年全球 TOPP 研究发现，儿童 PAH 以特发性 / 家族性 PAH 和先天性心脏病相关 PAH 最常见，分别占 57% 和 36%。PAH 的预后不良，未治疗成年患者中位生存期仅为 2.8 年，儿童预后更差。

IPAH 的病因不明，可能与骨形成蛋白 II 受体基因突变相关。IPAH 主要累及直径＜500μm 的小肺动脉，其基本病理学特点包括肌型小动脉丛样或扩张型病变、中膜平滑肌增殖、内膜纤维化、外膜增厚、血管周围炎症细胞浸润和局部血栓形成等，最终外周小肺动脉管腔闭塞，肺血管阻力进行性升高。肺血管阻力升高与血管内皮、平滑肌结构功能的调节机制失衡有关，包括血管平滑肌细胞 5- 羟色胺摄取升高、电压门控钾离子通道抑制、血管平滑肌细胞血管生成素表达升高、氧化应激失衡等，以致一氧化氮（NO）、前列环素、血管活性肠肽等舒血管抗增殖物质合成减少，血栓素 A2、内皮素 1 等缩血管促增殖物质水平升高，从而引起肺血管平滑肌凋亡抵抗、增殖过度，小肺动脉张力增加，内皮细胞、平滑肌细胞和成纤维细胞增殖引起小肺动脉重构，胶原、弹性蛋白、纤维连接蛋白等细胞外基质合成增加。

**（二）诊断与鉴别诊断**

**【临床表现】**

1. **症状**　早期症状不明显，主要是肺动脉高压和右侧心力衰竭的表现。最常见的症状包括活动后气短和乏力（98.6%）、胸痛（29.2%）、晕厥（26.4%）、咯血（20.8%）、心悸（9.7%），其他症状有下肢水肿、胸闷、干咳、心绞痛、腹胀及声音嘶哑等。气短往往标志右心功能不全。而当发生晕厥或黑蒙时，则往往标志患者心输出量（CO）已经明显下降。儿童心功能及心输出量较成人有更好的储备，很少伴有严重心力衰竭。但 IPAH 患儿较先天性心脏病患儿更易发生晕厥。

2. **体征**　右心扩大可导致心前区隆起，肺动脉压力升高可出现 P2 亢进；肺动脉瓣开放突然受阻出现收缩早期喷射性咔喇音；三尖瓣关闭不全引起三尖瓣区的收缩期反流杂音；晚期右心功能不全时出现颈静脉充盈或怒张；下肢水肿；发绀；右心室充盈压升高可出现颈静脉巨大"a"波；右心室肥厚可导致剑突下出现抬举性搏动；出现 S3 表示右心室舒张充盈压增高及右心功能不全，约 38% 的患者可闻及右心室 S4 奔马律。

**【实验室检查】**

1. **心电图**　在 PAH 诊断中的价值有限，其敏感度仅为 55%，特异度为 70%。可提示右心房、右心室的增大或肥厚。

2. **胸部 X 线检查**　对于中、重度的 PAH 患者有更高的诊断价值，可排除实质性肺部疾病引起的继发性肺动脉高压。常见征象包括：①肺动脉段突出；②肺门动脉扩张与外围纹理纤细形成鲜明的对比或呈"截断现象"；③右心房、右心室扩大。

3. **肺功能和动脉血气分析**　有助于发现潜在的肺实质或气道疾病。IPAH 患者肺功能往往表现出呼吸中期流速下降（MEF50 可下降至 50%～61% 预计值），弥散功能轻、中度下降（一般为 40%～80% 预计值），而肺总量和残气量往往正常。动脉血气分析提示氧分压一般正常或仅轻度下降，$PaCO_2$ 往往下降，与肺泡过度通气有关。

4. **超声心动图**　是筛查 IPAH 最重要的无创性检查方法，可用于：①估测肺动脉收缩压，但其估测的肺动脉压力往往比右心导管测量值高 10mmHg 以上，故不能用于轻度、无症状 PH 的筛查；②评估病情严重程度和预后，包括右心房压、左右心室大小、三尖瓣收缩期位移（tricuspid annular plane systolic excursion，TAPSE）、Tei 指数及有无心包积液等；③评价肺的结构和功能，发现心内畸形、大血管畸形等，并可排除左心病变所致的被动性肺动脉压力升高。超声心动图提示 PAH 的征象有三尖瓣反流速度增加、肺动脉瓣反流速度增加、右心室射血到肺动脉加速时间缩短、右心房室扩大、室间隔形状及功能异常、右心室壁增厚及主肺动脉扩张等。

5. **肺通气灌注扫描**　是排除慢性栓塞性肺动脉高压的重要手段。慢性栓塞性肺动脉高压有不同程度的灌注缺损，而 IPAH 可呈弥漫性稀疏或基本正常。

6. **右心导管检查**　是目前唯一能准确测定肺血管血流动力学状态的方法，为确诊 IPAH 的金标准。推荐使用带有气囊的四腔或六腔漂浮导管进行右心导管检查。心导管室工作站应该配备测量 CO 的相应插件与导线或单独配备血流动力学监测设备。最常用的径路为右颈内静脉径路和前臂静脉径路，其他径路有锁骨下静脉、股静脉等。对怀疑有左心疾病或部分先天性心脏病的患者，必要时可行左心导管检查明确诊断。

7. **急性肺血管扩张试验**　IPAH 发病机制可能与肺血管痉挛有关，肺血管扩张试验是筛选这些患者的有效手段。国外常选择一氧化氮或依前列醇进行试验。目前国内推荐试验药物为静脉泵入腺苷或雾化吸入伊洛前列素。试验阳性标准：mPAP 下降幅度超过 10mmHg 且绝对值≤40mmHg，同时 CO 增加或不变。首次急性肺血管扩张试验总肺阻力指数下降 >50% 的患者，预后优于 <50% 的患者；采用钙通道阻滞剂（calcium channel blockers，CCBs）治疗可显著改善试验结果阳性患者的预后。故首次右心导管检查时应同时进行急性肺血管扩张试验检查，但 CCBs 治疗 12 个月后需复查急性肺血管扩张试验，结果仍阳性则表示该患者持续敏感，可继续给予 CCBs 治疗。

8. **6 分钟步行距离试验（6MWT）** 是评价 IPAH 患者运动耐量最重要的检查方法，可用于反映病情严重程度和治疗效果，具有设备要求简单、经济、重复性好及便于规范化操作的优点。但儿童步行距离受年龄、身高、理解力影响，依从性差，因此，不推荐用于 6 岁以下儿童。

9. **血清生化标志物** 目前明确血清尿酸水平、B 型利钠肽（BNP）、N 末端 B 型利钠肽原（NT-proBNP）、肌钙蛋白 T 和 I 均是 IPAH 病情严重程度和预后预测的重要生化标志物。保持较低的血浆水平或明显下降提示病情稳定或好转。

**【诊断】**

诊断主要根据肺动脉高压的典型症状、体征及 X 线和超声心动图表现，必要时经右心导管直接测定肺动脉及右心压力；除外由心、肺疾病诱发的继发性肺动脉高压后，才能诊断 IPAH（图 10-1）。

**【鉴别诊断】**

几乎所有的继发性肺动脉高压都可能被误诊为 IPAH。对疑诊 PAH 的患者应考虑到相关疾病和 / 或危险因素导致可能，仔细查找有无家族史、先天性心脏病、结缔组织病、HIV 感染、门静脉高压、溶血性贫血、与 PAH 有关的药物服用史和毒物接触史等。结合胸部 X 线、肺功能及动脉血气检查、放射性核素肺通气 / 灌注扫描、肺动脉造影检查、超声心动图和右心导管检查，除外以下常见疾病：肺动脉栓塞（血栓、肿瘤），结缔组织病，左向右分流型先天性心脏病，肺血管炎（大动脉炎累及肺血管等），肺间质或肺实质性疾病，心脏瓣膜病，限制型心肌病，肥胖、睡眠呼吸暂停等，门静脉高压，肺静脉闭塞症，遗传性出血性毛细血管扩张症，肺毛血管瘤等。临床上容易被误诊为 IPAH 的几种常见疾病鉴别要点如下：

1. **结缔组织病相关性肺动脉高压** ①患者多为中青年女性；②可有间断发热，皮肤、关节、肌肉、骨骼等异常表现；③雷诺现象，多浆膜腔积液，心、肾、血液等多系统受累表现；④可有间质性肺疾病征象，如肺 Velcro 啰音，X 线胸片示肺间质纤维化和磨玻璃样等改变；⑤红细胞沉降率快，C 反应蛋白、类风湿因子水平升高；⑥血清免疫学指标检测异常。

2. **左向右分流型先天性心脏病肺动脉高压** 如少见部位的心房间隔缺损（上腔型、冠状静脉窦型等）、部分肺静脉畸形引流、无分流的动脉导管未闭等先天性心脏病，其特点：①自幼体弱、易感冒、心脏杂音；②P2 亢进伴固定性分裂，连续性杂音；③胸部 X 线平片显示肺血增多；④食管超声心动图可有助于减少漏诊；⑤心血管 CT 或右心导管检查有助于明确诊断。

3. **呼吸系统疾病或低氧相关性肺动脉高压** ①长期慢性咳嗽、咳痰、喘憋病史、打鼾病史；②长期吸烟，粉尘职业史等；③查体：呼吸音减弱，呼气延长，哮鸣音、湿性啰音、Velcro 啰音、管状呼吸音、杵状指 / 趾、发绀、胸廓畸形、脊柱畸形等；④ X 线胸片和胸部 CT 有肺气肿、肺实质和间质异常改变等征象，胸膜、胸壁、脊柱及膈肌等改变征象；⑤血红蛋白和

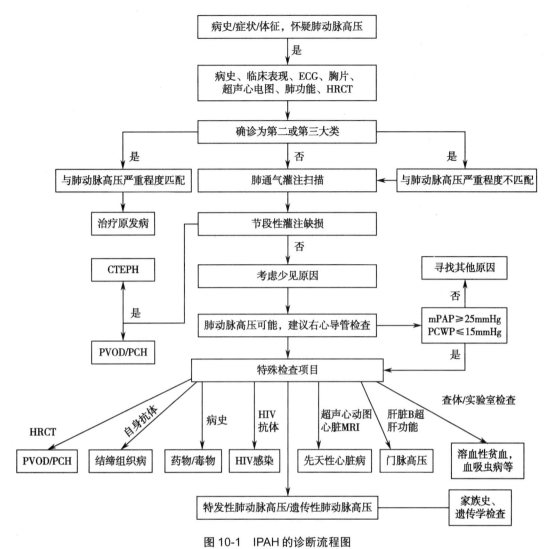

**图 10-1 IPAH 的诊断流程图**

注：第二、三大类肺动脉高压，即左心疾病和呼吸系统疾病引起的肺高血压；慢性血栓栓塞性肺动脉高压（pulmonary hypertension due to chronic thrombotic and/or embolic disease，CTEPH）；肺静脉闭塞症（pulmonary veno-occlusive disease，PVOD）；肺毛细血管瘤（pulmonary capillary hemangiomatosis，PCH）。

红细胞增多，血气显示 $PaO_2$ 下降，$PaCO_2$ 增加；⑥肺功能有明显通气（阻塞性、限制性或混合性）和 / 或弥散功能异常；⑦多导睡眠监测仪检查明确是否存在睡眠呼吸暂停综合征。

**4. 左心疾病相关性肺动脉高压** 主要见于瓣膜病和限制型心肌病。限制型心肌病临床特点：①临床表现为左心舒张功能不全症状（气短、夜间阵发性呼吸困难、不能平卧等）和右心功能不全症状（颈静脉怒张、腹水及周围水肿等）；②胸部 X 线平片显示双心房扩大，肺淤血；③超声心动图显示双心房扩大，右心扩大，左心室不大，左心室收缩功能正常，舒张功能减退，一般伴有轻～中度肺动脉高压；④心电图显示心房颤动、传导阻滞、低电压等；⑤组织多普勒超声心动图和心脏 MRI 可提供重要的诊断性依据。

**5. 慢性血栓栓塞性肺动脉高压** ①常有深静脉血栓形成的危险因素；②病程较长，一般在数年以上；③ X 线胸片提示肺动脉缺支，肺血分布不均匀，肺部阴影等；④ $PaO_2$ 和 $PaCO_2$ 均较低；⑤肺动脉增强 CT 和核素肺通气 / 灌注显像有助于确诊。

**【IPAH 严重程度】**

根据临床、无创检查及有创检查结果,可以将患者分为病情稳定且满意状态、稳定但不满意状态和不稳定且恶化状态。

1. **稳定且满意状态** 符合表 10-1 中预后较好条件的绝大多数,无右心室功能衰竭的临床表现,无晕厥发作,WHO 心功能稳定在 I～II 级,6MWT＞500m,BNP＜50pg/ml 或 NT-proBNP＜300pg/ml,无心包积液,TAPSE＞2.0cm,右心房压＜8mmHg,心脏指数(cardiac index,CI)≥2.5L/(min·m²)。

2. **稳定但不满意状态** 病情尽管稳定,但并没有达到患者和医师满意的状态,包括部分指标未达到稳定且满意状态的标准及表 10-1 中的预后较好条件。需要对此类患者重新进行评价及考虑调整治疗方案。

3. **不稳定且恶化状态** 符合表 10-1 中预后较差条件中的绝大多数,有右心室功能不全的症状和体征,WHO 心功能恶化,6MWT＜300m,BNP＞180pg/ml 或 NT-proBNP＞1 500pg/ml,有心包积液,TAPSE＜1.5cm,右心房压＞15mmHg,CI≤2.0L/(min·m²);此外,可出现水肿加重且需要增加利尿剂用量,新出现心绞痛或原有心绞痛频率增多及程度加重,新出现晕厥或次数增多,频繁咯血和出现室上性心律失常等。

儿童 IPAH 的诊断和病情评估主要依据成人标准,但在实际操作上存在一定局限。2013年世界肺动脉高压讨论会(world symposia on pulmonary hypertension,WSPH)儿童工作组提出了 IPAH 患儿风险预测(表 10-2)。

表 10-1 评价 IPAH 患者病情严重程度、稳定性和预后的重要参数

| 预后相关因素 | 预后较好 | 预后较差 |
| --- | --- | --- |
| 右心室功能不全的临床证据 | 无 | 有 |
| 症状进展速度 | 慢 | 快 |
| 晕厥 | 无 | 有 |
| WHO 心功能分级 | I 级或 II 级 | IV 级 |
| 6 分钟步行距离试验 | ＞500m | ＜300m |
| 血浆 BNP 水平 | ＜500pg/ml | ＞180pg/ml |
| 血浆 NT-proBNP 水平 | ＜300pg/ml | ＞1 500pg/ml |
| 超声心电图 | 无心包积液 | 有心包积液 |
| 血流动力学 | TAPSAE＞2.0cm | TAPSAE＜1.5cm |
| | 右心房压＜8mmHg | 右心房压＞15mmHg |
| | 心脏指数≥2.5L/(min·m²) | 心脏指数≤2.0L/(min·m²) |

表 10-2 儿童 IPAH 的预后评价参数

| 预后相关因素 | 预后较好 | 预后较差 |
| --- | --- | --- |
| 右心室功能不全的临床证据 | 无 | 有 |
| 临床症状加重 | 无 | 有 |
| 晕厥 | 无 | 有 |
| 生长发育 | | 停滞 |
| WHO 心功能分级 | I 级或 II 级 | III 级或 IV 级 |
| 血浆 BNP/NT-proBNP 水平 | 轻度升高 | 重度升高,水平不断上升 |

续表

| 预后相关因素 | 预后较好 | 预后较差 |
|---|---|---|
| 超声心电图 | | 严重右心室扩大/功能不全,心包积液 |
| 血流动力学 | 急性血管反应阳性 | |
| 心脏指数(CI) | ≥3.0L/(min·m²) | ≤2.5L/(min·m²) |
| 平均肺/体循环血管压力比(mPAP/mSAP) | <0.75 | >0.75 |
| 平均右心房压(mRAP) | | >10mmHg |
| 肺血管阻力指数(PVRI) | | >20WU·m² |

对于年龄较小的患儿,目前常用的 WHO 心功能分级(表 10-3)可能并不适合,可采用纽约大学儿童心力衰竭指数评分对心功能状态进行评价(表 10-4)。

表 10-3　WHO 心功能分级

| 分级 | 症状和体征 |
|---|---|
| I | 体力活动不受限,日常体力活动不会导致气短、乏力、胸痛或黑蒙 |
| II | 体力活动轻度受限,休息时无不适,但日常活动会出现气短、乏力、胸痛或近乎晕厥 |
| III | 体力活动明显受限,休息时无不适,但低于日常活动量时即出现气短、乏力、胸痛或近乎晕厥 |
| IV | 不能进行任何体力活动,有右心功能不全的征象,休息时可有气短和/或乏力,任何体力活动都可加重症状 |

表 10-4　纽约大学儿童心力衰竭指数评分

| 分值/分 | 症状和体征 |
|---|---|
| +2 | 超声心动图提示心室功能异常、奔马律 |
| +2 | 水肿、胸腔积液、腹水 |
| +2 | 营养不良、恶病质、发育迟缓 |
| +1 | 叩诊或 X 线提示心界或心影明显增大 |
| +1 | 活动耐量下降、喂养困难 |
| +2 | 体检发现循环灌注差 |
| +1 | 听诊或 X 线提示肺水肿 |
| +2 | 安静时窦性心动过速 |
| +1 | 肝大<肋下 4cm |
| +2 | 肝大>肋下 4cm |
| +1 | 呼吸急促或困难,轻~中度 |
| +2 | 呼吸急促或困难,中~重度 |
| +1 | 地高辛治疗 |
| +1 | 利尿剂小~中等剂量 |
| +2 | 利尿剂中等剂量~大剂量 |
| +1 | 血管紧张素转换酶抑制药、血管紧张素受体拮抗剂、其他血管扩张药物 |
| +1 | β 受体阻滞剂 |
| +2 | 非瓣膜置换原因行抗凝治疗 |
| +2 | 抗心律失常药物、置入 ICD |
| +2 | 单心室 |

### （三）治疗决策

IPAH 的治疗近年来取得迅速进展，患者的生活质量和生存率明显改善，但该病目前仍是一种无法治愈的慢性疾病。IPAH 的治疗以内科治疗为主，不单纯是处方靶向治疗药物，而是一个包括严重程度评价、一般及支持治疗、急性肺血管反应性评价、肺动脉高压的特异性治疗及其联合治疗、疗效评估和介入外科治疗的复杂过程。鉴于其治疗的复杂性，建议患者到专科医疗机构接受治疗。

**1. IPAH 常用治疗药物、作用机制、给药途径**

（1）一般及支持治疗

1）运动和康复训练：适度的运动和康复训练有助于提高患者的运动耐量，以不引起明显的气短、眩晕、胸痛为宜，康复训练应在专业人员指导下进行。

2）预防感染：肺炎是导致 IPAH 患者死亡的重要因素，应及时接种流感疫苗。

3）氧疗：动脉血氧饱和度低于 90% 时，建议进行常规氧疗。WHO 心功能Ⅲ级或Ⅳ级的患者乘飞机时应考虑吸氧，避免不携带氧气到海拔超过 1 500～2 000m 处旅行。

4）抗凝治疗：IPAH 易合并远端小肺动脉原位血栓形成，心力衰竭和活动减少也易导致静脉血栓形成，因此，建议对无抗凝禁忌的 IPAH 患者给予华法林抗凝治疗，抗凝强度建议 INR 维持在 2.0～3.0。

5）利尿药：右心功能不全可导致体液潴留，出现颈静脉充盈、肝及胃肠道淤血、胸腹水和下肢水肿，建议对存在明显容量超负荷的 IPAH 患者给予利尿药。治疗期间应密切监测血钾和肾功能，防止低钾血症和肾前性肾衰竭的发生。

6）地高辛：CO 低于 4L/min 或心脏指数低于 $2.5L/(min \cdot m^2)$ 是应用地高辛的首选指征；右心室扩张、基础心率大于 100 次 /min、心室率偏快的心房颤动等也是应用地高辛的指征。

7）心律失常的治疗：室上性心律失常较为常见，包括心房扑动、心房颤动，可导致 IPAH 患者的右心功能不全进一步恶化。应考虑转复为窦性心律，建议选择无负性肌力作用的抗心律失常药物（如胺碘酮）或射频消融。

8）择期手术指导：手术有导致 IPAH 患者死亡的风险，如必须进行手术，建议硬膜外麻醉而不是全身麻醉，药物治疗应暂时由口服治疗转为静脉输注或吸入。

（2）选择性肺血管扩张剂

1）钙通道阻滞剂（CCBs）：CCBs 有导致体循环血压下降、矛盾性肺动脉压力升高、心功能不全加重、诱发肺水肿等危险，故仅用于急性肺血管扩张试验的 IPAH 患者。1 岁以下的患儿不建议使用该类药物。可根据心率情况选择 CCBs，基础心率较慢的患者选择二氢吡啶类如硝苯地平或氨氯地平；基础心率较快者选择地尔硫草。推荐使用短效药物，并从小剂量开始应用，在体循环血压没有明显变化的情况下，逐渐递增剂量，争取数周内增加到最大耐受剂量，然后维持应用。疗效不佳者应逐渐减量至停用。CCBs 应用 1 年应再次行急性肺血管扩张试验重新评价患者是否持续敏感，只有心功能稳定在Ⅰ～Ⅱ级且肺动脉压力降至正常或接近正常的长期敏感者才能继续应用。

2）前列环素类药物：前列环素是血管内皮细胞产生的一种天然活性血管扩张剂，具有抗增殖、细胞保护和抗血小板聚集的活性，从而改善 IPAH 患者下调的前列环素代谢途径。该类药物可造成全身血管扩张，其不良反应包括潮红、下颌疼痛、腹泻、恶心和头痛。由于给药途径产生的不良反应也很常见，包括静脉注射时出现的静脉导管感染；皮下给药时出现的注射部位疼痛；吸入给药出现的支气管痉挛、胸痛和咳嗽。

吸入用伊洛前列素：雾化吸入和 / 或静脉泵入伊洛前列素可快速降低肺血管阻力，增加 CO，是肺动脉高压导致右侧心力衰竭患者首选抢救药物，也是 WHO 心功能Ⅲ～Ⅳ级患者的一线用药。专家一致推荐危重右侧心力衰竭患者可以考虑静脉注射伊洛前列素和吸入伊洛前列素联合治疗，疗效显著。每次吸入剂量为 10～20μg，每天 6～9 次。静脉应用伊洛前列素需要从中心静脉泵入，起始剂量 0.5ng/(kg·min)，可逐渐加量至 4ng/(kg·min)。

贝前列素：能有效降低肺动脉压力和肺血管阻力，改善 IPAH 患者的心功能状态，但其长期疗效尚不明确。贝前列素钠是目前唯一上市的口服前列环素类药物，理化性质稳定，可作为 IPAH 联合治疗策略中的一部分。目前口服贝前列素钠联合西地那非治疗 PAH 的临床对照研究正在进行中。

依前列醇：是第一个获得批准用于治疗 PAH 的靶向药物，可改善成年及儿童患者的临床症状、血流动力学状况和生存率，可用于包括婴儿和幼童在内的各个年龄阶段患者。但其半衰期较短（3～5 分钟），在体内极不稳定，只能通过中心静脉置管给药，有并发静脉导管感染、导管内血栓的风险，突然停药会导致肺动脉压力的致命性反弹。

曲前列环素：稳定性远超依前列醇，但在儿童患者的应用经验有限。可通过微小泵实现皮下泵入，但一般不应用于儿童。亦可静脉持续泵入、吸入途径给药。口服曲前列环素的临床研究也正在全球多个中心进行。

3）内皮素受体拮抗剂：内皮素是一类由内皮分泌，与细胞增殖和肺血管收缩相关的小分子物质。人体内有两种内皮素受体，即内皮素 A 受体和内皮素 B 受体。两种受体均可促进血管收缩、促进炎性反应、促增殖。内皮素受体拮抗剂可选择性拮抗内皮素 A 受体或同时阻滞两种受体，是目前 PAH 的主要靶向治疗药物之一。该类药物可口服给药，其不良反应是转氨酶升高、外周性水肿及血红蛋白下降。

波生坦：是内皮素 A 和 B 受体的双重拮抗剂，可有效改善中、重度成人和儿童 PAH 患者的 6 分钟步行距离、WHO 功能分级，且可以延迟疾病恶化时间。欧洲和美国的指南均认为，该药是治疗 WHO 心功能Ⅲ级 PAH 患者的一线治疗药物。患儿对该药物有很好的耐受性和安全性，出现转氨酶升高的概率较成人低。BREATHE-3 研究中儿童 IPAH 的治疗剂量为：对于体重 <20kg 的患儿，起始剂量为 31.25mg，1 次 /d，1 个月后加量至 31.25mg，2 次 /d；对于体重在 20～40kg 的患儿，起始剂量为 31.25mg，1 次 /d，1 个月后加量至 62.5mg，2 次 /d；而对于体重 >40kg 的患儿则可按照成人给药策略进行治疗。在 FUTURE-1 研究中，对于体重 <30kg 儿童，起始剂量 2mg/kg，2 次 /d，4 周后加量至 4mg/kg，2 次 /d；体重 >30kg，起始剂量为 64mg，2 次 /d，4 周后加量至 120mg，2 次 /d。

安立生坦：是一种选择性内皮素 A 受体拮抗剂，可提高 PAH 患者的运动耐量，但仅对小部分儿童患者有效。其安全性较波生坦高，转氨酶升高并不常见，但周围性水肿较波生坦常见。

马西替坦：是 2013 年刚获得美国 FDA 批准的新型口服内皮素双受体拮抗剂，其组织穿透力较强，可显著降低 PAH 患者的致残率和病死率，安全性较好，很少出现转氨酶升高及外周水肿。但目前没有该药物针对儿童患者的数据。

4）5- 磷酸二酯酶抑制剂：NO 可通过鸟苷酸环化酶调节血管扩张和抗细胞增殖，5- 磷酸二酯酶抑制剂可抑制鸟苷酸环化酶的降解，从而促进 NO 的舒血管作用。一般口服给药，最常见的不良反应有头痛、潮红及鼻出血。

西地那非：口服西地那非有助于改善 PAH 患儿的耗氧峰值和运动能力，且治疗安全。

但儿童使用西地那非存在争议。2012年8月，美国食品药品管理局发布安全信息提示，接受大剂量西地那非治疗的PAH儿童死亡风险高于接受小剂量治疗的患儿，故不推荐西地那非用于1～17岁的PAH患儿。而欧洲药品管理局推荐儿童使用西地那非但是禁用大剂量。

他达那非：研究证明，成年PAH患者使用他达拉非16周后，运动耐量、血流动力学状态及生活质量均得到改善，病情恶化时间延迟。该药物耐受性好，安全性高，但尚缺乏儿童患者的数据。

伐地那非：可有效改善PAH患者的运动耐量、心功能分级及血流动力学指标，且耐受性良好。

5）Rho激酶抑制剂：Rho激酶通路激活是PAH发病机制中的一个重要环节，使用Rho激酶抑制剂，如静脉注射法舒地尔，可降低肺动脉压力并逆转肺血管和右心室重塑。Rho激酶抑制剂已被公认为比较有潜力的新兴PAH治疗药物。

（3）手术治疗

1）房间隔造瘘术：可降低右心室前负荷，增加左心室充盈压和CO，从而改善血流动力学和临床症状。适应证：WHO心功能Ⅳ级合并难治性右侧心力衰竭的PAH患者；经过充分的内科治疗仍然反复发生晕厥和/或右侧心力衰竭等待肺移植或心肺联合移植者；静息状态下动脉血氧饱和度＞80%，血细胞比容＞35%，确保术后能维持足够的体循环血氧供应。禁忌证：超声心动图或右心导管证实存在解剖上的房间交通；右心房压＞20mmHg。

2）肺移植：在国外，单肺移植、双肺移植和心肺移植均可用于经充分内科治疗无效的终末期IPAH，但单肺移植有导致严重低氧血症的危险。目前3年和5年的生存率分别为55%和45%，与其他疾病行肺移植的长期生存率类似。

**2. IPAH的治疗方案、流程和调整**　IPAH的治疗目标在于改善生活质量，包括症状缓解和运动耐量提高，并提高生存率。因此，应制订目标明确的最优治疗方案，治疗不仅应缓解恶化的临床状态，且需要达到预先确定的临床缓解状态。

2013年世界肺动脉高压讨论会（WSPH）提出了针对成年患者的治疗目标：WHO功能分级为Ⅰ～Ⅱ、超声心动图及心脏磁共振检查中右心室大小及功能正常或接近正常，心导管检查中右心房压＜8mmHg且心脏指数＞2.5～3L/(min·m²)，6分钟步行距离＞380～440m、心肺功能运动试验中氧耗峰值＞15ml/(min·kg)，血浆中N-BNP或BNP水平正常。该方法可以应用于儿童。如果治疗3～6个月后，仍然没有达到治疗目标，就需要考虑调整治疗方案。

当单个药物无法有效改善症状和/或血流动力学时，建议加用另一种药物，即启动联合治疗，该治疗策略称为序贯联合治疗。初始联合治疗指一开始就同时使用一种以上的血管扩张剂，如内皮素受体拮抗剂、磷酸二酯酶抑制剂、前列环素类似物及其他药物等，即以最大的效应开始使用，但要注意血压下降等不良反应。目前还缺乏循证医学证据证实，联合治疗的长期疗效和安全性，临床指南建议仅在起始治疗策略效果不佳时才考虑联合用药。

各类药物的临床证据水平及推荐等级见表10-5、表10-6。《2010年中国肺高血压诊治指南》制定了成人IPAH的治疗流程（图10-2），2013年世界肺动脉高压讨论会（WSPH）儿童工作组提出了儿童IPAH的治疗流程（图10-3）。

**（四）常见问题和误区防范**

1. IPAH治疗中过度应用体循环降压药。目前国内存在严重滥用体循环降压药的情况，包括CCBs、硝酸酯类、血管紧张素转换酶抑制剂、血管紧张素受体拮抗剂或β受体阻滞剂，可能会导致患者血压下降而诱发症状加重，晕厥甚至猝死。此外，在已使用包括内皮素受

表 10-5　2013 年法国尼斯第五届全球肺高血压大会已批准使用的药物

| 推荐等级 | 证据水平 | WHO 心功能分级 | | |
|---|---|---|---|---|
| | | Ⅱ级 | Ⅲ级 | Ⅳ级 |
| Ⅰ | A 或 B | 安立生坦,波生坦,马西替坦,瑞司瓜特,西地那非,他达那非 | 安立生坦,波生坦,静脉用依前列醇,吸入伊洛前列素,马西替坦,瑞司瓜特,西地那非,他达那非,皮下注射 / 吸入曲前列环素 | 静脉用依前列醇 |
| Ⅱa | C | | 伊洛前列素注射曲前列环素静脉注射 | 安立生坦,波生坦,吸入 / 静脉用伊洛前列素,马西替坦,瑞司瓜特,西地那非,他达那非,皮下注射 / 吸入曲前列环素 |
| Ⅱb | B | | 贝前列素 | |
| | C | | 初始联合治疗 | 初始联合治疗 |

表 10-6　2013 年法国尼斯第五届全球肺高血压大会儿童 PAH 推荐用药

| 药物名称 | 成人 | 儿童 |
|---|---|---|
| 钙通道阻滞剂 | Ⅰ,C | Ⅰ,C |
| 波生坦 | Ⅰ,A(功能分级Ⅱ、Ⅲ) | Ⅰ,B |
| 安立生坦 | Ⅰ,A(功能分级Ⅱ、Ⅲ) | Ⅱb,C |
| 静脉依前列醇 | Ⅰ,A | Ⅰ,B |
| 皮下曲前列环素 | Ⅰ,B(功能分级Ⅲ);Ⅱa,C(功能分级Ⅳ) | Ⅱa,C |
| 静脉曲前列环素 | Ⅱa,C(功能分级Ⅲ、Ⅳ) | Ⅱa,C |
| 吸入曲前列环素 | N/A | Ⅱb,C |
| 吸入伊洛前列素 | Ⅰ,A(功能分级Ⅲ);Ⅱa,C(功能分级Ⅳ) | Ⅱb,C |
| 西地那非 | Ⅰ,A(功能分级Ⅱ、Ⅲ) | Ⅰ,B |
| 他达那非 | Ⅰ,B(功能分级Ⅱ、Ⅲ) | Ⅱb,C |

体拮抗剂、5- 磷酸二酯酶抑制剂和前列环素类药物的患者,如联合使用体循环降压药可能会发生血压明显下降。因此,应特别强调,只有在右心导管检查过程中急性肺血管扩张试验确定为阳性的 PAH 患者才能使用 CCBs 治疗,而对无高血压的非急性肺血管扩张试验阳性 PAH 患者禁忌使用上述体循环降压药;对合并有高血压需要使用上述体循环降压药的患者须谨慎联合使用 PAH 靶向治疗药物。

2. 未经充分的鉴别诊断即确诊 IPAH,不具备右心导管检查等条件或未给予患者全面的疾病评估,即给予初始治疗。肺高血压临床分类复杂,并决定了不同的治疗策略和预后,故鉴别诊断非常重要。经过病史采集、体格检查及超声心动图检查,可明确鉴别诊断的线索。超声心动图通常可诊断肺高血压并确定大部分左心疾病相关肺高血压;然后进行胸部 X 线片、心电图、动脉血气分析、肺功能(包括一氧化碳弥散量)、胸部 CT 等检查,从而判断是否属于肺部疾病导致的肺高血压;当肺部疾病排除后,可进行肺通气 - 灌注显像排除慢性血栓栓塞性肺高血压。对疑诊患者应按照标准诊断流程进行评价,须排除所有已知病因方可诊断 IPAH。因此,在接诊到可疑 PAH 患者时,应建议患者到肺血管疾病专科中心或具有

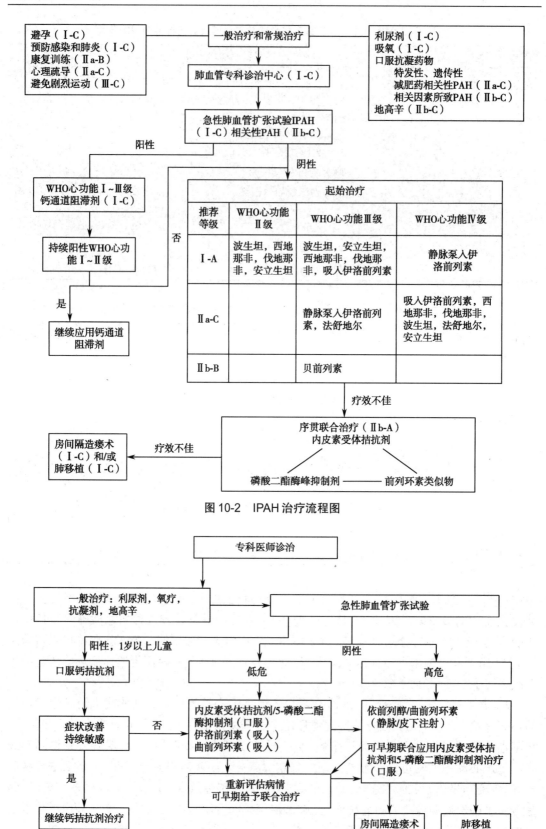

图 10-2 IPAH 治疗流程图

图 10-3 儿童 IPAH 治疗流程图

肺血管专业医师的心血管内科、呼吸内科、免疫内科或小儿内科就诊,进行全面的诊断和功能评价。危重患者不宜转诊时,应邀请专科医师参与诊治。

在进行治疗决策前,必须进行肺动脉造影及右心导管检查。血流动力学参数是在任何年龄段都可以观察的客观指标,可以预测生存率。在儿童患者人群中,右心室压力、肺血管阻力指数、心脏指数及肺/体循环血管压力比值同生存率均相关,故 WSPH 儿科工作组将血流动力学变量作为潜在的治疗目标。治疗方案需要逐步调整直至最适合,而不能当病情已经恶化才去升级治疗方案。一些医疗中心可以在随访过程中重复行心导管检查。但对儿童行有创的心导管检查通常需要镇静药物或麻醉药物,这就带来一定危险性。因此,PAH 医疗中心必须是经验和专业治疗足够的团队,可以将检查的风险降至最小。

**(五)热点聚焦**

**1. 针对儿童 PAH 的诊疗指南亟待制定**　肺动脉高压是一种复杂、多因素相关的严重肺血管疾病,而儿童 PAH 是一种比成年 PAH 更棘手、更严重威胁患者生命的疾病。虽然近 15 年来儿童 PAH 在流行病学和遗传学等领域取得明显进展,但仍存在诸多不明,如缺乏足够循证医学证据,儿童 PAH 的分类、诊断、药物治疗目前大多遵循成人 PAH 定义、方案、药物治疗的最佳策略及预后评价等。但这些标准是否适用于儿童 PAH 尚存争议。

据 2006 年法国的流行病学调查显示,成人 PAH 的常见临床类型为特发性 PAH、结缔组织疾病相关 PAH 和先天性心脏病相关 PAH;而 2012 年全球 TOPP 研究发现,儿童 PAH 则以特发性 PAH/家族性 PAH 和先天性心脏病相关 PAH 最常见,结缔组织病、门静脉高压及药物引起的 PAH 在儿童中较少见。故在 2013 年法国尼斯召开的全球第五次肺动脉高压大会上,与会专家建议对儿童 PAH 进行单独分类。而对于儿童 PAH 的确诊标准,由于临床中平均体循环血压 <70mmHg 的儿童居多,故有专家指出,应用肺循环和体循环的平均压或收缩压比值来诊断更为合适,若该比值 >0.4,即可诊断为儿童 PAH。目前已有针对成年患者的治疗目标,但尚缺乏儿童 PAH 的治疗目标。尽管越来越多针对 PAH 的药物被研发,儿童 PAH 的预后仍然不良。而怎样选择药物,何时开始药物治疗,何时开始联合药物治疗及怎样选择联合用药这些问题均亟待解决。故目前急需更合理的针对儿童的诊疗指南。在未来几年中,针对儿童的 PAH 数据将会来自新的或重新设计的注册研究,这些注册研究可用于评估和鉴定新的治疗目标,并最终确定儿童 PAH 指南。

**2. 需要设计良好的儿童 PAH 对照研究**　PAH 药物可以改善成人患者生存率,但儿童 PAH 同成人 PAH 在病理生理、潜在因素、临床表现及最终预后方面都有明显不同,故成人 PAH 的治疗方案不能简单复制用于儿童。在未来 5 年中,治疗 PAH 的方法将会越来越多。针对新途径的药物将会被研发,疗效会在临床对照研究中被评估。药物在儿童患者人群中的作用需要设计良好的对照研究去证明。然而,针对儿童的对照研究被许多困难制约:①由于该疾病较为罕见,所以在获得足够的病例数方面存在困难;②目前一些常用 PAH 药物的使用标准指出不建议儿童使用,这就为研究设计带来了难度;③缺少针对儿童的有效指标,比如说监管机构不接受有创性的血流动力学检查参数作为指标。

长期以来,PAH 合并先天性心脏病的预后被认为优于 IPAH,但最新数据表明 IPAH 与此类 PAH 的不良预后相似。且除了 CCB 类药物之外,PAH 药物对两组疾病的疗效相似,提示此两类 PAH 患儿可以使用同一治疗方案。在药物治疗的基础上,非药物治疗亦需要引起重视。特别是 Pott 分流针对短期及长期预后的作用均需要进一步研究。

（包　军　鲍一笑）

# 第十一章

# 肺 栓 塞

**培训目标**

1. 掌握肺栓塞的高危因素；肺栓塞的诊断、鉴别诊断、治疗。
2. 熟悉肺栓塞的病因和发病机制。

## （一）概述

肺栓塞（pulmonary embolism，PE）是由于内源性或外源性栓子堵塞肺动脉系统引起肺循环障碍的一组疾病或临床综合征。既往认为本病儿童时期少见，但预后不良。近20多年来，国外大量资料特别是尸检资料证实，本病并不罕见。以原发病为基础，一些高危因素是主要致病原因。与成人相比，儿童时期肺栓塞的高危因素不同，且缺乏特异性体征，因此，在病房、特别是ICU病房提高对本病的预警、早期发现、及时处理，是提高患儿生存率的关键。

儿童PE的报道最早见于1833年。2名新生儿被描述死于"肺卒中"，肺实质内有凝块伴出血。1861年首次报道一例9岁男童因下肢深静脉血栓出现肺栓塞而死亡。此后陆续出现多篇儿童PE的报道，多以尸检结果分析为主。1938年，肝素开始被用于治疗肺栓塞。1963年报道开始用血管造影诊断本病。

**【流行病学】**

随着人类期望寿命的延长，深静脉血栓后PE已经位列成人心血管事件的第3位。综合性别和年龄因素后，PE在成人的发病率为69/10万。传统文献报道，住院儿童的发病率为（8.6～57）/10万，社区儿童的发病率估计为（0.14～0.9）/10万。儿童PE的临床症状不多且易被原发病掩盖，因此，该发病率是被低估的。由于儿童PE的发生多为严重疾病的并发症，抗生素后时代出现的两篇来自密歇根大学的重要文献显示，尸检结果患病比率为3.7%～4.2%，无性别差异，受累患儿趋向幼龄化，原发病以房室分流型先天性心脏病居多。尸检证实的肺栓塞中31%有临床表现，其中出现肺栓塞临床表现者占50%，但是这50%中临床明确诊断的病例只有15%。据此得出的住院儿童发病率为104/10万。儿童时期出现致死性巨大肺血栓栓塞的情况罕见。加拿大儿童医院一项50年的病案回顾研究显示，17 500尸检病例中仅发现8例。

**【病因学与预警因素】**

与成人相比，儿童发生肺栓塞的预警因素完全不同。成人的好发因素包括长期制动、冠状动脉病变、手术、肥胖、妊娠、口服避孕药等。儿童时期发生肺栓塞的高危因素主要是中心静脉置管、感染、先天性心脏病，还包括肿瘤、肾脏疾病、系统性红斑狼疮、镰状细胞贫血、长期制动等。近20年来，国外青少年中使用避孕药者明显增多，儿科出现避孕药诱发肺栓塞的病例增多。但儿童时期的肥胖与肺栓塞发生关系不大。创伤后发生肺栓塞的概率也不高，约 7/10 万。

深静脉血栓形成（deep venous thrombosis，DVT）是肺栓塞常见的发病因素。成人肺栓塞中高达 95% 的患者可发现 DVT，主要位于下肢深静脉。儿童肺栓塞中 DVT 的发生率略低，文献报道为 60%～72.1%，发生于上肢的比例为 20%，究其原因可能与儿童的中心静脉置管多是经过颈静脉或锁骨下静脉放置在小血管有关。由于儿童的中心静脉置管主要用于静脉营养、给药和化疗，化学刺激导致的血栓形成并不少见，如果中心静脉置管合并感染则发生率更高。有报道儿童实施中心静脉置管后，血栓发生比例在 33%～64%，如果是新生儿，这一比例则高达 89%～94%。

部分儿童由于遗传性或获得性血液疾病而出现凝血倾向，会增加肺栓塞的发病概率。文献报道，发生血栓病例中 5.5% 伴有先天或后天性血液疾病。

血管畸形也是儿科临床需要重点关注的肺栓塞诱因。单纯下肢血管畸形及一些综合征患儿，包括肥大性毛细血管瘤综合征（Klippel-Trenaunay syndrome）、CLOVES 综合征（congenital lipomatous overgrowth，vascular malformations and epidermal naevi syndrome）、变形综合征（proteus syndrome）等，在妊娠、受外伤或接受外科手术都容易出现肺栓塞。镰状细胞贫血在成人是确切的肺栓塞相关因素，在儿童也常发生肺栓塞并导致肺梗死，但多由脂肪栓塞而非血栓栓塞引起。

儿童恶性肿瘤引发肺栓塞的因素很多，中心静脉置管和血液制品的应用，疾病本身或治疗引发的凝血功能异常，左旋门冬酰胺酶等化疗药物对血管壁和凝血蛋白的破坏等都可引起血栓并导致肺栓塞。一组关于血液肿瘤患儿的报道显示，2.9% 出现症状被诊断为肺栓塞。

肾病综合征是引起肺栓塞的重要疾病。尿液中抗凝血酶和游离蛋白 S 的丢失，Ⅷ因子、纤维蛋白原和脂蛋白 A 水平的升高等都可导致血液出现高凝状态。据文献报道，筛查无症状性肾病综合征患儿中有 28%～40% 发生肺栓塞。

【病理生理】

肺栓塞的后果可以从轻微受影响到组织坏死甚至死亡不等。影响预后的主要因素有栓塞部位的血供、栓塞形成的快慢、栓塞的范围、栓塞部位对缺氧的耐受度等。肺组织是由肺动脉和支气管动脉双重供血，减少了肺梗死的发生概率。肺组织对缺氧的敏感程度不及神经和心肌，且局部受损的肺组织可以通过周围健康肺组织的血流和气体重分布尽力代偿。研究表明，只有 60% 以上的肺组织受损后临床才会出现相应症状。当肺栓塞面积超过 50% 时，右心室后负荷会明显增加，继发右心室扩张、右心室和肺动脉压力增高，出现三尖瓣反流和室间隔搏动左移，使左心室每搏输出量受限，最终出现心力衰竭和心肌缺血。

（二）诊断与鉴别诊断

【临床表现】

1. 症状　肺栓塞的典型症状有呼吸困难、胸痛和咯血，其他症状包括咳嗽、气促、晕厥、烦躁、心悸等。严重病例还会出现心力衰竭的表现。少数病例还可因膈肌受激惹或肝充血出现腹痛。由于这些症状多属于主观性症状，年龄小的患儿很难作出准确描述，特别是胸痛等表现，需要家长和医师对高危患儿密切观察才能及时发现。这些症状的出现概率与成人有所区别。一组青少年发病的文献报道提示，最常见的症状是胸痛，发生率为 84%，其余常见症状包括呼吸困难（58%）、咳嗽（47%）和咯血（32%）。与成人相比，呼吸困难发生频率明显降低。

当巨大肺栓塞急性发作时，患儿可出现急性呼吸困难、大汗、胸腹痛、发绀、咯血等，症状快速进展,可能发生呼吸衰竭、心力衰竭甚至心脏停搏。

**2. 体征** 发热、呼吸急促、心动过速、低血压、发绀、颈静脉充盈或搏动、肺部可闻哮鸣音或细湿性啰音、胸腔积液等。下肢可能发现 DVT 的体征。这些体征中,如果有,应注意本病的可能。

儿童肺栓塞的发生多以严重的原发病为基础。原发病的症状体征通常可能遮掩肺栓塞的表现,且这些临床表现多是非特异性的,容易造成临床医师的忽略或误判,须注意。有时候,出现一侧肢体的突然肿胀,或持续性心动过速不好用其他原因解释等情况,在临床具备高危因素的儿童有很好的提示意义。

【辅助检查】

**1. 非特异血液学检查** 包括血常规、动脉血气分析,可能会出现低氧血症、低碳酸血症和呼吸性碱中毒,但仅具提示意义,非诊断必需。

**2. 凝血功能检查** 包括凝血酶原时间(prothrombin time,PT)、部分凝血活酶时间(PTT)、国际标准化比率(international normalized ratio,INR)、凝血酶时间(thrombin time,TT)、纤维蛋白原(fibrinogen,Fb)和 D- 二聚体(D-dimer,DDT)。其中,DDT 是一种可溶性的交联纤维蛋白降解产物,在血栓栓塞过程中因纤维蛋白溶解而升高。在成人,如果急性肺栓塞中敏感度可高达 92%～100%,特异度仅有 40%～43%。如果 DDT 阴性,可基本除外肺栓塞。但在儿科病例中尚须扩大验证。近期文献提示,儿童肺栓塞病例中有 13%～40% 的 DDT 为阴性。

**3. 心电图** 成人可出现电轴右偏,右束支传导阻滞,窦性心动过速,最常见的是 ST-T 改变。但在儿科,5 岁以下儿童电轴正常应为右偏,其他心电图表现都缺乏特异性。

**4. 影像学检查** 包括胸片、超声心动图、CT、MRI 及肺血管造影等。对于儿童肺栓塞而言,尚无资料给出这些检查的敏感度和特异度,目前的证据均来自成人。

(1)胸片:对于直接诊断肺栓塞意义不大,但有助于除外其他疾病,如气胸和肺炎等。胸片影像可见肺实质浸润、肺不张和同侧胸腔积液。两个相对特异的征象是韦特马克征和驼峰征。韦特马克征(Westermark's sign)指当较大的肺动脉分支被栓塞时,受累肺叶较两肺其余部分透明,末梢血管影减少或中断的影像,易被误诊为肺气肿;驼峰征(Hampton's hump)表现为肺外周邻近胸膜的楔形磨玻璃样阴影,峰尖与肺动脉末梢部相连,标志着栓塞远端肺梗死的形成。

(2)超声心动图:经胸和经食管超声心动图均可明确探及位于心脏内和主肺动脉内的血栓。一些肺栓塞的间接征象,包括右心室扩张及功能减退、室间隔运动异常和三尖瓣反流等,也可通过超声被发现,以鉴别引起血流动力学异常的原因。

(3)CT 和 CT 血管造影:对疑似肺栓塞患者,螺旋 CT 肺血管造影是极具诊断价值的检查方式,它可以显影至第六级肺动脉分支,直接看到肺栓塞的征象。这一检查的优势是耗时短,性价比高,特别对急危重病例很有用。儿童已经有应用报道。其诊断敏感度为 83%,如果联合静脉造影可达到 95%,联合造影下特异度也可达到 95%。但有以下两个问题限制其在儿科的推广:为了保证造影剂的快速注入需用 20～22G 的静脉穿刺针头;儿童的一些组织(甲状腺、乳腺、性腺)对于射线高度敏感,而该检查射线量较大。

(4)MRI 和 MRI 血管造影:其最大优势是避免了射线的危害。钆类造影剂的应用降低了造影剂过敏的发生。在肺动脉及分支显影的同时,上半身的体循环静脉系统也可以得到很好的显示。文献报道,肺叶、肺段和肺亚段的影响均可以得到很好的显示,敏感度分别为 100%、84% 和 40%,而特异度为 95%。对于小婴儿来说,存在的主要问题是耗时较长、需要镇静。

（5）肺血管造影：作为一种有创检查，这项技术不是所有医院都能开展，但却是诊断肺栓塞的金标准。文献报道的敏感度为 98%，特异度也达到了 95%～98%。儿童常选择经股静脉或颈静脉皮下穿刺置管，到达肺动脉分支后通过造影发现局部出现充盈的缺损或血管走行突然中断时，即可诊断肺栓塞。造影过程中出现严重并发症的概率为 5%，出现死亡者不到 0.5%，因此，整体评价非血管造影是比较安全高效的诊断手段。

（6）放射性核素肺通气/肺灌注显像：这项技术曾经作为儿童肺栓塞诊断的首选方法。其在成人的敏感度可达 85%，但其在肺栓塞中常见的征象为肺灌注显像与通气显像不匹配，这可见于多种疾病，如动脉狭窄、结核、肺炎、右向左分流型先天性心脏病等。因此，该技术的敏感度可以高达 85%，但特异度较低。

【诊断】

目前尚无儿童肺栓塞的诊疗指南，结合《2014 ESC 急性肺栓塞诊治指南》，本病的诊疗流程如下：

1. 可疑病例预警

（1）对于具备高危因素的患儿应高度警惕本病的发生，包括长期制动、先天性心脏病、肾脏疾病、中心静脉置管、肿瘤等。

（2）突然发生呼吸困难、胸痛、咳嗽、咯血、发绀、心律失常、休克、晕厥、发作性或进行性充血性心力衰竭、手术后肺炎或急性胸膜炎等循环和呼吸系统表现。

2. 疑诊病例诊断程序

（1）可疑大面积肺栓塞伴有休克或低血压的患儿，往往在短时间内出现生命体征的失衡。应在尽可能短的时间内迅速作出诊断。此时，最重要的检查是床旁超声心动图搜集肺动脉高压及右心室负荷过重或功能障碍的证据，一旦发现右心室血栓形成可基本确立诊断。病情稍稳定后，应选择 CT 血管造影，见图 11-1。

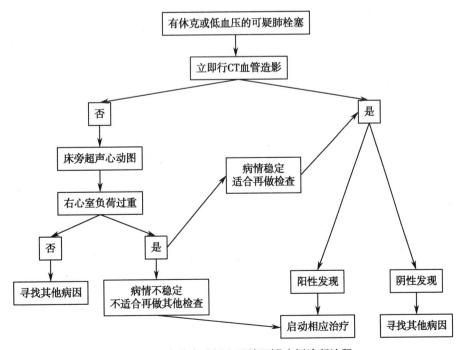

图 11-1　有休克或低血压的可疑病例诊断流程

（2）对于没有休克或低血压表现的疑似肺栓塞患儿，如果临床预测可能性不大，可以先做 D- 二聚体检查，如果 D- 二聚体阴性，可以观察或搜寻其他病因；如果检测呈阳性，则需要行 CT 血管造影以证实。CT 血管造影结果阴性可排除诊断，阳性则需要启动针对性治疗。如果临床预测肺栓塞可能性大，可以直接行 CT 血管造影判断，见图 11-2。

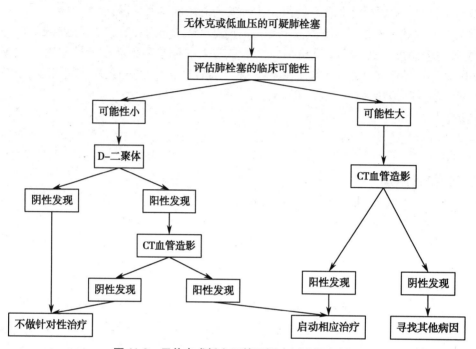

图 11-2　无休克或低血压的可疑病例诊断流程图

在成人，可以根据评分表判断肺栓塞的可能性。一些较为通用的量化评分表包括 Well 临床评分表和日内瓦评分表等（表 11-1、表 11-2）。尽管这些量化评分在儿童尚未得到验证，如何借鉴成人经验制定适合儿童的量化评分表，需要多中心大样本儿童肺栓塞诊疗数据库的评估。

表 11-1　肺栓塞 Well 临床评分表

| 条目 | 得分 / 分 |
| --- | --- |
| 既往肺栓塞或深静脉血栓病史 | 1.5 |
| 心率≥100 次 /min | 1.5 |
| 近 4 周内有手术或制动历史 | 1.5 |
| 咯血 | 1 |
| 恶性肿瘤活跃期 | 1 |
| 深部静脉血栓体征 | 3 |
| 其他诊断的临床可能性不如肺栓塞 | 3 |

三级分法：可能性低，0～1 分；可能性中，2～6 分；可能性大，≥7 分。二级分法：可能性低，0～4 分；可能性高，≥5 分。

表 11-2　肺栓塞修订日内瓦临床评分表

| 条目 | 得分 / 分 |
| --- | --- |
| 既往肺栓塞或深静脉血栓病史 | 3 |
| 心率 | |
| 75～94 次 /min | 3 |
| ≥95 次 /min | 5 |
| 近 4 周内有手术或骨折历史 | 2 |
| 咯血 | 2 |
| 恶性肿瘤活跃期 | 2 |
| 一侧下肢疼痛 | 3 |
| 下肢深静脉触诊疼痛及一侧肢体水肿 | 4 |
| 年龄＞65 岁 | 1 |

三级分法：可能性低，0～3 分；可能性中，4～10 分；可能性大：≥11 分。二级分法：可能性低，0～5 分；可能性高，≥6 分。

**【鉴别诊断】**

临床上,儿童时期本病早期出现典型症状和体征的概率不高,特异度和敏感度都有限,临床误诊为肺炎居多,文献报道最长延迟3周才诊断。肺栓塞的鉴别诊断包括肺炎、肺不张、胸腔恶性肿瘤和创伤。这些疾病的临床表现均与肺栓塞相似。影像学检查和凝血图的检查是鉴别诊断的要点。

**(三)治疗决策**

急性肺栓塞可以引起快速死亡,一旦高度疑诊应尽快治疗。目前,儿童肺栓塞的治疗方案大多基于沿用成人的治疗经验,源自儿童的研究病例数不多,多是单中心研究。肺栓塞的治疗视患儿临床病情的危险程度而定。但儿童肺栓塞的临床表现可以从完全无症状、非特异性表现一直到休克甚至死亡。因此,治疗的选择需要根据患儿的病情而定。常用的治疗方法包括支持、抗凝、溶栓、腔静脉滤过器及手术等(图11-3)。

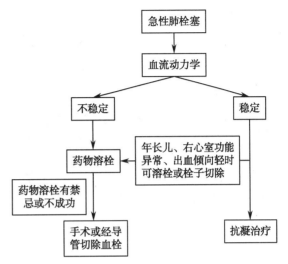

图11-3 儿童肺栓塞的治疗策略选择

**1. 对症治疗** 对高度疑诊或确诊肺栓塞的患儿,应严密监护。必要时需收住ICU。患儿应绝对卧床,避免各种用力动作(包括解便时)以防栓子脱落;对烦躁患儿给予适当镇静;对发热、胸痛、咳嗽等症状可分别给予相应对症处理。

**2. 抗凝治疗** 是针对性治疗的主要方式。可选择药物包括普通肝素、低分子量肝素、维生素K拮抗剂等。

(1)普通肝素:是儿科治疗血栓性疾病最常用的抗凝药物。主要作用机制是通过激活抗凝血酶使凝血酶和Xa因子失活。其作用可以通过部分凝血活酶时间(aPTT)延长表现出来。普通肝素的使用目标是让aPTT保持在正常基线的1.5~2倍,相应的肝素有效药物浓度是0.2~0.4U/ml。Xa因子抗体水平可作为aPTT的检测补充。普通肝素的初始使用剂量为75~100U/kg静脉滴注,时间应超过10分钟,维持剂量1岁以内28U/(kg·h),1岁以上20U/(kg·h)。其优点是起效快、半衰期短、可以被静脉注射的硫酸鱼精蛋白中和;缺点是必须持续静脉滴注给药。最常见并发症是出血,发生率约为2%。其次,肝素的另一个严重并发症是血小板减少,在儿科ICU报道较多见,可危及生命。

(2)低分子量肝素:是由普通肝素解聚制备而成的一类分子量较低的肝素,在肺栓塞的治疗中使用的主要是依诺肝素钠。作用机制与普通肝素相似,但其拮抗Xa因子的效能远高于拮抗凝血酶。因此,对于低分子量肝素的使用检测应测定抗Xa因子活性。治疗剂量为体重5kg以下150U/kg,12小时一次;5kg以上100U/kg,12小时一次。有效血药浓度为0.5~1.0U/ml。与普通肝素相比,低分子量肝素生物利用度高、半衰期较长、疗效好,且临床监测简便易行。出血的发生率约为5%,鱼精蛋白的中和效果不如对普通肝素好。

(3)维生素K拮抗剂:包括华法林、醋酸香豆素和苯丙香豆素等。作用机制为抑制维生素K依赖的凝血蛋白(凝血因子Ⅱ、Ⅶ、Ⅸ和Ⅹ),还有抗凝蛋白C和S。其作用强度需要监测PT和INR。维持药效的最佳INR范围是2.0~3.0。由于儿童体内的维生素K水平受到饮食、药物和疾病的影响,因此,维生素K拮抗剂需要个体化用药,对其作用的监测比成人复杂和困难。目前可以作为血流动力学变化明显的肺栓塞的一线治疗用药。初始负荷剂量为0.2mg/kg,此后根据INR个体化调整。出血仍是主要的不良反应,发生率约为1%,且INR每增加0.5,发生危险度增加1.43。维生素K和新鲜冰冻血浆及凝血酶原复合体浓缩物等均可纠正出血倾向。

抗凝药物的临床使用选择见表11-3。

表11-3　儿童肺栓塞抗凝药物的选择

| 临床情况 | 初始抗凝 | | 后续抗凝 | | 疗程 |
|---|---|---|---|---|---|
| | 出血倾向轻或无 | 严重出血倾向 | 婴幼儿 | 年长儿 | |
| 病因不清的肺栓塞 | LMWH | UFH | LMWH<br>VKA | VKA<br>LMWH | 6个月 |
| 病因确切的肺栓塞 | LMWH | UFH | LMWH<br>VKA | VKA<br>LMWH | 3个月,需消除危险因素后停药 |
| 反复发生且病因持续存在 | LMWH | UFH | VKA<br>LMWH | VKA | 延长治疗 |

**3. 溶栓治疗**　药物溶栓的主要适应证是血流动力学不稳定的肺栓塞患儿,这类患儿死亡率很高,但治疗有效者血栓溶解迅速,右心室负荷过重可以得到很快缓解。对于存在右心室负荷过重但血流动力学稳定的患儿是否适合药物溶栓尚存争议。儿科也没有大样本资料总结其有效性和安全性。有限的对于体循环血栓治疗的文献报道显示,完全溶解者64%、部分溶解15%、无效21%。并发症中出现轻度出血占22%,严重颅内出血发生比例为1.5%～15%,致死性出血发生比例为1.25%。此外,早产儿在生后1周内接受药物溶栓者发生颅内出血者占25%。

溶栓常用的药物包括尿激酶、链激酶和组织型纤维蛋白溶解原激活物(tPA),其中后者已经成为首选。因为体外实验证实,tPA溶栓效果最佳且免疫原性低。儿童使用tPA的最适剂量和疗程都有待进一步证实。目前常用方法有两种:①大剂量tPA,0.5～0.6mg/(kg·h),静脉滴注6小时,影像学评估栓塞情况,如果栓子溶解不满意,可重复滴注一次;②小剂量tPA,0.03～0.06mg/(kg·h),每小时最大剂量2mg,疗程可延长至48～96小时。对于急性肺栓塞而言,尽快溶解肺栓子至关重要,因此,通常选择大剂量tPA治疗,尽管出现出血的概率增大。

间接证据提示,溶栓治疗可能引起机体出现凝血酶生成的增加。因此,溶栓同时常可配合使用小剂量普通肝素,10U/(kg·h)。

**4. 腔静脉滤过器**　作为一种预防方法,腔静脉滤过器可以预防肺栓塞的发生,主要适用于有抗凝治疗反指征或有肺栓塞复发倾向的儿童,特别是有下腔静脉血栓的患儿。通常适用于体重10kg以上儿童,放置在下腔静脉。儿童应用的通常是带有回收装置的滤过器。有文献提示,长期随访其预防肺栓塞的有效性及安全性较好,与成人相似。

**5. 手术**　实施外科血栓切除术的指征包括急性大面积肺栓塞、血流动力学不稳定、有溶栓禁忌证、经溶栓和其他内科治疗无效。在儿科已经有应用于危重新生儿和小婴儿的报道。但是基于手术技术的复杂性和手术时患儿的全身状况,术后死亡率仍高达64%。经导管的肺血栓切除方式包括血栓抽吸术、流变溶栓切除术、导管血栓捣碎术、局部机械消散术、球囊扩张碎栓术等。尽管还没有指南给出各种方式之间的优劣性比较,有倾向认为,导管血栓捣碎术更容易被临床接受。导管血栓切除的可能并发症包括血管穿孔或损伤、远端阻塞及心动过缓引起的血流动力学恶化等。尽管如此,导管介入术仍被认为是外科手术的良好替代或补充。

**(四)常见问题和误区防范**

1. **认为肺栓塞是儿童罕见病,忽视对肺栓塞的临床识别**  越来越多证据表明,儿童肺栓塞并非一种罕见病。在某些特殊疾病或临床状态下,肺栓塞的发生需要临床医师高度警惕,特别是青紫型先天性心脏病、肾病综合征、肿瘤性疾病收治于重症监护室和中心静脉置管的患儿。

虽然诊断和治疗策略都是借鉴于成人,但儿童并非缩小版的成人,肺栓塞在儿童和成人有很大的区别。表 11-4 给出了成人肺栓塞与儿童肺栓塞的比较。

2. **混淆肺栓塞与肺静脉栓塞的概念**  肺栓塞是一个习惯形成的概念,其实质是来自静脉系统或右心的血栓阻塞肺动脉或其分支,严格意义上应该称为肺动脉栓塞,只是沿袭传统叫法简称为肺栓塞。肺静脉栓塞是指发生在肺静脉的血栓,也可表现为肺梗死及低氧血症等。两者是不相同的两种疾病。

肺静脉血栓发生率更低,常为继发性疾病。在成人可见于肺部肿瘤、肺部手术及射频消融术后。儿童则多见于先天畸形的并发症,如左心房黏液瘤、先天性肺静脉狭窄及二尖瓣狭窄伴有左心房血栓等,亦可见于重症肺炎。肺静脉结构异常和高凝状态是发生的高危因素。其临床表现与肺栓塞无异,综合影像学检查,包括 CT 肺血管造影和彩色心脏超声等,可以鉴别两者。治疗原则也与肺栓塞基本相似。

表 11-4  成人肺栓塞与儿童的比较

| 特点 | 儿童 | 成人 |
|---|---|---|
| 发病率 | 不常见,(0.14~4.6)/10 万 | 急性心血管疾病第三位,(1~2)/1 000 |
| 血栓起源 | 下肢静脉(30%),其他有上肢静脉、右心、盆腔静脉、肾静脉 | 绝大部分为下肢静脉(95%) |
| 主要危险因素 | 中心静脉置管<br>感染<br>制动<br>先天性心脏病外科手术 | 特发性(30%)<br>制动<br>冠状动脉粥样硬化性心脏病<br>外科手术<br>肥胖<br>妊娠<br>口服避孕药 |
| 外伤 | 非危险因素 | 多为危险因素 |
| 症状 | 胸膜炎样疼痛 | 呼吸困难胸膜炎样疼痛 |
| 体格检查 | 低氧血症<br>发热<br>心电图变化 | 呼吸急促<br>低氧血症<br>异常呼吸音<br>第二心音增强<br>心电图异常 |
| 预后的预测 | 无 | Well 量表和日内瓦量表 |
| 诊断方法 | CT 肺血管造影 | CT 肺血管造影 |

**（五）热点聚焦**

**1. 预测肺栓塞发生和严重度的实验室指标研究** 由于肺栓塞的直接损害主要表现在心血管源性异常，包括右心室功能异常和低血压等，因此，预测肺栓塞发生和严重度实验室指标研究包括以下3部分：

（1）反映右心室功能异常的指标：由于肺栓塞后心肌收缩力会增高，右心室压力负荷增加可以促进脑钠肽（BNP）和脑钠肽前体（NT-proBNP）的释放。因此，这两个因子可以作为急性肺栓塞后右心室功能变化的指标。一项成人 Meta 分析结果提示，1 132 例急性肺栓塞患者中51%出现 BNP 和 NT-proBNP 血浆浓度增高，这些病例中出现早期死亡者占10%（95% $CI$: 8.0～13），出现临床结局不佳者占23%（95% $CI$: 20～26）。与之相比，血压正常的非急重症肺栓塞患者中出现 BNP 和 NT-proBNP 血浆浓度增高的病例发生死亡的比例很低。一项回顾性多中心循证研究表明，NT-proBNP 超过 600pg/ml 是一个很好的高危重度预测指标，且 BNP 和 NT-proBNP 正常可提示患者良好的近期预后。

（2）反映心肌损伤的指标：由于大型肺栓塞后尸检发现存在透壁心肌梗死，一些心肌损伤指标被发现可以用于急性肺栓塞的危重度评估。一项 1 985 例患者的 Meta 分析结果提示，心肌肌钙蛋白 I 或 T 在50%的急性肺栓塞病例出现升高。即使在非选择病例和血流动力学稳定病例中，肌钙蛋白的升高都是死亡率高的预警指标（$OR = 9.44$、5.9，95% $CI$ 分别为4.14～21.49 和 2.68～12.95）。

心脏型脂肪酸结合蛋白（H-FABP）是一种心肌损伤的早期标志物。血压正常的患者，如果循环 H-FABP 浓度以 6ng/ml 为标准，升高则肺栓塞的阳性预测度为28%，正常则提示30天内出现预后不良的可能性小于1%。

（3）其他非心脏相关指标：血清肌酐增高、肾小球滤过率下降都和急性肺栓塞出现近期死亡密切相关。中性粒细胞明胶酶相关脂质运载蛋白（NGAL）和胱蛋白酶抑制剂 C 两个反映急性肾损伤的标志物的升高都意味着急性肺栓塞的预后不良。还有部分文献发现，D-二聚体的升高是急性肺损伤近期预后不良的重要指标，以 1 500ng/ml 作为界限值，小于这一数值，其3个月内出现死亡的阴性预测率高达99%。

**2. 儿童肺栓塞的预后研究** 儿童肺栓塞可以是急性发生的，源自一个较大血栓的急性阻塞，引起临床右心功能异常、休克甚至死亡。但儿童肺栓塞亦可以呈慢性反复发生，导致肺动脉内膜的损伤、异常增殖重构，最后形成慢性血栓栓塞性肺动脉高压。

根据加拿大和荷兰两个较大的多中心注册研究的结果，儿童肺栓塞的死亡率约为10%，复发率在7%～18.5%。而多个单中心的研究，由于肺栓塞严重程度不同及随访时间的差异，死亡率在5.5%～18%，复发率在5.5%～19%。复发的平均时间为首次诊断后9个月（8～55个月）。与成人相比，儿童死亡率与成人相似，但复发率较成人低（7.9%～30.7%）。本领域在今后一段时期的主要研究方向还是需要通过注册库研究得到更多基于病例的随访数据，得出关于生存率、死亡率和复发率的数据。

（刘瀚旻）

# 第十二章

# 支气管哮喘

培训目标

1. 掌握并能独立开展支气管哮喘诊断、治疗、管理；肺功能检查技术在哮喘诊断和监测中的应用。
2. 熟悉国际和国内支气管哮喘指南要点。

## （一）概述

### 【定义】

支气管哮喘是由多种细胞，包括炎性细胞（嗜酸性粒细胞、肥大细胞、T 淋巴细胞、中性粒细胞等）、气道结构细胞（气道平滑肌细胞和上皮细胞等）和细胞组分参与的气道慢性炎症性疾病。这种慢性炎症导致易感个体气道高反应性，当接触物理、化学、生物等刺激因素时，发生广泛多变的可逆性气流受限，从而引起反复发作的喘息、咳嗽、气促、胸闷等症状，常在夜间和/或清晨发作或加剧，多数患儿可经治疗缓解或自行缓解。

### 【流行病学】

哮喘的患病率在全球范围内呈上升趋势，不同地区、不同时期及不同报告的数字有很大差异。造成这种差异的原因可能与环境、种族、遗传、社会经济状况等各种因素相关。流行病学研究数据显示，2000～2003 年全球 13～14 岁儿童的哮喘患病率在 1.5%～15.6%。另一项在 97 个国家进行的全球儿童哮喘患病率研究显示，各国之间儿童哮喘患病率波动范围在 0.8%～37.6%。在我国，2010 年调查显示，全国儿童哮喘平均累积患病率为 3.02%，较 1990 年上升了 3 倍，可见中国城区儿童哮喘患病率在最近 20 年间亦呈明显上升趋势。

### 【致病因素】

哮喘病因复杂，表型诸多，是遗传因素和环境因素共同作用的结果。与个体生物基因、个体环境暴露及其两者间的交互作用密切相关。其中生物遗传因素主要包括个体的遗传基因、性别及肥胖等因素。而环境暴露则主要与过敏原、感染、微生物、香烟暴露、污染物和社会经济状况等相关。儿童哮喘的发生和转归有明显的异质性特征。

### 【发病机制】

哮喘发病机制多被解释为"卫生假说"。1989 年，Strachan 首次提出"卫生假说"，该假说认为，过敏性疾病可能被儿童早期的感染性疾病、与年长同胞间不洁接触造成的感染传播或生前获得的感染所抑制。而现代社会的过度清洁减少了微生物对婴儿免疫系统的刺激，使得非成熟免疫应答持续存在，结果引起 Th1 和 Th2 免疫失衡，最终导致特应性。卫生假说虽然被广泛用于解释哮喘发病机制，但是迄今仍然只获得有限的证据。

一直以来，Th1/Th2应答失衡被认为是经典的支气管哮喘发病机制。Th1/Th2细胞平衡失调，机体正常的免疫耐受功能受损，从而导致免疫细胞及其成分对机体自身组织结构和功能的破坏，是哮喘发病的重要基础。然而，越来越多的资料表明，仅用Th1/Th2细胞平衡失调并不能解释各种类型哮喘的临床特点，它不是哮喘发病的唯一因素，尚有其他机制参与。近年来发现，Th2调节性T细胞（Treg）细胞失衡在某些类型的哮喘中可能起重要作用，更能代表哮喘的免疫学发病基础。Th1/Th2细胞失衡只是哮喘发病的表面现象，而Th2/Treg细胞失衡是造成免疫耐受破坏的根本原因。此外，IL-17在哮喘中的作用是近几年的又一研究热点。许多学者提出，IL-17主要是在以中性粒细胞浸润为主的重症哮喘和激素抵抗型哮喘中起作用。

**【病理改变】**

目前已得到共识，哮喘是气道慢性炎症性疾病。病理表现主要包括：①气道黏膜大量炎症细胞浸润，主要为嗜酸性粒细胞、肥大细胞、中性粒细胞、嗜碱性粒细胞等。上述细胞能合成并释放多种炎性介质，如白三烯、血小板活化因子、组胺、前列腺素及嗜酸细胞阳离子蛋白等。②气道上皮损伤与脱落，纤毛细胞有不同程度的损伤，甚至坏死。气道损伤引起气道高反应性。③气道壁增厚，黏膜水肿，胶原蛋白沉着，基底膜中的纤维粘连蛋白，Ⅲ型和Ⅳ型胶原沉着，基底膜增厚。④气道黏液栓形成：哮喘患者的黏液腺体积较正常人增大近2倍，气道炎症使血管通透性增高，大量炎症渗出造成气道黏膜充血、水肿、渗出物增多、黏液滞留，形成黏液栓。⑤气道神经支配：局部轴反射传入纤维的刺激引起神经肽类释放，可刺激气道平滑肌收缩，黏膜肿胀，黏液分泌增加。⑥哮喘患者的平滑肌存在功能性改变及缺陷。气道炎症与损伤、平滑肌功能变化等共同导致气道高反应性，这是哮喘病理生理又一重要特征。

**（二）诊断与鉴别诊断**

**【临床表现】**

1. **症状** 常有多种诱发因素包括室内外变应原、冷空气、物理或化学性刺激、呼吸道病毒感染、运动、药物或食物添加剂、吸烟或过度情绪激动、胃食管反流等。5岁及以上儿童哮喘临床表现通常比较典型，如反复喘息、气促、胸闷或咳嗽。以上症状呈反复发作性，常在夜间和/或清晨发作、加剧；或可追溯与某种变应原或刺激因素有关，时有突发突止现象。发作前常伴有流清水样鼻涕、打喷嚏、鼻痒、眼痒、鼻塞等过敏性鼻炎症状或感冒样症状。5岁以下儿童尤其是婴幼儿发作喘息常常伴有呼吸道感染，但是喘息症状多次反复者中部分患儿可有湿疹、喷嚏、揉鼻、揉眼等表现。部分患儿安静时呼吸平静，但在哭闹、玩闹后出现喘息和喘鸣声；有些婴幼儿在生后早期最初表现湿疹或食物不耐受的胃肠道症状，后期皮肤和消化道症状改善后又逐渐表现喘息现象，所谓过敏性疾病进程的表现。急性发作时婴幼儿因无法主观表述常表现为哭闹、拒食、要求抱坐等。

2. **体征** 急性发作期查体可见呼吸频率增快，心率加快；重度发作时可表现为鼻翼扇动、口唇发绀、三凹征、辅助呼吸肌用力等。急性发作时双肺常闻及以呼气相为主的哮鸣音，呼气相延长。部分肺野，尤其是右肺后下野呼吸音减低，这主要是由气道阻塞导致的局部低通气所致。非急性发作期无明显体征，但在相当一部分合并过敏体质的学龄前儿童因夜间睡眠欠佳鼻部炎症水肿，导致静脉回流障碍，眼周皮肤显现青紫（称过敏性眼影），或常年流涕鼻痒用手掌揉搓鼻部之征象（称过敏性敬礼）。慢性重度持续患者可出现桶状胸、杵状指或生长发育受限，但目前临床上已较少见。

需要引起注意的是，相当一部分哮喘患儿缺乏典型的哮喘发作症状，往往反映在体育运动或体力活动时乏力、呼吸急促或胸闷，或在食入过甜或其他刺激性食物后咳嗽剧烈，或仅在夜间和清晨咳嗽，以呼吸道感染予以抗生素或镇咳药物治疗效果不佳。部分患儿喘息症状不典型，但反复发生的感冒样症状深入到下呼吸道超过 10 天以上，或多次发生呼吸道感染。这些患儿可以伴有或不伴有过敏症状。尤其对于那些使用了支气管舒张剂或其他抗哮喘治疗的药物后症状改善者，应考虑哮喘的诊断。

【实验室检查】

1. **外周血检查**　嗜酸性粒细胞可增高至 6% 以上，有特应性体质的患儿可高达 20%～30%，直接计数在（0.40～0.60）×$10^9$/L，有时可高达（1.0～2.0）×$10^9$/L。

2. **痰液检查**　在急性发作时多呈白色泡沫样，有时可见到半透明且有弹性的胶冻样颗粒的"哮喘珠"。痰涂片显微镜检查可见库什曼螺旋体及夏科-莱登结晶（Charcot-Leyden crystals）；痰细胞学检查有较多的嗜酸细胞（通常大于 2.5%），并可见到嗜酸细胞脱颗粒的现象。合并感染时，嗜酸细胞的比例降低，而中性粒细胞比例增高。自发或高渗盐水诱导痰液检查发现嗜酸性粒细胞或中性粒细胞可作为评估气道炎症的指标。

3. **肺功能检查**　用以评价气道气流受限及其可逆性（reversibility）和变异性（variability）。

（1）肺容量变化：哮喘发作期残气容积（RV）、肺总量（TLC）和 RV/TLC% 均增大，但在缓解期可恢复正常。肺活量（VC）可能正常，但用力肺活量（FVC）可减低。因而出现 FVC＜VC 现象。

（2）肺通气功能：以测定最大呼气流量-容积曲线（MEFV）反映肺通气功能。发作期哮喘患者流速容量曲线（F-V 曲线）的特点是降支凹向横轴。第一秒用力呼气容积（$FEV_1$）实测值/预计值（$FEV_1$%pre）降低。相应的 $VC_{MAX}$ 参数如 $FEF_{50}$、$FEF_{75}$ 显著低于正常值。缓解期患儿大多数肺通气功能正常或有小气道通气功能障碍。

目前临床常用呼吸量测定及呼气峰流速（PEF）两种方法用于测定 5 岁以上哮喘儿童肺功能情况，以辅助诊断哮喘。呼吸量测定仪通常测定用力肺活量（FVC）、第 1 秒用力呼气容积（$FEV_1$）及 1 秒率（$FEV_1$/FVC）这三个指标。$FEV_1$ 是目前临床判断哮喘急性发作期和慢性持续期严重程度的基本指标，测定的重复性好，可敏感地反映较大气道阻力。但对于早期或轻度气流阻塞患者，1 秒率 $FEV_1$/FVC 比 $FEV_1$ 更敏感。部分轻度哮喘患者，可出现 $FEV_1$ 正常但 $FEV_1$/FVC 降低的情况，$FEV_1$/FVC 正常值应＞0.8。PEF 正常值范围大，重复性较差，不可作为单独指标来评价哮喘。通常应以个人最佳值作为参考，PEF 实测值≥80% 预计值或个人最佳值为正常。在哮喘的病情监测和自我管理中，PEF 的日间变异率是普遍应用的指标。PEF 日间变异率 =（日内最高 PEF－日内最低 PEF）/1/2（日内最高 PEF＋日内最低 PEF）×100%，若≥13%（连续监测 2 周），有助于哮喘诊断。

（3）气道阻力：近年来应用脉冲振荡方法测定气道阻力在哮喘诊断的应用较多。发作期可出现各类型气道阻力增高（儿童以外周弹性阻力增高多见），非发作期可检出潜在性气道阻力增高。

（4）潮气呼吸分析：婴幼儿哮喘可采用该法评价肺功能，以小气道阻塞性通气功能障碍多见。

（5）支气管舒张试验：反映可逆性气流受限程度。受试者基础 $FEV_1$＜70% 预计值，然后吸入 200～400μg $\beta_2$ 受体激动剂或用空气压缩泵雾化吸入 $\beta_2$ 受体激动剂，吸入后 15 分钟重复测定 $FEV_1$，计算 $FEV_1$ 改善率≥12% 则认为试验阳性。支气管舒张试验阳性有助于哮喘诊断,若结果阴性却不足以否认哮喘诊断。

(6) 支气管激发试验:是了解气道高反应性的重要方法。哮喘患者气道对某些药物和刺激物的反应程度,可比正常人或患有其他肺与支气管疾病的人高出数倍甚至数十倍,气道反应性的高低与气道炎症的严重程度密切相关。可以根据不同测试目的选择不同的激发物,临床常用组织胺、乙酰甲胆碱、蒸馏水、高张盐水或运动激发,必要时可用可疑致敏原激发。气道反应性测定应在哮喘的缓解期进行,至少一周内无哮喘发作,$FEV_1$ 不得低于预计值的 70%。并应在停用支气管扩张剂 12 小时,停用抗组胺药和吸入激素 48 小时,停用口服激素 72 小时后,才能进行。

4. **特异性过敏原诊断** 通过皮肤点刺试验或血清特异性 IgE 测定,检出哮喘患者特应性变应原致敏分布,识别危险因素或触发因子,用以推荐适宜的环境控制措施。

(1) 体内试验:常用皮肤点刺试验,变应原包括吸入性变应原(如室尘、螨、花粉、霉菌、动物皮毛等)和食物性变应原。将常见过敏原浸出液点于前臂皮肤,用点刺针刺破皮肤,并用组胺及抗原溶媒或生理盐水作阳、阴性对照。皮肤点刺试验前 3 天需停用抗组胺类药物。

(2) 体外试验:血清特异性 IgE 测定。常采用 CAP-system 检测方法对变应原特异性 IgE 定量检测,结果判断见表 12-1。

表 12-1 血清特异性 IgE 水平的判断

| 分级 | 0 | I | II | III | IV | V | VI |
|---|---|---|---|---|---|---|---|
| SIgE/kU·$L^{-1}$ | <0.35 | 0.35～0.7 | 0.7～3.5 | 3.5～17.5 | 17.5～50 | 50～100 | >100 |
| 意义 | 缺如 | 低水平 | 中等 | 较高 | 明显高 | 甚高 | 极高 |

5. **非侵入性气道炎症标志物检查** 支气管哮喘的病理基础是气道慢性炎症,通过支气管镜做支气管黏膜活检是判断气道炎症的可靠指标,但在临床上应用困难。近年来非侵入性气道炎症标志物的研究有一定进展,呼出气一氧化氮(FeNO)水平,可作为哮喘气道炎症指标,在嗜酸性粒细胞性哮喘中 FeNO 会明显升高,但值得注意的是其他疾病如过敏性鼻炎、嗜酸性粒细胞支气管炎、过敏性肺炎也会引起 FeNO 的升高,故 FeNO 对于哮喘的诊断价值尚未明确。同时,目前 FeNO 检测值的高低也尚不能用来评价和决定哮喘患者是否适用吸入性糖皮质激素治疗。

6. **影像学检查** 无合并症的哮喘患者中,肺部 X 线大多无特殊发现。但在重症哮喘和婴幼儿哮喘急性发作时,两肺较多见透亮度增加或肺气肿表现。肺部 X 线在儿童反复喘息性疾病的鉴别诊断中有重要意义,如先天性畸形(心、肺、血管)、支气管肺发育不良、结核、支气管扩张等,尤其对于婴幼儿反复喘息应列为常规检查。

【诊断标准】

1. **儿童哮喘诊断标准**

(1) 反复发作喘息、咳嗽、气促、胸闷,多与接触变应原、冷空气、物理、化学性刺激、呼吸道感染及运动等有关,常在夜间和/或清晨发作或加剧。

(2) 发作时在双肺可闻及散在或弥漫性以呼气相为主的哮鸣音,呼气相延长。

(3) 上述症状和体征经抗哮喘治疗有效或自行缓解。

(4) 除外其他疾病所引起的喘息、咳嗽、气促和胸闷。

(5) 临床表现不典型者(如无明显喘息或哮鸣音),应至少具备以下 1 项证据:①支气管激发试验或运动激发试验阳性。②证实存在可逆性气流受限：支气管舒张试验阳性，吸入速效 $\beta_2$ 肾上腺素能受体激动剂（如沙丁胺醇）后 15 分钟 $FEV_1$ 增加≥12%；或抗哮喘治疗有效，使用支气管舒张剂和吸入（或口服）糖皮质激素治疗 1～2 周后，$FEV_1$ 增加≥12%；最大呼气流量（PEF）每日变异率（连续监测 2 周）≥13%。

符合 1～4 条或 4、5 条者，可以诊断为哮喘。

2. **咳嗽变异性哮喘诊断标准**　咳嗽变异性哮喘（cough variant asthma，CVA）是儿童慢性咳嗽最常见原因之一。以咳嗽为唯一或主要表现，不伴有明显喘息。诊断依据如下：

（1）咳嗽持续 >4 周，常在夜间和 / 或清晨发作或加重，以干咳为主。

（2）临床上无感染征象或经较长时间抗生素治疗无效。

（3）抗哮喘药物诊断性治疗有效。

（4）排除其他原因引起的慢性咳嗽。

（5）支气管激发试验阳性和 / 或 PEF 每日变异率（连续监测 2 周）≥13%。

（6）个人或一、二级亲属有变应性疾病史或变应原检测阳性。

以上 1～4 项为诊断基本条件。

【鉴别诊断】

1. **呼吸道感染性疾病**　尤其是婴幼儿呼吸道病毒感染更易引起喘息，如毛细支气管炎、支气管肺炎、弥漫性泛细支气管炎（DPB），须注意鉴别。此外，还应与咽后壁脓肿、白喉、支气管淋巴结核、支气管内膜结核鉴别。

2. **先天性喉、气管、支气管异常**　先天性喉、气管缺乏软骨支架，造成吸气性喉喘鸣，即先天性喉喘鸣。先天性肺叶气肿为支气管缺乏支架所致，主要症状为气短，可有哮鸣和间歇性发绀。先天性喉蹼、气管食管瘘使大气道受压也可出现哮鸣。

3. **先天性心、血管异常**　严重的左向右分流，引起肺动脉扩张或心脏扩大，可压迫大气道引起哮鸣，易发生在 2～9 个月的婴幼儿。主动脉弓处的环状血管畸形或双主动脉弓，可出现吸气时胸骨上窝凹陷伴哮鸣和哮吼样咳嗽，喂奶和俯卧时明显。

4. **异物吸入**　多发生在学龄前儿童，尤其是 3 岁以下婴幼儿。一般有吸入异物病史可循，2/3 的患儿在一周内被诊断，但有 17% 左右的患儿漏诊，常被误诊为肺炎和哮喘。

5. **心源性哮喘**　由左侧心力衰竭引起，多见于老年人。小儿可见于急、慢性肾炎和二尖瓣狭窄。初次发作与哮喘急性发作极相似，须注意鉴别。

6. **纵隔气道周围肿物压迫**　由于气道阻塞，可出现呼气性或双相哮鸣，见于甲状腺瘤、畸胎瘤、结核性淋巴瘤和转移性肿瘤等。

7. **胃食管反流**　大部分婴儿进食后都会发生反流，但只有在患儿食管黏膜有炎症变化时，反流才引起反射性气管痉挛，而致咳嗽和喘息。用测定 24 小时食管 pH 值方法可鉴别。

8. **喉返神经麻痹**　双侧声带外展性麻痹，可出现喘鸣，但同时伴有声音嘶哑。

9. **肺部变态反应性疾病**

（1）过敏性肺炎：如农民肺、饲鸽者肺、蘑菇肺、皮毛商肺等。急性发作常发生于接触抗原 4～8 小时后，突然干咳、发热、寒战伴明显的呼吸困难和喘憋。肺部可闻及湿性啰音和哮鸣音。胸部 X 线示肺间质和肺泡有小结节性浸润，多呈斑片或弥散分布。在急性发作期肺功能检查示限制性通气功能障碍伴 FVC 减低，可与哮喘急性发作相鉴别。

（2）变态反应性支气管肺曲霉菌病：是嗜酸性粒细胞肺炎中最常见的一种。最常见的表现是哮喘，且哮鸣持续存在。所有患者 $FEV_1$ 下降，气道阻力增加，故必须与哮喘鉴别。

其胸部 X 线表现具有支气管近端扩张、远端正常的中心性支气管扩张的特点。曲霉菌抗原皮试呈速发反应阳性或曲霉菌抗原特异性沉淀抗体阳性,具有诊断意义。

(3)肺嗜酸性粒细胞增多症:儿童期常见单纯性肺嗜酸细胞浸润症(simple pulmonary eosinophilia,又称 Loffler syndrome)是由线虫的蚴虫移行至肺所致。临床常有咳嗽、胸闷、气短、喘息等症状。此病病程较长,胸部 X 线表现多见浸润性病灶并呈游走性。外周血嗜酸细胞异常增高,往往 >10%。

(4)变应性肉芽肿性血管炎(Churg-Strauss vasculitis):本病多见于中青年,可能与药物(青霉素、磺胺类药)、细菌、血清等过敏原引起的Ⅲ型变态反应有关。临床可出现喘息、过敏性鼻炎等症状。大部分患儿出现嗜酸性粒细胞肺浸润,过敏原皮试可呈阳性。全身性血管炎可累及肺以外两个以上的器官。

【哮喘分期与分级】

1. 分期 根据临床表现,哮喘可分为急性发作期、慢性持续期和临床缓解期。急性发作期(acute exacerbation)是指突然发生喘息、咳嗽、气促、胸闷等症状或原有症状急剧加重;慢性持续期(chronic persistent)是指近 3 个月内不同频度和 / 或不同程度地出现过喘息、咳嗽、气促、胸闷等症状;临床缓解期系指经过治疗或未经治疗症状、体征消失,肺功能恢复到急性发作前水平,并维持 3 个月以上。

2. 分级 哮喘的分级包括病情严重程度分级、哮喘控制水平分级和急性发作严重度分级。

(1)病情严重程度的分级:病情严重程度分级主要用于初次诊断和既往虽被诊断但尚未按哮喘规范治疗的患儿,作为制订起始治疗方案级别的依据,见表 12-2。

应当引起注意的是,在确定重度哮喘诊断前需要首先排除以下几点因素:①吸入方法不当;②药物依从性差;③哮喘诊断错误;④存在合并症或其他复杂情况;⑤在居住环境中持续存在过敏原或其他诱发因素暴露。

(2)控制水平的分级:哮喘控制水平分级用于评估已经规范治疗的哮喘患儿是否达到哮喘治疗目标及指导治疗方案的调整以达到并维持哮喘控制。以哮喘控制水平为指导的哮喘长期治疗方案可使患者得到更充分地治疗,使大多数哮喘患者达到临床控制,见表 12-3。

表 12-2 儿童哮喘严重程度分级

| 严重程度 | 日间症状 | 夜间症状 /<br>憋醒 | 应急缓解<br>药的使用 | 活动<br>受限 | 急性发作(需使用<br>全身激素治疗) | 肺功能 |
|---|---|---|---|---|---|---|
| >5 岁 | | | | | | |
| 间歇状态<br>(第 1 级) | ≤2 天 / 周,<br>发作间歇无<br>症状 | 无 | ≤2 天 / 周 | 无 | 0～1 次 / 年 | |
| 轻度持续<br>(第 2 级) | >2 天 / 周,<br>但非每天有<br>症状 | 1～2 次 / 月 | >2 天 / 周,<br>但非每天<br>使用 | 轻微<br>受限 | 6 个月内≥2 次需<br>要全身用激素治<br>疗的发作,根据发<br>作的频度和严重<br>度确定分级 | |
| 中度持续<br>(第 3 级) | 每天有症状 | 3～4 次 / 月 | 每天使用 | 部分<br>受限 | | |
| 重度持续<br>(第 4 级) | 每天持续有<br>症状 | >1 次 / 周 | 每天多次<br>使用 | 严重<br>受限 | | |

续表

| 严重程度 | 日间症状 | 夜间症状 /<br>憋醒 | 应急缓解<br>药的使用 | 活动<br>受限 | 急性发作( 需使用<br>全身激素治疗 ) | 肺功能 |
|---|---|---|---|---|---|---|
| ≤5 岁 | | | | | | |
| 间歇状态<br>（第 1 级） | ≤2 天 / 周，<br>发作间歇无<br>症状 | ≤2 次 / 月 | ≤2 天 / 周 | 无 | 0～1 次 / 年 | FEV₁ 或 PEF≥正常预计<br>值的 80%，PEF 或 FEV₁<br>变异率 <20% |
| 轻度持续<br>（第 2 级） | >2 天 / 周，<br>但非每天有<br>症状 | 3～4 次 / 月 | >2 天 / 周，<br>但非每天<br>使用 | 轻微<br>受限 | ≥2 次 / 年需要全<br>身用激素治疗的<br>发作，根据发作的<br>频度和严重度确<br>定分级 | FEV₁ 或 PEF≥正常预计<br>值的 80%，PEF 或 FEV₁<br>变异率 20%～30% |
| 中度持续<br>（第 3 级） | 每天有症状 | >1 次 / 周，<br>但非每晚有<br>症状 | 每天使用 | 部分<br>受限 | | FEV₁ 或 PEF 60%～79%<br>正常预计值，PEF 或<br>FEV₁ 变异率 >30% |
| 重度持续<br>（第 4 级） | 每天持续有<br>症状 | 经常出现，<br>通常每晚均<br>有症状 | 每天多次<br>使用 | 严重<br>受限 | | FEV₁ 或 PEF <正常预计<br>值 60%，PEF 或 FEV₁ 变<br>异率 >30% |

注：①评估过去 2～4 周日间症状、夜间症状 / 憋醒、应急缓解药使用和活动受限情况；②患儿只要具有某级严重程度的任一项特点，就将其列为该级别；③任何级别严重程度，包括间歇状态，都可以出现严重的急性发作。

表 12-3 儿童哮喘控制水平分级

| 控制程度 | 日间症状 | 夜间症状 /<br>憋醒 | 应急缓解<br>药的使用 | 活动<br>受限 | 肺功能（≥5 岁<br>者适用） | 定级标准 | 急性发作<br>（需使用全身<br>激素治疗） |
|---|---|---|---|---|---|---|---|
| 控制 | 无（或≤2 天 /<br>周） | 无 | 无（或≤2<br>次 / 周） | 无 | ≥正常预计值<br>或本人最佳值<br>的 80% | 满足前述所有条<br>件 | 0～1 次 / 年 |
| 部分控制 | >2 天 / 周或<br>≤2 天 / 周但<br>多次出现 | 有 | >2 次 / 周 | 有 | <正常预计值<br>或本人最佳值<br>的 80% | 在任何 1 周内出<br>现前述 1 项特征 | 2～3 次 / 年 |
| 未控制 | | | | | | 在任何 1 周内出<br>现≥3 项"部分控<br>制"中的特征 | >3 次 / 年 |

注：①评估过去 2～4 周日间症状、夜间症状 / 憋醒、应急缓解药使用和活动受限情况；②出现任何一次急性发作都应复核维持治疗方案是否需要调整。

（3）哮喘急性发作严重度分级：哮喘急性发作常表现为进行性加重的过程，以呼气流量降低为其特征，常因接触变应原、刺激物或呼吸道感染诱发。其起病缓急和病情轻重不一，可在数小时或数天内出现，偶尔可在数分钟内即危及生命，故应对病情作出正确评估，以便给予及时有效的紧急治疗。哮喘急性发作时病情严重程度的分级见表 12-4。

表 12-4　哮喘急性发作严重度分级

| 临床特点 | 轻度 | 中度 | 重度 | 危重度 |
|---|---|---|---|---|
| 气短 | 走路时 | 说话时 | 休息时 | |
| 体位 | 可平卧 | 喜坐位 | 前弓位 | |
| 讲话方式 | 能成句 | 成短句 | 说单字 | 难以说话 |
| 精神意识 | 可有焦虑、烦躁 | 常焦虑、烦躁 | 常焦虑、烦躁 | 嗜睡、意识模糊 |
| 呼吸频率 | 轻度增加 | 增加 | 明显增加 | 减慢或不规则 |
| 辅助呼吸肌活动及三凹征 | 常无 | 可有 | 通常有 | 胸腹反常运动 |
| 哮鸣音 | 散在，呼气末期 | 响亮、弥漫 | 响亮、弥漫、双相 | 减弱乃至消失 |
| 脉率 | 略增加 | 增加 | 明显增加 | 减慢或不规则 |
| 奇脉（kPa） | 不存在<br>$<1.33$ | 可有<br>$1.33 \sim 3.33$ | 通常有<br>$2.67 \sim 5.33$ | 不存在，提示呼吸肌疲劳 |
| 使用速效 $\beta_2$ 激动剂后 PEF 占正常预计值或本人最佳值的 % | $>80\%$ | $60\% \sim 80\%$ | $<60\%$ 或治疗效应维持 $<2$ 小时 | $<33\%$ |
| $PaO_2$（吸空气）（kPa） | 正常 | $>8$ | $<8$，可能有发绀 | 呼吸衰竭 |
| $PaCO_2$（kPa） | $<6$ | $<6$ | $\geq 6$，明显上升 | 呼吸衰竭 |
| $SaO_2$（吸空气） | $>95\%$ | $>92\% \sim 95\%$ | $90\% \sim 92\%$ | $<90\%$ |

注：①正常儿童清醒时呼吸频率上限：<2 个月，<60 次 /min；2～12 个月，<50 次 /min；1～5 岁，<40 次 /min；6～8 岁，<30 次 /min；②正常儿童脉率上限：2～12 个月，<160 次 /min；～2 岁，<120 次 /min；～8 岁，<110 次 /min；③小龄儿童较年长儿和成人更易发生高碳酸血症（低通气）；④判断急性发作严重度时，只要存在某项严重程度的指标（不必全部指标存在），就可归入此严重度等级。

### （三）治疗决策

1993 年，在美国国立卫生研究院（NIH）心肺血液研究所和世界卫生组织共同努力下，来自 17 个国家的 30 多位医学专家成立了全球哮喘防治创议（Global initiative for Asthma，GINA）委员会。此后于 1995 年发布了《全球哮喘管理和预防的策略》的工作报告。该报告以更新的哮喘基础和临床研究为依据，提出哮喘管理和预防的推荐意见，向全球推广。此后 GINA 根据新的循证医学证据逐年更新，明确以达到并维持哮喘临床控制为目标的防控策略。2009 年 5 月，GINA 执行委员会所组织的儿科专家组，以儿童循证医学证据为基础，兼顾 5 岁及 5 岁以下儿童哮喘管理所面临的特殊挑战（包括诊断困难、药物和药物输出装置的有效性和安全性、缺乏在该年龄段新疗法的数据等），专门针对 5 岁及 5 岁以下儿童，提出了哮喘诊断和管理方面的报告。2012 年，以欧洲、美国、世界变态反应组织等专家组成的哮喘变态反应和免疫国际联合会（International Collaboration in Asthma Allergy and Immunology，iCAALL）对 2006 年以来修订颁布的国际代表性或区域性儿童哮喘指南分析比较，发表了儿童哮喘国际共识（International Consensus on Pediatric Asthma，ICON），并展望了表型特异性儿童哮喘治疗的未来发展趋势。2014 年 6 月，最新版本的 GINA 为儿童哮喘的预防诊治提供了更为详尽成熟的方案。

我国儿科临床医学工作者以中华医学会儿科学分会呼吸学组为核心专家组，在 1987～2020 年 30 余年间，结合我国临床实践特点，参照国际哮喘指南和循证医学证据，相继出台或更新了儿童哮喘支气管哮喘诊疗的指导性文件，成为我国儿童支气管哮喘诊疗管理的规范标准。

**1. 儿童哮喘常用治疗药物、作用机制、给药途径**

（1）哮喘控制类药物

1）糖皮质激素：是最有效的抗变态反应炎症的药物，其主要作用机制包括干扰花生四烯酸代谢，减少白三烯和前列腺素的合成；抑制嗜酸性粒细胞的趋化与活化；抑制细胞因子的合成；减少微血管渗漏；增加细胞膜上 $\beta_2$ 受体的合成等。

吸入给药：这类药物局部抗炎作用强；通过吸气过程给药，药物直接作用于呼吸道，所需剂量较小；通过消化道和呼吸道进入血液的药物大部分被肝灭活，因此，全身性不良反应较少。口咽局部的不良反应包括声音嘶哑、咽部不适和念珠菌感染。吸药后及时用清水含漱口咽部、选用干粉吸入剂或加用储雾罐可减少上述不良反应。吸入糖皮质激素后的全身不良反应的大小与药物剂量、药物的生物利用度、在肠道的吸收、肝首过代谢率及全身吸收药物的半衰期等因素有关。吸入型糖皮质激素是长期治疗持续性哮喘的首选药物，主要包括以下剂型：①气雾剂：目前临床上常用的糖皮质激素有 3 种，包括丙酸倍氯米松气雾剂、布地奈德气雾剂和丙酸氟替卡松气雾剂。②干粉吸入剂：包括丙酸倍氯米松碟剂、布地奈德福莫特罗吸入剂、氟替卡松碟剂。一般而言，如能掌握正确的方法，使用干粉吸入剂比普通定量气雾剂方便，吸入下呼吸道的药物量较多。糖皮质激素气雾剂和干粉吸入剂通常须连续、规律地吸入 1 周后方能奏效。③雾化悬液：布地奈德雾化悬液经以压缩空气或高流量氧气为动力的射流装置雾化吸入，对患者吸气配合的要求不高、起效较快，适用于哮喘急性发作时的治疗。

长期研究未显示低剂量吸入糖皮质激素治疗对儿童生长发育、骨质代谢、下丘脑-垂体-肾上腺轴有明显的抑制作用。儿童常用 ICS 估计等效每天剂量见表 12-5。

表 12-5　儿童常用吸入型糖皮质激素的估计等效每天剂量

| 药物种类 | 低剂量/μg | | 中剂量/μg | | 高剂量/μg | |
|---|---|---|---|---|---|---|
| | >5岁 | ≤5岁 | >5岁 | ≤5岁 | >5岁 | ≤5岁 |
| 丙酸倍氯米松 | 200～500 | 100～200 | ～1 000 | ～400 | >1 000 | >400 |
| 布地奈德 | 200～600 | 100～200 | ～1 000 | ～400 | >1 000 | >400 |
| 丙酸氟替卡松 | 100～250 | 100～200 | ～500 | ～500 | >500 | >500 |
| 布地奈德雾化悬液 | 250～500 | | ～1 000 | | >1 000 | |

口服给药：急性发作病情较重的哮喘或重度持续哮喘吸入大剂量激素治疗无效的患者，应早期口服糖皮质激素，以防止病情恶化。一般可选用泼尼松，剂量每天 $1\sim2mg/kg$，疗程 3～7 天，对于糖皮质激素依赖型哮喘，可采用每天或隔日清晨顿服给药的方式，以减少外源性激素对脑垂体-肾上腺轴的抑制作用。对于伴有结核病、寄生虫感染、免疫缺陷、糖尿病、佝偻病或消化性溃疡的患者，全身给予糖皮质激素治疗时应慎重，并应密切随访。

静脉用药：严重哮喘发作时，应静脉及时给予大剂量氢化可的松（每次 $5\sim10mg/kg$）或甲泼尼龙（每次 $1\sim2mg/kg$），无糖皮质激素依赖倾向者，可在短期（3～5 天）内停药，症状控制后改为吸入激素。地塞米松抗炎作用较强，但由于血浆和组织中半衰期长，对脑垂体-肾上腺轴的抑制时间长，故应尽量避免使用或不较长时间使用。

2）色甘酸钠（sodium cromoglycate，SCG）和奈多罗米钠（nedocromil sodium）：均为非皮

质激素类抗炎药，可抑制 IgE 介导的肥大细胞等炎症细胞中炎症介质的释放，并可选择性抑制巨噬细胞、嗜酸性粒细胞和单核细胞等炎症细胞介质的释放。这类药物适用于轻度持续哮喘的长期治疗，可预防变应原、运动、干冷空气和 $SO_2$ 等诱发的气道阻塞，可减轻哮喘症状和病情加重。一般认为，SCG 治疗儿童过敏性哮喘比成人效果好，不良反应少。在轻、中度哮喘患儿可用 SCG 气雾剂 2mg、5mg/揿，每次 2～4 揿，每天 3～4 次吸入。

3）长效吸入型 $\beta_2$ 受体激动剂：$\beta_2$ 受体激动剂可舒张气道平滑肌，增加黏液纤毛清除功能，降低血管通透性，调节肥大细胞及嗜酸性粒细胞介质的释放。长效 $\beta_2$ 受体激动剂的分子结构中具有较长的侧链，因此，具有较强的脂溶性和对 $\beta_2$ 受体较高的选择性，且吸入型长效 $\beta_2$ 受体激动剂长期应用不会引起 $\beta_2$ 受体肾上腺素能受体功能的下调。目前，在我国用于临床的吸入型长效 $\beta_2$ 受体激动剂有两种。沙美特罗（salmeterol）：经气雾剂或准纳器装置给药，给药后 30 分钟起效，平喘作用维持 12 小数以上，推荐剂量 50μg，每天 2 次吸入。福莫特罗（formoterol）：经都保装置给药，给药后 3～5 分钟起效，平喘作用维持 8～12 小时以上。推荐剂量 4.5～9μg，每天 2 次吸入。近年来的研究表明，吸入型长效 $\beta_2$ 受体激动剂与低、中剂量的吸入型激素联合应用具有协同作用，比单纯增加吸入型糖皮质激素的剂量效果更加明显。2006 年后 GINA 方案在以哮喘控制为目标的治疗方案中 3 级治疗以上首选吸入型长效 $\beta_2$ 受体激动剂分别与低、中剂量的吸入型激素联合应用。

4）缓释茶碱：缓释茶碱具有半衰期长、血药浓度平稳、对胃肠道的刺激比普通茶碱制剂小的优点，但由于缓释茶碱制剂都是供口服的，其作用速度不快，主要适用于慢性持续哮喘的治疗，不适合于哮喘急性发作期的治疗。近年来报道，茶碱类药物具有抗气道变应性炎症的作用，特别是在低剂量（较低的血药浓度约 10mg/L 以下）时表现得较为明显。常用剂量为 6～10mg/（kg·d），分 1～2 次服用。茶碱与糖皮质激素、抗胆碱药物联合应用具有协同作用，但与 $\beta_2$ 受体激动剂联合应用时易于诱发心律失常，应慎用，并适当减少剂量。

5）抗白三烯类药物：或称为白三烯调节剂，包括半胱氨酰白三烯受体拮抗剂和 5- 脂氧化酶抑制剂。目前在我国应用的主要是半胱氨酰白三烯受体拮抗剂，剂型为孟鲁司特钠的咀嚼片。半胱氨酰白三烯受体拮抗剂通过对气道平滑肌和其他细胞表面白三烯受体的拮抗，抑制肥大细胞和嗜酸性粒细胞释放出的半胱氨酰白三烯的致喘和致炎作用，产生轻度支气管扩张和减轻变应原、运动等诱发的支气管痉挛作用，并具有一定程度的抗炎作用。在哮喘治疗中，GINA 方案中及我国儿童哮喘防治指南，白三烯调节剂可作为 2 级治疗的单独用药或 2 级以上治疗的联合用药。

（2）哮喘缓解类药物

1）短效 $\beta_2$ 受体激动剂：作用于气道平滑肌 $\beta_2$ 肾上腺素能受体，舒张气道平滑肌，缓解支气管痉挛。常用的药物如沙丁胺醇（salbutamol）和特布他林（terbutaline）等。

吸入给药：包括气雾剂、干粉剂、溶液。这类药物经吸入途径后直接作用于气道平滑肌，通常在数分钟内起效，疗效可维持数小时，是缓解轻～中度急性哮喘症状的首选药物，也可用于运动性哮喘的预防。沙丁胺醇每次吸入 100～200μg 或特布他林 250～500μg，每 2～4 小时 1 次，或在急性发作时每 20 分钟 1 次连续共 3 次。这类药物应按需间歇使用，不宜长期、单一、过量使用，否则可引起骨骼肌震颤、低血钾、心律失常等严重不良反应。重度哮喘发作不宜用经压力型定量手控气雾剂（pMDI）和干粉吸入装置吸入短效 $\beta_2$ 激动剂，应选用经空气压缩型雾化泵吸入悬液。12 岁以下儿童的最小起始剂量为一次 2.5mg，儿童剂量按每次 0.05mg/kg 计算，用氯化钠注射液 1.5～2ml 稀释后，由驱动式喷雾器吸入。每 4～6 小时按需吸入或在急性发作时每 20 分钟 1 次连续共 3 次,此后按需每 2～4 小给药。特布他林雾化溶液每次 2.5mg/1ml,4～6 小时可重复。

口服给药:服药后 15～30 分钟起效,疗效维持 4～6 小时。剂量:沙丁胺醇片 2～4mg,每天 3 次;特布他林片 0.065mg/(kg·次),每天 3 次。缓释剂型和控释剂型的平喘作用维持时间可达 8 小时;特布他林的前体药班布特罗的作用可维持 24 小时,可减少用药次数,适用于夜间哮喘的预防和治疗。长期、单一应用 $\beta_2$ 激动剂可造成细胞膜 $\beta_2$ 受体的向下调节,表现为临床耐药现象,故应予避免。

注射给药:哮喘严重发作时由于气道阻塞,吸入用药效果较差,可以通过肌内注射或静脉注射途径紧急给药。$\beta_2$ 受体激动剂一次用量一般为 0.5mg,滴速 2～8μg/min,因全身不良反应发生率较高,已较少使用。

2)抗胆碱能药物:可阻断节后迷走神经传出支,通过降低迷走神经张力而舒张支气管,其扩张支气管的作用比 $\beta_2$ 受体激动剂弱,起效也较慢,但与 $\beta_2$ 受体激动剂联合应用具有协同、互补作用。目前用于临床的主要为溴化异丙托品的气雾剂和雾化溶液。6 岁以上儿童气雾剂常用剂量为 20～40μg/ 次,每天 3～4 次;雾化溶液儿童剂量为每次 250μg,哮喘急性发作时雾化吸入每 20 分钟 1 次连续共 3 次,然后隔 2～4 小时 1 次。不良反应较少,少数出现口干、口苦感。

3)短效茶碱:茶碱具有舒张平滑肌的作用,并具有强心、利尿、扩冠状动脉、兴奋呼吸中枢和呼吸肌等作用,低浓度茶碱具有抗炎和免疫调节作用。

口服给药:除缓释茶碱外,口服氨茶碱也用于轻～中度哮喘发作和维持治疗,一般剂量为 6～10mg/kg。茶碱与糖皮质激素、抗胆碱药联合应用具有协同作用,但与 $\beta_2$ 受体激动剂联合应用时易诱发心律失常,应慎用,并适当减少剂量。

静脉给药:氨茶碱加入葡萄糖液中,缓慢静脉注射,注射速度不宜超过 0.2mg/(kg·min)或静脉滴注,适用于哮喘急性发作且近 24 小时内未用过茶碱类药物的患者。重症病例且 24 小时内未用过氨茶碱者负荷剂量为 4～5mg/kg,继之以维持量 0.6～0.8mg/(kg·h)的速度按 3 小时为度的方法静脉滴注以维持其平喘作用,亦可用 4～5mg/kg,每 6 小时一次。对年龄在 2 岁以内或 6 小时内用过茶碱者静脉剂量应减半。务必注意药物浓度不能过高,滴注速度不能过快,亦不可过慢,一般在 20 分钟内滴入为妥,以免引起心律失常、血压下降甚至突然死亡。对于幼儿,心、肝、肾功能障碍及甲状腺功能亢进者更须慎用。茶碱的不良反应包括胃肠道症状(恶心、呕吐)、心血管系统症状(心动过速、心律失常、血压下降),偶可兴奋呼吸中枢,严重者可引起抽搐乃至死亡。由于茶碱的有效血药浓度与中毒血药浓度十分接近,且个体代谢差异较大,因此,用药前须仔细询问近期是否用过茶碱,如此前应用过氨茶碱应监测血药浓度,密切观察临床症状,以防茶碱过量中毒。有效安全的血药浓度应保持在 5～15μg/ml,如大于 20μg/ml,则不良反应明显增多。最好在用药一开始即监测血药浓度,当患者应用常规剂量治疗出现不良反应或疗效不明显,或有其他影响茶碱代谢因素时(如发热、肝疾病、充血性心力衰竭,合用西咪替丁、喹诺酮类、大环内酯类药物),更应监测血药浓度。

4)注射用肾上腺素:1:1 000 溶液(1mg/ml)0.01mg/kg,用量 0.3～0.5mg,可 20 分钟应用 1 次共 3 次,不良反应与选择性 $\beta_2$ 受体激动剂相似且更明显。如果能选择 $\beta_2$ 受体激动剂时,此类通常不被推荐治疗哮喘发作。

(3)吸入装置选择:吸入方法因年龄而异,医护人员应依据患儿的年龄选用适合的吸入器具,并训练指导患儿正确掌握吸入技术,以确保药效。<2 岁:用气流量≥6L/min 的氧气或压缩空气作动力,通过雾化器吸入雾化溶液。2~5 岁:除应用雾化吸入外亦可采用带有活瓣的面罩储雾罐(volumatic spacer)或气雾吸入器(aerochamber)辅助吸入手控式定量气雾剂(MDI)。6~7 岁:亦可用旋碟式吸入器(diskhaler)、涡流式(turbuhaler)吸入器或旋转吸入器(spinhaler)吸入干粉。>7 岁:已能使用 MDI 但常有技术错误,用时指导吸入方法十分重要。也可用吸入干粉剂或有活瓣的储物罐吸入 MDI。儿童吸入装置的选择和使用要点见表 12-6。

表 12-6　儿童吸入装置的选择和使用要点

| 吸入装置 | 适用年龄 | 吸入方法 | 注意点 |
| --- | --- | --- | --- |
| 压力定量气雾剂(pMDI) | >7 岁 | 缓慢地深吸气(30L/min 或 3~5 秒),随后屏气 10 秒 | 吸 ICS 后必须漱口 |
| pMDI 加储雾罐 | 各年龄 | 同上,但可重复吸药多次 | 同上,避免静电影响,<4 岁者加面罩 |
| 干粉吸入剂(DPI) | >5 岁 | 快速深吸气(理想流速为 60L/min) | 吸 ICS 后必须漱口 |
| 雾化器 | 各年龄 | 缓慢潮气量呼吸伴间隙深吸气 | 选用合适的口器(面罩);如用氧气驱动,流量≥6L/min;普通超声雾化器不适用于哮喘治疗,应使用射流空气压缩泵进行雾化治疗 |

(4)特异性免疫治疗(specific immune therapy,SIT):变应原特异性免疫治疗又被称为特异性免疫治疗。它是通过对过敏患者反复皮下注射过敏原提取液,最终达到降低对过敏原敏感反应的治疗手段。1998 年,世界卫生组织指出,脱敏治疗是可能改变过敏性疾病病情发展的唯一治疗。在疾病过程的早期开始脱敏治疗可能改变其长期病程。尘螨是我国儿童哮喘患者最常见致敏原,皮下注射或舌下含服途径螨特异性免疫治疗在我国儿童治疗的有效性和安全性得以验证,通常治疗疗程 3~5 年,适应对象为轻、中度尘螨过敏性哮喘(稳定期)合并或不合并过敏性鼻炎。在免疫治疗过程中,主张同时进行基本的哮喘控制药物治疗,并在每次注射后严密观察至少 30 分钟,及时处理速发的局部或全身不良反应,并酌情调整注射剂量的方案。但 2014 版 GINA 仍不推荐 5 岁以下的儿童进行特异性免疫治疗,对其远期疗效和安全性尚待进一步研究和评价,并指出 SIT 必须是在药物治疗等必要防治措施控制不佳的情况下方可考虑。

2. **急性发作治疗方案和流程**　哮喘急性发作(哮喘恶化)是气促、咳嗽、喘息或胸闷症状的进行性加重,或这些症状同时出现。严重的哮喘发作可危及生命,有以下情况时,要考虑到患者处于与哮喘相关的死亡的高危状态:①既往有几乎致命的哮喘发作病史;②过去 1 年内因哮喘住院或急诊就诊;③既往因哮喘发作而有过气管插管者;④当前在使用或最近已停用口服皮质激素;⑤过度依靠吸入型 $\beta_2$ 受体激动剂;⑥有心理 - 社会问题或否认自己有哮喘或其严重性者;⑦有不依从哮喘治疗计划的历史。

急性发作治疗方案和流程见图 12-1。

3. **儿童哮喘长期监测、控制治疗方案和调整**　哮喘的治疗目标是达到并维持哮喘临床控制。哮喘控制分级正是对治疗开始的患儿进行周期性评价,来监测治疗后的控制水平并调整治疗方案,即评估控制 - 达到并维持控制 - 监测控制的循环管理哮喘模式。

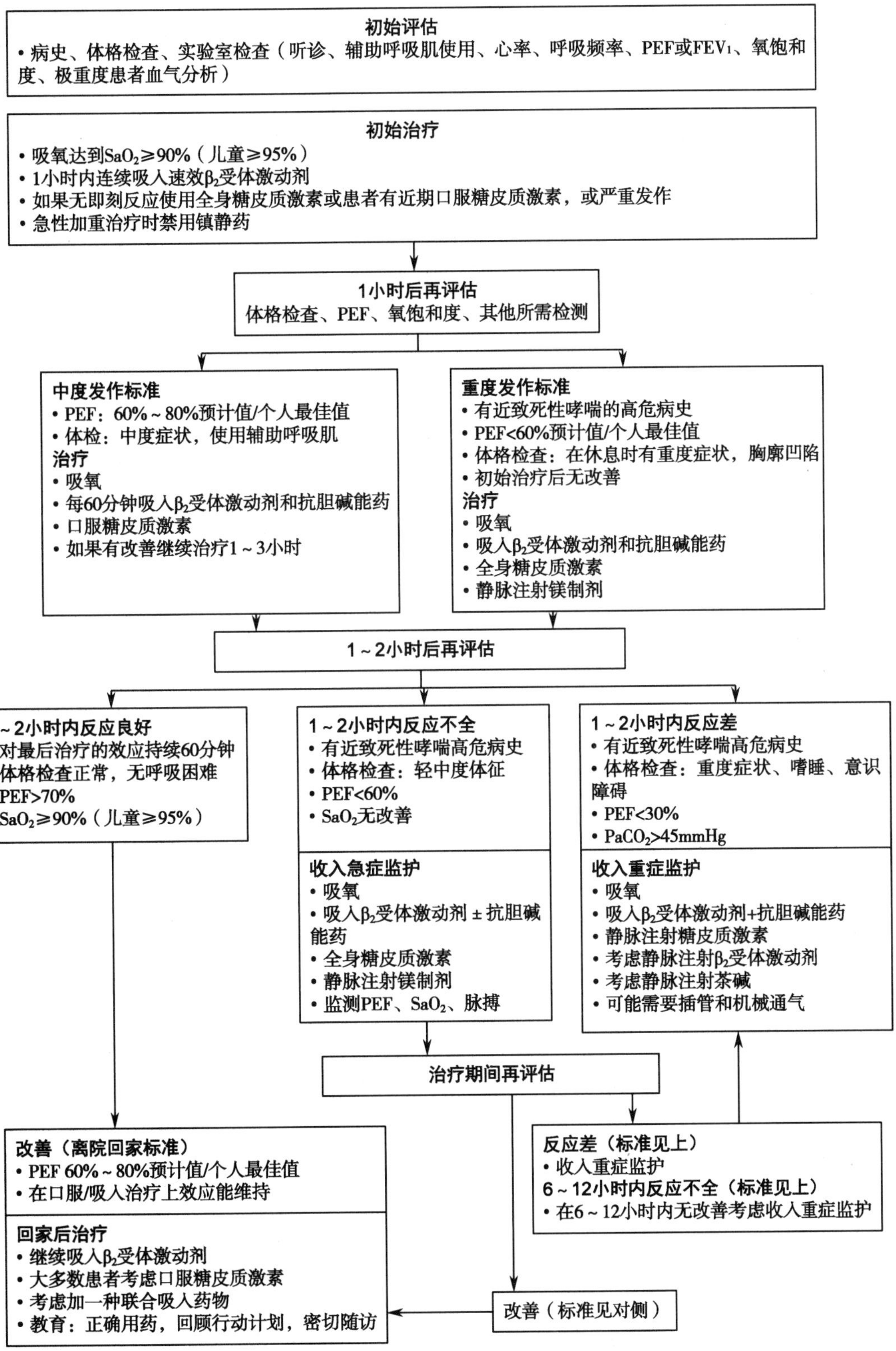

**初始评估**
· 病史、体格检查、实验室检查（听诊、辅助呼吸肌使用、心率、呼吸频率、PEF或FEV₁、氧饱和度、极重度患者血气分析）

**初始治疗**
· 吸氧达到$SaO_2$≥90%（儿童≥95%）
· 1小时内连续吸入速效$\beta_2$受体激动剂
· 如果无即刻反应使用全身糖皮质激素或患者有近期口服糖皮质激素，或严重发作
· 急性加重治疗时禁用镇静药

**1小时后再评估**
体格检查、PEF、氧饱和度、其他所需检测

**中度发作标准**
· PEF：60%～80%预计值/个人最佳值
· 体检：中度症状，使用辅助呼吸肌
**治疗**
· 吸氧
· 每60分钟吸入$\beta_2$受体激动剂和抗胆碱能药
· 口服糖皮质激素
· 如果有改善继续治疗1～3小时

**重度发作标准**
· 有近致死性哮喘的高危病史
· PEF<60%预计值/个人最佳值
· 体格检查：在休息时有重度症状，胸廓凹陷
· 初始治疗后无改善
**治疗**
· 吸氧
· 吸入$\beta_2$受体激动剂和抗胆碱能药
· 全身糖皮质激素
· 静脉注射镁制剂

**1～2小时后再评估**

**1～2小时内反应良好**
· 对最后治疗的效应持续60分钟
· 体格检查正常，无呼吸困难
· PEF>70%
· $SaO_2$≥90%（儿童≥95%）

**1～2小时内反应不全**
· 有近致死性哮喘高危病史
· 体格检查：轻中度体征
· PEF<60%
· $SaO_2$无改善

**收入急症监护**
· 吸氧
· 吸入$\beta_2$受体激动剂±抗胆碱能药
· 全身糖皮质激素
· 静脉注射镁制剂
· 监测PEF、$SaO_2$、脉搏

**1～2小时内反应差**
· 有近致死性哮喘高危病史
· 体格检查：重度症状、嗜睡、意识障碍
· PEF<30%
· $PaCO_2$>45mmHg

**收入重症监护**
· 吸氧
· 吸入$\beta_2$受体激动剂+抗胆碱能药
· 静脉注射糖皮质激素
· 考虑静脉注射$\beta_2$受体激动剂
· 考虑静脉注射茶碱
· 可能需要插管和机械通气

**治疗期间再评估**

**改善（离院回家标准）**
· PEF 60%～80%预计值/个人最佳值
· 在口服/吸入治疗上效应能维持
**回家后治疗**
· 继续吸入$\beta_2$受体激动剂
· 大多数患者考虑口服糖皮质激素
· 考虑加一种联合吸入药物
· 教育：正确用药，回顾行动计划，密切随访

**反应差（标准见上）**
· 收入重症监护
**6～12小时内反应不全（标准见上）**
· 在6～12小时内无改善考虑收入重症监护

改善（标准见对侧）

图 12-1 哮喘急性发作期治疗流程

5 岁以上儿童、青少年哮喘治疗方案被分为 5 个级别（表 12-7），反映了达到哮喘控制所需治疗级别的递增情况。在各级治疗中，均应辅以环境控制和健康教育，并按需使用速效 β₂ 受体激动剂。对于从未控制治疗患儿，大多数起始治疗从第 2 级开始可达到控制效果，严重者起始治疗选择第 3 级。如果现有治疗方案未能达到哮喘控制，应升级治疗直至达到哮喘控制。当患者已达到哮喘控制，必须对控制水平进行长期监测，在维持哮喘控制至少 3 个月后，可考虑降级治疗，并确定维持哮喘控制所需最低治疗级别。

5 岁以内哮喘患儿，有相当一部分症状会自行消失，对于早期诊断的儿童，可按照 2008 年修订的我国儿童哮喘防治指南中 5 岁以下儿童哮喘长期治疗方案选择分级治疗（表 12-8）。最佳哮喘控制药物是 ICS，建议初始治疗选用低剂量。如果低剂量 ICS 无法控制症状，增加剂量是最佳选择。每年必须对患儿随访至少 2 次，以决定是否需要继续治疗。白三烯调节剂治疗可减少 2～5 岁呼吸道病毒诱发喘息，也可选择作为该年龄段单药控制治疗。

**表 12-7 ≥5 岁儿童哮喘长期治疗方案**

| 分级 | 治疗级别 | | | | |
|---|---|---|---|---|---|
| | 第 1 级 | 第 2 级 | 第 3 级 | 第 4 级 | 第 5 级 |
| 非药物干预 | 哮喘教育 | | | | |
| | 环境控制 | | | | |
| 缓解类药物 | 按需使用速效 β₂ 受体激动剂 | | | | |
| 控制类药物 | 一般不需要 | 选用以下一种<br>● 低剂量 ICS<br>● 白三烯受体拮抗剂（LTRA） | 选用以下一种<br>● 低剂量 ICS 加吸入型长效 β₂ 受体激动剂（LABA）<br>● 中高剂量 ICS<br>● 低剂量 ICS 加 LTRA | 选用以下一种<br>● 中高剂量 ICS 加 LABA<br>● 中高剂量 ICS 加 LTRA 或缓释茶碱<br>● 中高剂量 ICS/LABA 加 LTRA 或缓释茶碱 | 选用以下一种<br>● 中高剂量 ICS/LABA 加 LTRA 和 / 或缓释茶碱加口服最小剂量的糖皮质激素<br>● 中高剂量 ICS/LABA 加 LTRA 和 / 或缓释茶碱，≥6 岁可加抗 IgE 治疗 |

注：ICS：吸入糖皮质激素；LABA：长效 β₂ 受体激动剂。

分级治疗的疗程和剂量调整方案可按照 2006 年 GINA 推荐进行：单用中高剂量 ICS 者，如果病情稳定可尝试在 3 个月内将剂量减少 50%。当单用小剂量 ICS 能达到哮喘控制时，可改为每天 1 次。联合使用 ICS 和 LABA 者，先将 ICS 剂量减少约 50%，直至达到小剂量 ICS 时才考虑停用 LABA。如果使用最小剂量 ICS 时哮喘维持控制，且 1 年内无症状反复，可考虑停药观察。

**4. 哮喘管理和教育**

（1）避免诱发因素：在哮喘的治疗管理中具有重要作用，这是在选择每一个级别的治疗中也首先要做到的。表 12-9 列举了常见的诱发因素及避免措施。

（2）患者参加的个体化哮喘管理和监测：在儿童哮喘长期个体化的管理和监测中，有应用价值的管理检测工具包括哮喘日记记录、峰流速仪监测、哮喘控制测试量表（ACT）定期评估。

表 12-8 <5 岁儿童哮喘长期治疗方案

| 分级 | 治疗级别 | | | | |
|---|---|---|---|---|---|
| | 第 1 级 | 第 2 级 | 第 3 级 | 第 4 级 | 第 5 级 |
| 非药物干预 | 哮喘教育 | | | | |
| | 环境控制 | | | | |
| 缓解类药物 | 按需使用速效 β₂ 受体激动剂 | | | | |
| 控制类药物 | 一般不需要 | 选用以下一种<br>● 低剂量 ICS<br>● 白三烯受体拮抗剂(LTRA) | 选用以下一种<br>● 中等剂量 ICS<br>● 低剂量 ICS 加 LTRA | 选用以下一种<br>● 中高剂量 ICS 加 LTRA<br>● 中高剂量 ICS 加缓释茶碱<br>● 中高剂量 ICS/LABA 加 LTRA 或缓释茶碱 | 选用以下一种<br>● 高剂量 ICS 加 LTRA 与口服最小剂量的糖皮质激素<br>● 高剂量 ICS 联合 LABA 与口服最小剂量的糖皮质激素 |

表 12-9 儿童哮喘常见诱发因素避免措施

| 哮喘诱发因素 | 避免措施 |
|---|---|
| 尘螨(非常小,肉眼不可见,以人的皮屑为食物,喜欢生活在潮湿温暖的环境中,如地毯、被褥、枕芯) | 1. 每周用热水洗床单和毛毯<br>2. 取走地毯和厚重的窗帘及软椅坐垫<br>3. 最好用塑料、皮革或简单的木质家具,而少用纤维填充家具<br>4. 最好用带滤网的吸尘器<br>5. 外出旅行选择居住无地毯的房间 |
| 室内霉菌 | 1. 清扫家中潮湿区域和有霉斑生长处,尤其是卫生间和厨房<br>2. 天花板、地板隔下、墙面装饰材料的背面是容易忽视之处,尤其是曾经被水淹渍的地方,必须彻底清扫并干燥<br>3. 注意清洗和干燥室内空调的滤网<br>4. 室内尽量减少大面积的水养植物池和盆栽植物 |
| 蟑螂 | 1. 杀死蟑螂,并彻底清除蟑螂尸体及排泄物<br>2. 剩余食物放入容器内<br>3. 家中不要堆放报纸、纸箱和空瓶 |
| 有皮毛的动物 | 1. 哮喘患儿的家中不要养宠物<br>2. 尽量减少与养宠物的人和家庭接触 |
| 室外花粉 | 1. 在花粉高峰期(春季树木花粉、夏秋杂草花粉),关好门窗待在室内<br>2. 花粉高峰期出行时建议戴口罩<br>3. 常常关注天气预报注意花粉浓度的预报,做到事先防备 |
| 烟草烟雾 | 1. 哮喘患儿的家庭成员必须戒烟<br>2. 当有做饭的烟雾或燃烧木柴时,要开窗通风<br>3. 当室外充满汽车尾气、工厂污染气体排放,应关闭窗户 |
| 体育运动 | 1. 在哮喘达到控制时,无需避免体育运动<br>2. 部分患儿在剧烈运动前需要预防用缓解药<br>3. 持续的控制类药物治疗能减少运动后哮喘的发生<br>4. 对于哮喘达到控制的患儿可推荐多种类型的体育运动 |

1）哮喘日记：通常哮喘日记的内容应该包括对日间咳嗽喘息症状、日间活动受限情况、夜间因喘息影响睡眠情况、应急使用缓解症状类药物的类型和次数、每天控制药物使用的执行情况、每天清晨和夜间峰流速监测及记录。通过客观地记录哮喘日记，可为科学而准确地评估控制水平分级提供有效依据。

2）峰流速仪：峰流速仪是一种简单而实用的监测哮喘患者呼吸道气流阻力情况的小型仪器。峰流速的全称为用力呼气高峰流速（peak flow，PEF），当哮喘患者处于哮喘急性发作期或病情控制不稳定（或称为慢性持续期）时，PEF 值出现不同程度的降低或昼夜波动的幅度加大。

PEF 测定方法：①站立姿势；②将峰流速仪游标拨至零点位置；③一只手水平拿着峰流速仪，但注意不要阻挡游标滑动的标尺及空槽；④用力深吸一口气，直到不能再吸入空气为止；⑤屏住呼吸，用口唇将峰流速仪的咬嘴部位紧紧包住，不要漏气；⑥用最大力气和最快速度呼出一口气，此时游标将被呼出的气流推动，沿标尺滑动，直至呼气结束；⑦记录下游标停止时对应在标尺上的数值；⑧再重复以上②～⑦步骤两遍，对比 3 遍测定的 FEF 值，将最高值作为此次测定的 PEF 值记录。

PEF 正常参考水平：不同人的 PEF 值波动很大，不同的峰流速仪，一般同时应携带该型仪器的正常值计算公式。正常值水平依据被测试者的年龄、性别、身高而不同。如果被测试者 PEF 值除以正常参考值，能达到 80% 以上，可视为正常。但是在临床上，为了个体化监测 PEF 变化，一般建议用个人最佳值为参考指标。确定个人最佳值的方法是在没有任何哮喘症状的情况下，连续监测 2 周，每天早晚各进行一次 PEF 测定（每次测定均为 3 遍，记录最高值），最后在这 2 周的共 14 次 PEF 记录值中找出最高值，即为被测试者的个人最佳值。

PEF 测值的判定标准和就诊前的治疗处理（行动计划）：PEF 实测值 / 个人最佳值≥80%，判断为正常；PEF 实测值 / 个人最佳值在 60%～80%，判断为轻～中度降低，提示被测试的哮喘患儿可能正有哮喘发作或即将发作，应即时给予平喘药物治疗，治疗后症状和 PEF 若能恢复正常并维持 6 小时以上，可以根据情况逐渐停用平喘药物，如无改善，应及时就诊。PEF 实测值 / 个人最佳值 <60%，一般有较为严重的哮喘发作，若给予初始平喘药物治疗后症状仍不好转或加重，PEF 测值不好转或继续下降，应立即就诊。

PEF 日变异率的监测：很多哮喘患儿在较长时间内，虽然症状并非表现为频繁的急性加重，但可能总伴随着气短、运动或劳累后气促或咳喘、清晨咳嗽或有咳痰，这些现象通常提示慢性炎症的持续症状。此时，监测 PEF 的日变异率会对病情的评估有所帮助。

$$PEF\ 日变异率 = \frac{日内最高\ PEF\ 值 - 日内最低\ PEF\ 值}{1/2（日内最高\ PEF\ 值 + 日内最低\ PEF\ 值）} \times 100\%$$

正常情况下，PEF 日变异率应该 <13%；若 PEF 变异率 >13%，提示哮喘控制情况不良，需经医师评估是否调整哮喘控制治疗方案；若 PEF 变异率 >30%，提示哮喘控制情况非常不好，需经医师评估是否调整哮喘控制治疗方案。

3）儿童哮喘控制自我测试问卷（asthma control test，ACT）：ACT 是一种简易有效的评价儿童哮喘控制状况的方法。ACT 在实际应用中分为 2 个年龄段。

4～12 岁儿童的 ACT 问卷共涉及 7 个问题，包括 4 个由患儿回答的问题：①今天你的哮喘怎么样？②当你在跑步、锻炼或运动时，哮喘是个多大的问题？③你会因哮喘而咳嗽吗？④你会因哮喘而在夜里醒来吗？每题从程度最重至最轻分别得分 0～3 分。3 个由患儿家长回答的问题：①在过去的 4 周里，您的孩子有多少天有哮喘日间症状？②在过去 4 周里,您的孩子有多少天因为哮喘在白天出现喘息声?③在过去4周里,您的孩子有多少天因为哮喘而在夜里醒来?每题从程度最重至最轻分别得分0~5分。7个问题的满分为27分。将7个问题的得分相加,若总分≤19分,提示哮喘未控制,20~22分提示哮喘部分控制,≥23分提示哮喘控制。

12岁以上儿童和成人所用的ACT问卷相同,全部由患者自己回答问题,总共由5个问题组成:①在过去的4周里,有多少时候因哮喘而误学或误工需要待在家中?②在过去的4周里,有多少时候呼吸困难?③在过去的4周里,有多少时候因哮喘症状(气喘、咳嗽、呼吸困难、胸闷或胸痛)而夜间醒来或清晨早醒?④在过去4周里,有多少时候需要用缓解药物?⑤在过去4周里,你如何评价自己的哮喘控制情况?每题从程度最重至最轻分别得分0~5分,5个问题的满分为25分。将5个问题的得分相加,若总分≤19分,提示哮喘未控制,20~24分提示哮喘良好控制,25分提示哮喘完全控制。

采用ACT问卷对患儿进行评估后,可以确定患儿的控制水平分级,用于繁忙的门诊(尤其是缺乏肺功能检测设施的基层保健机构),也可以作为肺功能检查的一种补充。进而分析治疗方案和实际达到的哮喘控制水平决定下一阶段的治疗方案。如果目前患儿经当前治疗方案后,病情评估显示未达到控制水平,则应将现有治疗方案升级,给予更为积极的治疗,使之达到哮喘控制为止。如果已经达到哮喘控制,现有治疗方案至少维持3个月以上,才可以酌情将治疗方案降级,以达到可以控制哮喘所需的最低治疗级别和最低治疗哮喘药物剂量。

(3)伙伴式医患关系建立以促进治疗依从性和定期随访率:由于儿童哮喘病反复发作和慢性持续的特点,治疗和管理是长期的过程,建立好伙伴式的良好的医患关系对于患儿及其家长保持良好的依从性至关重要。医护人员和健康教育者需要通过反复的教育、解释、监测和调整治疗,检查患儿用药方法的正确性和纠正不良用药行为,消除患儿及其家长对哮喘本身的担心和畏惧长期药物治疗的不良反应,鼓励其战胜疾病的信心。在健康教育的过程中,可以采取各种灵活多样的教育方式,结合不同年龄段哮喘患儿的病理特点,有针对性地设计教育的目标人群和教育重点问题,通过书面材料、讲座、视频、媒体、网络等各种平台,并且取得卫生行政管理机构的支持,运用类似"世界哮喘日"这样的公众健康教育契机,提高对儿童哮喘病的认知,正确实施儿童哮喘防治措施,促进治疗依从性。2017年"中国儿童哮喘行动计划"的发布推进了规范化哮喘管理模式。

**(四)常见问题和误区防范**

**1. 5岁以下儿童反复喘息常诊断"喘息性支气管炎"等或过度应用抗生素治疗**　实际上80%的哮喘起始于3岁前,且肺功能损害往往开始于学龄前期,尽管学龄前喘息儿童大部分预后良好,其哮喘样症状随年龄增长可能自然缓解,但具有持续哮喘高风险的儿童应早期干预有利于疾病的控制。目前尚无特异性的检测方法和指标用于对学龄前喘息儿童作出哮喘的确定诊断。以下防范措施有利于早期识别高危哮喘儿:

(1)高度提示哮喘的诊断的征象:①多于每月1次的频繁发作性喘息;②活动诱发的咳嗽或喘息;③非病毒感染导致的间歇性夜间咳嗽;④喘息症状持续至3岁以后。

(2)加强对5岁以下儿童喘息的临床表型和自然病程的认知。5岁以下儿童哮喘临床表型的分类有助于治疗策略和方案的制订或维持。①早期一过性喘息:多见于早产和父母吸烟者,喘息主要是由于环境因素导致肺的发育延迟所致,年龄的增长使肺的发育逐渐成熟,大多数患儿在3岁之内喘息逐渐消失。②早期起病的持续性喘息(指3岁前起病):患儿主要表现为与急性呼吸道病毒感染相关的反复喘息,本人无特应症表现,也无家族过敏性疾病史。喘息症状一般持续至学龄期,部分患儿在 12 岁时仍然有症状。小于 2 岁的儿童,喘息发作的原因通常与呼吸道合胞病毒等感染有关,2 岁以上的儿童,往往与鼻病毒等其他病毒感染有关。③迟发性喘息 / 哮喘:这些儿童有典型的特应症背景,往往伴有湿疹,哮喘症状常迁延持续至成人期,气道有典型的哮喘病理特征。

以上第 1、2 种类型的儿童喘息只能通过回顾性分析才能作出鉴别,因此,不宜在早期就将婴幼儿反复喘息进行分型,以免延误启动维持治疗。

(3) 适当应用哮喘预测指数(asthma predictive index,API)开始启动控制治疗:API 能有效地用于预测 3 岁内喘息儿童发展为持续性哮喘的危险性。在过去 1 年喘息≥4 次的患儿,具有以下 1 项主要危险因素或 2 项次要危险因素,判断为哮喘预测指数阳性。主要危险因素包括:①父母有哮喘病史;②经医师诊断为特应性皮炎;③有吸入变应原致敏的依据。次要危险因素包括:①有食物变应原致敏的依据;②外周血嗜酸性粒细胞≥4%;③与感冒无关的喘息。如哮喘预测指数阳性,应按哮喘规范治疗 2～6 周后进行再评估。

必须强调:建议学龄前儿童使用抗哮喘药物诊断性治疗。

**2. 在不完全具备肺功能等辅助检查时,未能及时应用临床病史、排除性诊断和治疗反应性评估确诊哮喘**　具备典型症状的反复发作是临床诊断哮喘的起步点。现存的争议主要集中在反复发作的次数或频率,但绝大多数指南指出至少 3 次发作。除典型病史之外,在诊断程序的使用上,国际儿童哮喘共识提出,将诊断要点按照(相对)重要性顺序排列如下:①既往史中有反复呼吸道症状(喘息、咳嗽、呼吸困难、胸闷),通常夜间 / 清晨症状严重,可因运动、病毒感染、暴露烟草烟雾、灰尘、宠物、霉菌、潮湿的环境、气候的变化、大笑、哭闹、暴露于过敏原而导致发作;②个人过敏史(湿疹、食物过敏、过敏性鼻炎);③哮喘或过敏性疾病的家族史;④体格检查发现胸部听诊有喘息声或其他过敏性疾病如鼻炎或湿疹的症状 / 体征;⑤肺功能评估(包括气道可逆试验测定);⑥过敏程度评估(皮肤点刺试验或血清特异性 IgE);⑦排除其他诊断的检查(如胸部 X 线片);⑧试验性治疗;⑨气道炎症的评估(呼出气一氧化氮分析,痰嗜酸性粒细胞计数);⑩气道高反应性的评估(非特异性支气管激发试验,如乙酰甲胆碱、运动)。

对上述客观检查的临床应用上,虽然强调了评估肺功能对哮喘的诊断和监测均具有重要意义,但建议采用肺量测定法的最小年龄在 5～7 岁。另外可以运用峰流速(PEF)测定,包括可逆性和变异性,在儿童能掌握正确方法的前提下有助于监测病情。年龄小于 5 岁的儿童,视应用条件而定,可采用脉冲震荡法和特殊气道阻力体描仪评估肺功能。呼出气中一氧化氮增高用于确定应用皮质类固醇激素治疗反应性佳有所帮助,并能发现潜在治疗依从性差的患者。痰嗜酸性粒细胞这项参数的临床有效性尚缺乏证据,因此,目前不建议用痰嗜酸性粒细胞诊断或监测儿童哮喘。而绝大部分药物和运动激发试验在儿童尚未进行标准化,因此,以科研目的的应用多于临床常规应用。

试验性治疗用于不能确定诊断的病例,特别是 5 岁以下儿童,建议短期(如 3 个月)的吸入激素试验性治疗。治疗期间(症状)显著改善,治疗停止后恶化,则支持哮喘诊断。但对于治疗的反应性为阴性时仍不能完全排除诊断。

**3. 控制不良的儿童哮喘可能急于采取升级治疗,而未充分分析多方面原因(从核准治疗依从性、并存疾病如上气道疾病、治疗反应性差异等提供防范策略)**　由于 ICS 是最常应用的控制治疗药物,但应用低剂量或中等剂量 ICS 未控制的患者,在考虑升级治疗方案之前，应作以下考虑：宫内暴露在吸烟环境中、被动吸烟史、肥胖、维生素缺乏，这些因素均可能造成对 ICS 治疗反应减低。提示对 ICS 治疗反应好的一些特征包括：支气管扩张剂应用后高气道反应性可逆、呼出气 NO 水平（FeNO）增高、嗜酸性粒细胞计数增高、痰液嗜酸性粒细胞计数升高、血清 IgE 水平增高、高乙酰甲胆碱反应性、有哮喘家族史。在选择白三烯受体拮抗剂作为轻度哮喘的初始控制治疗时，若有以下临床特征可提示治疗反应良好：10 岁以下儿童和尿白三烯水平高、病毒诱发喘息的低龄儿童、合并鼻炎、典型运动诱发喘息；严重哮喘患者存在皮质类固醇"抵抗"；联合治疗对"激素不敏感型（CSR）"或"激素依赖型"（CSD）哮喘患者（占 5%～10%）亚群疗效欠佳。现已证实，哮喘有不同表型，不同药物只对某些表型有效，一些新手段如抗肿瘤坏死因子（TNF）治疗对某些病例有效，但在大型队列研究中可能无效。

**（五）热点聚焦**

**1. 儿童哮喘国际共识的要点解读（关于 ICS 剂量范围的新原则）**　吸入性糖皮质激素（ICS）作为儿童慢性持续哮喘首选的一线治疗策略目前毋庸置疑。但是在广泛长期的临床实践中，来自于医师、哮喘患儿及其父母三个主体方面对于 ICS 长期治疗安全性的顾虑仍然未能消除，尤其是对青春期前儿童生长抑制乃至成年期身高负面影响的忧虑尤为突出。儿童哮喘管理计划（Childhood Asthma Management Program，CAMP）试验通过前瞻性、活性哮喘控制药物（剂量为 400μg/d 布地奈德和剂量为 16mg/d 奈多罗米）与安慰剂对照试验，对包括青春期前在内的轻、中度哮喘儿童进行平均为期 4.3 年的干预，并在结束干预后继续为期 8.5 年观察随访至成年期，该项长期研究持续监测受试者身高年度增长数据，对影响身高的其他协同影响因素进行复杂统计分析和校正，所得到的结论显示，相对于安慰剂人群，应用布地奈德干粉剂每天 400μg 控制治疗剂量对哮喘儿童在治疗最初 2 年内发生生长抑制平均累积 1.2cm，且该差距水平持续至成年期身高，但对成年身高的影响并非进展性和累积性。

对于儿童使用吸入性糖皮质激素（ICS）应用剂量规则是 ICON 有别于现行指南的一大特点。低剂量 ICS 可以使大部分轻度哮喘的患儿病情得到控制，持续性哮喘患儿应每天用 ICS。中、高剂量分别是低剂量的 2 倍和 4 倍，而氟尼缩松及曲安奈德这两个药物种类的低剂量 3 倍为高剂量。每种 ICS 的剂量 - 反应曲线虽然未尽可知，但是对大部分患儿而言，药物达到平台期时均能起效，起效剂量约为中等剂量或低于中等剂量。一旦症状控制良好，应该逐渐将 ICS 减至最低有效剂量。表 12-10 给出了各种 ICS 的每天最低剂量。对照这个剂量，与现行中国儿童哮喘防治指南比较，在常用的二丙酸倍氯米松（5 岁以下低剂量范围 100～200μg，5 岁以上低剂量范围 200～500μg）、布地奈德（5 岁以下低剂量范围 100～200μg，5 岁以上低剂量范围 200～600μg）、布地奈德混悬液（低剂量范围 250～500μg）、氟替卡松（5 岁以下低剂量范围 100～200μg，5 岁以上低剂量范围 100～250μg）这 4 种剂型的每天低剂量应予以重新认识，更加明确每类药物的低限剂量。ICON 也仍然指出，ICS 的作用和生物利用率具有个体差异性，哮喘治疗的剂量 - 反应关系曲线相对平坦，最低维持剂量应该是个体化的，且激素总量应包括针对过敏性鼻炎或特应性皮炎局部应用激素的剂量。

**2. 哮喘控制评估的两个维度（当前损害和未来风险）在疾病管理中的应用**　已有哮喘的分类体系包括年龄、严重度和持续性、控制、表型。基本反映了对哮喘分类体系的发展需求。由于按照严重性／持续性进行分类的方法不能区分以下原因：是由于疾病固有的严重程度或由于治疗抵抗性及其他因素（如治疗依从性）导致严重度的差异，所以正在被动态评估"控制"这一分类体系所取代,成为指导治疗的依据。早在 2009 年更新的 GINA 指南中,已经指出用轻度间歇、轻度持续、中度持续和重度持续这种分类体系不能体现哮喘严重程度存在可变性的特征,也不能反映对治疗的反应程度如何,建议哮喘严重度分级水平应以达到哮喘控制所需的治疗程度来进行分级。与当前应用的中国儿童支气管哮喘诊断和治疗所不同的是,在控制评估上,ICON 列举了没有疾病活动的状态所谓"完全控制"的概念及控制评估的两个维度,一个维度是当前损害(评估条目 5 项即日间症状、夜间症状、缓解药物的使用、活动受限、5 岁以上儿童肺功能),另一个维度是未来风险(评估条目 2 项即哮喘急性加重频次、药物不良反应)。而在对于完全控制的定义上,各维度的各条目均为"零"门槛和正常肺功能,较之于原有的"控制"级明显提升,可谓控制级的最高水平。

3. **哮喘降级治疗临床研究及在婴幼儿和学龄前儿童哮喘中 ICS 的趋势**　喘息幼儿持续或间断吸入糖皮质激素治疗的比较研究中(MIST),278 名 12～53 个月反复喘息儿童,在过去一年中至少加重(或恶化)一次,但仅为轻度受损,儿童被随机分成两组,间断大剂量布地奈德吸入治疗 1 年(在呼吸道疾病早期开始,应用布地奈德混悬液雾化吸入每次 1mg,2 次 /d,连续 7 天)和每天小剂量及相应安慰剂吸入治疗 1 年(每晚 0.5mg)。结果提示在减少哮喘加重(或恶化)方面,每天小剂量吸入布地奈德并不优于间断大剂量吸入治疗方案,且每天吸入方案 1 年累计药量大于间断吸入。

另一些关于比较持续与间断吸入糖皮质激素治疗轻度持续哮喘的研究结论不同。共 1 211 名确诊或可疑持续哮喘者纳入 Meta 分析,共包括儿童及成人持续哮喘间断与每天吸入糖皮质激素治疗比较 6 个临床试验(其中一个试验评价了两种相关方案),共 7 组符合入选标准。4 个儿科临床实验(2 个涉及学龄前儿童,2 个涉及学龄儿童)和两个成人平行试验。试验历时 12～52 周,研究方法质量高。结果提示在肺功能某些指标、气道炎症、哮喘控制及急救药物使用方面,每天吸入糖皮质激素优于间断吸入。两种治疗方法均安全,但是与间断吸入布地奈德和倍氯米松相比,每天吸入会有一定程度对生长发育的抑制。临床医师需要仔细权衡每种治疗方法的利弊,考虑到间断吸入治疗未知的对肺生长发育及肺功能下降的长期(>1 年)影响。

吸入糖皮质激素在婴幼儿及学龄前儿童中使用安全数据有限,但是合适剂量下的不良反应也极少。吸入糖皮质激素对学龄前儿童由于呼吸道病毒感染引起的发作性喘息治疗效果差,对学龄前儿童多触发因素喘息的治疗效果好。

(鲍一笑　林 芊)

# 第十三章

# 儿童阻塞性睡眠呼吸暂停综合征

培训目标

1. 掌握儿童阻塞性睡眠呼吸暂停综合征的诊断、治疗原则。
2. 熟悉儿童 OSAS 多导睡眠监测图的特点。
3. 了解儿童 OSAS 与系统炎症和心血管疾病的关系。

## （一）概述

阻塞性睡眠呼吸暂停综合征（obstructive sleep apnea syndrome，OSAS）是一种睡眠呼吸障碍性疾病，在儿童并不少见。其主要特点是患儿在睡眠过程中反复出现上气道全部或部分萎陷，导致夜间反复发生低氧血症、高碳酸血症和睡眠结构紊乱。

【流行病学】

OSAS 的发病率存在两个高峰。第一个高峰发生在 2～8 岁，主要由于腺样体、扁桃体肥大；另一个高峰出现在青春期，主要由于体重增加。目前国内外有关儿童 OSAS 的研究，绝大多数仍是基于问卷基础上获得的睡眠打鼾信息来初步估算儿童 OSAS 的患病现状，不同国家基于问卷获得的儿童睡眠习惯性打鼾的患病率为 4.1%～27.6%，而造成这种差异的主要原因是由于习惯性打鼾诊断标准、目标人群选取的年龄段及人群抽样方法的不同所致。即使是采用 PSG 金标准诊断的儿童 OSAS 研究中，儿童 OSAS 的患病率之间同样存在很大的差异（0.7%～5.7%）。因为儿童 OSAS 迄今尚无国际公认的诊断标准。在青春期前，OSAS 儿童男女性别分布无差异，但也有一些研究报道，男孩 OSAS 的发病率高于女孩；在青春期后，与成人 OSAS 患者相似；青年男性 OSAS 患者比例开始占优势。

【病理生理】

OSAS 发生的病理生理基础是睡眠过程中反复发生的上气道塌陷 / 闭塞，导致氧分压（$PO_2$）降低、二氧化碳分压（$PaCO_2$）升高、睡眠片断化、呼吸努力增加及慢性、间歇性低氧血症，从而造成一系列病理生理改变。

1. **睡眠片断化** 夜间睡眠片断化、反复觉醒可以引起儿童学习能力下降、多动、攻击行为、白天嗜睡及考试成绩的下降。有研究发现，OSAS 儿童的行为异常和注意力缺陷、多动障碍非常相似，且 OSAS 的严重程度与学习能力和记忆力成反比。而针对 OSAS 的治疗可以显著改善患儿在学校的表现。

2. **呼吸努力增加** 在儿童可以导致生长发育迟缓。造成 OSAS 儿童生长发育迟缓的原因包括夜间呼吸费力导致能量消耗增多，由于腺样体、扁桃体肥大所致的厌食和吞咽困难，生长激素分泌的减少和节律的变化。

**3. 慢性、间歇性低氧血症** 反复、间歇性的缺氧可造成儿茶酚胺、肾素 - 血管紧张素、内皮素分泌增加，而对于 OSAS 最严重的后果是可以引起肺血管的收缩，从而进一步引起肺动脉高压，并可逐渐发展成右心功能不全。

此外，长期间歇性缺氧还可能对儿童的神经、认知功能造成损害。由于儿童正处于脑、神经系统的生长发育期，而此期正是 OSAS 的高发年龄，如果 OSAS 诊断和治疗不及时，就有可能对儿童脑组织及脑和神经系统的功能造成影响。

**（二）诊断与鉴别诊断**

**【临床表现】**

**1. 症状**

（1）夜间症状：家长往往主诉患儿夜间睡眠打鼾，可伴有张口呼吸、呼吸费力、反复惊醒、遗尿、多汗、睡眠不安等。家长可能注意到患儿在睡眠中出现呼吸暂停，典型睡眠姿势为俯卧位，头转向一侧，颈部过度伸展伴张口。

（2）白天症状：可表现为晨起头痛、早上迟醒，部分患儿出现嗜睡、乏力，而多数患儿则以活动增多或易激惹为主要表现。

（3）非特异性表现：非特异性行为异常，如不正常的害羞、反叛和攻击行为等。严重的病例可发生认知缺陷、学习困难，生长发育落后、体重不增等。

**2. 体征**

（1）生长发育的检查：了解患儿的身高、体重。有些表现为超重和肥胖，而有些则会有生长发育的落后。

（2）面部、眼、耳、鼻、喉的检查：要注意患儿有无小下颌、下颌后缩、说话是否带有鼻音、鼻腔中有无息肉或鼻甲有无肿胀、鼻中隔是否偏曲等；由于 OSAS 患儿长期张口呼吸影响面骨发育可出现所谓的"腺样体面容"，即上唇短厚翘起、下颌骨下垂、鼻唇沟消失、硬腭高拱、牙齿排列不整齐、上切牙突出、咬合不良等。有些患儿还有鼻中隔偏曲。口腔检查应注意舌的形态、扁桃体的大小、腭垂的大小、后部咽腔的大小、硬腭和软腭的宽度和高度，注意有无腭咽部的狭窄或受压。耳部检查注意有无分泌性中耳炎等。

（3）因为 OSAS 可引起多系统器官的损害，所以，当患儿有听力下降时，应检查耳部。当怀疑患儿有心脏疾病时，要进行心脏的检查。

（4）在一些具有发生 OSAS 高危因素的患儿，如颅面畸形、Down 综合征、Crounz 综合征等儿童，在检查时还应注意其相应的体征。

**【辅助检查】**

**1. 纤维（电子）鼻咽镜检查** 使用鼻咽镜可以清楚地观察到儿童的鼻腔、鼻咽腔、软腭、舌根的情况，且可以直接观察到腺样体的大小及其与后鼻孔的关系。可以动态地来观察上气道狭窄部位及程度。

**2. 放射学检查** 头颅侧位片有助于评价上气道阻塞的程度，特别是腺样体、扁桃体阻塞鼻咽部和口咽部的情况。头颈部磁共振有助于了解鼻咽部软组织及骨骼结构对气道的影响。

**3. 其他** 必要时应做有关检查以了解患儿是否存在 OSAS 引起的并发症。在严重 OSAS 患儿，应行心脏超声心动等检查以评估患儿是否存在肺动脉高压及右心功能不全。

**4. 多导睡眠监测图（polysomnography，PSG）**

（1）PSG 是目前诊断睡眠呼吸疾病的"金标准"。标准的多导睡眠监测应在夜间连续监测 6～7 小时以上,包括脑电图、眼动电图、下颌肌电图、腿动图和心电图。同时应监测血氧饱和度、胸腹壁运动、口鼻气流、鼾声等。国际上儿童 OSAS 的 PSG 标准尚未完全统一。目前较为公认的也是国内采用的标准,每夜睡眠过程中呼吸暂停、低通气指数(apnea hypopnea index,AHI)>5 或阻塞性呼吸暂停指数(obstructive apnea index,OAI)>1。其中,阻塞性睡眠呼吸暂停(obstructive sleep apnea,OSA)是指睡眠时口和鼻气流停止,但胸、腹式呼吸仍存在。低通气(hypopnea)是指口鼻气流幅度较基线降低 30% 以上,并伴有 3% 以上血氧饱和度下降和 / 或觉醒。AHI 是指平均每小时发生呼吸暂停和低通气的次数;OAI 是指平均每小时发生阻塞性呼吸暂停的次数。在成人,每次呼吸暂停或低通气持续的时间需≥10 秒方能认为是一次呼吸事件,但儿童呼吸频率较成人快,且不同年龄呼吸频率不同,因而在儿童,较为通用的标准是持续大于或等于两个呼吸周期的呼吸暂停和低通气为一次呼吸事件。

(2)PSG 主要用于以下几方面:①鉴别单纯鼾症与阻塞性睡眠呼吸暂停综合征;②确定阻塞性睡眠呼吸暂停综合征的诊断;③评价 OSAS 的严重程度;④评估术后效果;⑤用于诊断中枢性呼吸暂停及肺泡低通气;⑥用于评估睡眠结构及非呼吸相关性睡眠障碍(如夜间癫痫发作、夜惊、发作性睡病等)。

【诊断】

根据临床症状、体征和多导睡眠监测可确立 OSAS 的诊断。

【鉴别诊断】

应与中枢性睡眠呼吸暂停综合征、发作性睡病等鉴别。

**1. 中枢性睡眠呼吸暂停综合征**　夜间睡眠中也会出现呼吸暂停,但此类患儿的呼吸事件表现为口鼻气流和胸腹运动同时停止或减低 90% 以上。多导睡眠监测有助于两者的鉴别。

**2. 发作性睡病**　患儿的特征是白天过度嗜睡,有时需要与 OSAS 鉴别。但发作性睡病患儿夜间无打鼾,病史中有发作性猝倒、睡瘫、睡眠幻觉等。多次小睡潜伏期试验有助于嗜睡程度的判断及发现异常的快速眼动睡眠。根据临床病史、体格检查及多导睡眠监测图可鉴别。

【危险因素】

各种原因引起的解剖结构异常、神经肌肉调控异常因而导致的上气道梗阻均可导致 OSAS。造成上气道的梗阻主要危险因素有上气道解剖结构的狭窄、咽部扩张肌和气道壁的神经调控异常、局部肌肉无力及呼吸中枢对低氧和高碳酸血症的调控异常。

解剖因素主要包括腺样体肥大、扁桃体肥大、喉软化症、鼻息肉、小下颌、鼻中隔偏曲等;神经肌肉调控异常主要包括神经肌肉疾病、各种肌病、脊肌萎缩症、脑瘫、脊髓脊膜膨出等;还包括各种综合征及遗传代谢病:如唐氏综合征、颅面骨发育不全综合征、眼下颌面综合征、软骨发育不良综合征、甲状腺功能减退、比埃洛宾综合征、伯 - 韦综合征、特雷彻科林综合征等;其他如肥胖、过敏性鼻炎等亦可引起 OSAS。

此外,遗传和环境因素也在 OSAS 的发病中起作用。已有证据表明,家族中如果有睡眠呼吸障碍者,则其他家庭成员患病的危险性就会增高。因此,儿科医师发现有睡眠呼吸障碍的患儿,一定要询问家族病史。

**(三)治疗决策**

治疗原则:早诊断、早治疗,解除上气道梗阻因素,预防和治疗并发症。

治疗方案:儿童睡眠呼吸障碍的治疗分为手术治疗和非手术治疗。

### 1. 手术治疗

（1）腺样体切除术、扁桃体切除术：由于儿童 OSAS 多伴有腺样体、扁桃体肥大，因此，扁桃体及腺样体切除术是治疗儿童 OSAS 的主要有效方法。大多数儿童可通过腺样体、扁桃体切除术得到有效的治疗。年龄 <2 岁、严重的 OSAS、OSAS 继发的心血管并发症、营养不良、病理性肥胖、神经肌肉病、颅面部发育异常等患儿是发生术后并发症的高危人群，必须进行详细的术前评估，术后应密切监护。

（2）其他手术治疗：包括颅面正畸手术，适用于部分颅面发育畸形的患儿。部分患儿可能需要悬雍垂腭咽成形术、会厌成形术。但颅面正畸手术以及悬雍垂腭咽成形术等在儿童 OSAS 患者的经验不多、远期预后尚不十分清楚，应慎重。在过去，严重的 OSAS 病例有时需要行气管切开术，以缓解上气道梗阻，但随着无创通气技术的开展，气管切开术的应用已逐步减少。

### 2. 非手术治疗

（1）持续气道正压通气治疗：持续气道正压通气（continuous positive airway pressure，CPAP）是治疗 OSAS 的有效方法，已被广泛应用于成年患者，对儿童的研究同样显示其有效性，可适用于各年龄段儿童。对于有外科手术禁忌证，腺样体、扁桃体不大，腺样体、扁桃体切除后仍然存在 OSAS 及选择非手术治疗的患儿，可以选择 CPAP 治疗。不能耐受 CPAP 压力者，可试用双水平正压通气治疗（bilevel positive airway pressure BPAP）。

（2）其他非手术治疗：包括体位治疗、肥胖患者减肥、吸氧、药物治疗等。部分儿童 OSAS 是由于发育异常所致。口腔矫治器治疗适用于轻~中度 OSAS，不能手术或不能耐受 CPAP 治疗的部分患儿。有研究表明，口腔矫治器治疗咬合不正的儿童 OSAS 效果良好。对由于过敏性鼻炎、鼻窦炎等鼻部疾病导致上气道阻塞者，应系统、规范地对症治疗。有报道，白三烯受体拮抗剂能减小腺样体、扁桃体组织的体积，改善上气道的通气状况，可用于轻、中度 OSAS 的治疗。

### 【预后】

单纯腺样体、扁桃体肥大造成的 OSAS 预后良好，腺样体、扁桃体手术后症状及 PSG 结果可得到明显改善；合并先天性疾病、不能耐受手术或术后残存 OSAS 者需要使用无创通气治疗，其预后与依从性密切相关。

### （四）常见问题和误区防范

**1. 儿童呼吸事件时长、中枢性呼吸事件的定义与成人不同**　在成人，每次呼吸暂停或低通气持续的时间需 ≥10 秒方能认为是一次呼吸事件，但儿童呼吸频率较成人快，且不同年龄呼吸频率不同，因而在儿童，较为通用的标准是持续 ≥2 个呼吸周期的呼吸暂停和低通气为一次呼吸事件。

在成人，中枢性呼吸暂停需要满足：气流较前下降 ≥90%，持续时间 ≥10 秒，同时整个事件期间没有相关的吸气努力。而在儿童中，除了持续时间有别于成人外，在 1 岁以内的婴儿，也可根据心率的改变进行判断，具体需要满足：气流较前下降 ≥90%，整个事件期间没有相关的吸气努力，并且存在下列之一：①事件持续 ≥20 秒；②事件持续时间 ≥基线呼吸的 2 个呼吸周期，同时伴有相关性觉醒或 ≥3% 氧饱和度降低；③相关心率减低小于 50 次 /min 持续至少 5 秒，或心率减低小于 60 次 /min 持续时间 15 秒（仅指 1 岁以内婴儿）。

**2. 不是所有的打鼾伴日间嗜睡都是 OSAS**　不是所有的打鼾都是 OSAS。如果儿童经常打鼾且伴有 OSAS 的任何症状和体征，则应该对儿童进行多导睡眠监测。如果没有条件做标准多导睡眠监测，医师应该进行其他检查，如夜间视频记录、夜间血氧饱和度监测或便携式的睡眠监测。如果高度怀疑患有 OSAS 而替代检查方法未能明确诊断 OSAS，则需要进行标准多导睡眠监测。

打鼾伴有日间嗜睡的患儿并非都是 OSAS，要注意发作性睡病的可能。但一般情况下，发作性睡病患儿夜间无打鼾，病史中有发作性猝倒、睡瘫、睡眠幻觉等，多次小睡潜伏期试验有助于嗜睡程度的判断及发现异常的快速眼动睡眠，可鉴别。此外，还要注意两者共存的情况，要注意仔细鉴别。

**3. 腺样体、扁桃体切除术后仍可能残留 OSAS**　近年一些关于 OSAS 儿童腺样体、扁桃体切除术效果评价的研究发现，部分儿童手术后仍有 OSAS 残存。欧洲一个多中心的研究报道，高达 62.8% 的患儿术后仍有打鼾症状，且睡眠监测结果不正常。很多学者指出，单纯手术并不能解决所有的问题。对有些 OSAS 患儿，需要术后追踪和后续治疗，否则，这部分患儿仍可能出现夜间反复低氧、觉醒，进而出现神经认知障碍和心血管并发症。既往研究显示，影响手术后残存或复发 OSAS 的危险因素包括 OSAS 严重程度（中重度）、肥胖、鼻部疾病、其他基础疾病（脑瘫、漏斗胸）、牙列和颅面因素、非洲裔美国人、小年龄及 OSAS 家族史、哮喘病史等。

**（五）热点聚焦**

**1. 儿童 OSAS 与系统炎症的研究进展**　近年来，有越来越多的证据表明，OSAS 是一种低度的系统性炎症性疾病。这种系统性炎症反应和 OSAS 的特征性改变，即反复低氧和觉醒所导致的系统性氧化应激有关。成人研究显示，OSAS 患者 TNF-α 水平升高。Gozal 等在一个大样本的儿童研究中报道，OSAS 儿童晨起血浆 TNF-α 浓度不仅升高，且和呼吸事件引起的睡眠片断化的严重程度有关，也和 TNF-α 的基因多态性有关。几个队列研究显示，OSAS 儿童特异性的前炎症因子水平或正常，或升高。CRP 是心血管疾病的预测因子，并参与动脉粥样硬化的形成。在成人和儿童，都有 OSAS 患者 CRP 升高的研究报道，且 CRP 水平随着针对 OSAS 的有效治疗而下降。然而，也有学者认为，OSAS 和 CRP 并没有直接的因果或效应关系，而可能与 OSAS 的一些共患疾病，如肥胖、糖尿病和吸烟等有关。一些学者也指出，OSAS 儿童的 CRP 水平不一定升高，但在 CRP 水平升高的 OSAS 儿童，更容易出现器官损害，如神经认知功能的受损。Kheirandish 等的研究发现，在正常体重 OSAS 患儿中，血浆 IL-6 水平较对照组升高，IL-10 降低，术后可恢复；MRP8/14 复合物是一种在不同的炎症状态下，由巨噬细胞释放至血中的非共价结合的复合物，它是心血管疾病的重要预测因子。Kim 等发现，OSAS 儿童血浆中 MRP 8/14 复合物水平较正常儿童明显升高。此外，其他如 CD40 配体（sCD40L）、黏附分子、脂肪酸结合蛋白、循环中微粒体在 OSAS 儿童中也会升高。

OSAS 可以导致全身性低水平炎症反应，除了炎症本身的损伤外，还可以激活下游不同的信号通路，最终导致终末器官的损伤，尤其在神经认知功能障碍、血管内皮功能障碍、动脉粥样硬化等方面起着重要作用。

**2. OSAS 对心血管系统疾病的影响**　OSAS 造成的低氧血症可引起直接心血管反应，即减少心肌氧供，心肌氧输送减少可能引发心肌耗氧和供氧失衡，导致心肌组织缺氧，这在冠状动脉粥样硬化性心脏病患者中尤为明显，可诱发夜间心绞痛、心肌梗死和心律失常，也可导致心肌收缩和舒张功能障碍。

OSAS 造成心血管系统并发症的机制可能在于睡眠呼吸紊乱造成低氧和高碳酸血症。

其中低氧血症刺激颈动脉体外周化学感受器，高碳酸血症主要作用于脑干的中枢化学感受器，两者均可引起交感神经兴奋。已有研究发现，OSAS 儿童可出现血压升高、调节障碍，有效治疗后可得到改善。其中，血压升高可以导致心肌收缩与舒张功能的减低及心室重构的发生。成人研究发现，中～重度 OSAS 患者射血分数（EF）较正常人及轻症患者明显降低，且与 AHI 呈负相关。儿童的研究也发现，中重度 OSAS 组与对照组相比，右心室收缩末容积指数高、心肌活动指数高、射血分数低，还有明显左心室舒张功能障碍及左心室心肌重构。另一方面，不管是成人还是儿童，睡眠过程中间断的低氧及二氧化碳潴留，也可以增加肺血管阻力，久而久之会形成肺动脉高压。肺循环阻力的增加，引起右心室收缩及舒张功能的紊乱及右心室重构，如果得不到及时治疗，最终可能会导致肺心病的发生。研究表明，心血管系统疾病的核心环节是血管内皮细胞功能障碍，而 OSAS 可加重血管内皮细胞损伤。正常情况下，血管内皮细胞产生、释放血管活性物质，包括血管舒张因子、血管收缩因子、血小板聚集因子（内皮素、血栓烷）和血小板聚集抑制因子（一氧化碳、前列腺环素），这些因子之间的平衡在调节冠状动脉血流量和凝血功能等方面起着非常重要的作用。OSAS 造成低氧血症，激活某些转录因子，例如低氧诱导因子 -1（hypoxia-inducible factor-1）和核因子 -κB（nuclear factor-κB）的产生，许多基因的表达增加，如内皮素 -1、血管内皮生长因子和血小板源性生长因子。低氧也可增强黏附分子的表达，促进白细胞滚动与黏附，参与诱导内皮细胞和肌细胞的凋亡。

同时，OSAS 也引起间接心血管反应，包括激活交感神经、血压调节异常、心功能减低，加重血管内皮细胞的功能障碍等。

综上所述，睡眠呼吸暂停与心血管系统疾病的关系通过人类流行病学研究和治疗干预观察已得到了明确的结论。虽然一些横向研究表明，睡眠呼吸暂停与肺动脉高压、充血性心力衰竭、心肌梗死等有一定的关联。但循证医学证据不足，也缺少系统纵向研究。毋庸置疑，对 OSAHS 与心血管疾病关系的探讨及通过治疗 OSAHS 预防心血管疾病发生的研究将是今后呼吸医学和心血管疾病领域的热点问题。开展 OSAHS 与心血管并发症关系的队列研究、随机对照的干预研究，将是未来心血管和呼吸医学研究的方向之一。

（许志飞）

# 第十四章

## 支气管异物

培训目标

掌握支气管异物的诊断、鉴别诊断和治疗。

### （一）概述

支气管异物（tracheobronchial foreign bodies）多见于5岁以内小儿，男童多于女童。其严重性决定于异物的性质和造成气道阻塞的程度，轻者可致肺部损害，重者为猝死原因之一。临床上可因疏忽询问病史或症状不典型而致误诊或迟诊。如能及时诊断，早期排除，则可完全恢复正常。

【病因】

1. **饮食不当**　婴幼儿尚未生出臼齿时，咀嚼功能差，喉部保护性反射功能不全，此时如给予带核或硬质食物，易因咀嚼不善，呛入气道。

2. **照顾不周**　如在进食时，小儿多话，或诱使发笑、啼哭、争吵，或进食过快，或有口含食物、玩具的习惯，或在用餐时奔跑，极易在深吸气时，将异物吸入气道。

3. **药物麻醉**　在麻醉过程中，咳嗽反射被抑制或消失，若发生呕吐，可将胃内容物吸入气道，引起窒息；或在气管切开后，由于护理不当，外套管脱落，造成气管阻塞。

4. **神志不清**　当因病昏迷时，咽反射减弱或消失，呕吐物或鼻饲食物易进入气道，也有报告在病重时，肠腔蛔虫可上行钻入气管。

【病理生理】

异物吸入气管后，根据异物的大小、性质及阻塞部位、程度和时间，而产生一系列病理变化。

1. **异物大小**　异物大者，可嵌顿在喉部或气管，致突然窒息甚至死亡；体积小者常导致部分阻塞，或随呼吸而落入主支气管、叶支气管，临床症状较轻，有时无症状出现（即无症状间期），而在咳嗽后或体位变动时，异物移动，临床又出现刺激或阻塞症状。

2. **异物性质**　气道异物的品种繁多，临床所见的异物有4类：①植物类占多数，常见的有花生、黄豆、蚕豆、瓜子、水果核、玉米、饭粒、胡桃，枣子等；②动物类如鱼骨、肉骨、螺蛳、牙齿或蛔虫等；③金属类包括钱币、别针、发夹、铁钉、图钉、大头针、缝针、气管外套管等；④化学制品有塑料笔套、橡皮筋及各种塑料小玩具。除引起气道阻塞外，由于异物性质不一，炎症轻重程度亦不同。如植物类异物，含有游离脂肪酸，不但具有刺激性，引起气道黏膜弥漫性炎症反应，且在钳取过程中，多因异物吸收水分后膨胀、软化或破碎，造成手术取出困难。至于金属类或塑料类异物，其刺激性小，感染亦较植物类异物为轻。

3. **阻塞部位** 阻塞在支气管的异物多位于右侧，且下叶支气管多于上叶支气管，因为右支气管的分支较垂直和管腔较大。

4. **阻塞程度** 异物进入气道的不同部位后，可引起相应部位的阻塞。阻塞程度的完全与否，可产生各种不同的病理结果。如当完全性阻塞时，其远端肺泡发生萎陷（肺不张）；如为不完全性阻塞时，空气能进而不能出，可造成局部肺泡膨胀（肺气肿）；或其他未阻塞部分出现代偿性肺气肿，也可因严重肺气肿导致肺泡破裂，气体沿间质空隙进入邻近组织，造成纵隔气肿、皮下气肿或气胸等。

5. **阻塞时间** 异物进入气道后的时间长短不一，短者为数小时或数天，当异物取出后，气道黏膜即可完全恢复正常；长者可达数月或数年之久，造成肺组织慢性炎变，反复发生感染，最后致慢性支气管炎、慢性肺炎、肺脓肿或支气管扩张等。

**（二）诊断与鉴别诊断**

**【临床表现】**

1. **症状和体征** 当异物刚入气道时，小儿出现突发性剧烈呛咳、憋气、恶心，甚至呕吐、喘鸣，严重可致呼吸困难或青紫。此病史极为重要，但有时易被忽视。异物进入一侧支气管或叶支气管后，症状即可暂时减轻，但仍呈轻度喘鸣，以后因阻塞发生肺不张或肺气肿，而产生相应体征。当发生炎症时，引起支气管黏膜充血、肿胀和渗出，临床出现高热不退，两肺广泛性哮鸣音或干湿性啰音；在哮鸣音减轻时，局部呼吸音减低。病程越长，则肺部体征可反复出现。

2. **预后和并发症** 本病的预后与异物大小、性质、停留部位、时间、患儿的年龄和并发症，以及手术顺利与否有关。如能及早取出，可获彻底痊愈；极少数因在异物吸入时窒息时间过长，引起脑缺氧，虽经取出异物，终致终身后遗症；有些在手术钳取时，也可发生突然窒息，或并发纵隔气肿、气胸等；对误诊过久的病例，因肺组织受损，可造成支气管扩张或不可逆性肺不张等并发症，最后亦须手术治疗。

**【辅助检查】**

1. **血常规** 继发感染者血白细胞增多，中性粒细胞占多数。红细胞沉降率可增快。

2. **胸部 X 线检查** 可根据异物的不同性质，分为透光与不透光两种。对不透光异物能直接确定异物的部位、大小或形状；而对透光异物，则仅能根据呼吸道梗阻情况加以判断。此时除正、侧位胸部摄片外，并应在荧光透视下观察纵隔、横膈和心脏部位。以下几种征象有临床意义：

（1）纵隔摆动：在透视下，呼气时纵隔移向健侧，而吸气时恢复原位，即向患侧摆动。提示患侧有阻塞性肺气肿存在，为支气管异物的主要征象。

（2）肺不张征：常在 24 小时后出现，显示异物所在部位，可作为异物定位诊断。

（3）肺气肿征：气管异物时，可见两肺透亮度增高，横膈平坦，活动减弱。如为单侧性透亮度增高，异物可存在于同侧，提示不完全梗阻所致，但偶可见于健侧，为代偿性肺气肿之故。

（4）肺部多变性病变：一般肺部可出现渗出或实变阴影。这些病变，或迁延不愈，或反复出现，甚至合并纵隔气肿、皮下气肿或局限性气胸，易造成误诊。

（5）颈部不透光阴影：喉部不透光异物，需做颈部正、侧位摄片，除可检测气道口径大小外，并可能鉴别气道或食管的异物。如圆形钱币或别针，在喉气管内呈矢状位，可在侧位片中见其平面；而在食管内呈冠状位，则在正位片中见其平面。

近年来,利用多层螺旋CT扫描及多平面三维重建技术(multiplanar reconstruction,MPR),可获得小儿气管支气管异物清晰、准确的影像资料,能清晰显示气管、气管隆突、主支气管、段支气管的三维立体影像,包括支气管腔内的狭窄、变形,以及管腔外并发的肺气肿、肺不张、肺实变等,且能直接显示出气道异物的大小、形态、活动度,对临床医师正确诊断并取出异物有重要的指导价值。

3. **呼吸内腔镜检查**　包括直接喉镜和支气管镜检查,可起确定诊断和治疗作用。对原因不明的呼吸道阻塞病例,应作为常规检查。有时可意外发现异物和其他病变。如检查失败,但临床仍有可疑者,应隔周复查。

【诊断】

根据异物吸入史、典型症状体征和肺X线检查的结果,诊断一般不难。少数患儿需经胸部CT检查甚至支气管镜检查才得以确诊。由于本症常导致呼吸道阻塞和感染,故常被误诊为喉气管支气管炎、百日咳、支气管哮喘、肺炎、肺不张、支气管扩张等呼吸道其他疾病。误诊时间可自数天至数年。误诊原因包括:①忽视异物吸入病史。异物吸入史为诊断本症的重要依据,但有时病史不完全,可被家长或医师所忽视。如家长未曾目睹,幼儿又不能主诉;或异物吸入时为家长用手挖出部分,症状一度好转,易为家长所遗忘;或由于年龄较大儿童畏惧家长责罚,故而隐瞒,不敢明言;或因临床医师未详细询问病史,或对病史不重视等。②被呼吸道感染症状所迷惑。如患儿症状表现不典型,来诊时又以呼吸道感染症状为主诉,则易误诊为其他呼吸道疾病。③对X线检查结果未能仔细分析。由于异物属植物性,X线能透过而不显影,故胸部X线检查阴性而排除本症。此外,有时因炎症严重,胸部见有明显炎症或其他征象而不去追究病因,导致临床上误诊。

应正确判断胸片或胸透所显示的异常情况。不透光性异物可在X线检查时直接发现,而透光性异物所造成呼吸道阻塞的间接征象,则须加以鉴别。但当胸部X线检查"正常",不能排除本症。

【鉴别诊断】

1. **喉气管支气管炎**　患儿有咳嗽、喘鸣、声嘶、吸气性呼吸困难等,与气道异物相仿。但在起病初期,即伴感染中毒征,经治疗可得痊愈,不易迁延或复发。

2. **支气管哮喘**　有反复发作或家族过敏史,经支气管舒张剂治疗后可见缓解。而气道异物所致咳嗽气喘对支气管舒张剂疗效不佳,易出现继发感染,影像学检查可发现有局限性气道梗阻征象。

3. **复发性肺炎**　多见于体弱、免疫力低下或原有心、肺疾病的患儿,常与误诊的气道异物伴有感染相混淆。但本症多可查到原发病因,如为原因不明者,也应进一步检查,排除气道异物引起的可能。

(三)治疗决策

正确的诊断和处理是本症治疗的关键。已发生神志不清、失音、面色发紫的患儿小孩应立即就地现场急救,待改善缺氧状态后再作处理。具体方法因年龄而异。1岁以内婴儿采用叩背胸部挤压法。A.患儿背部朝上,头低于肩胛线,注意不应呈倒立位。用右手掌跟部冲击患儿肩胛之间,4~5次,向头部方向。B.患儿面部朝上,用右手示指、中指冲击患儿胸骨下段,4~5次,方向同上。C.清除患儿口鼻部的异物或分泌物。D.如患儿无呼吸,立即给予呼吸复苏(面罩加压给氧呼吸)。如未成功,重复ABCD。1岁以上者采用腹部挤压法。A.患儿骑坐于医护人员的两腿上,背朝医护人员,或平卧,用掌根放于患儿的剑突和脐连线的中点，快速向上向内冲击压迫，手法宜轻柔。重复6～10次。B. 检查患儿口腔，清除其内分泌物或异物。C.无自主呼吸者，给予面罩加压给氧呼吸。如未成功，重复ABC。

病情相对平稳的患儿确诊为异物吸入后，应即进行镜检取出，否则随时可发生窒息。在出现呼吸道梗阻时，宜进行急诊手术。不论异物嵌顿在何部位，均易致肺部严重并发症。若全身情况极差，合并严重感染、循环衰竭、脱水、酸中毒等，则宜先经内科处理好转后，争取时机钳取异物。

镜检包括直接喉镜或支气管镜或软式支气管镜检查。传统观念认为，硬式支气管镜是支气管异物取出术的最优选择。但近年来随着软式支气镜技术的发展，其在气道异物中的诊断治疗地位明显升高。对较大、质地较硬的异物、大气道活动性异物一般应首选硬式支气管镜钳取，而左右上叶、深部异物、植物性残渣、异物可疑者则更适合采用软式支气管镜治疗。少数部位特殊或因其他原因无法取出异物者可作开胸手术取异物。

镜检前一般应先行摄片明确异物部位，并做好一切抢救准备，以防意外。术后如出现吸气性呼吸困难等喉梗阻症状，可给予肾上腺素加布地奈德雾化液雾化吸入，严重者给予地塞米松等全身型糖皮质激素治疗。气道黏膜有继发细菌感染时，宜加用抗菌药物。

气道异物属儿科急症，后果严重，故应加强宣教，提高育儿常识，对家属或保育员进行教育，指出本病是完全可以预防的。对婴幼儿不应给予花生米、瓜子、豆类或带核、带骨的食物。在小儿活动环境周围，不宜置放易于放入口内的小玩具或用品，以防小儿将其纳入口中。小儿玩具或其零件直径不应小于3cm，且不易零拆。在进食时不要和小儿讲话，亦不应逗笑或责骂。小儿更不可边吃边跑。对不合作或昏迷小儿应随时将口中呕吐物清除，以防意外。

### （四）常见问题和误区防范

支气管异物常被误诊为支气管哮喘、肺炎、支气管扩张等呼吸道其他疾病，以致抗感染治疗无效。

早在1936年，Jackson即提出本症误诊是因未给予重视所致。因而在临床工作中，必须做到详细询问病史。对迁延不愈、反复发作的病例，X线表现又不能以一般肺炎或其他肺部疾患来解释者，或疑为支气管哮喘，而过去未有类似发作者或治疗效果不佳者，均应耐心启发家长回忆既往史，尤其是第1次发作时的经过情况。要注意典型症状，进食时小儿突然发生呛咳、憋气、失音、气促、呕吐、大汗甚至窒息感，即应引起警惕。当症状一度缓解，以后反复咳喘，并有感染症状出现，亦应加以重视。

（鲍一笑　刘海沛）

# 下　篇

## 技　术　篇

# 第十五章

# 肺功能技术

培训目标

1. 掌握肺通气功能、支气管舒张试验、支气管激发试验的临床应用及报告解读。
2. 熟悉脉冲振荡技术、婴幼儿肺功能技术的临床应用和报告解读。
3. 了解肺功能技术原理和质量控制标准。

## 一、肺功能概述

肺有多种功能，包括呼吸、内分泌、免疫和代谢等。其中呼吸的主要功能是给身体细胞提供氧气和从身体细胞排除多余的二氧化碳。由两个系统来共同完成。

1. **呼吸系统** 这是一个系统供应空气的空气泵，把 $O_2$ 输入血液，而把血液中多余的 $CO_2$ 带走。鱼的血液流过鳃的血管时，就从血管周围的流水中提取 $O_2$。人的呼吸器——肺的表面是在体内折叠起来的，以保护这些薄膜免于干燥；当饱和水蒸气的空气被吸入后，就与经过肺毛细血管的血流紧密地接触，于是进行气体交换。

2. **血液循环系统** 是一个血泵，以推动心脏的全部输出量，使其通过肺泡周围的细小而薄壁的血管（毛细血管），供应血液。它携带任何必需的物质进出组织细胞，它借助一种奇异的化学物质——血红蛋白，可以运输大量的 $O_2$ 和 CO。这两个系统相互合作形成气体交换器，以供组织的需要，最终作用是完成空气与所有组织细胞之间的气体交换。

呼吸系统常被简化为两个主要部分。①传导气道：在这些气道中，实际上空气是不交换的；②肺泡：在这里，大量的 $O_2$ 和 $CO_2$ 迅速地进行交换。但真实的呼吸系统是一个非常复杂的分配系统。这个系统在开始处是两条鼻管（有时第 3 条管即口，也被利用），然后合成一条即气管。气管分为两条主支，即右侧和左侧支气管；每一支气管再分支，总起来，共经过 20~23 次再分。简单的计算表明，这种形式的 20 次再分，可以产生约一百万条末梢细管。每一条末梢细管的末端有一个盲囊，即肺泡，气体交换就在这里进行。两侧肺共有三亿个肺泡，肺泡的直径在于 75~300μm。有些肺泡很靠近肺的中心（肺门），有些则位于肺尖或基底部，距离肺门达 20~30cm。要把适量的新鲜空气几乎同时地通过一百万条不同长度和直径的细管分配到三亿个不同大小的肺泡中去，确实需要一个奇异的工程设计。不仅如此，由于空气在传送管道中是不参与气体交换的，因而这些管道的内径一定要小（尽量减小无用的空气容积），但又不能太小，以免呼吸泵在推动空气在管中流动时耗费过多的功来克服阻力。

另一个奇异的工程技巧就是提供一个面积极大而厚度极薄的表面，以便于空气和血液之间转移气体。人在休息时，每分钟需要转移 200~250ml $O_2$；在进行最大运动时，所需

要的 $O_2$ 量可以超过休息时的 20 倍——即达 5 500ml。可供大量空气转移的膜的表面积极大——约为 70m²，相当于 40 倍的人体表面积；而膜的厚度则小于 0.1μm。

供应血液的系统也常被简化，然而它是与呼吸系统同样奇异和复杂的。这里的血泵——右心室推动静脉血进入一条大管道，即肺动脉主干。这主干分支又分支，直至最后血液流过肺泡周围的数百万条短而薄的毛细血管。这里毛细血管床的表面积约为 70m²，而每条毛细血管壁的厚度不到 0.1μm，其直径为 10～14μm。血流通过全部血管床的阻力是这样的低，以致在不到 10mmHg 的压力推动之下，每分钟有 5～10L 的血液能流过全部血管床。这一血泵的推动力有很大的变动范围。人在休息时，它每分钟能推动 4L 的血液通过毛细血管；在最大运动时，能推动 30～40L/min。

空气泵和血泵的结构差异较大。血液是一个由肌肉构成的泵，即右心室，朝着一个方向推动；三尖瓣阻止血液在心室收缩期倒流入右心房，肺动脉瓣则阻止血液在心室舒张期倒流入右心室。血液流过一个传送系统（肺动脉）而至气体交换系统（毛细血管）和集合系统（肺静脉），然后进入第二个血泵（左心室），分布于身体细胞。空气泵的不同在于它缺乏活瓣，它使空气进入和排出（如同潮水的涨落）是通过同一套管道进行的，这些管道既传送新鲜空气进入肺泡，也从肺泡中收集肺泡气。在这些管道中，极少或不进行气体交换，所以称它们是"死腔"（也称无效腔）。空气泵中的这个死腔，从一方面看来是个不利因素，因为需要有较多的通气与需要泵作较大的功；从另一方面看，又有其有利之处，因为不需要有另一套集合管传送呼出的气体，这就使得肺里有较多的空间以供气体弥散。空气泵不同于血泵，还在于它是一种"负压"（低于大气压）泵而不是正压泵。一个正压泵会压迫肺，驱使肺泡气从胸内排出。当胸外压力解除时，新鲜空气随即进入。负压泵则主动地扩大胸腔，使肺泡中的压力降到大气压以下，于是处于大气压水平的空气就流进肺内；然后负压泵被动地回缩到它原先休息时的位置，以驱使空气出肺。

为适合组织细胞变动的需要，心和肺必须是可变的泵。理想地说，这些泵也应精巧准确地调节，使它们得以以最小的能量代价来适合每个需要。这两个泵所产生的空气的供应和血液供应，必须不仅在总量上相配合，并且在肺的每一部位上也要相配合。这就需要有决定反应的中枢及对中枢提供必要的信息和加强决定的力量。

肺的气体交换系统并非为其本身的需要而活动。它的存在是为了适合各种器官、组织和细胞的需要。生理学家们对于呼吸常只想到肺、胸腔和空气的运动。生物化学家们对于呼吸所想到的是组织利用氧和排除二氧化碳时的细胞过程。有人称第一种作用为"外呼吸"，而称第二种为"内呼吸"或"组织呼吸"。

肺功能检测包括空气和肺泡之间、肺泡和肺毛细血管血液之间、组织毛细血管和组织细胞之间及含气的空隙和血液之间的气体交换功能的测定。临床所指的肺功能测定主要是指肺的通气功能和换气功能。但肺的呼吸功能内容涉及广泛，在临床分析和应用肺功能测定时应给予充分的考虑。

儿童呼吸系统解剖及病理生理特点与成人差异迥然，尤其是婴幼儿。其肺功能的各方面在不同年龄段都存在很大差异。另外，在测定大多数肺功能参数时，均需要受试者按照指定的呼吸方式密切与操作者配合，才能获得稳定可靠的结果。学龄期小儿经配合训练后，可采取目前临床常规应用的肺功能检查方法，做较全面的肺功能检查。6 岁以下幼儿和 3 岁以下婴幼儿肺功能检查多采用该年龄段适用的特殊方法，所用分析指标颇为不同。

接下来就儿科临床肺功能参数、测定方法及其应用予以阐述。

## 二、肺功能参数及临床意义

### 【肺容量】

1. **概念** 在呼吸运动过程中,胸廓和肺发生不同程度的扩张和回缩,肺内容纳的气量相应随之改变,据此可分为 4 种基础肺容积和 4 种基础肺容量。基础肺容积是在安静状态下一次呼吸所出现的呼吸气量变化,彼此互不重叠,包括 4 项:①潮气容积(tidal volume, VT):平静呼吸时每次吸入或呼出的气量;②补吸气容积(inspiratory reserve volume, IRV):平静吸气后能继续吸入的最大气量;③补呼气容积(expiratory reserve volume, ERV):平静呼气后能继续呼出的最大气量;④残气容积(residual volume, RV):补呼气后,肺内不能呼出的残留气量。肺容量是由 2 个或 2 个以上的基础肺容积组成,包括 4 项:①深吸气量(inspiratory capacity, IC):平静呼气后能吸入的最大气量,由 VT + IRV 组成;②肺活量(vital capacity):最大吸气后能呼出的最大气量,由 IC + ERV 组成;③功能残气量(functional residual capacity, FRC):平静呼气后肺内所含有的气量,由 ERV + RV 组成;④肺总量(total lung capacity, TLC):深吸气后肺内所含有的总气量,由 VC + RV 组成。图 15-1(见文末彩图)为基础肺容积和肺容量的构成。

2. **测定方法** 各种肺功能仪通常都预置了一些有代表性的预计值公式,根据被输入的受试者性别、年龄、身高、体重等参数,自动计算出预计值及实测值占预计值的百分比。在测定之前,要对仪器进行环境校准(温度、湿度、大气压)和流量容积校准。

现代肺功能仪多为测定效率高的流量仪法,所测流量对时间的积分即为容积,可直接测定的肺容量包括 VT、IRV、ERV、IC、VC 共 5 种,可称为直接测定的肺容量;RV、FRC、TLC 必须通过间接法测得,为间接测定的肺容量。通常首先测定 FRC,再借助直接测定的肺容量换算得出其他指标。

FRC 的测定方法主要包括气体分析法和人体体积描记法。以下介绍常用的 FRC 测定方法。

(1)气体分析法:①密闭式氦稀释法——重复呼吸法。以氦气作为外加的指示气体,测定时,令受试者于 FRC 位时经一密闭系统重复呼吸某一固定容积($V_1$)的容器内含有特定浓度($C_1$)氦气(一般为 10%)的混合气体。在重复呼吸过程中,氦气逐渐分布入肺泡气中,最终肺泡内与容器内的氦浓度达到平衡,平衡浓度为 $C_2$,此时氦气的分布容积为 $V_2$,FRC 则为 $V_2 - V_1$。由于氦气最终在肺内均匀分布,且不参与肺内气体交换和气体代谢,因此,测定前后密闭系统中氦气总含量恒定不变,公式 $V_1C_1 = V_2C_2$ 成立,据此计算出 $V_2$,FRC $= V_2 - V_1$。②密闭式氦稀释法——一口气法。通常用于弥散功能一次呼吸法测定过程中肺总量的副检测。以 10% 氦气、0.3% CO 与空气混合气为指示气体,令受试者在用力呼气末(即 RV 位置)快速吸气至 TLC 位,屏气 10 秒,由呼出肺泡气中氦浓度计算获得 TLC 和 RV。由于一口气法允许气体分布和平衡的时间太短,仅适合于正常人,轻、中度限制性通气功能障碍和轻、中度阻塞性通气功能障碍者。在严重阻塞的患者,由于气体来不及进入所有肺泡或不能均匀分布在所有肺泡,测定值会显著低于实际值,必须改用重复呼吸法测定。在肺活量太小的限制性通气功能障碍患者(或肺活量太小的正常人),由于连接管路死腔相对较大,氦气也不能真正进入所有气泡,测定差异也较大,必须改用重复呼吸法测定。③密闭式氮稀释法——重复呼吸法。受试者测定前肺内的氮气浓度恒定($C_1 = 79.1$),令受试者在平静呼气末(即 FRC 位)时经密闭的肺量计重复呼吸,吸入固定体积(一般为 5L)的纯氧,重复呼吸的时间通常为 7 分钟,肺内的氮与肺量计中的氮浓度达到平衡。测出肺量计中氮浓度,经由以下公式可计算出 FRC。测定前肺内的氮浓度为 FRC×79.1%,死腔含氮量为 d×79.1%（d 为肺量计及其通路的死腔容量,单位 ml）,所以测定前肺内和肺量计中总的含氮量为 FRC×79.1%+d×79.1%+e（e 为充入肺量计的氧气中的含氮量）;测定后平衡气中氮浓度为 y（即重复呼吸 7 分钟后肺与肺量计中气体平衡后的氮浓度）,在 FRC 位时的含氮量为 FRC×y,死腔含氮量为 d×y,肺量计含氮量（a−b）×y,其中 a 为充入肺量计中的氧量（ml）,b 为重复呼吸 7 分钟机体耗氧量。另外,由于毛细血管与肺泡气氮分压差所致从血液排入肺泡的氮量为 c（即重复呼吸 7 分钟后机体排出的氮量,Christie 计算法为 80ml）,因此,FRC×79.1%+d×79.1%+e=FRC×y+d×y+(a×b)×y−c。经上式,即 FRC=$\dfrac{(a-b)\times y-(c+e)\times 100}{79.1-y}$−d。

（2）人体体积描记法（body plethysmograph）:此法需要应用人体体积描记仪,简称体描法。受试者被置于体描仪的密闭箱内,经口呼吸,压力传感器分别记录口腔内压和密闭箱内压的变化。受试者呼吸时,胸内气体相应地被压缩和扩张引起胸廓内气量（Vtg）的变化,从箱内压的改变推导测定胸廓内容积。在受试者平静呼气末（即 FRC 位时）关闭阀门,阻断呼吸气流,并令受试者做轻轻喘息的呼吸动作。在气道中没有气流的情况下,口腔内压的变化等于肺泡压的变化（△Pmo＝△Palv）,箱内压出现相应改变与口腔压的改变成线性负相关。用 Boyel 定律可推算 Vtg。

Boyel 定律:在等温情况下,气体在密闭容器内被压缩,容量减低,压力增加,此瞬间压力和容量的关系为 $P_1V_1=P_2V_2$。$P_1V_1=(P_1-\triangle P)\times(V_1+\triangle V_L)$,$P_1V_1=P_1V_1-\triangle PV_1+(P_1-\triangle P)\triangle V_L$;$V_1=\triangle V_L(P_1-\triangle P)/\triangle P$,P 值与 $P_1$ 相比甚小,可略去,故公式简化为 $V_1=\triangle V_LP_1/\triangle P$。上式中 $P_1$ 为大气压,$V_1$ 为在切断气流时（即 FRC 位）的胸廓内气量（Vtg,此时的 Vtg 即为 FRC）,△P 为肺内压（即口腔压的变化）,$\triangle V_L$ 为肺容量的改变。由于 △P 和 $\triangle V_L$ 均可被测出,故由上式可换算出 FRC。

在正常肺和限制性通气患者,体描法所测得的 Vtg 与用氦稀释法所测得的 FRC 结果基本相同。但在阻塞性通气功能障碍,由于肺内存在通气不良区域,吸入的氦气不易进入这些区域,其分布容积小,所以氦稀释法所测得的 FRC 小于体描法。

3. **影响因素**

（1）年龄:处于生长发育阶段的儿童,肺容积随年龄增长逐渐增大,在青春发育期（男性 13～14 岁,女性 11～14 岁）肺容积增长最大,在 20 岁左右达高峰并稳定一段时间,其后随年龄增大,肺活量逐渐下降,功能残气量和残气量增加,肺总量变化不大。

（2）身高:肺容积与身高成正相关关系。身高是肺容积最主要的影响因素之一。注意在无法直立的儿童或脊柱畸形的儿童,通常以指间距代替身高值。

（3）体重:由于体重与身高密切相关,在考虑身高的前提下,体重对肺容积的影响甚小。

（4）性别:相同年龄、身高的男性的肺容积高于女性。

【**肺通气功能**】

通气功能包括静息通气量和用力通气量。测定方法上应用最多为最大呼气流量 - 容积曲线（maximal expiratory flow-volume,MEFV）,它是在深吸气末作最大用力呼气过程中,呼出气体流量随肺容量变化的关系曲线。MEFV 是动态肺容量的测定,所描记的是用力肺活量测定时的时间肺容量。即在高肺容积（TLC 位）用力呼气,呼气流量的大小取决于肺泡的驱动压和气道的通畅情况,而气道的通畅情况又取决于气道和肺组织的结构、肺容积和气道内外的压力。MEFV 曲线的形状和各参数值反映了用力呼气过程中呼气力量、胸肺弹力、肺容积、气道阻力对呼气流量的综合影响。因此，在受试者达到对测试操作理解和配合最佳的情况下，MEFV 应能很好地反映呼气气流受阻的情况。以下介绍 MEFV 方式测定通气功能的主要参数的概念和临床应用意义。

1. **第 1 秒用力呼气容积（FEV$_1$）、用力肺活量（FVC）和 1 秒率（FEV$_1$/FVC）** 受试者在深吸气末（即 TLC 位），做最快速度和最大力量的呼气动作，所呼出气量为用力肺活量（FVC）；在呼气的第 1 秒钟内呼出的气体容积为 FEV$_1$，单位为升（L），FEV$_1$ 占 FVC 的百分比为 1 秒率。FEV$_1$ 测定的重复性好，正常人变异系数为 3%～5%，是反映较大气道阻力的重要、敏感参数。在实际应用中，通常以 FEV$_1$ 实测值占预计值百分比 FEV$_1$% 来比较，正常范围是 80%～120%。

FEV$_1$ 是目前临床判断哮喘急性发作期和慢性持续期严重程度的基本指标。但对于早期或轻度气流阻塞者，1 秒率 FEV$_1$/FVC 比 FEV$_1$ 更敏感，因此，部分轻度哮喘患者可出现 FEV$_1$ 正常但 FEV$_1$/FVC 降低的情况。对儿童哮喘而言，在使用 FEV$_1$ 指标判定哮喘严重程度时要尤为注意。有研究者认为，在稳定期（或缓解期）哮喘儿童绝大多数 FEV$_1$ 位于正常范围，若单以此指标判定病情严重度，可能会低估病情。因此，应结合其他肺功能指标如 FEV$_1$/FVC、吸入速效 β$_2$ 受体激动剂前后 FEV$_1$ 变化率（或气道对 β$_2$ 受体激动剂的可逆性）、气道阻力（例如应用脉冲振荡方法）和哮喘症状发生频度、缓解药物应用频度等临床指标来综合分析判定哮喘严重度。

2. **呼气峰流量（PEF）或呼气峰流量率（PEFR）** MEFV 测定过程中，用力呼气瞬间最大流速，单位为升 / 分（L/min）或升 / 秒（L/s）。PEF 发生于 FVC 最初的 0.1 秒时限内，与呼气用力程度密切相关，但不要求延长呼吸，因此，除了在肺功能仪上测定 MEFV 时获得此参数，也可应用简易便携的峰流速仪测出。PEF 在呼气曲线上出现早，反映大气道通畅情况，为用力依赖的指标，虽与 FEV$_1$ 相关性好，但由于正常值范围大，重复性较差，不能单独用于哮喘诊断。由于个体差异较大，在确定正常参考值时，通常应用个人最佳值作为参考。PEF 实测值≥80% 预计值或个人最佳值为正常。

在哮喘的病情监测和自我管理计划中，PEF 的日间变异率是普遍应用的指标。PEF 日间变异率 = $\dfrac{\text{日内最高 PEF} - \text{日内最低 PEF}}{1/2（\text{日内最高 PEF} + \text{日内最低 PEF}）} \times 100\%$，正常值应低于 13%。若变异率为 20%～30%，则为中度持续哮喘；变异率 >30% 为重度持续哮喘。

3. **最大呼气中期流量（MMEF）和流量容积曲线** 最大呼气流量容积曲线（maximal expiratory flow-volume curve，MEFV）：从 TLC 位一次用力呼气至 RV 位过程中，描绘出肺容量及相应气流速度的曲线，以肺活量的 75%（V$_{75}$ 或 FEF$_{25}$）、50%（V$_{50}$ 或 FEF$_{50}$）、25%（V$_{25}$ 或 FEF$_{75}$）时的流量为定量指标。

如果 FEV$_1$、PEF、FEF$_{25}$ 正常，FEF$_{50}$、FEF$_{75}$ 降低可用于对小气道阻塞性疾患的早期诊断，正常应占各指标预计值的 80% 以上。

4. **小气道功能** 小气道通常指直径 2mm 以下的气道。与大、中气道相比，有如下特点：管壁菲薄、管腔纤细、纤毛减少或消失、软骨缺如、平滑肌相对较丰富、总横截面积非常大，可使气道阻力减小，小气道阻力仅占整个气道阻力的 20% 以下。小气道结构的维持主要通过肺组织的弹力纤维维持，弹力纤维的破坏将导致小气道内径的缩小，甚至陷闭。小气道病变和 / 或肺组织弹性功能减退均导致小气道功能减退。

最大呼气流量容积曲线是最常用的测定小气道功能的方法，小气道功能下降在 V-V 曲线主要表现为两个方面：一是在数值表现为在 VCMAX、$FEF_{25}$ 基本正常的情况下，$FEF_{50}$、$FEF_{75}$ 的下降，时间肺活量和最大通气量正常；二是指在 V-V 曲线上表现为高容积图形基本正常，但低容积出现凹陷性改变。实际上，在小气道或肺组织的轻微或轻度改变时，仅有 $FEF_{50}$、$FEF_{75}$ 的下降，VCMAX 和 $FEF_{25}$ 无明显变化，此时 $FEF_{50}$、$FEF_{75}$ 反映小气道功能，在严重小气道病变或肺组织弹性减退时，不仅有 $FEF_{50}$、$FEF_{75}$ 显著下降，也有 VCMAX 和 $FEF_{25}$ 的显著下降。因此，在 VCMAX、$FEF_{25}$ 基本正常的情况下，$FEF_{50}$、$FEF_{75}$ 的下降反映下气道功能的早期改变。

　　最大中期呼气流量（maximal midexpiratory flow，MMEF，MMF）曾作为反映小气道功能的重要指标。MMEF 是指在 FVC 曲线上，用力呼出气量在 25%～75% 的平均流量。即把 FVC 四等分，呼气初始 1/4 与用力关系太密切，流速快不给予考虑；呼气末端的 1/4，因肺组织弹性减退，支气管内径缩小，呼气流速非常低，也不予考虑；最后剩下中间 1/2 即为 MMEF，其大小等于中间 1/2 的容积除以中间 1/2 的时间，可较好地反映小气道阻力的变化。MMEF 主要取决于 FVC 非用力依赖部分，即呼气流量最用力程度达到一定限度后，尽管继续用力流量固定不变。MMEF 与低肺容积位的流量相似，主要受小气道直径影响，流量下降反映小气道的气流阻塞。

　　近年来，随着脉冲振荡肺功能测定技术的发展，应用该法反映小气道功能亦逐渐用于临床，详细介绍可参见本章脉冲振荡技术相关内容。

　　【弥散功能】

　　肺内气体弥散主要包括氧气和二氧化碳的弥散。肺内气体通过气相弥散、膜相弥散和血相弥散这 3 个连续不断的步骤完成气体交换，其中膜相弥散是影响弥散量的主要因素。弥散量的概念：当肺泡膜两侧某气体分压差为 1mmHg 时，在单位时间内（1 分钟）由肺泡经呼吸膜到达红细胞的气体量（ml）为该气体的弥散量（DL）。由于二氧化碳的弥散率为氧的 20 倍，因此，临床所言的弥散功能主要指氧的弥散量。但临床检测反映呼吸膜弥散功能时，常用 CO 弥散量检测法来反映呼吸膜的扩散特性，用 CO 弥散量反映呼吸膜的特性较 $O_2$ 更精确。这是由于相比于 $O_2$ 而言，CO 与血红蛋白的亲和力极大，CO 通过扩散膜进入红细胞后，与血红蛋白紧密结合，从而使血浆中的 PCO 基本不升高，到血液离开肺毛细血管时（0.75 秒后），血液中 PCO 仍几乎为零，因此，扩散膜两侧的分压差可被视为一个恒量（等于肺泡内的压力），血液流经肺血管的整个过程中，扩散速率得以维持。因此，CO 扩散速率与肺血流量无直接关联，仅受到扩散膜的限制，故 CO 被称为扩散限制（diffusion limitation）性气体。常用测定 CO 弥散量的方法包括一口气法和重复呼吸法。

　　1. **一口气法**　受试者先潮气呼吸，然后呼气至残气位，继之吸入含有 0.3% CO、10% He、20% $O_2$ 及 $N_2$ 的混合气体。要求受试者最大呼气后快速吸气至肺总量位，健康受试者应该在 2 秒内完成吸气动作，中度或重度气道阻塞患者应在 4 秒内完成吸气。待受试者吸气至肺总量位后开始屏气，10 秒后再次用力快速呼气。在呼气过程中，连续测定 CO 浓度，然后通过公式计算出屏气阶段的 CO 弥散量。其余气体通过打开阻断器散发出去。现在一些新一代的机器，会采用 0.3% CO，0.3% $CH_4$，0.3% $C_2H_2$，21% $O_2$，其余为 $N_2$ 的混合气体。

　　2. **重复呼吸法**　受试者潮气呼吸，稳定后开始重复呼吸测弥散阶段。患者自储存袋内重复呼吸含有 0.2%～0.3% CO、9%～10% He 及约 30% 的氧气的混合气体，呼吸频率 30 次 /min，以保证储存袋内气体能与肺泡气体充分混合，最终根据公式计算出 DLCO。在重复呼吸阶段，CO 气体经肺膜弥散。为了能够测定肺内气体分布严重不均的患者，可在重复呼吸阶段

（CO/He 肺内冲洗阶段），每分钟给予补充 250～300ml 的氧气，除此之外，通过吸附器内部钠石灰吸收、清除呼吸气体中的 $CO_2$。如果在肺内冲洗阶段结束后进行 ERV-VC 呼吸测定操作，则还可以算出重要参数 TLC 和 RV。

正常弥散功能应占预计值 80%～120%。弥散功能降低见于弥散面积减少（肺气肿、肺切除、肺部感染、肺水肿、慢性肺阻性充血、气胸、脊柱侧弯）；肺泡毛细血管阻滞（肺间质纤维化、结节病、石棉肺、硬皮病）；其他（贫血、碳氧血红蛋白血症）。弥散功能增加见于红细胞增多症、肺动脉高压等。

**【儿童肺容积及通气功能和弥散功能正常预计值】**

正常人肺容积值的个体差异较大，变化超过预计值 20% 视为异常。肺容积及通气功能正常预计值公式因种族、地区差异而不同，应选择适合本地区的预计值公式作为正常预计值的参考标准。北京儿童医院应用 Chest-25F 肺功能仪对 235 名健康儿童和青少年（年龄 7～18 岁）进行肺功能测定，以年龄、身高、体重三项为自变量，各肺功能指标为因变量进行多元回归分析，得出表 15-1 所示的肺功能参数回归方程，作为正常预计值公式。

表 15-1　学龄儿童肺功能正常预计值公式

| 项目 | 性别 | 正常预计值公式 |
|---|---|---|
| VC（L） | 男 | Y＝0.082 0A＋0.025 6H＋0.026 4W－2.923 1 |
|  | 女 | Y＝0.065 9A＋0.018 9H＋0.018 1W－1.768 5 |
| RV（L） | 男 | Y＝0.048 9A＋0.017 3H－0.007 6W－2.039 6 |
|  | 女 | Y＝0.016 4A＋0.015 9H－0.000 6W－1.577 6 |
| TLC（L） | 男 | Y＝0.150 9A＋0.040 2H＋0.014 7W－4.643 3 |
|  | 女 | Y＝0.108 8A＋0.040 3H＋0.002 6W－4.030 3 |
| FRC（L） | 男 | Y＝0.092 3A＋0.032 9H－0.006 2W－3.888 8 |
|  | 女 | Y＝0.091 1A＋0.033 2H－0.019 0W－3.575 8 |
| MVV（L/min） | 男 | Y＝4.547 1A＋0.214 4H＋0.706 4W－29.73 9 |
|  | 女 | Y＝1.325 3A＋0.815 8H－0.030 5W－65.29 4 |
| $FEV_1$ | 男 | Y＝0.065 8A＋0.021 7H＋0.023 9W－2.329 0 |
|  | 女 | Y＝0.056 2A＋0.023 4H＋0.009 2W－2.119 0 |
| $D_LCO$（ml/mmHg·min） | 男 | Y＝0.658 8A＋0.083 9H＋0.127 8W－8.187 5 |
|  | 女 | Y＝0.501 7A＋0.014 4H＋0.073 8W＋3.970 9 |

注：A：年龄；H：身高；W：体重。

**【肺通气功能障碍的类型】**

肺容积测定结果通常与肺通气功能测定结果结合分析，判断肺功能异常的类型。一般用肺容积参数（主要是 VC）和时间肺活量参数（主要是 $FEV_1$%、$FEV_1$）结合判断，表 15-2 为不同类型肺通气功能障碍在流量 - 容积曲线上的表现。

表 15-2　肺通气功能障碍不同类型

| 类型 | VC | $FEV_1$ | $FEV_1$/FVC | RV | TLC |
|---|---|---|---|---|---|
| 阻塞型 | 减低或正常 | 减低 | 减低 | 增高 | 增高或正常 |
| 限制型 | 减低 | 减低或正常 | 增高或正常 | 减低或正常 | 减低 |
| 混合型 | 减低 | 显著减低 | 减低 | 变化不定 | 变化不定 |

### 三、儿科肺功能检查方法

**【支气管舒张试验】**

或称气道可逆试验,用于测定气流阻塞的可逆程度,方法为在吸入支气管舒张剂前和吸入后 15 分钟分别测定肺通气功能,计算 $FEV_1$ 的改善率。吸入支气管舒张剂后 $FEV_1$ 改善率≥12% 且 $FEV_1$ 绝对值增加 0.2L 以上判定为阳性;支气管舒张试验阳性有助于哮喘或 COPD 诊断。图 15-2 为 1 例支气管哮喘患儿的阳性支气管舒张试验结果。

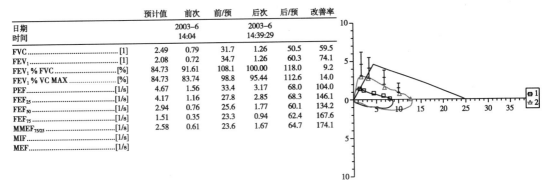

| | 预计值 | 前次 | 前/预 | 后次 | 后/预 | 改善率 |
|---|---|---|---|---|---|---|
| 日期 | | 2003-6 | | 2003-6 | | |
| 时间 | | 14:04 | | 14:39:29 | | |
| FVC ......................[1] | 2.49 | 0.79 | 31.7 | 1.26 | 50.5 | 59.5 |
| $FEV_1$ ....................[1] | 2.08 | 0.72 | 34.7 | 1.26 | 60.3 | 74.1 |
| $FEV_1$ % FVC .............[%] | 84.73 | 91.61 | 108.1 | 100.00 | 118.0 | 9.2 |
| $FEV_1$ % VC MAX .........[%] | 84.73 | 83.74 | 98.8 | 95.44 | 112.6 | 14.0 |
| PEF ......................[1/s] | 4.67 | 1.56 | 33.4 | 3.17 | 68.0 | 104.0 |
| $FEF_{25}$ ..................[1/s] | 4.17 | 1.16 | 27.8 | 2.85 | 68.3 | 146.1 |
| $FEF_{50}$ ..................[1/s] | 2.94 | 0.76 | 25.6 | 1.77 | 60.1 | 134.2 |
| $FEF_{75}$ ..................[1/s] | 1.51 | 0.35 | 23.3 | 0.94 | 62.4 | 167.6 |
| $MMEF_{75/25}$ .............[1/s] | 2.58 | 0.61 | 23.6 | 1.67 | 64.7 | 174.1 |
| MIF ......................[1/s] | | | | | | |
| MEF ......................[1/s] | | | | | | |

**图 15-2　支气管哮喘患儿的阳性支气管舒张试验结果**

近年来,随着脉冲振荡肺功能测定技术的发展,将脉冲振荡肺功能测定技术用于评价气流阻塞可逆性也有报道,详细介绍可参见本章脉冲振荡技术相关内容。

**【支气管激发试验】**

支气管激发试验是用来评价气道反应性的。气道反应性增高又称气道高反应性(airway hyperresponsiveness),是指某些疾病状态下的气道在吸入各种物理的、化学的或药物的等刺激性物质后,较普通正常人的气道更易出现支气管平滑肌的收缩,黏液分泌增多,及免疫炎症介质释放,从而表现为气道阻力急速短暂或较长时间的上升,肺通气功能下降的一种特质。这些疾病最常见的有支气管哮喘、气管炎、上呼吸道感染及吸烟等;所不同的是哮喘患者的气道高反应性可以持续存在,甚至在哮喘首次发作以前即已存在。而气管炎、上呼吸道感染后的气道高反应性短期内即可完全恢复正常。因此,气道高反应性被认为是支气管哮喘的特征之一。作为评价气道反应性的支气管激发试验在哮喘的诊断、病情判断、药物疗较评价、病因探讨、发病机制及流行病学调查研究中都具有重要意义。支气管激发试验按吸入激动剂是否为特异性抗原可分为:特异性激发试验与非特异性激发试验。前者即为吸入各种过敏原,使对此敏感的气道反应增高的个体表现出支气管平滑肌收缩的反应;后者指吸入特异性抗原以外的非特异性刺激物,使气道反应性增高的个体表现出支气管平滑肌收缩的反应。由于特异性过敏原的直接吸入,往往可引起受试者的喘息样发作,具有一定的危险性,目前一般只用于职业性哮喘的病因诊断上。而非特异性支气管激发试验相对安全、适用性广,除用于一些可疑哮喘的诊断、病情判断及疗效评价外,更多用于哮喘及 AHR 的机制研究。根据激发试验所用刺激物可以分为非特异性药物激发试验(临床常用为乙酰甲胆碱、组胺等)、非药物激发试验(如运动、冷空气、高渗盐水等)、特异性激发试验(如吸入性变应原)。根据应用仪器分类有肺功能仪测定法和 Astograph 测定法。根据判断指标有测定第一秒用力呼气容积($FEV_1$)、气道阻力(Raw)、气道传导率(sGaw)等。目前临床常用为肺功能仪测定法和 Astograph 测定法。

1. **肺功能仪测定法** 以 Jaeger Masterscreen 肺功能仪的 APS 给药法为例,以 $FEV_1$ 为测定指标,在逐次由低至高吸入每一要求剂量的乙酰甲胆碱后 2 分钟测定肺功能,直至 $FEV_1$ 下降至参照值的 20% 时停止吸入激发药物,并给予支气管舒张剂吸入缓解支气管收缩效应,使其肺功能恢复或接近至激发试验前水平。在激发试验过程中密切观察受试者的反应。判定指标 $PD_{20}$-$FEV_1$ 意义为导致 $FEV_1$ 下降至参照值的 20% 时所吸入的乙酰甲胆碱的累计剂量,$PD_{20}$-$FEV_1 < 12.8mmol/L$ 判断为激发试验阳性或气道反应性增高。表 15-3 为 Masterscreen 肺功能仪支气管激发试验的 APS 给药规程。

表 15-3 Masterscreen 肺功能仪支气管激发试验的 APS 给药规程

| 步骤 | 药物 | 浓度 | 剂量 | 吸入次数 | 累计剂量 |
|---|---|---|---|---|---|
| R1 | — | | | | |
| R2 | NaCl | 0.9% | 0.072mg | 5 次 | 2μmol |
| P3 | Mch | 3.125mg/ml | 9.75μg | 1 次 | 0.05μmol |
| P4 | Mch | 3.125mg/ml | 9.75μg | 1 次 | 0.1μmol |
| P5 | Mch | 6.25mg/ml | 19.5μg | 1 次 | 0.2μmol |
| P6 | Mch | 6.25mg/ml | 39μg | 2 次 | 0.4μmol |
| P7 | Mch | 25mg/ml | 78μg | 1 次 | 0.8μmol |
| P8 | Mch | 25mg/ml | 156μg | 2 次 | 1.6μmol |
| P9 | Mch | 25mg/ml | 312μg | 4 次 | 3.2μmol |
| P10 | Mch | 50mg/ml | 624μg | 4 次 | 6.4μmol |
| P11 | Mch | 50mg/ml | 1 248μg | 8 次 | 12.8μmol |
| D12 | 沙丁胺醇 | 5mg/ml | 5mg | 1 次 | |

2. **Astograph 法** 采用 Astograph 气道高反应性测定仪,其原理是通过强迫振荡法,在受试者的口腔侧施加一正弦波形的振荡压力,连续测定呼吸阻力,儿童测试时选择振荡频率 7Hz。测试从吸入生理盐水开始,记录好稳定的基础呼吸阻力(Rrs cont)水平后转入乙酰甲胆碱吸入,乙酰甲胆碱浓度逐渐递增,依次为 49μg/ml、98μg/ml、195μg/ml、391μg/ml、781μg/ml、1 563μg/ml、3 125μg/ml、6 250μg/ml、12 500μg/ml、2 500μg/ml。每一浓度乙酰甲胆碱吸入 1 分钟,仪器将自动切换为下一浓度,连续测定呼吸阻力直至 Rrs 升高到基础水平的 2 倍左右停止吸入激发剂,转为吸入支气管舒张剂沙丁胺醇。如 Rrs 无明显升高,则最高浓度激发剂吸完后终止,并给予支气管舒张剂吸入。该方法操作简单,受试者平静呼吸,在连续吸入激发剂同时连续描记出剂量 - 反应曲线,灵敏度高,能及时通过同步显示的气道阻力发现气道痉挛的发生,安全性较高。

测试结果提供剂量反应曲线及如下主要技术指标:①基础呼吸阻力(Rrs cont):指在吸入生理盐水时的呼吸阻力,单位是 $cmH_2O/(L·s)$;②基础传导率(Grs cont):基础呼吸阻力(Rrs cont)的倒数,单位是 $L/(s·cmH_2O)$;③传导率下降斜率(sGrs):为单位时间内 Grs 的变化,代表气道反应性,单位是 $L/(s·cmH_2O·min)$;④最小诱发累计剂量或反应阈值(Dmin):指呼吸阻力开始呈线性上升时的药物累计量,用 1mg/ml 的乙酰甲胆碱每吸入 1 分钟为 1 单位来表示,代表气道敏感性,阈值越低,气道越敏感;⑤ PD35:使 Rrs 升高到基础水平 135% 所需乙酰甲胆碱累计剂量,反映气道敏感性。

支气管激发试验在小儿主要用于不典型哮喘症状患儿的诊断,咳嗽变异性哮喘(cough variant asthma,CVA)诊断及评估慢性哮喘持续性气道炎症状态。一般哮喘的诊断结合病史、体检及肺通气功能等即可明确;然而一部分哮喘患儿临床上也许只有运动后的不适、胸闷、单纯的咳嗽等,此时用支气管激发试验可以帮助诊断哮喘。支气管激发试验还可以评估慢性哮喘持续性气道炎症状态。有报道72%的哮喘缓解期患儿支气管激发试验阳性,38%的患儿存在小气道通气功能障碍,提示缓解期哮喘患儿仍持续存在气道炎症。各种类型的支气管激发试验还可以用于为研究及探讨哮喘发病机制及哮喘患儿气道反应性增高的病理机制提供一种方法。图15-3(见文末彩图)为1例哮喘缓解期患儿支气管激发试验阳性表现。

支气管激发试验前对受试者有如下要求:无喘息及呼吸困难症状,$FEV_1 \geqslant 80\%$ 预计值;无甲状腺功能亢进及心脏病病史;试验前停用影响结果的药物(即试验前12小时停用吸入糖皮质激素,试验前12~48小时停用口服茶碱类药物,试验前24小时停用口服 $\beta_2$ 受体激动剂、抗胆碱能药物、白三烯受体拮抗剂,试验前48小时停用长效的 $\beta_2$ 受体激动剂);试验当天避免剧烈运动和吸入冷空气;避免进食咖啡、茶、可乐饮料、巧克力及其他含咖啡因的食物。

**【脉冲振荡肺功能测定】**

1. 基本原理  脉冲振荡(impulse oscillometry,IOS)肺功能测定方法的基本原理是由外部发生器产生矩形电磁脉冲,通过扬声器转换成包含各种频率的机械波,然后施加在受试者的静息呼吸上,连续记录自主呼吸时气体通过气道产生的压力与流速,经过计算得出各种振荡频率下的阻力测定值。IOS测定内容为呼吸阻抗,根据呼吸阻抗中黏性阻力、弹性阻力和惯性阻力的不同物理特性,将其区分开,从而判断气道阻力和肺顺应性的正常与否。相对于常规肺功能检查而言,IOS需要患儿配合较少,对3岁以上患儿可进行检查。对于发现外周呼吸气道(小气道)阻塞、显示支气管系统的不稳定性(气体陷闭)及检测和鉴别胸外受阻较敏感。图15-4(见文末彩图)为IOS基本原理。

2. 主要参数

(1)Zrs:呼吸总阻抗。通常认为是黏性阻力、弹性阻力和惯性阻力之和。理论上弹性阻力和惯性阻力方向相反,相互抵消,故正常情况下Zrs主要反映黏性阻力的大小,其单位是 $kPa/(L \cdot s)$。

(2)R:阻力,代表黏性阻力。其中R5通常认为代表在5Hz时的总气道阻力,R20代表在20Hz时的中心气道阻力,其单位是 $kPa/(L \cdot s)$。

(3)X:电抗,包括弹性阻力和惯性阻力。低频率时反映弹性阻力;高频率时反映惯性阻力。其中X5通常认为代表在5Hz时的周围电抗,其单位是 $kPa/(L \cdot s)$。

(4)Fres:共振频率。在该频率,动态的"弹性阻力和惯性阻力"相同,故反映黏性阻力的大小,其单位是Hz。

(5)中心部位(C或Z)和周边部位(P):并不是单纯的解剖概念。在IOS的概念中,一般中心部位包括大气道和胸廓,如中心阻力($R_z$ 或 Rc)是大气道和胸廓的黏性阻力;而周边部位则包括小气道和肺组织。

图15-5(见文末彩图)、图15-6(见文末彩图)、图15-7、图15-8(见文末彩图)、图15-9为气道阻力构成及中央和外周气道阻塞在IOS阻抗/电抗频谱图上的典型表现。

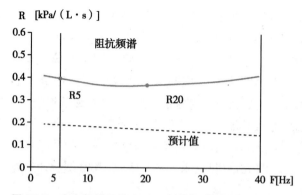

图 15-7 中央气道阻塞在 IOS 阻抗频谱图上的典型表现

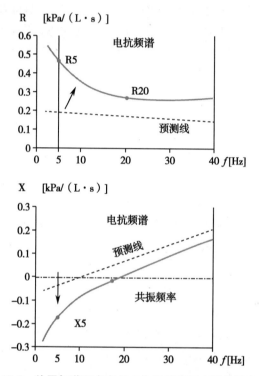

图 15-9 外周气道阻塞在 IOS 电抗频谱图上的典型表现

**3. 小儿 IOS 参数正常值** 表 15-4 为原广州呼吸疾病研究所对 382 名学龄儿童 IOS 肺功能测定各参数正常预计值公式,显示呼吸总阻抗(Zrs)、不同振荡频率(5~35Hz)的黏性阻抗(Rrs)与儿童生长(身高及年龄)呈负相关;而电抗(Xrs)则与儿童生长呈正相关,且变异减少;振荡频率 5Hz 与 20Hz 下的气道阻力之差(R5-R20)与儿童身高呈负相关;多数 IOS 参数与身高的关系最为密切,年龄次之,体重的影响较少;随儿童年龄和身高的增长呼吸阻抗减少、黏性阻力及其频率依赖性减少、电抗增加但其变异减少。

天津市儿童医院对 1 220 名 3~14 岁健康儿童进行 IOS 测定,随年龄、身高、体重的增加,气道阻力(R)逐渐减低,Fres 逐渐减低,X 逐渐增加,这些特点与成人相比截然不同。成人参数相对恒定,无频率依赖性,较易评估正常与异常的界限。儿童存在着明显的频率依赖性,评估时必须考虑动态变化的因素。共振频率 Fres 对评估肺功能很敏感。成人正常值

表 15-4　6～14 岁儿童 IOS 正常预计值方程式

| 参数 | 单位 | 预计方程式 | |
|---|---|---|---|
| Vt | L | 男 | $-5.065 + 2.599 \times log\text{H}$ |
| | | 女 | $0.106 + 2.614 \times 10^{-4} \times \text{H} \times \text{A} - 8.844 \times 10^{-8} \times e^{\text{A}}$ |
| Fres | Hz | 男 | $24.699 - 6.385 \times 10^{-3} \times \text{H} \times \text{A} + 9.105 \times 10^{-39} \times e^{\text{w}}$ |
| | | 女 | $41.139 - 0.586 \times \text{A} - 0.186 \times \text{H} + 0.143 \times \text{W}$ |
| Zrs | kPa/(L·s) | 男 | $9.511 - 4.171 \times log\text{H} - 1.010 \times 10^{-7} \times e^{\text{A}} + 1.852 \times \text{H} \times \text{W}$ |
| | | 女 | $7.063 - 2.741 \times log\text{H} - 0.574 \times log\text{A}$ |
| Rc | kPa/(L·s) | 男 | $0.507 - 3.917 \times 10^{-4} \times \text{H} \times \text{A} + 4.189 \times 10^{-2} \times \text{A}$ |
| | | 女 | $4.758 - 0.053 \times log\text{H}$ |
| Rp | kPa/(L·s) | 男 | $25.206 - 13.659 \times log\text{H} + 3.235 \times 10^{-2} \times \text{H}$ |
| | | 女 | $7.770 - 3.401 \times log\text{H}$ |
| Cl | L/kPa | 男 | $5.578 - 2.361 \times log\text{H}$ |
| | | 女 | $1.511 - 1.070 \times log\text{A}$ |
| Cb | L/kPa | 男 | $2.557 \times 10^{-2} + 2.032 \times 10^{-4} \times \text{A}^2$ |
| | | 女 | $1.723 \times 10^{-2} + 2.391 \times 10^{-5} \times \text{H} \times \text{A}$ |
| Cm | L/kPa | 男 | $2.161 \times 10^{-4} + 3.011 \times 10^{-9} \times e^{\text{A}}$ |
| | | 女 | $1.794 \times 10^{-4} + 6.941 \times 10^{-10} \times e^{\text{A}}$ |
| R5 | kPa/(L·s) | 男 | $8.981 - 3.937 \times log\text{H} - 1.019 \times 10^{-7} \times e^{\text{A}} + 1.814 \times 10^{-5} \times \text{H} \times \text{W}$ |
| | | 女 | $6.744 - 2.621 \times log\text{H} - 0.541 \times log\text{A}$ |
| R10 | kPa/(L·s) | 男 | $7.090 - 3.093 \times log\text{H} - 9.228 \times 10^{-8} \times e^{\text{A}} + 2.313 \times 10^{-3} \times \text{W}$ |
| | | 女 | $5.254 - 2.121 \times log\text{H} - 2.051 \times 10^{-2} \times \text{A}$ |
| R15 | kPa/(L·s) | 男 | $5.353 - 2.258 \times log\text{H} - 7.338 \times 10^{-8} \times e^{\text{A}}$ |
| | | 女 | $4.938 - 1.999 \times log\text{H} - 1.672 \times 10^{-2} \times \text{A}$ |
| R20 | kPa/(L·s) | 男 | $4.592 - 1.918 \times log\text{H} - 6.027 \times 10^{-8} \times e^{\text{A}}$ |
| | | 女 | $13.653 - 6.606 \times log\text{H} + 5.263 \times 10^{-5} \times \text{H}^2 - 6.028 \times 10^{-4} \times \text{A}^2$ |
| R25 | kPa/(L·s) | 男 | $1.190 - 5.182 \times 10^{-3} \times \text{H} - 4.751 \times 10^{-8} \times e^{\text{A}}$ |
| | | 女 | $13.768 - 6.715 \times log\text{H} + 5.817 \times 10^{-5} \times \text{H}^2 - 1.757 \times 10^{-4} \times \text{A} \times \text{W}$ |
| R35 | kPa/(L·s) | 男 | $1.334 - 6.048 \times 10^{-3} \times \text{H}$ |
| | | 女 | $13.483 - 6.561 \times log\text{H} + 5.817 \times 10^{-5} \times \text{H}^2 - 2.094 \times 10^{-4} \times \text{A} \times \text{W}$ |
| X5 | kPa/(L·s) | 男 | $1.530 + 1.550 \times 10^{-2} \times \text{H} - 4 \times 10^{-5} \times \text{H}^2$ |
| | | 女 | $-2.214 + 0.872 \times log\text{H} + 0.160 \times log\text{H}$ |
| X10 | kPa/(L·s) | 男 | $-0.437 + 9.296 \times 10^{-3} \times \text{A} + 2.371 \times 10^{-3} \times \text{H} - 1.468 \times 10^{-3} \times \text{W}$ |
| | | 女 | $-2.109 + 1.009 \times log\text{H} - 0.165 \times log\text{W} + 0.146 \times log\text{A}$ |
| X15 | kPa/(L·s) | 男 | $-0.177 + 1.648 \times 10^{-2} \times \text{A} - 1.344 \times 10^{-40} \times e^{\text{w}}$ |
| | | 女 | $-0.350 + 7.918 \times 10^{-3} \times \text{A} + 2.504 \times 10^{-3} \times \text{H} - 2.101 \times 10^{-3} \times \text{W}$ |
| X20 | kPa/(L·s) | 男 | $-2.364 \times 10^{-2} + 5.980 \times 10^{-4} \times \text{A}^2 - 9.307 \times 10^{-41} \times e^{\text{w}}$ |
| | | 女 | $-3.898 \times 10^{-2} + 1.054 \times 10^{-4} \times \text{A} \times \text{H} - 1.456 \times 10^{-4} \times \text{A} \times \text{W}$ |
| X25 | kPa/(L·s) | 男 | $7.530 \times 10^{-2} + 5.790 \times 10^{-4} \times \text{A}^2 - 8.025 \times 10^{-5} \times \text{A} \times \text{W}$ |
| | | 女 | $-1.175 + 0.724 \times log\text{H} - 0.169 \times log\text{W}$ |
| X35 | kPa/(L·s) | 男 | $0.361 - 6.812 \times 10^{-6} \times \text{H}^2$ |
| | | 女 | $0.280 - 1.187 \times 10^{-4} \times \text{A} \times \text{W}$ |

注：$log$：以 10 为底的常用对数；$e$：为自然对数底数，$\approx 2.718\ 28$；Vt：潮气量；Fres：共振频率；Zrs：呼吸总阻抗；Rc：中心气道阻抗；Rp：外周气道阻抗；Cl：肺顺应性；Cb：支气管顺应性；Cm：口腔顺应性；R5、R10、R15、R20、R25、R35 分别为振荡频率在 5、10、15、20、25 和 35Hz 下的黏性阻力；X5、X10、X15、X20、X25、X35 分别为振荡频率在 5、10、15、20、25 和 35Hz 下的弹性阻力；A：年龄；H：身高；W：体重。

在 10Hz 左右,儿童则波动在很大范围,3 岁时高达 24Hz,14 岁时下降为 12Hz,趋向于成人的 10Hz 左右,显示 Fres 是随年龄递增而动态递减,很难用均值来表示。图 15-10、图 15-11 为不同年龄儿童的阻力曲线和 Fres 曲线。

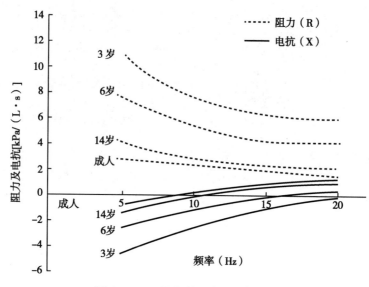

图 15-10　不同年龄儿童的阻力曲线

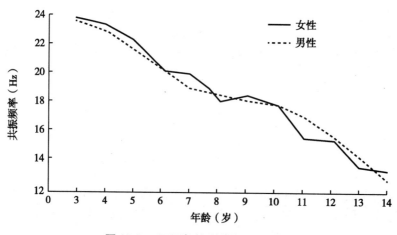

图 15-11　不同年龄儿童的 Fres 曲线

**4. 临床应用**　IOS 是一种新型的肺功能测定技术,相对于传统肺功能测定技术而言,其操作较为简便易行,对于不能配合传统肺功能测定的患儿,有较为明显的优势。近年来,3 岁以上患儿应用逐渐增多。但有研究者认为,振荡波的特性在气道 - 肺组织内可能受到较大的限制,如中、下肺气道的走行比较顺畅,振荡波的传导和反射就比较完全,获得的信息也相应较多,在上肺和中肺的气道则可能受限较多,获得的信息可能较少;不同频率的振荡波可以同时传导至气道和肺的中央部分,获得的信息多,而高频振荡波则不能传导至周边部分,获得的信息少,因此,IOS 诊断中央病变的敏感度高,而对周边部分的敏感度差。另外,临床应用时还发现,常规肺功能显示严重周边阻塞的患儿 R 值有时偏低,这可能与病变导致的振荡波被大量吸收，不能获得更多的信息有关。IOS 与传统肺功能各有特点，可以相互补充。IOS 临床应用尚处于逐渐完善和发展的过程中。

北京儿童医院对 88 例哮喘患儿同时用 MEFV 和 IOS 方法测定肺功能发现，除中心阻力结构参数（Rc）和响应频率（Fres）外，其他 IOS 指标，包括呼吸总阻抗（Zrs）、5Hz 时黏性阻力（R5）、20Hz 时黏性阻力（R20）、5Hz 时电抗值（X5）、周边阻力结构参数（Rp）与 MEFV 各通气功能指标呈直线负相关。X5 和 Rp 与 MEFV 各通气指标间呈负相关。提示以 IOS 方法检测哮喘患儿肺功能时，主要表现为周边弹性阻力增高，指标 X5 和 Rp 较敏感。

首都儿科研究所报道 4～7 岁哮喘患儿 IOS 异常与正常值的分界点，以呼吸总阻抗 Zr5≥115% 正常预计值最为肺功能异常时，对哮喘诊断的敏感度和特异度均为 0.68；以总呼吸道黏性阻力（R5）≥115% 正常预计值作为异常时，其敏感度和特异度分别为 0.61 和 0.63；而以电抗（X5）≥110% 正常预计值作为异常时，其敏感度和特异度分别为 0.84 和 0.81。因此，对 4～7 岁哮喘患儿进行 IOS 测试时，应将 Zrs、R5≥115% 正常预计值，X5≥110% 正常预计值作为判断异常指标。

另外，首都儿科研究所用 IOS 进行支气管舒张试验，以 FEV$_1$ 改善率≥15% 作为支气管舒张试验阳性标准时，IOS 参数以 Zrs、R5 下降≥20%，X5 下降≥30% 作为支气管舒张试验阳性有较高的敏感度和特异度。提示用 IOS 进行支气管舒张试验，只有在 Zrs、R5 下降≥20%，X5 下降≥30%，才考虑作为试验阳性。

**【婴幼儿肺功能】**

由于婴幼儿（包括新生儿）时期气道管腔较狭窄，易于阻塞，肺及胸廓容量较小，肺泡对周围气道的牵拉力弱等特有的解剖生理特点，其肺功能与较大儿童和成人有所不同。肺功能测定有助于认识健康和疾病肺的生长发育，判断病情严重程度，评估临床疗效，推测预后等。由于婴幼儿不会主动配合，增加了肺功能检查的难度，检查一般在药物睡眠状态下进行，药物选用水合氯醛，该药对肺牵张反射及呼吸功基本无影响，且比较安全。目前有多种检测方法，分别从流速 - 容量环、顺应性、阻力及功能残气量等方面反映了肺功能情况。

婴幼儿潮气呼吸检测，是一项无创技术，操作简便，测值准确，重复性好，已用于临床。仪器要求流量精度高，死腔容积小。每次开机测试前须做校正。测定时小儿取仰卧位、颈部稍向后伸展，将面罩用适当力量罩在小儿口鼻上，通过呼吸流量仪测定呼吸过程中压力和流量的变化，由计算机计算测出呼吸参数。

1. **潮气呼吸流速 - 容量（TBFV）环** 潮气呼吸流量 - 容积（TBFV）环是指在一次潮气呼吸过程中，呼吸流速仪感受呼吸过程中压力、流量的变化，以流量为纵轴，容积为横轴描绘出的流量 - 容积曲线。环的下半部代表吸气相，上半部代表呼气相。气体流量与气道阻力成反比，与驱动压力成正比。在整个潮气呼吸过程中驱动压力近似正弦波。因此，正常婴幼儿流量 - 时间曲线应近似正弦波，TBFV 环应呈近似圆形或椭圆形。呼吸道疾病的婴幼儿，气道阻力、肺容量有改变，TBFV 环的形状改变。阻塞性病变患者 TBFV 环呼气降支斜率增大，甚至凹陷，阻塞越重，向内凹陷越明显。上气道阻塞的 TBFV 环呈现不规则表现。限制性病变患者 TBFV 环变窄。

潮气呼吸肺功能仪测得主要参数有呼吸频率（RR）、潮气量（VT）、每千克体重潮气量（VT/kg）、潮气呼吸呼气量（Ve）、吸气时间（Ti）、呼气时间（Te）、吸气时间 / 总呼吸时间（Ti/Tt）、吸呼气时间比（Ti/Te），潮气呼气峰流量（PTEF）、潮气呼吸峰流量 / 潮气量（PF/Ve）、到达潮气呼气峰流速时呼出的气量 / 潮气量（达峰容积比）（%V-PF，VPEF/VE）、达峰时间比（tPTEF/tE）、呼出75%潮气量时的呼气流速/潮气呼气峰流速（25/PF）、潮气呼气中期流速/潮气吸气中期流速（ME/MI，TEF50/TIF50）。

呼吸频率为每分钟呼吸的次数。小儿因受胸廓解剖特点的限制，为满足代谢需要，采取浅快呼吸作为消耗能量最少的方式。故年龄越小，呼吸频率越快。

潮气量指平静呼吸时每次吸入或呼出的气量。为了校正体重的影响，一般用每千克体重潮气量来表示。婴幼儿潮气量一般为6～10ml/kg，年龄越小，潮气量越小。影响潮气量的主要因素是吸气肌功能，尤其是膈肌的活动。

吸气时间受呼吸中枢的调节，反映呼吸中枢的驱动。吸气负荷增加，不管是黏性阻力还是弹性阻力，会延长吸气时间。呼气是被动的，影响因素多，气道阻力增加可导致呼气时间的改变。吸呼气时间比正常为1:1～1:1.5。周围气道阻塞患儿呼气时间延长，Ti/Te可至1:2甚至更长；吸气性呼吸困难患儿，如先天性喉喘鸣，其吸气时间明显延长，而限制性通气障碍患儿肺容量减少，故呼气时间缩短，这2种患儿Ti/Te可大于1。

参数%V-PF指到达潮气呼气峰流量时呼出的气量与潮气量之比，25/PF指呼出75%潮气量时的呼气流量与潮气呼气峰流量之比。tPTEF/tE指到达呼气峰流量的时间与呼气时间之比，VPTEF/VE指到达呼气峰流量的容积与呼气容积之比。它们是反映气道阻塞（主要是小气道阻塞）的重要指标。阻塞性患儿的比值下降。阻塞越重，比值越低。

ME/MI、TEF50/TIF50指潮气呼气中期流速与吸气中期流速之比，简称中期流速比，是反映气道阻塞（主要是大气道、上气道阻塞）的重要指标。与TBFV环结合起来，可区分胸内外上气道阻塞情况。中期流速比小于0.6，TBFV环呼气支出现平台，提示胸内上气道阻塞；中期流速比大于1.5，TBFV环吸气支出现平台，提示胸外上气道阻塞。

2. **呼吸系统顺应性、阻力** 顺应性指单位压力改变时所引起的肺容积改变（ml/cmH₂O）。呼吸系统顺应性反映了呼吸系统的弹性特征。分为静态顺应性和动态顺应性两种。其中，静态顺应性是指在呼吸周期中，气流暂时阻断，呼吸肌松弛时测得的顺应性，代表了肺组织的弹力。小儿呼吸系统顺应性较成人差，为1～2ml/(kg·cmH₂O)。顺应性下降见于RDS、肺纤维化、肺萎陷和肺限制性疾病等。在肺气肿（除大疱性肺气肿）、婴幼儿哮喘等引起肺总量增加时，顺应性增大。

阻力用维持单位时间内流量改变所需的压力差[cmH₂O/(ml·s)]来表示。按阻力的存在部位不同，可分为气道阻力、肺组织阻力及胸廓阻力。按阻力的物理性质不同，可分为弹性阻力、黏性阻力和惯性阻力。通常所说的阻力是指气体在呼吸道流动产生的黏性阻力。

有多种方法可测定婴幼儿呼吸系统顺应性和阻力。其中，阻断法是应用气道阻断技术，在吸气末阻断气道，通过诱发肺牵张反射，使吸气抑制转为呼气，吸气肌与呼气肌均完全松弛而得出被动呼气流量-容积曲线，将曲线降支中后段线性部分分别延至流速和容量轴得出最大被动呼气流量及总被动呼气容积，从而计算出呼吸系统静态顺应性及阻力。

3. **功能残气量（FRC）** 功能残气量指平静呼气末肺内含气量。在生理上起缓冲肺泡气氧分压和二氧化碳分压过度变化的作用，减少通气间歇对肺泡内气体交换的影响。FRC减少或增加，均可使换气效率降低。肺泡发育异常、肺不张、肺顺应性降低或胸壁顺应性增高时FRC可降低；FRC增加也可由肺泡发育异常引起，但更常与气道阻塞气体潴留有关。常用测量方法有体积描记法及气体稀释法，后者又分为氦气稀释法和氮气洗出法。

体积描记法是根据波义耳定律，即在气体温度和质量均恒定时，气体的容积和压力如果发生变化，则变化前的压力（P1）和容积（V1）的乘积等于变化后的压力（P2）和容积（V2）

的乘积，即 P1×V1＝P2×V2。实际测定时，将受检者置于密闭仓即体积描记仪中，通过测出仓内压力、容量的变化计算出胸腔气体容量，从而评估功能残气量。

气体稀释法，如开放式氮气洗出法，是采用恒定流速氧气开放冲洗，用两个已知容积建立定标曲线，再实际测定婴幼儿，计算机通过定标曲线及冲洗出的肺泡氮的浓度积分计算出功能残气量。

**4. 临床应用举例**

（1）图 15-12（见文末彩图）为正常 TBFV 环。患儿，男，1 岁 2 个月，VT: 10.7ml/kg，Ti/Te: 0.73，tPTEF/tE: 30.8%，VPTEF/VE: 30.3%。

（2）图 15-13（见文末彩图）为正常 TBFV 环。患儿，女，2 岁，VT 7.8ml/kg，Ti/Te 0.74，tPTEF/tE 38.9%，VPTEF/VE 38.8%，TEF50/TIF50 73.7%。同时用婴幼儿体描仪测得 FRC 20.3ml/kg。

（3）图 15-14（见文末彩图）男，17 个月，闭塞性细支气管炎。TBFV 环呼气降支凹陷。Ti/Te 0.72，tPTEF/tE18.1%，VPTEF/VE 22%，比值下降。TEF50/TIF50 78.2%。VT 8.2ml/kg。FRC 30.5ml/kg。提示中度阻塞性通气功能障碍。图 15-14B 为同一男孩治疗后 1 年后复查，tPTEF/tE28.6%，VPTEF/VE 29.5%，恢复正常。

（4）图 15-15（见文末彩图）患儿，女，16 个月，哮喘。TBFV 环呼气降支凹陷。Ti/Te 0.51，呼气时间延长。tPTEF/tE 13.0%，VPTEF/VE 18.4%，比值下降。TEF50/TIF50 71.3%。VT 7.8ml/kg。FRC 26.1ml/kg。提示中到重度阻塞性通气功能障碍。

（5）图 15-16（见文末彩图）患儿，男，11 个月，闭塞性细支气管炎。TBFV 环呼气降支凹陷。Ti/Te 0.68，tPTEF/tE11.6%，VPTEF/VE 19.9%，比值下降。TEF50/TIF50 94.0%。VT 11.6ml/kg。FRC 39.65ml/kg。提示重度阻塞性通气功能障碍。

（6）图 15-17（见文末彩图）患儿，男，9 个月，肺炎，左总支气管狭窄。TBFV 环呼气降支凹陷。Ti/Te 0.44，呼气时间延长。tPTEF/tE 8.2%，VPTEF/VE: 10.3%，比值下降。TEF50/TIF50 38.0%，比值下降。VT 6.4ml/kg。FRC 37.9ml/kg。提示重度阻塞性通气功能障碍。

（7）图 15-18（见文末彩图）患儿，女，2 岁，喘息待查。TBFV 环呼气支呈平台。Ti/Te 0.59，呼气时间延长。TEF50/TIF50 52.0%，小于 60%。tPTEF/tE 30.2%，VPTEF/VE31.1%。VT 10.0ml/kg。FRC 24.1ml/kg。提示胸内上气道阻塞。

（8）图 15-19（见文末彩图）患儿，女，11 个月，肺炎。TBFV 环变窄。VT 4.5ml/kg，FRC 15.5ml/kg，减少。Ti/Te 0.95，tPTEF/tE 41.1%，VPTEF/VE 39.2%，TEF50/TIF50 91.9%。提示限制性通气功能障碍。

（9）图 15-20（见文末彩图）患儿，女，5 个月，肺炎，右上肺不张。TBFV 环变窄，呼气降支凹陷。Ti/Te 0.53，呼气时间延长。tPTEF/tE 7.0%，VPTEF/VE 12.2%，比值下降。TEF50/TIF50 45.2%，比值下降。VT 3.5ml/kg，FRC 14.9ml/kg，减少。提示混合性通气功能障碍。

（10）图 15-21（见文末彩图）患儿，女，11 个月，肺炎，喉软化症。TBFV 环变窄，呼气降支凹陷，吸气支出现平台。Ti/Te 1.36，吸气时间延长，呼气时间缩短。tPTEF/tE 18.1%，VPTEF/VE 22.0%，比值下降。TEF50/TIF50 215.8%，大于 150%。VT 3.8ml/kg，FRC 13.4ml/kg，减少。提示混合性通气功能障碍。

（曹　玲　向　莉　张　皓　刘传合　饶小春）

# 第十六章

# 血气分析与酸碱平衡

培训目标

1. 掌握血气分析与酸碱平衡紊乱的判断；血气分析在临床的应用。
2. 熟悉血气分析基础理论和酸碱平衡调节机制。

## 一、血气分析概述

血液气体（血气）是指血液中物理溶解的氧和二氧化碳。血气分析（blood gas analysis）是指用血气分析仪直接定量测定血液中的氧（$O_2$）、二氧化碳（$CO_2$）及 pH，并由此推算出其他一系列指标，如碳酸氢根（$HCO_3^-$）浓度、剩余碱（BE）和血氧饱和度（$SaO_2$）等，以评估血液输送气体及肺换气功能状态，为临床提供与人体呼吸、气体代谢及酸碱平衡状况等有关的重要资料。在临床危重患者的抢救和监护工作中，血气分析是极其有用的不可缺少的工具，通过血气分析对临床危重患儿作出正确的判断和适当的处理极为重要。

## 二、血气分析的基础理论

### （一）体液酸碱物质的来源

机体的内环境必须具有适宜的酸碱度才能维持正常的代谢和生理功能。体液酸碱度的相对恒定是维持内环境稳定的重要组成部分之一。正常人体通过一系列的调节作用，使体液的酸碱度总是保持在一个相对稳定的范围，机体这种调节酸碱物质含量及其比例，维持血液 pH 在正常范围的过程，称为酸碱平衡（acid-base balance）。机体体液酸碱物质主要来源由三大营养物质代谢所产生，少部分来源于日常摄取的食物和药物，以酸性物质为多。主要有两种酸，最多的是挥发酸，$CO_2 + H_2O \rightarrow H_2CO_3 \rightarrow H^+ + HCO_3^-$，通过肺进行调节，称酸碱的呼吸性调节；一部分是固定酸，蛋白质代谢产生的硫酸、磷酸、尿酸，糖酵解产生的甘油酸、丙酮酸、乳酸，糖氧化产生的三羧酸，脂肪代谢产生的 β- 羟丁酸、乙酰乙酸，它们不能变成气体由肺呼出，仅通过肾排泄，称酸碱的肾性调节。

### （二）酸碱平衡的调节

人体内有以下几种调节酸碱平衡的缓冲系统，使血中的 pH 保持在正常范围。

1. **血液缓冲系统**　$HCO_3^-/H_2CO_3$ 是体内最重要的缓冲系统，缓冲能力最强。特点是反应迅速，作用不持久。$HCO_3^-/H_2CO_3$ 两者的比值决定着 pH。正常为 $20:1$，此时 pH 为 7.4。其次是红细胞内的 $Hb^-/HHb$，还有 $HPO_4^{2-}/H_2PO_4^-$、$Pr^-/HPr$ 等缓冲系统。

2. **呼吸系统调节**　通过改变肺泡通气量控制 $CO_2$ 的排出量来维持。$PaCO_2$ 升高或 pH

降低使呼吸中枢兴奋,$PaCO_2$ 降低或 pH 升高使呼吸中枢抑制。通过调节 $HCO_3^-/H_2CO_3$ 趋于 20:1,维持 pH 的相对稳定。特点是作用效能大,30 分钟达最高峰,仅对 $H_2CO_3$ 有效。

3. **肾调节** 通过 $H^+$ 分泌和重吸收;肾小管腔内缓冲盐的酸化;$NH_4^+$ 的分泌。特点是作用慢,在 12～24 小时才发挥作用,但效率高,作用持久。

4. **组织细胞内液的调节** 主要通过离子交换,如 $H^+$-$K^+$ 交换,特点是作用较强,3～4 小时起效。细胞内液缓冲作用强于细胞外液,但可引起血钾浓度改变。

**(三)血气分析常用指标和临床意义**

1. **酸碱度 pH 和[$H^+$]** pH 是血液中氢离子浓度[$H^+$]的负对数值。正常值:7.35～7.45,平均为 7.41。意义:反映酸碱平衡紊乱的性质及严重程度。① pH>7.45,为失代偿性碱中毒;② pH<7.35,为失代偿性酸中毒;③ pH 在正常范围,有三种可能:无酸碱失衡,代偿性酸碱失衡,混合型酸碱失衡。pH 变化不能区别是代谢性或呼吸性的酸碱失衡。

血液酸碱度是人体重要的内环境之一。机体的组织、细胞必须处于具有适宜酸碱度的体液环境中,才能进行正常的生命活动。

机体在代谢过程中不断产生大量的酸性物质,可以将其分为挥发性酸和非挥发性酸(固定酸)。挥发性酸可转化为 $CO_2$ 由肺排出,非挥发性酸由肾排出。碱性物质主要来源于食物。

温度对 pH 有很大影响。体温升高,机体代谢功能旺盛,酸性产物增加,可使 pH 下降。所以应根据体温变化校正所测得的 pH,其校正公式如下:校正 pH=测定 pH+0.014 7×(37℃-患儿体温)。

2. **动脉血氧分压($PaO_2$)** 指动脉血中物理溶解的 $O_2$ 分子产生的压力。$PaO_2$ 反映机体的氧合水平,正常值为 80～100mmHg。意义:① $PaO_2$ 越高,$HbO_2$% 越高。是判断机体是否缺氧及其程度的重要指标。②反映肺通气或/和换气功能。通气功能障碍:低 $PaO_2$ 并二氧化碳潴留,$PaO_2$ 和 $PaCO_2$ 等值变化;换气功能障碍:弥散功能障碍、V/Q 失调、静-动脉分流,如急性肺损伤、肺水肿、肺淤血、肺间质纤维化等,仅低 $PaO_2$,当残存有效肺泡极少而不能代偿时,才 $PaCO_2$ 增高。当 $PaO_2$ 低于 80mmHg 时称为低氧血症,临床上根据 $PaO_2$ 的高低可将低氧血症分为轻、中、重三型,轻型:60～80mmHg;中型:40～60mmHg;重型:<40mmHg。

3. **血氧饱和度($SaO_2$)** 血液在一定 $PaO_2$ 下,氧合血红蛋白占全部血红蛋白的百分比,动脉血氧饱和度以 $SaO_2$ 表示。$SaO_2$ 计算公式为:$SaO_2$=氧合血红蛋白/全部血红蛋白×100%。正常值:动脉血 95%～100%,静脉血 60%～88%。血氧饱和度与血红蛋白多少无直接关系,而与血红蛋白和氧结合的能力(或称氧亲合力)有关。如血红蛋白值不变,则氧饱和度尚与氧分压有关,并受二氧化碳张力、pH 及红细胞中有机磷酸代谢的影响。

4. **氧解离曲线(oxygen dissociation curve,ODC)和 $P_{50}$** ODC 表示血红蛋白与氧分压关系的曲线称为氧解离曲线。该曲线呈 S 形。上段平坦部:$PaO_2$ 在 60～100mmHg(6.0～13.3kPa),$SaO_2$ 随 $PaO_2$ 的变化小,肺泡气的 $PaO_2$ 处于此段,$PaO_2$ 下降时,$SaO_2$ 可无明显变化;中下段陡直部:$PaO_2$ 在 10～50mmHg(1.3～6.7kPa),$PaO_2$ 的轻微改变就可引起 $SaO_2$ 的较大变化,组织细胞的 $PaO_2$ 于此段。这个特点有利于 $HbO_2$ 的解离向组织供氧,如临床中吸氧时,当 $PaO_2$ 低至 60mmHg 以下时,仅低流量吸氧即可明显提高 $SO_2$%,这对组织中氧的供应极为有利。

氧解离曲线的缺点为,可能掩盖早期缺氧现象。即当通气不足、肺泡氧气分压逐渐下降时,在一定限度内并不影响血氧饱和度;而当氧分压进一步下降至 60mmHg 以下,如曲线陡直部分所示,氧饱和度才开始急剧下降,而此时已出现较明显的缺氧。

P$_{50}$ 定义：表示在 pH = 7.40，PaCO$_2$ = 40mmHg（5.3kPa）条件下 SaO$_2$ 为 50% 时的 PaO$_2$。在氧解离曲线上可以查到 P$_{50}$ 为 26.6mmHg 的氧分压。P$_{50}$ 反映血液传送氧的能力及血红蛋白对氧的亲和力，即反映氧解离曲线的移动。P$_{50}$ 增高，表明曲线右移；P$_{50}$ 减少表明曲线左移。凡能影响氧与血红蛋白结合的因素均可影响 P$_{50}$，其意义同氧解离曲线（图 16-1）。

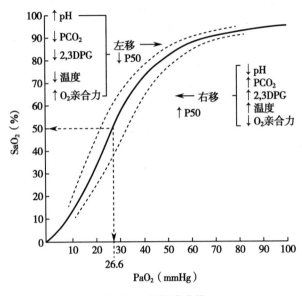

图 16-1　氧解离曲线

5. **氧合指数（oxygenation index，OI）**　动脉血氧分压 / 吸入氧气浓度（PaO$_2$/FiO$_2$）。参考值：400～500mmHg。意义：①在一定程度上，排除了 FiO$_2$ 对 PaO$_2$ 的影响，故在氧疗时，也能较准确地反映肺组织的实际换气功能；② OI≤300mmHg，提示呼吸功能衰竭；③用于诊断急性肺损伤（ALI）和急性呼吸窘迫综合征（ARDS）：其他条件符合的前提下，OI≤300mmHg 可诊断为 ALI，OI≤200mmHg 可诊断为 ARDS。

6. **动脉二氧化碳分压（PaCO$_2$）**　指动脉血中物理溶解的 CO$_2$ 分子产生的压力。参考值：35～45mmHg。意义：①测定 PaCO$_2$ 是衡量肺泡通气量的重要指标，肺泡通气不足，PaCO$_2$ 增高；通气过度，PaCO$_2$ 降低。②是反映呼吸性酸碱失调的重要指标。③＞45mmHg，呼吸性酸中毒或代偿后代谢性碱中毒；＜35mmHg，呼吸性碱中毒或代偿后代谢性酸中毒。④＞50mmHg，是诊断Ⅱ型呼吸衰竭的标准。

7. **二氧化碳总量（TCO$_2$）**　血浆中一切形式存在的 CO$_2$ 总量。95% 是以 HCO$_3^-$ 形式存在。公式表示：TCO$_2$=［HCO$_3^-$］+PaCO$_2$×0.03mmol/L。参考值：24～32mmol/L（平均 28mmol/L）。意义：①受呼吸和代谢双重影响，主要受代谢因素影响。②增高：pH 增高，代谢性碱中毒；pH 降低，呼吸性酸中毒。③降低：pH 增高，呼吸性碱中毒；pH 降低，代谢性酸中毒。

8. **碳酸氢根离子（HCO$_3^-$）**　动脉血气中显示的 HCO$_3^-$ 有两种，即标准碳酸氢盐（standard bicarbonate，SB）和实际碳酸氢盐（acute bicarbonate，AB）。

标准碳酸氢盐（SB）：动脉血在标准条件下（PaCO$_2$ 40mmHg、SaO$_2$ 100%、37℃）测得的 HCO$_3^-$ 浓度，不受呼吸的影响。实际碳酸氢盐（AB）：是指隔绝空气的动脉血标本，在实际条件下测得的 HCO$_3^-$ 浓度。AB 与 SB 是反映酸碱平衡代谢因素的指标。在正常人，AB=SB，正常值 22～27mmol/L（平均 24mmol/L）。意义：AB 受呼吸和代谢双重因素影响，结合 SB 的测定帮助判断酸碱平衡失调。① AB>SB，提示呼吸性酸中毒；② AB<SB，提示呼吸性碱中毒；③ AB=SB>正常，提示代谢性碱中毒或代偿后呼吸性酸中毒；④ AB=SB<正常，提示代谢性酸中毒或代偿后呼吸性碱中毒。

**9. 剩余碱（base excess，BE）** 在 37℃、一个正常大气压、Hb 100% 氧合、$PaCO_2$ 40mmHg 的条件下，将 1L 全血的 pH 调到 7.4 所需的酸或碱的量。正常值：±3mmol/L。意义：①是反映代谢性酸碱失衡的一个重要指标；②反映血液缓冲碱绝对量的增减，正值表示碱剩余，负值表示碱缺乏；③在酸碱失衡时计算临床补酸或补碱量，较 $HCO_3^-$ 更准确。A 法：补酸（碱）量 = 0.6×BE× 体质量（kg），一般先补充计算值的 1/2~2/3，然后根据血气复查结果再决定补给量。B 法：代谢性酸中毒时，需补的 $NaHCO_3$（ml）=BE/3× 体质量（kg）；代谢性碱中毒时，需补的盐酸精氨酸（mL）=BE/6× 体质量（kg）。

BE 值不受呼吸因素影响，只反映代谢的改变，与 SB 的意义大致相同，但因系反映总的缓冲碱的变化，故较 SB 更全面些。细胞外液剩余碱（BEecf）又称标准剩余碱（SBE），是根据细胞外液的缓冲能力计算的，计算全血剩余碱（BEb）时，需要知道血红蛋白的实际数值，计算细胞外液剩余碱，由于稀释的影响，固定地按血红蛋白 50g/L 计算。在纠正酸碱失衡的治疗时，根据细胞外液剩余碱（BEecf）计算，更符合患者实际情况。正常人 BEb 与 BEecf 数值基本相同。

**10. 阴离子间隙（anion gap，AG）** 细胞外液的主要阳离子为 $Na^+$ 和 $K^+$，主要阴离子为 $Cl^-$ 和 $HCO_3^-$，根据电荷对等原则，细胞外液的阳离子应与阴离子电荷相等，否则不能保持电平衡。正常人细胞外液中 $[Na^+]$ 为 140mmol/L，$[K^+]$ 为 5mmol/L，$[Cl^-]$ 为 105mmol/L，$[HCO_3^-]$ 为 25mmol/L，正负离子的浓度差为（140+5）-（105+25）=15mmol/L，这个浓度差是一些未被测定的阴离子，因此，AG 是指细胞外液中已测定的阳离子与已测定的阴离子之间的浓度差。由于细胞外液中 $K^+$ 相对 $Na^+$ 来说较少，且 $K^+$ 变化较少，可以忽略。

定义：AG=$[Na^+]$-（$HCO_3^-$+$Cl^-$），正常值：8~16mmol。意义：① AG>16mmol，反映 $HCO_3^-$+$Cl^-$ 以外的其他阴离子如乳酸、丙酮酸等堆积，即高 AG 酸中毒；② AG 增高还见于与代谢性酸中毒无关的因素，如脱水、使用大量含钠盐药物、骨髓瘤患者释出过多本周蛋白；③ AG 降低，仅见于未测定的阴离子减少或未测定的阳离子增多，如低蛋白血症。

**11. 潜在 $HCO_3^-$（potential base，PB）** 是指排除并存高 AG 代谢性酸中毒对 $HCO_3^-$ 掩盖作用之后的 $HCO_3^-$。根据电中性原理，AG 增高多少，$HCO_3^-$ 即减低多少，即 $\triangle AG\uparrow$= $\triangle HCO_3^-\uparrow$。用公式表示：潜在 $HCO_3^-$ = 实测 $HCO_3^-$+$\triangle HCO_3^-$+$\triangle AG\uparrow$。此时，潜在 $HCO_3^-$ 在非高氯性代谢性酸中毒时（即高 AG 性代谢性酸中毒），血浆中 $HCO_3^-$ 的减少是由于增加了未测定阴离子的原因。意义：可揭示代谢性碱中毒 + 高 AG 代谢性酸中毒和三重酸碱失衡中的代谢性碱中毒存在。若忽视计算 AG、潜在 $HCO_3^-$，常可延误混合型酸碱失衡中的代谢性碱中毒的判断。

### 三、酸碱平衡紊乱

机体在病理情况下可因酸碱超负荷、严重不足和 / 或调节机制障碍，导致体内酸碱稳态破坏出现酸碱平衡紊乱（acid-base disturbance）或酸碱失衡（acid-base imbalance）。pH 降低称为酸中毒，pH 升高称为碱中毒。根据原发改变是代谢因素还是呼吸因素，是单一的失衡还是两种以上的酸碱失衡同时存在，酸碱平衡紊乱可以分为单纯型酸碱平衡紊乱（simple acid-base disturbance）和混合型酸碱平衡紊乱（mixed acid-base disturbance）。

**（一）酸碱平衡紊乱对机体的影响**

酸碱平衡紊乱对机体的影响在酸中毒与碱中毒是不一致的，机体较易耐受酸性环境，而对碱中毒较敏感，其主要原因：①pH 和 $H^+$ 关系不呈线性关系；②机体对酸的缓冲能力远强于碱；③碱中毒使氧解离曲线左移，氧释放困难；④碱中毒使心脑血管收缩，供血减少。酸碱平衡紊乱主要通过以下几个环节来影响机体代谢：①内环境紊乱；②电解质紊乱；③影响氧与 Hb 结合和释放；④影响血管的扩张和组织器官的血供。

**（二）单纯性酸碱紊乱的类型**

包括四个基本类型，即代谢性酸中毒、代谢性碱中毒、呼吸性酸中毒、呼吸性碱中毒。人体在代谢性酸碱失衡时，若 $HCO_3^-$ 减少，pH 降低，称为代谢性酸中毒；反之，$HCO_3^-$ 增加，pH 升高，称为代谢性碱中毒。人体在呼吸性酸碱失衡时，若 $PaCO_2$ 升高，pH 降低，称为呼吸性酸中毒；反之，$PaCO_2$ 下降，pH 升高，称为呼吸性碱中毒。

**1. 代谢性酸中毒（metabolic acidosis）**　代谢性酸中毒是以血浆 $HCO_3^-$ 原发性减少导致 pH 降低为特征的酸碱平衡紊乱。病因有酸负荷增多、碱过少、高血钾。通常根据 AG 值将代谢性酸中毒分为两类。

第一种类型：AG 增高型代谢性酸中毒，是指除了含氯以外的任何固定酸的血浆浓度增大时的代谢性酸中毒。如乳酸酸中毒、糖尿病酮症酸中毒、磷酸和硫酸排泄障碍在体内蓄积和水杨酸盐中毒。固定酸的 $H^+$ 被 $HCO_3^-$ 缓冲，其酸根（乳酸根、β-羟丁氨酸根、乙酰乙酸根、磷酸根、硫酸根、水杨酸根）增高，这部分酸根均属于未测定的阴离子，所以 AG 值增大，而血 $Cl^-$ 值正常，又称为正常血氯性代谢性酸中毒。

第二种类型：AG 正常型代谢性酸中毒，当 $HCO_3^-$ 浓度降低，而同时伴有 $Cl^-$ 浓度代偿性升高时，则呈 AG 正常型或高血氯性代谢性酸中毒。常见于消化道直接丢失 $HCO_3^-$、轻度或中度肾衰竭，泌 $H^+$ 减少、肾小管性酸中毒 $HCO_3^-$ 重吸收减少或泌 $H^+$ 障碍、使用碳酸酐酶抑制剂、高钾血症及含氯的酸性盐摄入过多和稀释性酸中毒等。呼吸深快在代谢性酸中毒的代偿调节中最具特色，血浆缓冲系统调节迅速并引起碱性指标值下降和高钾血症，但肾调节缓慢且对肾功能障碍引起的代谢性酸中毒无代偿作用。代谢性酸中毒可引起心血管系统功能，抑制中枢神经系统功能，引起骨质脱钙、高钾血症。

**2. 代谢性碱中毒（metabolic alkaloid）**　是以血浆 $HCO_3^-$ 原发性增高导致 pH 升高为特征的酸碱平衡紊乱。其病因主要有 $H^+$ 丢失过多、$HCO_3^-$ 负荷增加、低钾血症和肝功能衰竭。根据给予生理盐水后代谢性碱中毒能否被纠正而将其分为两类，即盐水反应性碱中毒和盐水抵抗性碱中毒。盐水反应性碱中毒的特点是有效循环血容量不足和低氯、低钾；盐水抵抗性碱中毒的特点是肾上腺皮质激素增多和低钾。缓冲调节可引起机体碱性指标值升高和低钾血症，而呼吸浅慢对代谢性碱中毒的调节是有限的，缓慢的肾排酸保碱减少是代谢性碱中毒的代偿特点。轻度代谢性碱中毒患儿通常无症状或出现与碱中毒无直接关系的表现，如因细胞外液量减少而引起的无力、肌痉挛、直立性眩晕，因低钾血症引起的多尿、口渴等，但严重的代谢性碱中毒可出现许多功能代谢变化，比如中枢神经系统功能障碍、神经肌肉应激性增加等。

**3. 呼吸性酸中毒**　是以血浆 $H_2CO_3$ 浓度或 $PaCO_2$ 原发性增高导致 pH 降低为特征的酸碱平衡紊乱，是临床上较为常见的酸碱失衡。通气障碍是导致呼吸性酸中毒最常见的原因，吸入气 $CO_2$ 含量过高也可以引起呼吸性酸中毒。呼吸性酸中毒按病程可分为两类，即急性呼吸性酸中毒和慢性呼吸性酸中毒。急性呼吸性酸中毒主要靠细胞内液缓冲系统代偿，而肾保酸排碱增强是慢性呼吸性酸中毒的主要代偿形式。呼吸酸中毒对机体的影响与起病速度、严重程度、原发病即低氧血症有关。轻、中度急性呼吸性酸中毒引起心排出量增加、血压可正常或升高；严重急性呼吸性酸中毒则引起心律失常、心肌收缩力减弱、外周血管扩张、血钾升高。此外，$PaCO_2$ 升高可引起一系列血管运动中枢和神经精神方面的障碍。

**4. 呼吸性碱中毒（respiratory alkaloid）**　是以血浆 $H_2CO_3$ 浓度或 $PaCO_2$ 原发性减少导致 pH 升高，是临床上较为常见的酸碱失衡。肺通气过度是各种原因引起呼吸性碱中毒的基本发生机制，原因有低氧血症和肺部疾病、呼吸中枢受到直接刺激和人工呼吸机使用不当。根据病程呼吸性碱中毒可分为两类，即急性呼吸性碱中毒和慢性呼吸性碱中毒。细胞内液缓冲是急性呼吸性碱中毒的主要代偿方式，肾排酸减少是慢性呼吸性碱中毒的主要代偿形式。呼吸性碱中毒更易出现中枢神经系统功能障碍和神经肌肉应激性增高，多数严重呼吸性碱中毒患者血浆磷酸盐浓度明显降低。

**（三）混合型酸碱平衡紊乱**

是指两种或者三种不同类型的单纯型酸碱平衡紊乱同时发生，包括二重酸碱紊乱和三重酸碱平衡紊乱。

**1. 二重紊乱（double acid-base disturbance）**　是指患儿血中 $HCO_3^-$ 和 $PaCO_2$ 改变超过代偿范围，同时存在两种类型的酸碱失衡。包括以下几种：

（1）呼吸性酸中毒并代谢性酸中毒：常发生于心跳呼吸骤停、窒息、严重肺水肿患者。

（2）呼吸性酸中毒并代谢性碱中毒：其原因有肺气肿、肺心病伴呕吐或用大量利尿剂等。

（3）呼吸性碱中毒并代谢性酸中毒：其原因有肺炎合并腹泻、尿毒症、糖尿病、休克伴高热和通气过度、水杨酸中毒等。

（4）呼吸性碱中毒并代谢性碱中毒：其原因有肝功能衰竭、败血症及创伤等，慢性呼吸衰竭患儿应用人工通气也可以出现混合性碱中毒。

**2. 三重紊乱（triple acid-base disturbance，TABD）**　是指同时混合存在三种原发失衡，即一种呼吸性酸碱失衡 + 代谢性碱中毒 + 高 AG 代谢性酸中毒。包括以下几种：

（1）呼吸性酸中毒型 TABD：呼吸性酸中毒 + 代谢性碱中毒 + 高 AG 代谢性酸中毒。多见于严重肺源性心脏病呼吸衰竭伴肾衰竭时。其动脉血气和电解质特点为：① pH 下降、正常均可，少见升高，其 pH 取决于三种失衡相对的严重程度；② $PaCO_2$ 升高；③ $HCO_3^-$ 升高或正常；④ AG 升高，$\triangle AG \neq \triangle HCO_3^-$；⑤潜在 $HCO_3^-$ = 实测 $HCO_3^-$ + $\triangle AG$ > 正常 $HCO_3^-$（24）+ 0.35 × $\triangle PaCO_2$ + 5.58；⑥血 $K^+$ 正常或升高；⑦血 $Na^+$ 正常或下降；⑧血 $Cl^-$ 正常或下降；⑨ $PaO_2$ 下降，常低于 60mmHg。

（2）呼吸性碱中毒型 TABD：呼吸性碱中毒 + 代谢性碱中毒 + 高 AG 代谢性酸中毒。可见于呼吸性碱中毒并代谢性碱中毒的基础上，再合并高 AG 代谢性酸中毒；也可见于呼吸性碱中毒并高 AG 代谢性酸中毒的基础上，再合并代谢性碱中毒。其动脉血气和血电解质特点为：① pH 升高、正常，少见下降，其 pH 关键取决于三种失衡的相对严重程度，由于此型失衡是两种碱化过程和一种酸化过程叠加，因此，pH 多见升高；② $PaCO_2$ 下降；③ $HCO_3^-$ 下降或正常；④ AG 升高，$\triangle AG \neq \triangle HCO_3^-$；⑤潜在 $HCO_3^-$ = 实测 $HCO_3^-$ + $\triangle AG$ > 正常 $HCO_3^-$（24）+ 0.49 × $\triangle PCO_2$ + 1.72；⑥血 $K^+$ 正常或下降；⑦血 $Na^+$ 正常或下降；⑧血 $Cl^-$ 升高、正常、下降均可；⑨ $PaO_2$ 下降，常低于 60mmHg。

### 三、血气分析的临床应用

#### （一）小儿血气分析的特点

小儿血液气体的正常值,2 岁以上者可以认为与成人标准相同,2 岁以下小儿与成人相比有以下特点:①小儿由于肾保碱排氢的功能发育不全,所以表现为相对性代谢性酸中毒,pH 及 SB、BE 都相对较低;②小儿呼吸比成人快,可表现为过度通气,其 $PaCO_2$ 亦相对较低;③新生儿由于肺内液体尚未完全排尽,部分肺泡还未完全充气,因此,显示低氧血症和 $SaO_2$ 偏低。临床应根据年龄考虑上述特点。随着年龄的增长,肺、肾发育日趋成熟,小儿血气正常值逐渐接近成人水平。

#### （二）血气分析的适应证

**1. 临床各科的急危重症及体外循环手术** 需要进行血气分析,跟踪病情变化;各种诊断不明的疑难杂症,血气分析和酸碱平衡状态的信息,帮助明确诊断。

**2. 各种疾病所致的呼吸功能障碍** 对怀疑可能发生呼吸衰竭的患儿(呼吸系统疾病、心脏疾病、严重创伤、休克、多脏器功能不全综合征、中毒等)均应进行血气分析检测,以利于临床诊断和治疗方案确定。

**3. 呼吸衰竭的治疗监护** 在治疗呼吸衰竭时应适时根据血气分析结果及时调整治疗方案,特别是应用机械通气治疗时,应定时监测血气分析指标的变化,以指导调节各种通气参数。

**4. 酸碱平衡紊乱的诊断和监测** 协助诊断患儿是否存在酸碱平衡失调(包括呼吸性和代谢性),并判断酸碱平衡紊乱的类型及其严重程度。

#### （三）血气分析标本采集的注意事项

采集动脉血之前,应了解患者的诊断,尤其需了解患者是否患有经血传播的传染病,如人类免疫缺陷病毒(HIV)感染、病毒性肝炎(甲、乙、丙和戊型)、其他病毒感染、梅毒等。若患者患有这些疾病,采血时操作人员应采取自我保护措施。患者是否有凝血功能缺陷,如血友病、血小板减少症和其他凝血因子缺陷(肝功能衰竭等)或接受抗凝治疗(肝素、华法林、阿司匹林)和溶栓治疗(尿激酶、链激酶等),这些患者易发生穿刺部位的大出血或血肿,应尽可能采用无创性方法测定血气(如脉氧计、经皮 $PaO_2$、经皮 $PaCO_2$ 测定或二氧化碳图)。

**1. 抗凝剂的选择** 肝素是唯一可用的抗凝剂。肝素稀释液:每毫升生理盐水应含 100U 的肝素,每次只使用 0.5～1ml 的肝素盐水充填注射器。

**2. 采血用具的选择**

(1)注射器:由于塑料注射器采集的标本可靠性不稳定。使用塑料注射器采集标本时,应尽快送检,避免造成检验结果的非疾病因素改变。采血时使用 2ml 注射器为宜。

(2)一次性头皮针:用一次性头皮针连接注射器乳头采集动脉血,患者疼痛感轻,一次穿刺成功率高,方法简便。

(3)动脉留置针:动脉留置针采血做血气分析检测可用于在短期内需多次采集血气分析标本的体外循环手术患者或危重症患者,以减少动脉穿刺次数,减轻患者的痛苦。

**3. 采血部位的选择** 常用血管为桡动脉、股动脉、肱动脉、足背动脉、头皮动脉等。可根据患者动脉解剖位置与病情的不同,选择合适的穿刺血管。小婴儿有时在耳垂、指尖或足跟采取毛细血管动脉化的血标本。

**4. 穿刺技巧** 穿刺采血的手法有手臂放置法、示指触摸固定法、小儿桡动脉十字交叉定位法、反向桡动脉穿刺法。

判断是否误穿静脉：当针头刺入动脉后，从乳头侧方仔细观察。可见到流进乳头内的血液有与脉搏相一致的搏动现象；若误穿入静脉，则观察不到，以此能准确判断穿刺是否获得成功。

回血的判断：桡动脉穿刺时，针头进入动脉后会引起血管收缩，往往不能马上见到回血，需稍待片刻可见血液涌出。因此，穿刺后如未见回血，不可急于进退针头，以免造成穿刺失误。

### （四）影响血气分析结果的因素

**1. 年龄因素**　$PaO_2$ 的正常值与年龄有密切关系，正常人在 1 个大气压空气中，随着年龄的增长则 $PaO_2$ 逐渐下降，不同年龄组 $PaO_2$ 均值及范围各不相同。坐位：$PaO_2 = 104.2 - 0.27 \times$ 年龄；卧位：$PaO_2 = 103.5 - 0.42 \times$ 年龄。

**2. 心理因素**　穿刺取血时患儿的心理因素对血气结果有一定的影响，如果患儿精神紧张而诱发快速呼吸，则可因发生通气过度而导致 $PaCO_2$ 减低；应避免患儿采血前哭闹，否则也将导致 $PCO_2$ 减低；如患儿因怕痛而屏气，则可发生通气不足，导致 $PCO_2$ 升高。为此，在穿刺前应向患儿说明配合要领，保持平静呼吸，以获得准确的血气分析结果。

**3. 操作技术因素**

（1）血标本须来源于动脉。因为只有动脉血能真实反映肺的气体交换和全身酸碱平衡状态，而静脉血只反映肢体局部的代谢状态。因采集静脉血，需缚扎止血带阻挡血流，阻挡血流后每 1 分钟 $PaCO_2$ 可升高 20～40mmHg（2.6～5.3kPa），因此，静脉血 $PaCO_2$ 常较动脉血高 5～7mmHg（0.67～0.93kPa），pH 常较动脉血低 0.03～0.05。

（2）采血时机要合适。如患儿吸氧会明显影响动脉血气分析结果。如要正确了解患儿是否出现呼吸衰竭，如果可能须停止吸氧 10 分钟后再采血进行血气分析。若病情严重必须吸氧者应注明吸氧浓度（$FiO_2$）。因为根据患者当时的 $FiO_2$ 和血气分析所测的 $PaO_2$，可计算氧合指数，从而了解患者的气体交换功能。

（3）采取毛细血管血的方法要正确。如在小儿的耳垂、指尖或足跟采血，必须先用 40～45℃热水袋加温 10～15 分钟，使微血管扩张致毛细血管动脉化，否则未完全动脉化的血标本会含有 2%～7% 的静脉血，从而影响 $PaO_2$ 的检测结果。对有循环衰竭者，微循环灌注延缓，使毛细血管血达不到动脉化，故不应用毛细血管取血法检测。

（4）血标本须与空气隔绝。采取血标本的注射器内不得留有空气，血标本抽取后应立即将针头插入橡皮塞内使之与空气严密隔绝。因空气中 $PaO_2$ 为 159mmHg（21.2kPa）、$PaCO_2$ 为 0.23mmHg（0.03kPa），如果空气进入标本内，会使血中 $PaO_2$ 明显上升、$PaCO_2$ 明显降低而出现误差。

（5）血标本送检的时间：血标本存放时间和温度影响血气分析结果，时间越长温度越高，对结果影响越大。在同一温度下，随标本搁置时间延长，pH、$PaO_2$ 逐渐下降，$PaCO_2$ 逐渐上升。在相同时间下，温度越高，细胞代谢越活跃，结果变化越大。血标本在 38℃环境中存放 1 小时，$PaCO_2$ 会升高 5mmHg（0.67kPa）、pH 会减低 0.06。故血标本应立即送检，若不能及时送检，需将其保存在 0℃冰箱或冰罐中，于 30 分钟内送检并检测，防止氧消耗及二氧化碳产生。

### （五）动脉血气分析报告的解读

临床上对动脉血气的分析需要从机体氧合、通气和酸碱平衡状态等三方面进行。

1. **氧合** $PaO_2$ 反映机体的氧合水平,正常值为 80~100mmHg。氧合指数(OI)为动脉血氧分压/吸入氧气浓度($PaO_2/FiO_2$),当 OI≤300 提示呼吸功能衰竭,≤200 提示重度呼吸功能衰竭。

一个标准大气压是 760mmHg,大气成分中氧气占 21%,人体将空气吸入肺以后,在肺泡进行气体交换,肺泡与肺毛细血管之间的氧分压差促使氧气弥散进入肺毛细血管。该氧分压差与肺泡及毛细血管之间的组织厚薄有关。假定在海平面正常大气压、正常的呼吸商,简化肺泡气体公式为 $PAO_2 = FiO_2 \times 713 - PaCO_2 \times 1.25$(mmHg),肺泡动脉氧分压差[(A-a)$DO_2$]= $PAO_2 - PaO_2$,正常值 5~25mmHg,计算公式为(年龄/4+4)mmHg。用肺泡气体公式可以区别通气不足和分流或弥散异常引起的低氧血症。当通气功能不足时,(A-a)$DO_2$ 正常;(A-a)$DO_2$ 升高提示有解剖分流、通气与血流灌注比值失调、肺泡-毛细血管屏障的弥散障碍等所致的换气障碍。

2. **通气** 通气是酸碱平衡状态的一部分,所以通气必须和酸碱状态一起评估。$PaCO_2$ 升高提示通气不足,当 $PaCO_2$ 降低时提示过度通气。

3. **临床酸碱平衡的判断** 临床上需结合患儿的病史、体征、治疗经过进行分析。根据这些资料,可初步找到引起酸碱失衡的原发性疾病。如肾衰竭可发生代谢性酸中毒,呼吸功能衰竭可发生呼吸性酸中毒,严重呕吐可发生代谢性碱中毒。实验室检查包括血清 $K^+$、$Na^+$、$Cl^-$、$HCO_3^-$ 及血 pH、$PaO_2$、$PaCO_2$。临床上结合相关病史资料,可进行下面 4 个步骤的初步判读。

(1)看 pH 确定原发因素。正常值为 7.40±0.05。如果 pH>7.45,碱中毒肯定存在;pH<7.35,肯定有酸中毒存在;pH 正常,可能有正常、酸中毒、碱中毒、混合型酸碱紊乱等各种情况。

(2)看 pH 和 $PaCO_2$ 改变的方向。同向改变($PaCO_2$ 增加,pH 也升高,反之亦然)为代谢性,异向改变为呼吸性。根据第一步确定的原发因素,计算代偿预计值。将 $PaCO_2$、$HCO_3^-$ 代入相关代偿预计公式,具体公式见表 16-1,确定有无超过或达不到代偿限度,以确定混合型酸碱失衡的类型。当出现急性或慢性呼吸性酸中毒或呼吸性碱中毒时,可计算 pH 的代偿预计值确定是否有三重酸碱失衡,公式见表 16-2。

(3)三重性酸碱失衡诊断还要看 AG 是否增加,判断混合因素。AG 增加即可确定代谢性酸中毒,在单纯代谢性酸中毒时 $HCO_3^-$ 降低的值与 AG 增加的值相等。如果 $HCO_3^-$ 降低的值与 AG 增加的值不相等则合并其他因素。如 $HCO_3^-$ 降低的值大于 AG 增加的值,则存在 $HCO_3^-$ 不适当降低,考虑还合并高血氯性代谢性酸中毒或慢性呼吸性碱中毒。相反,如 $HCO_3^-$ 的降低小于 AG 增加的值,则存在 $HCO_3^-$ 不适当增加,考虑还合并代谢性碱中毒或慢性呼吸性酸中毒。还需结合临床病史综合判断。

**表 16-1 酸碱失衡的代偿预计值计算公式**

| 酸碱失衡类型(原发) | 代偿预计值 | 代偿最大值 |
|---|---|---|
| 代谢性酸中毒 | $PaCO_2 \downarrow = [(1.5 \times HCO_3^- \downarrow) + 8 \pm 2]$ | 30mmHg |
| 代谢性碱中毒 | $\triangle PaCO_2 \uparrow = 0.75 \times \triangle HCO_3^- \uparrow$ | 60mmHg |
| 呼吸性酸中毒 | 急性:$\triangle HCO_3^- \uparrow = 0.1 \times \triangle PaCO_2 \uparrow$ | 30mmol/L |
| | 慢性:$\triangle HCO_3^- \uparrow = 0.4 \times \triangle PaCO_2 \uparrow$ | 36mmol/L |
| 呼吸性碱中毒 | 急性:$\triangle HCO_3^- \downarrow = 0.2 \times \triangle PaCO_2 \downarrow$ | 18mmol/L |
| | 慢性:$\triangle HCO_3^- \downarrow = 0.4 \times \triangle PaCO_2 \downarrow$ | 18mmol/L |

表 16-2　原发性呼吸性酸中毒或呼吸性碱中毒时 pH 代偿预计公式

| 酸碱失衡类型 | PaCO$_2$ | pH |
|---|---|---|
| 呼吸性酸中毒 | 急性：PaCO$_2$↑10mmHg | pH↓0.08 |
|  | 慢性：PaCO$_2$↑10mmHg | pH↓0.027 |
| 呼吸性碱中毒 | 急性：PaCO$_2$↓10mmHg | pH↑0.08 |
|  | 慢性：PaCO$_2$↓10mmHg | pH↑0.027 |

（4）其他有助于判断的测定值：若 AG 正常，应从是否有血氯增加，判定有无代谢性酸中毒。高钾血症，可能有代谢性酸中毒；低钾血症，可能有代谢性碱中毒。高氯血症，可能有代谢性酸中毒；低氯血症，可能有代谢性碱中毒。有时临床上也可根据酸碱物质的来源和酸碱平衡的代偿机制，简单、快速判断酸碱平衡紊乱情况，总结有以下 2 个规律、3 个结论。

规律 1：HCO$_3^-$、PaCO$_2$ 代偿的同向性和有限性，同向性即机体通过缓冲系统、呼吸和肾调节以维持血液和组织液 pH 等于 7.4±0.05 的生理目标；有限性即 HCO$_3^-$ 原发变化，PaCO$_2$ 继发代偿极限为 10～55mmHg；PaCO$_2$ 原发变化，HCO$_3^-$ 继发代偿极限为 12～45mmol/L。规律 2：原发失衡的变化大于代偿变化。

结论 1：HCO$_3^-$ 与 PaCO$_2$ 相反变化必有混合型酸碱失衡；结论 2：超出代偿极限必有混合型酸碱失衡或 HCO$_3^-$ 与 PaCO$_2$ 明显异常而 pH 正常，常有混合型酸碱失衡；结论 3：原发失衡的变化决定 pH 偏向。

如血气 pH 7.30，PaCO$_2$ 28mmHg，HCO$_3^-$ 14mmol/L，判断原发失衡因素。分析：pH<7.35，为失代偿性酸中毒，PaCO$_2$ 降低表示呼吸性碱中毒或代偿后代谢性酸中毒，HCO$_3^-$ 降低表示代谢性酸中毒，两者同向变化，故为原发性代谢性酸中毒。

**（六）临床酸碱平衡紊乱实例分析**

例 1，严重腹泻 3 天，未吸氧下 SaO$_2$ 为 98%，pH 为 7.23，PaO$_2$ 为 80mmHg，PaCO$_2$ 为 22mmHg，HCO$_3^-$ 8mmol/L，BE −10mmol/L，Na$^+$ 135mmol/L，Cl$^-$ 115mmol/L。

分析：①氧合：患儿 OI 为 80/0.21（空气氧浓度）>300，PaO$_2$ 为 80mmHg、SaO$_2$ 为 98%，不存在氧合障碍。②通气和酸碱失衡：患儿 pH 7.23，故考虑酸中毒为原发，HCO$_3^-$ 8mmol/L，低于正常，故为原发代谢性酸中毒。计算代偿预计值，PaCO$_2$＝[（1.5×HCO$_3^-$）+8±2]＝1.5×8+8±2＝18～22mmHg，所测值在此范围内，故不存在其他酸碱平衡紊乱。③计算 AG 值，AG＝135−（115+8）＝12mmol/L，正常。结论：原发代谢性酸中毒。

例 2，呕吐 2 天，未吸氧下 SaO$_2$ 为 96%，pH 为 7.50，PaO$_2$ 为 80mmHg，PaCO$_2$ 为 48mmHg，HCO$_3^-$ 36mmol/L，BE +8mmol/L。

分析：①氧合：患儿 OI 为 80/0.21>300，PaO$_2$ 为 80mmHg、SaO$_2$ 为 96%，故不存在氧合障碍。②通气和酸碱失衡：患儿 pH 7.50，大于 7.35，故考虑碱中毒为原发，HCO$_3^-$ 36mmol/L 高于正常，PaCO$_2$ 和 pH 同向改变，表明为代谢性，故为原发代谢性碱中毒。计算代偿预计值，PaCO$_2$＝0.75×△HCO$_3^-$+40＝0.75×12+40＝49mmHg，与所测值相近，故不存在其他酸碱平衡紊乱。结论：原发代谢性碱中毒，考虑为呕吐所致。

例 3，未吸氧下 SaO$_2$ 为 86%，pH 为 7.34，PaCO$_2$ 为 60mmHg，PaO$_2$ 为 56mmHg，HCO$_3^-$ 32mmol/L，BE +8mmol/L。

分析：①氧合：患儿 OI 为 56/0.21＝267<300，PaCO$_2$ 60mmHg，故存在氧合障碍Ⅱ型呼吸衰竭，进一步寻找氧合障碍病因。（A−a）DO$_2$＝PAO$_2$−PaO$_2$＝0.21×713−60×1.25−56＝

18.73mmHg，在正常范围，故考虑为通气功能障碍所致氧合障碍。②通气和酸碱失衡：患儿 pH 7.34，小于 7.35，考虑酸中毒为原发，$PaCO_2$ 和 pH 异向改变，表明为呼吸性，计算代偿预计值，$HCO_3^- = 24 + 0.4 \times (60 - 40) = 32mmol/L$，与所测值相等，计算 pH 代偿预计值，$pH = 7.4 - 0.002\,7 \times (60 - 40) = 7.346$，与所测值相近，故不存在其他酸碱平衡紊乱。结论：低氧血症，呼吸功能衰竭，呼吸性酸中毒。

例 4，服用阿司匹林过量，未吸氧下 $SaO_2$ 为 96%，pH 为 7.30，$PaO_2$ 为 89mmHg，$PaCO_2$ 为 16mmHg，$HCO_3^-$ 10mmol/L，BE −7.4mmol/L。

分析：①氧合：患儿 OI 为 89/0.21 > 300，$PaO_2$ 为 89mmHg，$SaO_2$ 为 96%，故不存在氧合障碍。②通气和酸碱失衡：患儿 pH 7.30，故考虑酸中毒为原发，$HCO_3^-$ 10mmol/L，低于正常，故为原发代谢性酸中毒。计算代偿预计值，$PaCO_2 = [(1.5 \times HCO_3^-) + 8 \pm 2] = 1.5 \times 10 + 8 \pm 2 = 21 \sim 25mmHg$，所测 $PaCO_2$ 为 16mmHg，低于此范围，故存在原发呼吸性碱中毒。结论：原发代谢性酸中毒（过量水杨酸制剂）和呼吸性碱中毒。

例 5，严重腹腔感染并多器官功能衰竭，ARDS，肾衰竭，长期胃液引流，$FiO_2$ 为 98% 时 $SaO_2$ 为 96mmHg，pH 为 7.07，$PaO_2$ 为 87mmHg，$PaCO_2$ 为 65mmHg，$HCO_3^-$ 18mmol/L，BE −6.5mmol/L，$Na^+$ 140mmol/L，$Cl^-$ 90mmol/L。

分析：①氧合：患儿 OI 为 87/0.98 < 300，尽管 $PaO_2$ 为 87mmHg，$SaO_2$ 96mmHg，仍存在氧合障碍，进一步寻找氧合障碍病因。$(A-a)DO_2 = PAO_2 - PaO_2 = 0.98 \times 713 - 65 \times 1.25 - 87 = 530.49mmHg$，大于正常值，故考虑为肺部弥散或分流障碍（ARDS）所致氧合障碍。②通气和酸碱失衡：患儿 pH 7.07，小于 7.35，考虑酸中毒为原发，$HCO_3^-$ 18mmol/L，低于正常，故为原发代谢性酸中毒。$PaCO_2$ 为 65mmHg，大于正常，故为原发呼吸性酸中毒。如果计算代偿预计值，任选一个为原发，如选择代谢性酸中毒为原发，$PaCO_2 = [(1.5 \times HCO_3^-) + 8 \pm 2] = 1.5 \times 18 + 8 \pm 2 = 33 \sim 37mmHg$，所测 $PaCO_2$ 为 65mmHg，明显大于预计值，故存在原发呼吸性和原发代谢性酸中毒。③计算 AG 值：$AG = 140 - (90 + 18) = 32mmol/L$，明显高于正常，$HCO_3^-$ 降低的值为 24 − 18 = 6mmol/L，AG 增加的值为 32 − 12 = 20mmol/L，$HCO_3^- \downarrow < AG \uparrow$，则 $HCO_3^-$ 不适当增加，$Cl^-$ 低于正常，故考虑还存在低氯性代谢性碱中毒。若计算潜在 $HCO_3^- = $ 实测 $HCO_3^- + \triangle AG = 18 + 20 = 38 > 27mmol/L$，也可进一步证实在三重酸碱失衡中存在代谢性碱中毒。结论：原发代谢性酸中毒（肾衰竭和组织灌注不足）和呼吸性酸中毒（ARDS）和代谢性碱中毒（长期胃液引流）。

在临床分析动脉血气时，应结合临床（包括病史、临床表现、其他化验检查尤其是电解质，以前治疗的情况和多次血气分析的动态观察）进行以下几个方面的分析：①机体缺氧的类型、程度；②酸碱失衡的类型；③酸碱失衡的代偿；④是否存在混合型酸碱失衡。严格来讲，血气变化只反映体内一瞬间的情况，但是它又对临床有很大的帮助。因此，临床医师应认真分析病史，仔细观察患者，进行连续的血气分析，并给予个体化的治疗，这对抢救和监测危重患者、判断病情预后具有重大的意义。

（陈 强 朱晓华）

# 第十七章

# 常规支气管镜检查

**培训目标**

1. 熟悉支气管镜检查技术临床应用适应证、禁忌证、并发症及处理。
2. 了解支气管镜检查操作规范。

20 世纪 60 年代,日本学者池田茂等最早将纤维支气管镜应用于临床,此后该技术在成人呼吸系统疾病诊疗的应用越来越广泛。早期的纤维支气管镜插入部较粗,外径为 6.0mm 不能用于 10 岁以下的儿童。20 世纪 70 年代,美国学者 Wood 结合儿科特点,开发了插入部位直径 3.5mm 并配有 1.2mm 操作孔道的纤维支气管镜,使得该技术在儿科呼吸系统疾病诊疗应用越来越广泛。

【目的】

常规支气管镜检查术可对儿童呼吸道进行直接、动态地观察,并可通过采集下呼吸道分泌物、气管(支气管)黏膜活检进行病原学和病理学检查,是儿童呼吸系统疾病诊断和治疗的一项重要手段。

【适应证】

1. **咳嗽** 咳嗽是呼吸系统疾病中最常见、最主要的症状,有时候甚至是患儿的唯一症状。按症状持续的时间可分为急性咳嗽、亚急性咳嗽(≥3 周、<8 周)、慢性咳嗽(≥8 周)。一般来说,急性的咳嗽是不需要进行支气管镜检查的,除非合并咯血、胸部影像学的特殊改变(肺不张、肺实变、弥漫性病变)、肺部听诊局限性的喘鸣、免疫功能缺陷患儿发生肺部感染需要明确病原时。对于亚急性和慢性咳嗽患儿,按照其可能的诊断进行治疗但疗效不佳者,也应行支气管镜检查。

2. **哮鸣** 在儿童引起哮鸣的常见原因为感染和支气管哮喘,但对于支气管扩张剂、抗哮喘治疗无效或病情反复、胸部影像学检查表现为肺过度通气、存在严重阻性肺通气功能的患儿应进一步行支气管镜检查。

3. **喘鸣** 喘鸣是喉气管狭窄导致呼吸困难时产生的一种高调粗糙的声响。病变在胸外气道,常为吸气性喘鸣,但严重阻塞时也可双相性的。若阻塞部位在胸内气道,表现为以呼气相为主的双向性喘鸣。持续或反复存在的喘鸣,在儿童一般包括以下几种情况:先天性喉软化症、声带麻痹、喉部囊肿、喉裂、喉乳头状瘤、舌部甲状腺、声门下狭窄、声门下血管瘤、气管异物等原因。支气管镜检查可确定病变的部位和性质,帮助明确诊断。

4. **吸入性损伤** 包括吸入各类可引起呼吸道损害的气体、烟雾、液体,支气管镜检查可在早期对病情进行判断,并可动态评估气道损害的严重程度。

5. **咯血** 咯血可表现为痰中带血或直接咳鲜血和血块。支气管镜检查可以通过观察鼻腔、喉部、气管、支气管，确定出血的部位，是诊断和鉴别诊断的一项重要手段。

6. **间质性肺病（interstitial lung disease，ILD）** ILD所涉及的疾病很多，在儿童主要分为以下几个类型：①特发性间质性肺炎；②其他间质性肺疾病，如肺泡出血综合征、特发性肺含铁血黄素沉着症、外源性过敏性肺炎、肺泡蛋白沉着症、肺嗜酸细胞浸润、肺淋巴组织疾病、肺泡微石症、肺血管疾病等；③伴肺浸润的系统疾病，如结缔组织病、肿瘤、组织细胞增生症、结节病、神经皮肤综合征、其他先天性代谢紊乱；④婴儿特有ILD，如表面活性物质功能遗传性缺陷，肺生长、发育障碍等。通过常规支气管镜检查及后续的肺泡灌洗和活检获得病理检查有助于诊断。

7. **肺部感染** 肺部感染治疗效果不佳，反复的肺炎、肺脓肿，可以通过支气管镜检查、清理分泌物改善引流，达到诊断和治疗的效果。

8. **气管异物** 气管、支气管异物儿童常见的意外伤害之一。对于幼儿，家属往往不能提供准确的异物吸入史，患儿又不能自述发病经过；加上异物反应多种多样，有的表现为肺不张、局限性肺气肿，有的表现为咳嗽、反复呼吸道感染、喘息，有的表现为呼吸困难等，因此，明确诊断较困难。遇到怀疑气管、支气管异物者，反复咳嗽、低热而病因不够明确、反复同一部位肺炎者应行支气管镜检查。

9. **肺不张** 对于经过胸部物理治疗后仍持续存在的肺不张，支气管镜检查可以了解气管内有无解剖结构异常、内生性或外源性的异物堵塞，并通过清理堵塞分泌物、肺泡灌洗、注药等手段，使临床症状和胸部影像学表现得以更快地改善。

10. **肺部团块状病变** 配合胸部影像学定位，通过支气管镜检查病变所在肺段所在气管、支气管，了解病变性质，并可通过吸引、灌洗、活检获得标本进行诊断、鉴别诊断。

11. **胸腔、纵隔肿瘤** 支气管镜检查可以评估气管受压程度，了解是否存在肿瘤气管浸润。

12. **气道分泌物的清理** 各种原因造成的患儿咳嗽功能受损、气道黏膜大量脱落、支气管扩张、原发纤毛不动综合征等导致的气道分泌物堵塞可通过支气管镜吸引清理。

13. **心胸外科术** 术前常规支气管镜检查判断是否合并气管畸形、软化、压迫，术中配合进行病变部位的定位，术后检查评估手术效果。

14. **瘘管部位的探查** 通过支气管镜检查可发现气管、支气管与邻近组织间瘘管的部位。

15. **气管插管和困难气道的处理** 气管插管困难、存在气道畸形或阻塞、颈椎外伤或其他各种原因导致声门暴露不良的情况，可在支气管镜引导下进行气管插管。经呼吸机治疗后不能脱机或拔管失败者，支气管镜检查有助于判断病因。

**【禁忌证】**

儿童常规支气管镜检查安全性较高，禁忌证大多是相对的，很多时候取决于手术者的技术及必要的设备。但在术前仍需要谨慎权衡检查获得的潜在益处和患儿可能承受风险之间的关系。

1. **绝对禁忌证**

（1）监护人不同意检查。

（2）手术者技术不够熟练。

（3）缺乏足够的人手和设备处理手术中可能出现的各种紧急情况。

（4）手术中无法保障患儿的供氧。

（5）血流动力学不稳定的患儿。

（6）未控制的支气管痉挛。

**2. 相对禁忌证**

（1）严重的心律失常，有心房、心室颤动及扑动，三度房室传导阻滞者。

（2）心功能严重减退，有严重心力衰竭者。

（3）颅脑损伤、颅内高压（可能增加颅内压力）。

（4）未纠正的出血倾向或严重的血小板减少。

（5）顽固的低氧血症。

**3. 其他可能导致风险增加和并发症的情况**

（1）患儿不能配合检查。

（2）高碳酸血症。

（3）未控制的支气管哮喘。

（4）中～重度的低氧血症。

（5）尿毒症（可能导致出血）。

（6）血小板减少。

（7）肺动脉高压。

（8）肺脓肿。

（9）正在使用免疫抑制剂治疗者。

（10）上腔静脉堵塞。

（11）身体极度虚弱或严重营养不良者。

（12）近期曾使用血小板聚集抑制剂治疗。

**【操作前准备】**

**1. 医疗团队的准备**

（1）操作者：操作者必须掌握包括鼻腔、喉部、气管、支气管的立体解剖结构及其邻近组织器官的解剖位置。术前须详细询问病史、仔细体格检查、复习影像学资料。在手术进行的过程中，往往会发生各种事前预想不到的问题，操作者应把握手术指征、对手术的风险和术中可能出现的并发症有足够的认识，具备危重患儿抢救和并发症处理的能力。

（2）协助者：最少需要一位医务人员从旁进行协助，可以是医师、护士或麻醉师。为了保障手术的顺利进行，协助者需要对手术操作流程、器械使用、并发症的处理和危重症的抢救具有相当丰富的经验。

（3）麻醉师：是否需要麻醉师取决于选择麻醉的方式。如使用全身麻醉，麻醉师参与术前讨论是必要的，比如计划使用喉罩通气的患儿，如果怀疑有喉软化需要在检查喉部后再插入喉罩，检查气管软化的患儿可能需要保留自主呼吸。

（4）术前讨论和安全性评估：术前讨论除了包括手术的适应证和手术风险，还需要考虑到患儿如果不做手术而可能导致的风险问题。如果诊断的关键信息必须通过支气管镜检查获得，那么手术获得的好处将超越风险。

（5）辅助器材和药品的准备：常规准备急救药品如肾上腺素、阿托品、利多卡因、支气管舒张剂、止血药物、全身糖皮质激素、生理盐水等，定期检查以确认药物均在有效期内。急救及监护设备如氧气、吸引器、复苏气囊、各型号气管插管、喉镜、气管插管导丝、监护仪、适用于不同年龄段的麻醉面罩等，并保障各项器材均处于可正常使用状态。

### 2. 患儿的准备

（1）术前谈话和知情同意：医师应对接受检查患儿的监护人详细说明支气管镜术的目的、可能出现的并发症，告知其除手术外的可替代方案以及不同方案的优、缺点，供监护人选择参考。注意解答患儿监护人的各种提问，消除患儿及监护人的疑虑，并签署知情同意书。全身麻醉的患儿还应由麻醉医师与监护人另签署麻醉同意书，询问有无对麻醉药物过敏病史。对于 4～5 岁以上的患儿，应配合进行心理护理，尽量消除其紧张和焦虑，取得患儿的配合。

（2）术前检查。①病史回顾和体格检查：一些表现为呼吸道症状的疾病可能涉及呼吸系统以外病变，详细的手术史、外伤史、过敏史、异物吸入史、家族史、既往的疾病史和仔细的体格检查是必需的。②实验室检查：血常规＋血型、凝血功能、血气分析＋电解质是必需的，为了避免操作中的交叉感染和术中可能发生意外的大出血需要输血治疗，还需要进行乙型肝炎和丙型肝炎血清学指标、艾滋病、梅毒等特殊病原的检测。全身麻醉的患儿还应接受肝、肾功能检查，以评估患儿对麻醉药物的耐受情况。③影像学检查：胸部 X 线正侧位片、胸部 CT 平扫（和增强扫描）是必需的，有时还需要进行 CT 气管三维重建检查。对于怀疑有心血管畸形的患儿术前可能需要 CT 血管造影（CT angiography，CTA）、数字减影血管造影（digital subtraction angiography，DSA）、彩色多普勒超声心动图等检查。④其他：心电图和肺功能对于评估患儿是否能耐受手术也是必要的检查，尤其对于需要全身麻醉的患儿。

（3）术前禁食和术前用药：术前 8 小时禁食固体，4～6 小时禁食奶类（人奶 4 小时，配方牛奶 6 小时），术前 2 小时禁水（包括糖水、不含果肉的果汁）。术前禁食时间不足，会增加手术过程呕吐引起误吸的风险，如患儿不得不实施急诊手术，可以采取在气管插管的方式下进行，以保护气道。

术前用药取决于麻醉方式的选择。如果患儿对于手术感到焦虑或不能配合手术，可以在术前使用镇静药物。若患儿配合良好，则无须术前镇静，因其可延长术后复苏时间。在术前给予阿托品 0.01～0.02mg/kg，可以减轻由于迷走神经兴奋引起的心动过缓，并减少气道分泌物。

### 3. 麻醉

（1）麻醉方式的选择：麻醉方式的选择取决于患儿的精神和心理状态、呼吸系统功能的水平、患儿的基础疾病、麻醉师的技术水平、手术的复杂程度等多个因素。根据我国《儿科支气管镜术指南（2009）》介绍的经验，采用"边麻边进"的局部麻醉法进行常规支气管镜检查术对大部分患儿是安全、可行的，对设备和技术的要求也较低，易于推广使用。

（2）检查术前 15～30 分钟静脉推注射阿托品（0.01～0.02mg/kg）、咪达唑仑（0.1～0.3mg/kg）。

（3）开始手术前用 2% 利多卡因 10～15ml，注入喉头喷雾器小瓶内，对准左或右（拟进镜）鼻腔、咽喉，每隔 3～5 分钟喷洒 2～3 喷，共 3 次。鼻咽部充分麻醉后，将患儿仰面平卧于检查床上，用床单包裹好患儿四肢、躯干，松紧适度。

（4）经鼻插入可曲性支气管镜，气管镜先端在会厌前方停留，对准声门，经气管镜吸引孔注入 1%～2% 利多卡因 1～2ml，纤维支气管镜先端在咽喉部停留 15～30 秒，待声门开大后镜先端通过声门。

（5）插镜成功进入主气管后即注入 1%～2% 利多卡因 1～2ml，以后依检查顺序，在镜先端进入要诊察的部位前即注入 1%～2% 利多卡因 1～2ml，进行局部麻醉即"边麻边进法"。用药总量应控制在 5mg/kg。6 个月以下用 1% 浓度的利多卡因。

对于极度不配合、病情严重手术过程中可能需要辅助呼吸支持，对检查舒适性有要求的患儿，可以选择全身麻醉。全身麻醉的应用，使检查更易于进行，但对监护、术后的复苏要求更高，对于人员、设施、仪器的配备要求也更严格，同时治疗费用亦明显增高。

（6）麻醉过程中的供氧和通气支持

1）鼻管吸氧：使用单腔鼻导管通过一侧鼻孔插入患儿的鼻咽部，流量 1～2L/min，效果好、简单易用，且不会影响支气管镜的操作，是最常使用的一种给氧方式。

2）面罩吸氧：支气管镜通过面罩上的适配器进入，可以连接无创正压通气辅助呼吸。

3）喉罩：可以提供良好的辅助呼吸支持，又避免了气管插管，但对麻醉的深度有一定要求，术中需要注意喉罩的移位。缺点是不能检查上呼吸道和声门的活动，可能引起胃胀气导致反流。

4）气管插管：有效保证术中的通气和供氧，允许支气管镜快速进出气道，适用于危急重患儿。缺点是无法检查上呼吸道、声门的运动、主气管，对支气管镜插入部的直径有限制。

5）通过活检孔道给氧：经活检孔道给氧（0.5～1L/min）对于术中反复出现低氧血症，专用面罩和喉罩又不易获得的情况下不失为一个好的选择。同时经活检孔道吹出的氧气可以赶走镜头前端分泌物，使视野保持清晰，对于一些气道分泌多稀薄、大量，无法吸引干净的情况较为适用。但使用时需注意给氧的流量，同时因活检孔道被占据，使经过活检孔道注入药物变得繁琐，故不作为常规选择。

**4. 支气管镜的选择**　　儿童常用是直径 2.8mm、3.6mm 配有 1.2mm 的活检孔道的支气管镜和直径 4.0mm、4.9mm 配有 2.0mm 活检孔道的支气管镜。根据不同年龄选择合适的支气管镜是成功、安全地进行检查的重要前提（表 17-1）。正常儿童的气管直径约和自身的尾指直径相当，把支气管镜的插入部和患儿的尾指进行比较，可作为快速选择合适的支气管镜型号的方法。

**【操作方法】**

1. 基本操作手法　　常规支气管镜检查是支气管镜下进行其他操作的基础，熟练的操作技术，使支气管镜犹如术者的眼和手，能够顺利准确地到达需要检查和治疗的部位。

（1）持镜手法：以左手中指、无名指、尾指、大鱼际握住镜柄，左手拇指调节角度控制钮，示指操作吸引控制阀（图 17-1）。右手拇指、示指、中指固定支气管镜前端，协助支气管镜插入。

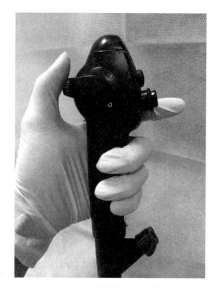

图 17-1　支气管镜的持镜方法

表 17-1　不同年龄儿童气管直径

| 年龄 | 气管直径 /mm |
| --- | --- |
| 早产儿～1 个月 | 5 |
| 1～6 个月 | 5～6 |
| 6～18 个月 | 6～7 |
| 18 个月～3 岁 | 7～8 |
| 3～6 岁 | 8～9 |
| 6～9 岁 | 9～10 |
| 9～12 岁 | 10～13 |
| 12～14 岁 | 13 |

（2）方向：支气管镜本身仅能进行上、下两个方向的运动，使用镜柄的调节杆可以通过调节支气管镜内置的钢丝使支气管镜前段的可弯曲部向上弯曲130°～180°（图17-2），向下弯曲90°～130°（图17-3），注意不可用力过猛、过度弯曲，以免折断钢丝。左右方向需要通过持镜的左手手腕运动、旋转上身或改变站位来实现，熟练运用可以灵活地操纵支气管镜的方向和角度。

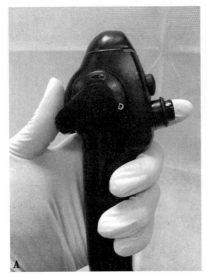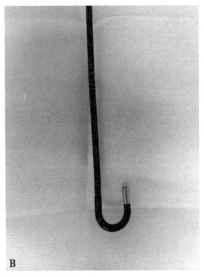

图 17-2　支气管镜向上调节

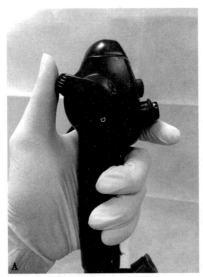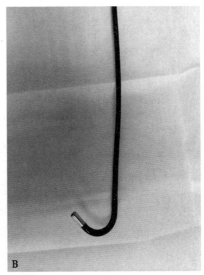

图 17-3　支气管镜向下调节

## 2. 操作技术及注意事项

（1）鼻腔

1）镜下所见和观察要点：鼻腔由上鼻甲、中鼻甲和下鼻甲组成（图17-4）。在支气管镜检查中，一般看不见上鼻甲，由于患儿处于仰卧位，鼻甲的位置上下颠倒，初学者容易把处于最下方的下鼻甲误认为上鼻甲。正常的鼻甲黏膜应该是粉红色、光滑、没有赘生物的（图17-5，见文末彩图）。鼻窦开口在儿童通常不能看见。

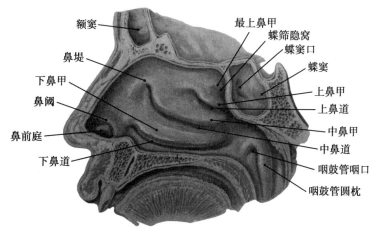

图 17-4 鼻腔的解剖结构

2）操作技术及注意事项：支气管镜可经中鼻道或下鼻道通过鼻腔，初学者不注意对鼻腔结构的观察，会误以为鼻腔是一个垂直的通道，试图直接向下、垂直快速进入。这样做会使支气管镜抵住鼻甲而无法通过或勉强插入造成鼻黏膜损伤，在使用插入部直径较粗的支气管镜或鼻黏膜炎症、肿胀严重的患儿中更容易发生。事实上，支气管镜通过鼻腔，应该是一个向下，逐渐向上、向前的一个弧形轨迹。如鼻道狭窄无法通过，可尝试更换一个鼻孔进入或使用少量减充血剂，如两侧均不能插入则改为经口进入。

（2）喉

1）镜下所见和观察要点：小儿的喉腔呈漏斗状，喉头位置较高，新生儿声门位置在颈椎的 $C_3 \sim C_4$ 的水平（成人为 $C_5 \sim C_6$），并向前倾斜。6 岁时声门下降至颈椎 $C_5$ 水平，但仍较成人高。标志性的解剖结构为会厌软骨，与成人不同，小儿的会厌软骨较为卷曲，呈"Ω"形（图17-6，见文末彩图）。检查喉部最好在保持患儿自主呼吸的情况下进行，正常可见声门随呼吸开合，两侧运动应该是对称的，闭合时两侧声带位于中线位置，闭合紧密。正常新生儿和喉软骨软化的患儿会厌软骨在吸气时塌陷，表现为吸气时的喘鸣音（图17-7，见文末彩图）。检查喉部时要注意解剖结构有无异常、有无赘生物、会厌抬举是否良好、有无喉骨软化表现；声门开合是否良好对称、有无赘生物、声门下有无狭窄。

2）操作技术及注意事项：通过声门是大部分新手医生需要克服的其中一个重要难点。初学者多会尝试在一定距离外观察到声门打开的瞬间，企图向前直线快速突破声门。事实上，由于儿童呼吸次数较成人快很多，受到刺激时声门会迅速关闭，同时诱发咳嗽反射，阻止支气管镜的进入。且声门的位置是向前倾斜的，直线进入时支气管镜往往会碰到下端的构间切迹而误滑入食管。儿童喉部的黏膜脆弱、组织结构疏松，快速、粗暴的插入还容易造成喉部水肿、出血、构状软骨脱位等医源性损伤。正确的方法是保持视野处于正中央，缓慢靠近声门，这个时候声门受到刺激可能会紧闭，使支气管镜前端轻轻抵住声门，待患儿咳嗽或吸气声门打开时轻轻滑入。值得注意的是，喉部的结构是一个漏斗形，一旦支气管镜前端通过声门后，需要稍微向上下调整角度，以免碰壁后支气管镜被咳出。如果检查时声门暴露欠佳，可以让助手稍微把患儿的下颌提起，头向后仰（与心肺复苏术开放气道的"仰头提颌法"相同），但要注意幅度，避免颈部过度后仰反而压迫气道影响呼吸。

（3）气管和隆突

1）镜下所见和观察要点：气管由12～20个相邻的非闭合的环状软骨构成，后壁为缺口，有平滑肌及横行、纵行纤维组织封闭形成膜性后壁。新生儿到4～6岁儿童，软骨环的弧度接近320°，需要注意和完全性气管环畸形区分。直到8～10岁时环状软骨才呈现出与成人相似的"C"字形结构（图17-8，见文末彩图）。正常的气管应该是笔直、通畅，没有分支和瘘管的，黏膜光滑，管腔内可以有少量白色稀薄的分泌物，可见气管后壁随其后大血管、右心房的搏动而运动。在用力呼吸、咳嗽时气管的膜部可以向内隆起，表现出管腔的短时间塌陷。隆突是支气管镜检查中的重要解剖标志，儿童的隆突角度较成人宽大，角度亦较为圆钝（图17-9，见文末彩图）。

2）操作技术及注意事项：检查时应注意保持视野处于正中央，减少碰触气管壁引起的刺激。在气管内注入局部麻醉药时，可使支气管镜前段轻轻贴在气管壁，让麻醉药沿管壁缓慢流入，可以避免液体直接落入两侧支气管引发剧烈咳嗽。进镜后仔细观察气管位置、形态、黏膜色泽、软骨环清晰程度、隆突位置。

（4）支气管

1）镜下所见和观察要点：支气管结构与气管相似，由软骨环构成。右主支气管较左主支气管粗，新生儿右主支气管约为左主支气管长度的1/4，3岁时约为1/3，到了青春期时约为1/2。随着分支越细，软骨环数目逐渐减少，软骨环也不完整。正常的支气管黏膜应该是光滑、无赘生物的，管腔通畅，在剧烈咳嗽或持续的负压吸引下可以看见支气管膜部向内突起或管腔暂时性的塌陷，需要注意和气管、支气管软化相鉴别。肺段支气管较气管、左右主支气管更多出现解剖变异，但这些变异往往没有临床意义，区别解剖变异和发育畸形需要术者对正常解剖结构非常熟悉，结合临床表现和胸部影像学检查进行综合判断（图17-10～图17-16，见文末彩图）。

气管、支气管软化分度：气管、支气管在呼气时管腔内陷，致管腔直径缩小超过管径的1/3诊断为软化。软化程度的分度：气管直径内陷≤1/3为轻度，>1/3～1/2为中度，>1/2～4/5接近闭合的为重度。

2）操作技术及注意事项：检查一般按照先右后左或先健侧再患侧的顺序。观察气管位置、形态、黏膜色泽、软骨环清晰程度、隆突位置，然后观察两侧主支气管和自上而下依次检查各叶、段支气管，注意观察各叶、段支气管黏膜外观，有无充血、水肿、坏死、溃疡，有无出血及分泌物（图17-17）；管腔及开口是否通畅、有无变形，是否有狭窄及异物、新生物。检查时尽量保持视野处于支气管腔的中央，避免碰撞管壁、刺激管壁引起咳嗽、支气管痉挛及黏膜损伤。

**3. 术中监护和术后复苏** 操作过程中应对患儿的血氧饱和度、心电图和无创血压进行监测。理想的血氧饱和度应达到95%以上，如

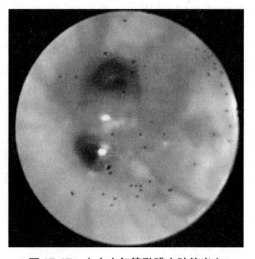

**图17-17 左主支气管黏膜水肿伴出血**

出现血氧饱和度<90%，心率减慢、心律失常等情况，应暂停操作，视患儿恢复情况决定是否继续。无论使用何种麻醉方式，在患儿完全恢复意识前进行监护是必需的，包括血氧饱和度、心电图和无创血压监测。使用喉部局部麻醉的患儿，因咽反射减弱容易发生呛咳、误吸，应在术后1小时内禁食。在复苏期间，必须确保留置至少一条有效的静脉通路，并备有必需的抢救药品。

**【并发症及处理】**

常见的并发症可以分为支气管镜检查相关、麻醉相关、感染相关3部分。

**1. 支气管镜检查相关的并发症**

（1）机械性损伤：由于支气管镜的机械刺激或黏膜炎症剧烈导致。

（2）鼻出血：最常见，一般不严重，局部压迫或使用血管收缩剂可止血。

（3）咯血：少量咯血一般可自止，量多者用纤维支气管镜直接压迫出血处或注入少量1∶10 000肾上腺液止血。出血量大于50ml的出血须高度重视，要积极采取措施，包括采取镇静、气管插管、患侧卧位，严重的出血可能需要介入科或胸外科紧急手术处理。

（4）气胸、纵隔气肿：常规支气管镜检查一般较少发生，多由于手术操作粗暴导致。少量气胸和纵隔气肿无须特殊处理。对于高压性或交通性气胸应及时行胸腔闭式引流术。

（5）生理性并发症：由于支气管镜堵塞气道、对气管壁和迷走神经刺激引起的相关并发症。

1）低氧血症伴或不伴高碳酸血症：由于气管镜对气道的部分或完全堵塞导致，患儿术前存在低氧血症、持续的负压吸引、严重的肺部疾病或基础疾病可以加重并发症的发生。选择合适的支气管镜，熟练快速的操作可以很大程度避免出现。一旦患儿血氧饱和度<90%应考虑暂停操作，给予适当的吸氧方式，一般可以逐渐缓解。

2）喉痉挛、喉头水肿、气管痉挛：缺乏足够的麻醉镇静、经过声门强行进入、支气管镜过粗或技术不熟练反复粗暴抽、插支气管镜均可造成，患儿出现低氧血症、喘鸣或哮鸣、吸气相或呼吸相呼吸困难。应立即吸氧，给予抗组胺药，吸入支气管扩张剂，静脉给予糖皮质激素。严重者应立即用复苏气囊经口鼻加压给氧，进行急救。

3）心动过缓和心律失常：由于迷走神经张力增高或缺乏足够的麻醉、镇静导致。术前应用阿托品可有效预防。

**2. 麻醉相关的并发症**

（1）麻醉药过敏：麻醉后患儿出现胸闷、脉速而弱、面色苍白、血压降低甚至呼吸困难。一旦发生麻醉药物过敏，应立即停止用药，并给予吸氧，保持呼吸道通畅，输液，肌内注射或静脉滴注肾上腺素、地塞米松等，必要时行气管插管及对症处理。对于肝、肾功能和心功能不全者使用麻醉药物应格外注意。

（2）药物过量、不恰当的麻醉深度：最常表现为低氧血症和呼吸抑制，体重<10kg、年龄小于2~3岁、严重肺部病变的患儿具有较高风险。术前仔细的评估、术中严格监护可以减少并发症的出现。

**3. 感染相关的并发症**　原有肺部感染较重，检查可能导致感染的扩散。检查时先健侧后患侧，分次少量对患处进行灌洗、吸引可以减少并发症的发生。术后出现发热，给予解热镇痛药对症处理，酌情使用抗生素。还有一个少见的因素是由于支气管镜消毒不严格导致的医源性感染。严格的消毒、管理制度可以最大限度地避免这类情况的发生。

（邓　力）

# 第十八章

## 呼吸道疾病的病毒病原学诊断

**培训目标**

1. 掌握常见吸道病毒感染病原学诊断标本的采集要求。
2. 了解呼吸道病毒感染病原学诊断的常见实验室方法及原理。

### 一、诊断方法概述

呼吸道病毒感染的诊断方法有多种,包括病毒分离(动物实验、鸡胚培养和细胞培养等)、血清学诊断方法、免疫学方法检测病毒抗体/抗原、分子生物学技术和电子显微镜技术等,具体选择何种方法应根据患者的病程、所获得的样本来确定。

1. **病毒分离**　包括动物接种和细胞培养。病毒分离由于耗时费力,逐渐少用,但在病因不明和新病毒的发现中,病毒分离仍是一种不可替代的经典方法。

2. **病毒血清学方法**　经典的血清学方法一般指中和试验、补体结合试验和红细胞凝集试验等,可同时用于病毒和病毒抗体的检测、分离病毒的鉴定等。中和试验仍是目前病毒分离鉴定的重要方法。经典的血清学方法的特异性较强,但敏感性差。

3. **病毒的免疫学诊断方法**　应用较广的有免疫荧光技术、酶联免疫吸附试验、放射免疫测定和酶免疫方法等,其中酶联免疫吸附试验(enzyme linked immunosorbent assay,ELISA)因其操作简单、快速、敏感、特异性强且无放射性污染,对设备要求不高,被广泛应用于病毒感染的诊断。

4. **分子生物学方法**　主要有核酸杂交和聚合酶链反应(polymerase chain reaction,PCR)。PCR方法有很高的特异性,可以检测到1个拷贝的病毒核酸,与核酸杂交结合使用可以极大地提高检测的敏感性和特异性。

### 二、标本的采集和处理

1. **血标本**　血标本可以分离血清或血浆用于检测病毒核酸、病毒抗原和特异性抗体。用于病毒特异性IgM抗体检测,可采集单份急性期血清;特异性IgG抗体检测应采集急性期和恢复期双份血清,恢复期标本应在发病后2周或更迟一些。

2. **鼻咽分泌物或鼻咽拭子**　用于病毒的分离、抗原和核酸检测。婴幼儿适于采集鼻咽分泌物。标本应置于适量病毒运输液(2~3ml)中尽快送到检测实验室。

3. **肺组织活检和尸检标本**　用于病毒分离或直接检出。用带盖无菌玻璃瓶留取,用于电镜切片用的标本应切成1mm的小块,直接浸于2%戊二醛固定液中。尸检标本应尽早采集,最迟不超过死后24小时,用于病毒分离时应在死后3~6小时采集。

## 三、病毒的分离鉴定

1. **标本**　呼吸道感染的病毒分离主要采集鼻咽分泌物、鼻咽拭子、肺泡灌洗液和肺组织标本。

2. **动物实验**　动物实验较少用于呼吸道病毒的分离,主要有流行性感冒病毒等。

3. **鸡胚培养**　细胞培养技术的发展,大大代替了鸡胚培养,但鸡胚培养在黏液病毒和痘类病毒等研究中仍起重要作用。

4. **组织培养**　组织培养包括组织块培养和细胞培养,目前一般指细胞培养。用于病毒分离的主要是单层细胞培养,是病毒分离的重要技术。

(1) 细胞培养的分类:根据细胞来源和染色体特性可分为下列4类。①原代细胞培养:由新鲜组织制备的单层细胞,分离病毒最为敏感,但制作和保存不便,一般只能传2~3代。②传代细胞系:由原代细胞连续传代或由肿瘤细胞培养而来,可以无限传代,应用保存方便。应用于呼吸道病毒分离的传代细胞系主要有 Hep-2(人喉上皮癌细胞)、Vero(传代非洲绿猴肾细胞)等。③二倍体细胞株:细胞在传代中保持二倍体特性,染色体总数为46条,属正常细胞,一般只能传40~50代。如人胚肺细胞,对呼吸道病毒较为敏感。④病毒基因转染细胞系:由传代细胞系经病毒基因转染后建立的带有某种病毒全部或部分基因组的细胞系。

(2) 培养方法:细胞培养的方法有静置培养、悬浮培养、旋转培养、混合培养等,在原代和传代细胞培养中常用静置培养,但旋转培养可以增加病毒分离的敏感性,如呼吸道合胞病毒培养。

(3) 病毒的接种及鉴定:①病毒的接种。首先选择生长良好的单层敏感细胞,弃培养液,用 Hanks 液或生理盐水洗涤后,接种原培养液 1/10 的接种物,摇匀后置37℃吸附30~90分钟,然后弃接种液,加新鲜维持液,于33~35℃培养。②观察细胞病变。大多数病毒增殖均会引起细胞病变,称为致细胞病变作用(CPE)。腺病毒引起细胞聚合,副黏病毒、呼吸道合胞病毒、麻疹病毒等引起细胞融合(图18-1和图18-2,见文末彩图),鼻病毒致细胞圆缩,正黏病毒等引起细胞轻微病变。③病毒的鉴定。红细胞吸附试验,现已较少应用。中和试验,是鉴定病毒最可靠的方法之一,需要用已知的特异性免疫血清,且需配合观察 CPE 或细胞吸附试验。方法是先滴定免疫血清和病毒的滴度,一般病毒用 $100 \sim 1\ 000\ ID_{50}$ 量。将病毒与血清混匀,37℃作用1小时后接种细胞单层,培养、观察结果。荧光染色,该方法能在出现 CPE 前检出病毒和能检出不产生 CPE 的病毒。方法是将接种病毒的细胞消化、涂片、晾干后丙酮固定,用荧光素标记的特异性多克隆抗体或单克隆抗体染色,如有病毒生长,在荧光显微镜下可见病毒生长部位显荧光。④其他如电镜观察、核酸扩增等。

## 四、病毒的血清学诊断

经典的血清学诊断技术包括中和试验、补体结合试验、红细胞凝集试验和红细胞凝集抑制试验、红细胞吸附试验等。近几年发展的免疫荧光技术、酶联免疫吸附试验、固相放射免疫测定等,也属血清学范畴,但一般称为现代免疫学技术。

血清学抗体检测包括特异性 IgG 和 IgM 检测。单份血清特异性 IgG 阳性,只能说明过去有过病毒感染,而不能确定最近感染。只有在发病初期检测不到抗体或滴度低,而恢复期抗体4倍以上升高才有诊断意义。测定单份血清中的特异性 IgM 抗体,有助于疾病的早期快速诊断，但临床诊断中要结合病程、临床表现和病毒类型综合考虑。如疾病早期，血清中的特异性 IgM 抗体还未产生或滴度较低，致检测结果阴性；有些病毒特异性 IgM 抗体存在时间较长，不一定与本次临床过程相关，要结合临床表现分析，如风疹、CMV 等早期妊娠感染或先天性感染的儿童，特异性 IgM 可能持续达 1 年或更长时间。

### 1. 中和试验

（1）原理：中和试验是病毒型特异性反应，其原理是特异性的中和抗体与相应的病毒结合后，使病毒不能吸附于敏感细胞，失去感染的能力。用中和试验测定的体液抗体水平在一定程度上反映出机体抗病毒感染的能力。但中和试验操作较复杂。

（2）用途：①鉴定病毒；②分析病毒抗原的性质；③测定免疫血清的抗体效价和疫苗接种后的效果；④测定患者血清中的抗体，用于诊断病毒。

### 2. 补体结合试验

（1）原理：补体结合试验是属（或组、族）特异性反应，其原理是特异性病毒抗原和相应的补体结合形成免疫复合物时能结合补体。因此，加入定量的补体于抗原抗体的反应系统中，补体被结合，不再以游离的形式存在，此时若再加入另一抗原抗体的反应系统中（羊红细胞和溶血素），则后者因缺乏游离的补体参与溶血反应，结果不溶血，称为阳性反应；反之，称为阴性反应。

（2）用途：①流行病学调查；②病毒病的诊断；③疫苗使用后人群抗体调查；④鉴定病毒。

### 3. 红细胞凝集和凝集抑制试验

（1）原理：红细胞凝集和凝集抑制试验也为型特异性反应。其原理是病毒或病毒血凝素能选择性地引起个别种类的哺乳动物的红细胞发生凝集，当加入相应的特异性抗体，这种凝集现象即被抑制。病毒+红细胞→凝集，病毒+抗体+红细胞→凝集抑制（不凝集）。

（2）用途：①鉴定病毒；②诊断病毒病；③病毒分族（组），如腺病毒根据其对猴和大白鼠红细胞凝集力的差异可分为 5 个族；④免疫机体后抗体效价的测定；⑤浓缩病毒；⑥病毒抗原分析；⑦病毒株变异相的测定，如流感病毒"O"相与"D"相的测定。"O"相是对人致病的病毒，对豚鼠红细胞凝集效价高，对鸡红细胞凝集效价低；"D"相是适应鸡胚尿囊中繁殖已发生变异的病毒，对豚鼠和鸡红细胞都有相似效价的凝集力。

## 五、现代免疫学诊断方法

**1. 免疫荧光法（IFA）**　IFA 可分为直接法和间接法。间接法有两对抗原抗体系统。第一对为病毒抗原与相应的抗体；第二对为抗体及相应的荧光素标记的抗人或动物的抗球蛋白抗体。由于夹层免疫球蛋白分子有多个抗原决定簇，能结合多个荧光素标记的抗体分子，故间接法比直接法敏感 5～10 倍。间接法的缺点是参与反应的因素多，易出现非特异性荧光，操作和判断结果应注意。IFA 可以检测病毒抗原和抗体。在临床中应用 IFA 检测鼻咽分泌物中脱落上皮细胞内的病毒抗原（见图 18-2，见文末彩图），可以在 2～3 小时内出结果，达到快速诊断的目的。目前有市售商业化试剂盒已在临床广泛应用，取得较好的效果。

**2. 酶免疫学方法**　该方法的原理是基于抗原抗体反应的高度特异性和酶促反应的敏感性。某些酶标记于抗体或抗原形成的酶标记物，既具有抗体或抗原的免疫反应活性，又保留了酶的酶促反应活性。试验中待测标本中的抗体或抗原与已知的固相抗原或抗体结合，然后与相应的酶标记物结合形成免疫复合物，加入底物后在酶的作用下产生颜色反应，通过肉眼观察或仪器测定酶促反应的强弱即可定性或定量检测待测抗原或抗体。

目前常用的酶免疫方法有免疫酶标试验、酶联免疫吸附试验和免疫胶体金标记法等，其中酶联免疫吸附试验应用最为广泛，有可靠的市售商业化试剂盒。

（1）酶联免疫吸附试验（ELISA）：ELISA 有多种方法，目前应用较广泛的有以下几种：

ELISA 的种类：①间接法 ELISA。原理类似间接法 IFA，用于检测特异性病毒抗体。方法是将纯化的病毒抗原包被在固相载体表面，加入待测血清后，如待测血清中含有相应抗体，与固相载体表面的抗原特异性结合，形成抗原抗体复合物，洗涤后加入酶标记抗人免疫球蛋白，与固相载体表面的抗原抗体复合物特异性结合，洗涤后加入底物显色，测 OD 值，OD 值的大小与待检血清中抗体含量成正比。②双抗体夹心法。用于检测病毒抗原。将特异性抗体包被在固相载体表面，加入待检标本，待测抗原与固相载体表面的抗体形成抗原抗体复合物，洗涤后加入酶标记的特异性抗体，温育反应使之抗原结合，洗涤后加入底物显色，测 OD 值，OD 值的大小与待检血清中病毒抗原含量成正比。③双抗原夹心法。将双抗体夹心法 ELISA 中的包被物和标记物改为病毒抗原，用于检测病毒特异性抗体，称为双抗原夹心法。④捕获法。将抗人 IgM（μ 链特异性）或抗人 IgA 抗体吸附于固相表面，捕获待检标本中的 IgM 或 IgA 抗体，然后加入已知的特异性抗原进行反应，再加入酶标记的特异性抗体，形成大的免疫复合物，加入底物显色后，测得的 OD 值的大小与待检血清中特异性 IgM 或 IgA 抗体含量成正比。

ELISA 的结果判断：① S/N 值法。S 为待测定孔的 OD 值，N 为阴性对照平均 OD 值，以 S/N 值≥2.1 为阳性；1.5 < S/N 值 < 2.1 为可疑；S/N 值 < 1.5 为阴性。可疑标本应重复测定，仍为可疑判为阴性。②临界值法。一般以阴性平均 OD 值加 2～3 个标准差为临界值，大于临界值为阳性，反之为阴性。

ELISA 的影响因素：ELISA 具有特异度强、敏感度高的优点，但也易受 pH、温度、反应时间、抗原和酶标记浓度和载体等因素影响。

（2）免疫酶标试验：其原理同免疫荧光试验，检测步骤也相同，只是由于标记物不同，IFA 可以在荧光显微镜下直接观察结果，而免疫酶标需底物显色。免疫酶标试验可分为直接法和间接法，以间接法较为常用。

该方法主要用于细胞培养或活检、尸检标本的病毒抗原检测和血清等体液标本中特异性抗体的检测，其缺点是易产生非特异性反应。

（3）免疫胶体金标记技术：该法的原理基于特异性的抗原抗体反应，但用胶体金作标记物，可以用肉眼直接观察结果。该法敏感性不如 ELISA 法，但操作简单，不需要特殊设备。

## 六、分子生物学方法

1. **分子杂交技术**　分子杂交是利用放射性核素或非放射性核素标记的已知特异性核酸片段作为探针，检测标本中与探针有互补序列的目的核酸。

（1）原理：分子杂交是基于 DNA 双螺旋分子的碱基互补原理。核酸双螺旋分子在高温和变性剂存在的情况下可以解链成单链分子，在低温时又可以依据碱基互补原则复性形成双链，如果在复性时加入标记的探针分子，探针与待测核酸分子中相同序列互补形成待标记的双链分子，利用放射自显影或其他方法示踪，若样品中存在与探针相同序列的核酸分子，即显阳性结果。

（2）常用的分子杂交方法：①斑点杂交。将病毒核酸点样在 NC 膜或尼龙膜上，直接进行杂交，方法简便，是杂交技术中应用最早、最广的方法。②转印杂交。分为检测 DNA 的

DNA 印迹杂交(Southern blot)和检测 RNA 的 RNA 印迹杂交(Northern blot)。转印杂交主要用于病毒基因酶切后的分析研究或较复杂样品的检验。③原位杂交。主要用于细胞内病毒的检测和定位。将细胞或组织切片固定于载玻片上,保持细胞的良好形态结构,经蛋白酶 K 处理增加细胞膜和核膜的通透性,探针在合适条件下与细胞内的病毒核酸杂交。根据探针的标记物能否直接被检测,分为直接原位杂交和间接原位杂交。

2. 聚合酶链反应　目前已广泛应用于病毒病的诊断,对于大多数常见病毒均有应用 PCR 技术进行检测的报道。

(1)原理:靶 DNA 分子变性后解链,两条单链 DNA 分别经复性与两条引物互补结合,在 4 种 dNTP 存在和合适的条件下,由 DNA 聚合酶催化引物由 $5' \rightarrow 3'$ 扩增延长,每经过变性、复性和延伸一个循环,模板 DNA 增加 1 倍,新合成的 DNA 链又可作为下一循环的模板,经过 $30 \sim 50$ 个循环,可使原 DNA 量增加 $10^6 \sim 10^9$ 倍。PCR 具有特异、敏感等优点,特别适用于难以分离培养和其他方法不易检测的病毒的诊断。

(2)步骤:PCR 的每一循环包括变性、复性和延伸 3 个步骤。

(3)常用 PCR 技术:①反转录 PCR(revere transcriptase PCR,RT-PCR)。在 PCR 前增加了一步从 RNA 到 cDNA 的反转录过程。用于 RNA 病毒的检测。由于呼吸道病毒多为 RNA 病毒,所以 RT-PCR 在呼吸道病毒感染的诊断中应用较多。②巢式 PCR(nested PCR)。由两对引物经两组循环完成。第一对引物(外引物)扩增出一条较长的产物;第二对引物以此为模板经二次循环扩增目的产物。这种方法较一次 PCR 更加敏感。③多重 PCR。用于多型病毒的分型检测或同时检测几种病毒,可以是普通 PCR 或巢式 PCR。试验中同时使用数对不同病毒引物,因此,对引物设计较普通 PCR 有更高的要求。现在已有商业化的检测呼吸道常见病毒的多重 PCR 试剂盒,可以同时检测呼吸道合胞病毒、流感或副流感、腺病毒和人偏肺病毒等 11 种病毒。④定量 PCR。定量 PCR 是在普通定性 PCR 的过程中,通过加入参照物等方法对 PCR 产物定量,从而得出初始模板量。由于没有产物分析的电泳步骤,定量 PCR 比普通 PCR 减少了产物污染的机会。最常用的是实时荧光定量 PCR(图 18-3,见文末彩图)。该方法是在常规 PCR 中加入一个特异性寡核苷酸荧光探针。该探针带有一个荧光发光基团和一个荧光淬灭基团。完整的探针在激光激发下,发光基团所产生的荧光被淬灭基团全部吸收,不发出荧光。在 PCR 过程中,Taq 酶在链延伸过程中自身的 $5'$-$3'$ 的核酸外切酶活性降解与模板结合的特异性荧光探针,荧光发光基团被从探针上切割下来后与淬灭基团分开,在激光的激发下产生特定波长的荧光,荧光的强度与 PCR 的产物量成正比。通过动态测定荧光强度可以得到样品实际 PCR 扩增曲线,找到其 PCR 扩增的对数期,通过与标准品的对数期比较,得到样品中特定模板的起始拷贝数。多重 PCR 和实时荧光定量 PCR 联合应用可以充分结合各自的优点,临床应用前景广阔。⑤免疫 PCR。是一种用于检测病毒抗原的 PCR 技术。原理是利用亲和素和生物素的特异性结合特性,以生物素和亲和素分别标记已知的 DNA 和与待测抗原相应的单克隆抗体。亲和素与生物素的结合使两者形成单抗/DNA 嵌合体,再与固相化的待测抗原结合后,用标记引物扩增已知的 DNA,通过检测扩增产物达到检测抗原的目的。由于 PCR 的高度放大作用,可使检测灵敏度达到 580 个抗原分子,比 ELISA 灵敏 $10^5$ 倍,是目前最敏感的抗原检测方法。

## 七、电子显微镜技术

在某些病毒感染早期的标本中,可以直接检出病毒颗粒,且可以从形态学上鉴别病毒的种类,特别是目前尚难分离培养的病毒,用电子显微镜技术可以直接检出(图18-4),为临床提供可靠的诊断依据。

1. **电镜在病毒研究中的主要作用** 发现和鉴定新病毒;研究病毒引起的组织和细胞病理改变及病毒在细胞内的繁殖动态和形态发生;研究病毒的超微结构;结合临床和生物学研究,确定某些疾病的病毒病因。

2. **常用电镜技术** 超薄切片标本电镜观察;负染标本电镜观察;免疫电镜技术。

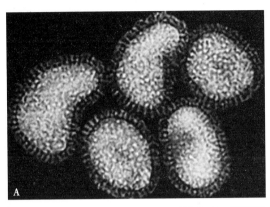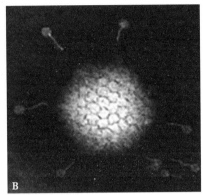

图18-4 病毒的电镜图
A. 流感病毒;B. 腺病毒

(谢正德)

# 第十九章

## 呼吸道疾病细菌病原学诊断

### 培训目标

熟悉各种儿童呼吸道疾病细菌病原标本的采集方法及各种方法的优势和不足；儿童呼吸道疾病细菌病原学诊断方法原理和合理选择。

儿童呼吸道感染的常见病原体包括细菌、病毒、真菌、支原体、衣原体等。细菌病原学诊断是呼吸道疾病防治的关键环节。快速准确的细菌病原学诊断不仅能提高临床诊断水平、合理应用抗菌药物、遏制与延缓耐药菌的产生，同时也为预防策略提供依据。

### 一、儿童呼吸道疾病的病原学诊断现状

传统的病原学诊断方法包括涂片革兰氏染色和培养，但革兰氏染色阳性率较低，病原菌分离培养和鉴定至少需要 48 小时才有结果，且培养阳性率可能受到采样之前经验性治疗的影响。由于肺炎链球菌、流感嗜血杆菌、卡他莫拉菌等作为共生菌存在于上呼吸道，临床培养阳性结果难以确定其为真实病原。免疫学检测技术目前主要用于诊断病毒、支原体、衣原体等病原引起的呼吸道感染，多采用酶联免疫吸附试验、免疫荧光抗体试验、对流免疫电泳等方法。由于缺乏统一的参考标准，免疫学检测方法的敏感性和特异性在不同实验室间差异较大，影响了其在呼吸道感染中的诊断效用。基因诊断技术如今已在快速病原学诊断中发挥越来越重要的作用。随着现代科学技术的不断发展，特别是免疫学、生物化学及分子生物学的不断发展，新的微生物诊断技术和方法被广泛应用。近年来国内外学者不断努力，已创建不少快速、简便、特异、敏感、低耗且适用的微生物诊断方法，尤其是 DNA 探针和以聚合酶链反应（polymerase chain reaction，PCR）为代表的分子生物学技术的发展，已显著提高了微生物的诊断水平。

### 二、儿童呼吸道疾病细菌病原标本的采集

合格的标本是细菌病原学鉴定与诊断结果可靠的关键。

1. **痰标本、咽拭子、鼻咽拭子**　来自上呼吸道的分泌物培养通常不能真实反映肺部感染，只能协助呼吸道疾病的细菌病原学诊断。为提高检测阳性率、准确率，原则上须注意痰标本采取时要在抗菌药物使用前采集、尽量避免正常菌群的污染、足够量的标本、采集后及时送检。

（1）痰培养采集的操作步骤：痰液标本的采集以清晨为好，因此时痰量多，含菌量大。患儿须先用清水漱口，深咳嗽收集下呼吸道的分泌物，置于无菌容器中。痰量的要求，普

通细菌＞1ml，真菌和寄生虫3～5ml，分枝杆菌5～10ml。无痰患者，可用高渗盐水（3%～10%）雾化吸入诱导痰。真菌和分枝杆菌检查应收集3次清晨痰标本。须注意的是咳痰不能做厌氧培养。痰培养送检：痰培养尽快送检，不得超过2小时。延迟送检或待处理标本应置于4℃保存（疑为肺炎链球菌感染不在此例），保存标本应在24小时内处理。室温下延搁2小时会降低肺炎链球菌、流感嗜血杆菌等定植菌的分离率，铜绿假单胞菌等革兰氏阴性杆菌则过度生长。

（2）合格痰标本的标准：①含白细胞、脓细胞或支气管柱状上皮细胞较多，而受污染的标本则以扁平状上皮细胞为主；②痰涂片细胞学检查：中性粒细胞＞25个/低倍视野（×100倍），鳞状上皮细胞＜10个/低倍视野（×100倍）或白细胞/鳞状上皮细胞≥10为高质量痰标本。

2. **血培养标本**　采集方便、安全，且污染机会少，特异性高，在病原学诊断上具有特殊意义。肺炎伴菌血症概率5%～10%，重症和免疫抑制患者则更较高。血培养若发现病原菌，其特异度较高，但敏感度仅为20%。目前认为轻、中度社区性肺炎无须行血培养。重症特别是免疫抑制宿主肺炎，应尽早、多次采血做细菌和真菌培养。呼吸道感染疾病常仅有短时的病毒血症或菌血症，另外，由于部分患儿有抗菌药物的早期应用，因此，血培养分离细菌病原的阳性率低。

血培养标本的要求：①采集必须是在用抗菌药物之前；②采用全自动血培养仪配备的儿童专用血培养瓶；③每次2瓶，在不同部位采血；④采集量，儿童3～5ml，婴幼儿1～2ml；⑤采集后的血培养瓶应立即送往实验室。

3. **胸腔积液穿刺液**　为了鉴别积液性质为炎症性的渗出液或非炎症性的漏出液，可经穿刺针取少量液体送检。胸腔积液可行涂片、染色镜检或病原分离培养、鉴定。穿刺液送检必须及时，以防久置后渗出液凝固而影响化验结果。在化脓性胸膜炎患儿的培养阳性率较高，可达33%。胸腔积液培养阴性者，可行胸膜活检。但下呼吸道感染患儿胸腔积液的发生率不到15%，其诊断价值有限。胸腔积液是无污染标本，不论被检测出的微生物数量多少，都被认为是病原体。细胞计数、pH和腺苷脱氢酶测定对鉴别结核性胸膜炎意义较大。

4. **肺穿刺**　目前公认的呼吸道疾病的细菌病原学检查的"金标准"，透视下肺病变部位的穿刺能够真正反映肺炎病原学情况。但这种方法对操作人员技术要求高，在儿童不能很好配合的情况下，可出现较严重的并发症，患儿及家长不易接受，因而不宜作为肺炎的常规检查法。对肺部感染严重，需立即明确病原体以指导治疗者或经抗菌药物治疗无效者可考虑进行肺穿刺培养。

肺穿刺具体操作步骤：先通过体格检查及影像学检查定位，患儿取坐位，如在上叶，亦可采用俯卧位或仰卧位，常规碘酒和70%乙醇消毒，局部麻醉。常用7～12号腰穿刺针或其改良针。进针时注意避开心脏、大血管、肝等重要结构。穿刺针进入肺组织后用负压抽吸，吸出物送检。

肺穿刺最常见的并发症是气胸和咯血。前者可持续数天，而咯血大多较轻，可自行停止。穿刺过程中应避免患儿深呼吸和剧烈咳嗽，如有头晕、面色苍白、多汗、心悸、剧烈咳嗽者应停止操作。穿刺后密切观察患儿病情变化，如有烦躁不安、剧咳不止、呼吸急促、痰中带血者，立即行X线检查。病情稳定者，24小时后摄胸片。Vuori-Holopainen对59项肺穿刺研究进行了再评价，认为肺穿刺比一般想象的要安全，与其他常规方法相比，具有许多优点，术后发生的气胸常无症状，多可自然缓解。但术时要求细心谨慎，术后严密观察，以便及时发现并处理可能的并发症。

**5. 经气管抽吸采集分泌物** 可较好地减少携带菌污染,提高呼吸道疾病的细菌病原诊断的阳性率。但需要负压吸引设备,吸管经咽喉部进入气管,易造成患儿刺激性咳嗽、气道短暂梗阻、呕吐等。对于行气管插管和气管切开的患者,可采用经人工气道插入无菌导管采集下呼吸道分泌物。这种方法由于操作简单,容易采集到下呼吸道分泌物。但存在以下缺点:①由于经人工气道插入无菌导管时是盲插,导管更容易进入右主支气管;在某些体位者容易进入左支气管。②当一侧支气管梗阻时,导管会进入另一侧无梗阻气道。这样就无法保证标本采集导管进入感染部位。③经人工气道插入无菌导管也无法保证采集的标本不受污染,因此,影响检查的准确性。

**6. 经支气管镜采集标本** 支气管镜术是近年来迅速发展的一种诊疗技术,可在直视下观察支气管的病理变化、采取标本、给药、灌洗和取出异物等。有报道支气管灌洗液培养分离病原较以往的气管抽吸分泌物培养方法阳性率更高,准确性更好。然而,这一技术也有危险性,需要一定的设备条件,技术要求高,在多数基层医院不易广泛开展。

支气管镜插至肺段、亚肺段,直接吸取分泌物进行培养。当分泌物较少时可进行肺段的支气管肺灌洗,再行细菌培养检查。这种方法尽管能够取到下呼吸道的标本,但由于支气管镜是经鼻、咽、喉而后进入下呼吸道的,可污染支气管镜的插入部分,如在咽、喉部做清理分泌物的操作则污染更重。防污染毛刷、防污染导管的应用,使污染率明显下降。支气管肺泡灌洗液(bronchoalveolar lavage fluid,BALF)的合格标准为鳞状上皮细胞≤1%,中性粒细胞>80%。

综上所述,呼吸道疾病的细菌病原诊断,通常是通过痰培养和显微镜镜检获得。咽喉部定植微生物菌群容易污染从下呼吸道排出的分泌物,而难以鉴别感染菌与定植菌。尽管用细胞学方法筛选痰标本,结合痰液洗涤及定量培养等方法可以在一定程度上减少污染,但结果仍不尽如人意,且操作烦琐而影响其推广。为克服上述障碍,近年来发展通过经支气管镜采集下呼吸道分泌物的诊断技术,BALF标本做细菌定性、定量培养,操作简单,对肺部感染具较高的诊断价值。直接涂片染色可快速检测结核、卡氏肺孢菌等,但对肺部细菌性感染的诊断特异性差,仅20%～30%。

## 三、呼吸道疾病细菌病原学诊断方法

### 1. 形态学检测技术

(1)光镜检查:对呼吸道分泌物等标本制成的涂片,进行革兰氏或特殊染色后置普通光学显微镜下直接观察,是确定很多呼吸道疾病病原体的最基本、快速的方法。墨汁染色可以查到隐球菌;革兰染色可以直接看到细菌,但由于染色和形态学上的变异,有时给确定何种细菌带来困难。

(2)电镜检查:主要用于观察细菌的超微结构,在电镜下根据不同细菌的特征性的超微结构进行诊断,对细菌感染具有快速诊断价值。

**2. 分离培养** 分离培养是确定细菌病原最常用方法。要求标本应采集自感染肺组织,一般被认为是"金标准",是感染性疾病最可靠的病原学诊断依据和必不可少的诊断手段。但是需要时间较长,因而不利于及早诊断和及时治疗。滥用抗菌药物可以降低细菌培养的阳性率。非细菌感染不应使用抗菌药物,一旦怀疑细菌感染,首先要取临床标本做细菌培养,再开始抗菌药物的经验治疗,待细菌培养结果报告后再调整用药,这一点必须强调。直接取痰或用 3%～5% 高渗盐水诱导获取痰液或经气管负压抽取痰液标本送培养和涂片染色（可以发现胞内菌），所得结果在一定程度上对临床有指导意义。鼻咽分泌物培养有细菌生长并不能确立该细菌就是致病菌。当怀疑有特殊病原体或耐药菌感染致肺炎或经验治疗无效时，应尽可能采集合格痰标本以明确病原。痰培养阳性标准：①痰定量半定量培养法，即标准 4 区划线接种法接种，4 区细菌生长结果以 1＋、2＋、3＋、4＋ 表示。合格痰标本培养优势菌中度以上生长（≥3＋）。②合格痰标本少量生长，但与涂片镜检结果一致。③入院 3 天内多次培养到相同细菌。④痰涂片和痰培养常同时进行，定量培养能鉴别污染菌和感染菌，一般定量培养细菌数≥$10^7$CFU/ml，认为是感染菌。⑤经纤维支气管镜或人工气道吸引的标本培养到病原菌≥$10^5$CFU/ml 或半定量 2＋。⑥ BALF 标本培养到病原菌≥$10^4$CFU/ml 或半定量 1＋～2＋。⑦防污染毛刷标本培养到病原菌≥$10^3$CFU/ml 或半定量 1＋。疑有侵袭性感染的肺炎住院患儿，尤其是婴幼儿，应及时送检血培养。一项对 840 例 0～12 岁小儿肺炎的研究表明，胸腔积液培养阳性率为 17.7%，对怀疑细菌性肺炎合并胸腔积液者应做胸腔穿刺以获取积液或脓液标本培养，对明确肺炎病原学有一定价值。

对病原体的分离培养不仅能使呼吸道疾病病原得以确诊，且建立在此基础上的药敏试验可指导临床合理用药。但是某些病原体目前还无法进行体外培养或培养步骤繁复而无法在小型实验室常规开展。更重要的是许多儿科感染常见病原体的培养结果无法及时获取以指导临床治疗，这些缺点大大限制了分离培养技术在病原学诊断中的应用。

3. **免疫学检测技术**　免疫学检测技术的基本原理是抗原抗体反应，可利用单克隆抗体检测病原体的特异性抗原，也可利用病原体抗原检测患者体内的特异性抗体。免疫学检测在难培养的细菌和支原体、衣原体、立克次体等病原体的诊断中具有很大的实用价值。应用单克隆抗体结合各种形式的放射免疫分析（radioimmunoassay，RIA）、酶免疫分析（enzyme immunoassay，EIA）、荧光免疫分析（immunofluorescent assay，IFA）、时间分辨荧光免疫分析（time resolved fluoroimmunoassay，TrFIA）、化学发光免疫分析（chemiluminescence immunoassays，CIA）等，足以检出临床标本中微量的微生物抗原，直接完成微生物感染的快速诊断。

（1）抗血清凝集技术：早在 1933 年就成功地用多价血清对链球菌进行了血清分型。随着抗体制备技术的进一步完善，尤其是单克隆抗体的制备，明显提高了细菌凝集实验的特异性。现已广泛用于细菌的分型和鉴定，如沙门菌、霍乱弧菌等。当然，血清抗体检测还是受到交叉反应等因素限制，迄今尚无一种该类方法独立用于细菌性肺炎病原诊断，对年幼儿诊断价值更差。

（2）IFA：用荧光素标记抗体分子，借助荧光显微镜检测相应抗原，该方法可清楚地观察病原体抗原并定位，具有简单、敏感、特异等优点，已广泛应用于感染性疾病的诊断。但 IFA 易产生非特异性染色，所以必须有严格的对照和排除试验，才能得出准确结果。用于快速检测细菌的 IFA 主要分直接法和间接法。直接法是在检测样本上直接滴加已知特异性荧光标记的抗血清，经洗涤后在荧光显微镜下观察结果。间接法是在待检测样本上滴加已知的细菌特异性抗体，待作用后经洗涤，再加入荧光标记的第二抗体，如抗沙门菌荧光抗体。

（3）间接凝集反应：包括正向间接凝集反应和反向间接凝集反应。正向间接凝集反应是以抗原致敏载体检测标本中的相应抗体；反向间接凝集反应是以抗体致敏载体检测标本中的相应抗原。由于其操作简便、反应快速，因而常用于流行病学调查和筛选阳性标本。在标本中直接检出细菌抗原，有利于呼吸道疾病的早期诊断。比常规法节省时间，且具有较高的特异度和敏感度。

（4）EIA：具有高度的特异度和敏感度。几乎所有可溶性抗原抗体反应系统均可检测，最小可测值可达纳克甚至皮克级水平，与 IFA 比较具有操作简便、结果易判定、重现性好等优点。常用的 EIA 有免疫酶标试验、酶联免疫吸附试验、免疫印迹技术及免疫胶体金标记技术。酶联免疫技术的应用，大大提高了检测的敏感度和特异度，现已广泛地应用在病原微生物的检验中。

（5）应用变态反应检查病原微生物或其抗体：变态反应是机体对某些抗原物质发生的一种可导致生理功能紊乱或组织损伤的异常免疫反应，常表现为免疫反应性增高，多发生于再次接触同种抗原的时候。引起变态反应的物质称为变应原或过敏原，包括完全抗原、半抗原或小分子的化学物质等，如细菌、寄生虫（原虫、蠕虫）、异种血清等。这些变应原可通过呼吸道进入体内，使其致敏和激发变态反应。可利用变应原来检测病原的感染。

**4. 分子生物学技术** 随着分子微生物学和分子化学的飞速发展，对病原微生物的鉴定已不再局限于其外部形态结构及生理特性等一般检验，而是从分子生物学水平研究生物大分子，特别是核酸结构及其组成部分。在此基础上建立的众多检测技术中，核酸探针（nucleic acid probe）和 PCR 以其敏感特异、简便、快速的特点，已应用于微生物病原的检测。

（1）核酸杂交技术：利用放射性核素或非放射性核素标记已知特异性核酸片段作为探针，加入已变性的被检 DNA 样品中，在一定条件下即可与该样品中有同源序列的 DNA 片段形成杂交双链，检测标本中具有相同序列的目的核酸，借助放射自显影或其他方法示踪，其灵敏度可达 $5 \times 10^8$pg/L 水平。根据核酸探针中核苷酸成分的不同，分成 DNA 探针和 RNA 探针，一般大多选用 DNA 探针。根据选用基因的不同 DNA 探针分成两种，一种探针能同微生物中全部 DNA 分子中的一部分发生反应，它对某些菌属、菌种、菌株有特异性；另一种探针只能限制性同微生物中某一基因组 DNA 发生杂交反应，如编码致病性的基因组，它对某种微生物中的一种菌株或仅对微生物中某一菌属有特异性。常用方法有斑点杂交、Southern 印迹、Northern 印迹、原位杂交等。核酸杂交技术的特异度比免疫学检测更高，但存在耗时长、技术要求高等缺点，因此，尚未能常规用于感染性疾病的病原学诊断。

核酸探针主要有以下应用：①用于检测无法培养，不能用做生化鉴定、不可观察的微生物产物及缺乏诊断抗原等方面的检测，如肠毒素；②用于流行病学调查研究，区分有毒和无毒菌株；③检测细菌内抗药基因；④细菌分型，包括 rRNA 分型。

（2）PCR 技术：自 1985 年建立以来，发展迅速、应用广泛。近年来，基于 PCR 的基本原理，对 PCR 技术进行研究和改进，使 PCR 技术得到了进一步的完善，并在此基础上派生出了许多新的用途。如原位 PCR 技术、连接酶链反应（ligase chain reaction，LCR）、依赖核酸序列的扩增（nucleic acid sequence-based amplifica-tion，NASBA）、转录依赖的扩增系统（transcript-based amplification system，TAS）、标记 PCR（labelled primers PCR，LP-PCR）、彩色 PCR（color complementation assay PCR，CCA-PCR）、反向 PCR、不对称 PCR、重组 PCR、多重 PCR（multiplex PCR）和免疫 PCR 等。

采用荧光多重 PCR 检测细菌特异基因，如肺炎链球菌编码溶血素（ply）基因、流感嗜血杆菌编码细菌荚膜多糖（bex）基因。也有选择稳定、广范围的细菌拓扑异构酶基因（*gyr B/par E*）序列，如利用寡核苷酸阵列结合 PCR 扩增技术诊断 9 种呼吸道感染常见细菌病原等。

PCR 可用于多种病原微生物的同时检测或鉴定，它是在同一 PCR 反应管中同时加上多种病原微生物的特异性引物，进行 PCR 扩增。可用于同时检测多种病原体或鉴定出是哪一型病原体感染。PCR 也可用于病原微生物的分型鉴定，如多重 PCR 可提高其检出率并同时鉴定其型别等。PCR 技术在敏感度、特异度、检测速度等方面的强大优势使其越来越广泛地被应用于各种感染的病原学诊断。同时,PCR 技术对仪器设备和试剂有一定要求,因此,应注意试剂的来源与质量,正确地选择与制备引物,尤其要尽量避免污染的发生,才能得到正确的病原学检测结果,其自动化和标准化是其目前急需要解决的问题。

（3）基因定量诊断与基因芯片技术:是在基因定性诊断技术基础上发展起来的新技术,包括核酸杂交定量技术和 PCR 定量技术。实时荧光定量 PCR 法为目前应用最广的基因定量诊断技术,根据 PCR 反应液的荧光强度即可计算出初始模板的数量,具有自动化程度高、动态监测、防止污染等优点。基因定量诊断可用于病情评估、疗效预测、预后判断等,在感染性疾病诊断中具有重要的临床应用价值。

基因芯片技术是近年来分子生物学及医学诊断技术的重要进展。它的突出特点在于其高度的并行性、多样化、微型化和自动化。该技术是通过把巨大数量的寡核苷酸、肽核苷酸或 DNA 固定在一块面积很小的硅片、玻片或尼龙膜上而构成基因芯片,主要是基于近年来的一种全新的 DNA 测序方法之一杂交测序法应运而生的。由于该技术同时将大量的探针固定于支持物上,所以可以一次性对大量序列进行检测和基因分析,解决了传统的核酸印迹杂交操作复杂、操作序列数量少等缺点。因此,可在短时间内对诊断不明的感染性疾病作出判断。基因芯片还可用于细菌变异株、基因分型、耐药基因等检测。随着该技术的日趋成熟必将在感染性疾病的病原学诊断中发挥巨大作用。液态芯片是近年来新出现的一种可用于多指标同步分析的新型芯片技术,它将细胞大小的微球作为探针的载体,为生物分子相互作用提供充分反应的液态环境。该技术既具有以往生物芯片高通量的特性,又具有优于过去芯片的操作简便、重复性好、灵敏度高的特点。可以预见,基因芯片技术在细菌病原学的检测中将会发挥越来越重要的作用。

5. **流式细胞术(flow cytometry,FCM)** 是用流式细胞仪对单细胞悬液进行自动快速定量分析和分选的新技术。它综合了荧光标记、激光、单抗和计算机技术,具有速度快、精确度高、计数细胞量大及多参数分析等特点。FCM 因能快速、多参数分析细胞特征,显示细胞的 DNA、RNA 水平和体积大小,近年来在临床上已逐步用于多种细菌的检测、计数及鉴定。

6. **检查某些细菌的专有酶及代谢产物** 进行快速鉴定快速酶触反应是根据细菌在其生长繁殖过程中可合成和释放某些特异性的酶,按酶的特性,选用相应的底物和指示剂,将它们配制在相关的培养基中。根据细菌反应后出现的明显的颜色变化,确定待分离的可疑菌株,反应的测定结果有助于细菌的快速诊断。这种技术将传统的细菌分离与生化反应有机地结合起来,并使得检测结果直观,正成为今后微生物检测发展的一个主要方向。Rosa 等将样本直接接种于 Granda 培养基,经 18 小时培养后,B 群链球菌呈红色菌落且可抑制其他菌的生长。Deliae 等新合成一种羟基吲哚 -β-D 葡萄糖苷酸,在 β-D 葡萄糖苷酶的作用下,生成不溶性的蓝色物质。将一定量的羟基吲哚 -β-D 葡萄糖苷酸加入麦康基(MAC)琼脂,35℃培养 18 小时,出现深蓝色菌落者为大肠埃希阳性菌株。其色彩独特,且靛蓝不易扩散,易与其他菌株区别。

已发现某些具有特征性的酶,应用适当的底物可迅速完成细菌鉴定。如沙门菌具有辛酸醋酶,以 4MU- 辛酸酯酶为底物经沙门菌酶解,在紫外线下观察游离 4MU 的荧光,国内已有应用。卡他莫拉菌具有丁酸醋酶,可用丁酸酯色原底物快速鉴定。大肠埃希菌具有 β- 葡萄糖醛酸酶,故 β- 葡萄糖醛酸酶已成为初步筛查大肠埃希菌的重要特征。难辨梭菌是医院内感染的重要厌氧菌,细菌培养需 3～7 天,且该菌培养困难,诊断主要检测其产生的 A 或 B 毒素。

**7. 细菌毒素的快速检测**　自临床标本中直接检出细菌的毒素,常比细菌培养更可靠。如难辨梭菌在正常肠道中也可出现,故对抗生素相关肠炎的诊断,检出其毒素比细菌培养更有意义。已应用此类毒素的单抗以快速凝集或 EIA 法自粪便标本中直接检出毒素 A 或 B 进行诊断。金黄色葡萄球菌产生的多种肠毒素也用单抗的协同凝集试验迅速检出,是诊断该菌致病的可靠手段。

**8. 细菌对抗菌药物的敏感性试验的快速检测**　目前,检测细菌对抗菌药物的敏感性试验需用美国临床和实验室标准协会(CLSI)推荐的方法与标准。新的检测手段,如分子生物学手段检测细菌的耐药基因、自动化的药敏试验仪器、E-test 法等可提高准确性与效率,但也难以实现快速。快速纸片法检查 β 内酰胺酶,对革兰氏阳性球菌、淋病奈瑟菌、流感嗜血杆菌、卡他莫拉菌有重要意义。快速鉴定耐甲氧西林金黄色葡萄球菌和甲氧西林凝固酶阴性葡萄球菌的快速乳胶凝集试验,可检出变异的青霉素结合蛋白(penicillin binding protein 2a,PBP2a),经与 *mecA* 基因检测比较,其敏感性为 98.5%,特异性达 100%。

**9. 病原微生物检测的自动化系统**　近年来,随着计算机技术的不断发展,对病原微生物的鉴定技术朝着微量化、系列化、自动化的方向发展,开辟了微生物检测与鉴定的新领域。最有代表性的是 AMS 微生物自动分析系统。AMS 为美国 VITEK 厂产品,属于自动化程度高的仪器,由 7 个部件组成,应用一系列小的多孔的聚苯乙烯卡片进行测试。卡片含有干燥的抗菌药物和生化基质,可用于不同的用途,卡片用后可弃去。操作时,先制备一定浓度的欲鉴定菌株的菌悬液,然后将菌悬液接种到各种细菌的小卡上,将其放入具有读数功能的孵箱内,每隔一定时间,仪器会自动检测培养基的发酵情况,并换算成能被计算机所接受的生物编码。最后由计算机判定,打印出鉴定结果。该套系统检测卡片为 14 种,每一种鉴定卡片要含有 25 种以上的生化反应指标,基本同常规检测鉴定,检测所需时间 4～8 小时,最长不超过 20 小时。

(李昌崇)

# 第二十章

## 雾化吸入治疗

**培训目标**

1. 掌握雾化吸入治疗在呼吸系统疾病规范临床应用。
2. 熟悉雾化吸入治疗规范操作方法。

## 一、概述

雾化吸入治疗是现代呼吸系统疾病的重要治疗方法之一，即药液经雾化装置变成微小雾粒吸入气道，使气道湿化，其中的药物可具消炎祛痰、解痉、平喘和抗炎等治疗目的。雾化吸入是最不需要患儿刻意配合的吸入疗法，适用于任何年龄儿童。药物吸入后可直接作用于气道黏膜，局部作用强，而一般吸入药量仅为全身用药量的几十分之一，由此避免或减少了全身给药可能产生的潜在不良反应。目前临床上常用于如下疾病的辅助治疗：

**1. 急性或慢性呼吸道感染**　包括鼻炎、咽炎、支气管炎、支气管扩张、肺炎、肺化脓性感染等。

2. 支气管哮喘、慢性呼吸道阻塞、肺不张、囊性纤维性变。

**3. 其他**　包括肺结核、硅沉着病、胸外科手术或麻醉后所致的呼吸道合并症的治疗，气管切开或气管插管后的气道湿化和气道药物吸入，支气管镜检查或支气管碘油造影的气道麻醉及作为疫苗接种或脱敏疗法的一种途径。

雾化吸入时雾滴的大小决定了它在呼吸道中的沉降部位。雾滴直径 $1\sim2\mu m$，沉积部位在肺泡壁；$2\sim5\mu m$，沉积在支气管、细支气管；直径 $>10\mu m$，沉积在鼻、咽、喉及上部气管。故对于下呼吸道疾病，雾粒以 $2\sim5\mu m$ 的雾化疗效为最佳，临床上可根据所治疗呼吸道疾病的不同，选用不同的雾化器。

临床使用的雾化器主要分为射流雾化与超声雾化。超声雾化是应用超声波声能，使药液变成细微的气雾，由呼吸道吸入，达到治疗目的。其特点是雾量大小可以调节，雾滴直径在 $5\sim10\mu m$，因此，多沉积在鼻咽腔；工作中产热易使药液蒸发、浓缩，可能使药物结构发生破坏而影响临床疗效，故近年来较少用于下呼吸道的吸入治疗。射流雾化是目前临床最常用的雾化吸入方法，利用压缩泵或氧气驱动使药液形成雾状，再由呼吸道吸入，同时吸氧气还可解决缺氧问题，达到治疗目的。

患者的呼吸类型与雾粒的沉降成密切关系。增加潮气量，深而慢的呼吸有利于雾粒进入外周气道；反之，潮气量低浅而快的呼吸则影响雾粒的均匀分布进入外周小气道。其次，进入各支气管有效剂量的液体多少与药物本身的黏度、质量、比重成正比，即黏度越大，质量越大，药物的附着性好；而药物黏度越小，质量越轻，流速越大，则附着性越差。此外，雾化疗效还和药物的浓度有关。雾量越足、流量越大，则药物有效剂量也越大。呼吸道病变程度，如气管黏膜的炎症、肿胀、痉挛分泌物的潴留等病变，也可影响药物的吸收。因此，雾化吸入治疗时，临床上拟定的投药剂量不会等于实际吸入的有效剂量。一般实际吸入的有效剂量仅占投药剂量 1/4 左右，大部分药雾在呼气时呼出或在吸气时漏失，有些则停留在口咽部或留在雾化器内，所以在拟定投药剂量时必须将损失的部分考虑进去，根据不同病情选择相应有效剂量的药量。

## 二、雾化吸入治疗常用药物

目前临床最常用的雾化吸入药物为糖皮质激素，其次为 $\beta_2$ 受体激动剂、抗胆碱能药物、黏液溶解剂及其他。

**1. 糖皮质激素** 是当前治疗哮喘最有效的抗炎药物。已有大量研究证实，可减轻气道阻塞，控制气道炎症，有效缓解哮喘症状，改善肺功能，降低急性发作次数和病死率，提高生活质量。吸入糖皮质激素还常被用来治疗急性喉气管支气管炎、毛细支气管炎和支气管肺发育不良等儿童呼吸道疾病。此外，也被用于治疗其他慢性呼吸道疾病，如闭塞性细支气管炎、间质性肺疾病等。雾化吸入后彻底漱口，以防止出现口腔、咽峡部黏膜念珠菌感染。

（1）布地奈得混悬液（budesonide）：又称丁地去炎松，为非卤化糖皮质激素。经气雾给出的药量中约 10% 沉积在肺部，儿童分布容积为 3.1～4.8L/kg，显示其具较高的组织亲和力，局部抗炎作用强，小剂量就能起到治疗作用。雾化吸入布地奈得起效迅速，10～30 分钟即可发挥气道抗炎作用，适用于重症支气管哮喘急性发作的治疗，尤其适用于哮喘患儿，可替代或减少口服糖皮质激素治疗。如果与抗胆碱能药物和 / 或 $\beta_2$ 受体激动剂联合雾化吸入，治疗效果更佳。儿童哮喘治疗：0.5～1mg，每天 2 次，维持剂量因个体差异，应是使患儿无症状的最低剂量，建议 0.25～0.5mg，每天 2 次。

（2）倍氯米松（beclomethasone）：又叫丙酸倍氯松，为强效局部用皮质激素。直接作用于支气管黏膜，能强效消炎及解除支气管痉挛，用于支气管哮喘。气雾吸入：> 4 岁每次 50～100μg，每天 2～4 次，最大剂量 0.8mg。重症哮喘应与其他支气管扩张剂联用。孕妇及肺结核患者慎用。

**2. 支气管扩张剂** 主要用于解除支气管痉挛。

（1）抗胆碱能药物：常用药物如异丙托溴铵，其剂量的 10%～30% 沉积在肺内，胃肠道黏膜吸收量少，对呼吸道平滑肌具有较高的选择性，作用只限于肺部扩张支气管，而不作用于全身。异丙托溴铵的支气管舒张作用比 $\beta_2$ 受体激动剂弱，起效也较慢，但持续时间更为长久，主要作为辅助药物与 $\beta_2$ 受体激动剂联合用于支气管哮喘急性发作时的治疗。水溶液浓度为 0.025%。儿童每次 0.4～1ml，加入等量生理盐水雾化吸入，也可直接原液吸入，每天 2～3 次。吸入后 10～30 分钟起效，1～2 小时作用达高峰，1 次吸入后作用可维持 6～8 小时。其不良反应极小，但也有吸入后引起急性尿潴留的报道，因此，前列腺肥大、青光眼者及妊娠、哺乳期妇女慎用。

（2）$\beta_2$ 受体激动剂：雾化吸入速效支气管舒张剂是缓解支气管痉挛的最主要治疗措施之一。常用药物有沙丁胺醇（salbutamol）和特布他林（terbutaline）。沙丁胺醇松弛气道平滑肌作用强，水溶液浓度为 0.05%，常规使用剂量为 2ml 药物加等量生理盐水雾化吸入，通常在 10～15 分钟内起效，疗效可维持 4～6 小时。特布他林具有亲水性，起效迅速，通常雾化吸入 5～10 分钟起效，药物作用时间可维持 6～8 小时。对 $\beta_2$ 受体的选择性高于沙丁胺醇，心血管的不良反应较少。不良反应可有心悸、手指震颤、头痛、胃肠道功能障碍等。高血压、冠状动脉粥样硬化性心脏病、甲状腺功能亢进症等患者慎用。

（3）非选择性肾上腺素能受体激动剂：如左旋肾上腺素。Cochrane 的荟萃分析研究表明，左旋肾上腺素（加或不加 3% 高渗盐水）可有效控制婴幼儿毛细支气管炎症状，但不宜常规用于哮喘的治疗。

**3. 黏液溶解剂** 黏液脓栓或黏稠分泌物是气道阻塞的常见原因，并可使肺功能损害加重，诱发感染，雾化吸入祛痰药物有利于痰液排出。

（1）盐酸氨溴索（ambroxol hydrochloride）：可调节呼吸道上皮浆液与黏液的分泌；刺激肺泡 II 型上皮细胞合成与分泌肺泡表面活性物质，维持肺泡的稳定；增加呼吸道上皮细胞纤毛的摆动，使痰液易于咳出。目前注射制剂的产品说明书未推荐雾化吸入使用，使用时有一定风险。但国外已有专用于雾化吸入的剂型。

（2）乙酰半胱氨酸（acetylcysteine）：有较强的黏痰溶解作用，使痰液中糖蛋白多肽键（-S-S-）断裂，对脓性黏痰中 DNA 纤维也有解裂作用，主要用于急慢性支气管炎、支气管扩张、肺结核、肺炎引起的黏痰阻塞。国内已有专用吸入剂型，但儿科临床应用经验有限，尚须进一步验证。

（3）α- 糜蛋白酶（chymotrypsin）：能降低痰液黏稠度，使痰液稀释易排出，但长期雾化吸入会导致气道上皮鳞状化生，并偶可致过敏反应，目前已很少应用。

**4. 抗生素** 抗生素用作雾化治疗在临床上存在争议，应用受到限制，其原因为：①一般痰液中找到的细菌多数为口腔与咽喉部的污染，不能代表下呼吸道所存在的菌种，故不能单纯根据一般痰液培养来评估疗效；②抗生素多为全身治疗，很少单独用于气雾治疗；③抗生素雾化吸入对严重的化脓性支气管炎疗效不佳；④以抗生素雾化吸入作为预防性治疗，可增加局部耐药菌株的产生；⑤儿童气雾疗效与年龄及吸入技巧有关；⑥覆盖在呼吸道上皮的表层液体为等渗液，pH 为中性，吸入抗生素的渗透压过高或 pH 过低会引起咳嗽，甚至导致气道痉挛。故临床已很少使用。

## 三、雾化吸入治疗需要注意的问题

为了达到最佳的治疗效果，在家庭雾化治疗过程中，需要指导家长具体操作，让家长了解雾化吸入装置的性能和原理。操作环境要无火焰隐患，无易燃易爆物品。雾化吸入时最好选择坐位，此体位有利于吸入药物沉积到终末支气管与肺泡，对于不能采取坐位者应抬高头部并与胸部呈 30°，以有利于药物在终末细支气管的沉降。

雾化吸入治疗中应注意以下问题：

1. 治疗前先清除口腔分泌物、食物残渣等，以免妨碍雾滴深入。

2. 吸入前不要抹油性面霜，涂抹油性面膏会造成更多的面部药物吸附。

3. 对开启使用的雾化器因在生产过程中管腔内残留有异味易诱发喘息发作或不适，故应在使用前用空气吹 3～5 分钟。

4. 面罩式喷头可使药物到达呼吸系统所有区域，适合年幼儿或病情较重的年长儿；口含式喷头可使药物更多地沉积在呼吸道深部，适合于病情轻、中度的年长儿。

5. 手持雾化器应保持与地面垂直，雾化时面罩必须紧贴口鼻部，避免漏气造成疗效下降；幼儿烦躁时易使面罩移位。

6. 年长儿治疗时进行慢而深的吸入，使雾滴吸入更深；年幼儿安静时吸入比哭吵时效果更好，幼儿哭闹时吸气短促，药物微粒主要以惯性运动方式留存在口咽部，雾化后应及时漱口以减少药物在口咽部的沉积。

7. 吸入过程中注意观察患儿的病情及出雾情况，防止窒息，勿将气雾喷入眼睛。

8. 每次雾化吸入 5～10 分钟，在雾化后 2 分钟可再加入 1ml 生理盐水，轻拍杯壁使其沉入杯底，让药物充分转化为雾粒提高治疗效果。

9. 使用面罩吸入者应及时洗脸，以除去附着在面部的药物。

10. 雾化器使用完后为防止药物结晶堵塞喷嘴，可加入少量清水雾化数十秒，然后再冲洗雾化器，将除空气导管外的所有雾化器配件泡在滴入少量洗洁剂的清水中洗涤，用清水冲净雾化器配件并控净水分，用无绒干布擦干，然后晾干，完全干燥后，组装雾化器。

11. 喷雾器和面罩频繁使用需要及时更换，空气连接导管使用 1 年以上必须更换。

## 四、糖皮质激素雾化吸入在儿童呼吸系统各疾病中的应用

### 1. 支气管哮喘

（1）急性发作期的治疗：GINA 2008 指出，在治疗哮喘急性发作时，使用支气管舒张剂联合吸入高剂量糖皮质激素，比单用支气管舒张剂能更有效控制急性症状。我国 2008 年《儿童支气管哮喘诊断与防治指南》推荐，大剂量吸入糖皮质激素（ICS）对儿童哮喘发作有一定帮助，选用雾化吸入布地奈德混悬液每次 1mg，每 6～8 小时 1 次。

哮喘处于轻度或中度急性发作时，即刻雾化吸入布地奈德混悬液 1～2mg 和速效 $\beta_2$ 受体激动剂（$\beta_2$RA）能迅速缓解症状，按症状改善情况，可在 4 或 6 小时后重复给药，直到症状缓解。若处于重度急性发作，甚或危重状态时，患儿有明显呼吸困难，氧饱和度 ≤90%，则必须及时给氧，并加用全身型糖皮质激素联合雾化吸入速效 $\beta_2$RA 及高剂量布地奈德混悬液（以氧气为驱动的动力）。布地奈德混悬液单次剂量为 2mg，根据用药后症状缓解情况，2～4 小时可重复一次。对于重症哮喘发作患儿不建议过早减量或停药。

至于速效 $\beta_2$RA，可在 1 小时内，每间隔 15～20 分钟重复一次，共 3 次，以迅速缓解症状。也可与吸入布地奈德混悬液同步应用，加强激素的抗炎效果，使哮喘的急性发作得到更快、更有效地控制。

（2）慢性持续期和临床缓解期的控制治疗：哮喘治疗是一个长期、持续、规范、个体化的过程。GINA 和我国 2008 指南均明确指出，为使患儿的哮喘症状获得完全控制，病情缓解后应继续使用长期控制药物，如吸入型 ICS 等。在急性期治疗获得初步控制后不应立即停药或减量，应继续维持原剂量治疗至少 3～5 天（在门急诊）或 5～7 天（在住院部），然后进入控制治疗阶段，给予布地奈德混悬液 0.5～1mg/d，一般不少于 1 个月。当治疗达到控制并维持 3 个月后，可减量治疗，先减至每次 0.5mg，1 次/d，3～6 个月后再进行评估。若控制良好，可继续减量，最后减至每次 0.25mg，1 次/d（0.25mg/d 为雾化吸入维持治疗的最低剂量）。即使已减至最低剂量，仍然要求 3～6 个月评估一次，以 GINA 所规定的完全控制为最终目标，予以长期维持。

### 2. 咳嗽变异性哮喘（CVA）

CVA 属于哮喘的一种特殊类型，应尽早进行规范的抗哮喘（ICS 和 $\beta_2$RA）治疗，以降低发展为典型哮喘的风险。布地奈德混悬液雾化吸入用于治疗 <5 岁的 CVA 患儿时，按其咳嗽的严重程度，分别用每次 0.5～1.0mg，2 次/d，吸入治疗的时间一般不少于 6～8 周。

3. **感染后咳嗽（PIC）** 应用布地奈德混悬液雾化吸入治疗，可显著改善喘息、咳嗽症状，减少急性复发，改善肺功能和气道高反应。布地奈德混悬液的推荐剂量为每次 0.5～1mg，使用频次依病情而定，疗程可为 4～8 周。

4. **毛细支气管炎** 该病所致气道组织水肿、上皮细胞坏死脱落、黏液分泌增加形成黏液栓是引起气道阻塞的主要原因，除用 β₂RA 及抗胆碱能药物以解痉及舒张支气管外，吸入布地奈德混悬液亦是消除炎症、改善通气、恢复正常呼吸功能的重要治疗措施。布地奈德混悬液雾化吸入须遵循足剂量、足疗程和规范用药的原则。

布地奈德混悬液每次 1mg，雾化吸入，每 6～8 小时一次，疗程因人因病情而异。可同时应用全身激素，如甲泼尼龙 1～2mg/（kg·d），或口服泼尼松 1～2mg/（kg·d），用 1～3 天。喘息减轻后，布地奈德混悬液每次 1mg，2 次 /d，2～3 天，如病情稳定则进一步减量为布地奈德混悬液每次 0.5mg，2 次 /d，或每次 1.0mg，1 次 /d。

5. **支原体肺炎** 在大环或氮环内酯类药物抗支原体感染治疗的同时，给予雾化吸入糖皮质激素，可减轻气道炎症反应，促进纤毛上皮细胞功能的恢复，对减轻气道高反应和非特异性炎症能有较好的疗效。

（1）急性期：对于支原体肺炎有明显咳嗽、喘息，X 线胸片肺部有明显炎症反应及肺不张的患儿，应用布地奈德混悬液每次 0.5～1mg，联合使用支气管舒张剂如特布他林水溶液、异丙托溴铵等，雾化吸入，2 次 /d，1～3 周。

（2）恢复期：如支原体感染后患者有气道高反应性或 X 线胸片有小气道炎症病变，或肺不张未完全恢复，可以用布地奈德混悬液雾化吸入，剂量 0.5～1mg/d，用 1～3 个月后复查。

6. **急性喉气管支气管炎** 除适当的抗感染治疗外，全身型和吸入型糖皮质激素是该病的主要治疗方法。吸入型糖皮质激素雾化治疗能显著减轻喉部水肿和炎症，有助于缓解病情。初始剂量多数为每次 2mg 单剂吸入；或多剂吸入，每次 1mg，2～3 次 /d，疗程 3～5 天。

7. **支气管肺发育不良（BPD）** 一般认为，应用 β₂RA 可短期改善气道通气，但对 BPD 患儿存活率、机械通气的时间以及此后的氧气依赖度并无明显影响。对于应用机械通气的早产儿，ICS 可以减轻因机械通气所致的气道炎症。目前 BPD 患儿雾化吸入布地奈德混悬液的应用报道较少。有文献报道，雾化吸入剂量为 0.5～2mg/d，根据病情不同，疗程 10～30 天不等，不良反应报道很少。但尚缺乏明确有效的循证医学证据。

8. **上气道咳嗽综合征（UACS）** 可雾化吸入布地奈德混悬液每次 0.5～1mg，2 次 /d 或 3 次 /d，每一疗程为 1～2 周；婴幼儿由于呼吸道感染引起的黏膜水肿、鼻塞等症状，一般经口鼻雾化吸入布地奈德混悬液 1～2 周。

9. **糖皮质激素雾化吸入在气管插管术中和术后的应用** 根据患儿年龄，分别于插管前 30 分钟雾化吸入布地奈德雾化混悬液 1 次（0.5～1 分钟），拔管后每 30 分钟雾化吸入布地奈德混悬液每次 0.5～1mg，每天可用 4～6 次；依据患儿病情及拔管后喉部水肿恢复情况而定，一般气管插管术中和术后使用 ICS 3～5 天。

（包 军 鲍一笑）

# 第二十一章

# 肺活检及胸腔镜

## 培训目标

1. 掌握肺活检的作用与适应证；胸腔镜的适应证与禁忌证；胸腔镜并发症的处理方法。
2. 熟悉肺活检的方法；胸腔镜的方法。

## 一、肺活检

### （一）概述

肺活检（lung biopsy），顾名思义为肺的活组织检查。肺活检主要用于肺部弥散性病变、不明原因的感染性病变和占位性病变的诊断和鉴别诊断。通过肺活检及对活检组织的各项检查，可以明确肺部弥散性病变的性质、感染的病原、占位性病变的性质。肺活检可以采取多种不同的方法获取肺活组织标本。临床上，根据病变部位、病变性质和患儿耐受性等因素选择合适的方法。

### （二）方法

【经皮针刺肺活检】

经皮针刺肺活检（percutaneous needle lung biopsy）是在一定的病灶引导措施下，将穿刺针依次通过胸壁、胸膜腔、脏层胸膜穿刺入肺，获取肺部组织细胞标本的技术。适用于肺部弥漫性病变和肺周边部病变。经皮针刺肺活检最常用的病灶引导措施有 X 线透视、CT 和 B 超。透视引导简便经济，可实时引导穿刺，但定位不够精确，也不能清楚显示病灶周围血管等器官的情况，目前逐渐被 CT 引导所代替。B 超引导也可实时监测，操作时间短，但它显示的病灶和穿刺针位置常没有 CT 那么直观清晰，且只能显示贴近胸壁的病灶。CT 引导应用范围最广、定位精确，对位置较深的小病灶或纵隔肿块也能引导，成为现在最为主流的经皮针刺肺活检引导技术。

首先，根据胸部 CT 片明确病灶的位置及与邻近结构的关系，确定患儿体位及进针部位。多采取仰卧位或俯卧位。将体表定位器置于初步确定的进针部位，胸部 CT 扫描，选取无肋骨或肩胛骨阻挡，离病灶距离最近，能避开大血管、明显的支气管、肺大疱、叶间裂及病灶坏死区的体表位置为进针点，测量好由此进针的角度和深度。常规消毒、铺洞巾，选取合适活检针，根据定位角度和深度进针，在进入胸膜腔之前行胸部 CT 扫描确认进针方向和深度，并酌情调整。多调整针尖位于病灶边缘内侧。当活检针的针尖位于病灶边缘内侧时即可行活检。活检方法则根据活检针不同而异。抽吸针：采用细针抽吸法。取出针芯接上

50ml 针筒并提插抽吸,提插幅度为 0.5～1.0cm。注意拔针前应去除负压,也不能加正压,以免抽吸物吸入针筒内或将抽吸物推出针尖。获取的标本立即涂片,用无水乙醇固定送细胞学检查,组织块则放入 10% 甲醛溶液中固定送组织学检查。必要时,可就近另选穿刺点再次穿刺抽吸活检。切割针:采用活检枪活检法。活检前活检枪深度切割长度、加载动力,当活检针芯抵达病灶边缘内侧,将针芯固定到活检枪上,打开保险,启动扳机,活检后迅速拔针。取得条形标本立即放入 10% 甲醛溶液固定送细胞学检查。必要时就近另选穿刺点重复穿刺活检。操作技术应熟练、准确、快捷,尽量缩短操作时间。

**【经支气管肺活检】**

经支气管肺活检(transbronchial lung biopsy, TBLB):支气管镜到达活检部位附近亚段支气管,活检钳穿透气管壁到达病变部位进行活检的方法,主要适用于肺部弥漫性病变,分为无引导的 TBLB 和引导下 TBLB。无引导的 TBLB 多活检部位应选择病变受累重一侧的下叶,一般选择下叶的背段或外侧段,如两侧受累大致相同,则取右下叶,应避开中叶。插入活检钳至事先选择的段支气管内,直至遇到阻力时再将活检钳后撤 1～2cm,此时嘱患儿深吸气,同时张开活检钳,再向前推进 1～2cm,再嘱患儿深呼气,于深呼气末将活检钳关闭并缓缓退出。引导下的 TBLB 目前有众多的引导方式,主要包括 X 射线透视、CT、CT 透视、支气管内超声(endobronchial ultrasound, EBUS)和电磁引导(electromagnetic navigation)。通过各种引导技术,到达活检部位,核对活检钳的位置,张开活检钳,推进少许,在呼气末关闭活检钳,缓缓退出。由于存在引导,故发生气胸等并发症的概率大大减低。一般而言,CT 引导下可以在横断面观察活检钳的位置,故其操作安全性高于 X 线透视引导下的操作。

**【开胸肺活检】**

在胸外科开展,直视下进行,技术要求高,费用高,存在手术切口,须在全身麻醉下进行,儿童选择应慎重,严格掌握适应证。近年来,由于胸腔镜下肺活检及其他各种肺活检技术的开展,其适应证已越来越小了。但作为确诊肺内疾病的可靠手段,临床上仍不能被完全替代。特别是一些胸膜粘连严重,胸腔镜无法进入者;其他活检方式无法确诊或需承担过高操作风险者;以及肺内孤立性病灶,希望明确诊断后,立即手术根治者。

**【胸腔镜肺活检】**

详见"胸腔镜"内容。

## 二、胸腔镜

### (一)概述

胸腔镜的雏形最早于 1910 年应用于临床,Jacobeus 医师在治疗一位肺结核后胸膜粘连患儿时,将膀胱镜经一硬质导管插入患儿胸膜内以治疗胸膜粘连;由此,他积累了超过 100 例患儿的操作经验。此后 70 年,胸腔镜技术得到了长足的发展,主要用于成人胸膜肿瘤的活检。到了 20 世纪 70、80 年代,Rogers 等第一次将其应用于儿童。此后,通过改良操作设备,胸腔镜被渐渐应用于活检、评估各种胸内病变和对脓胸患儿进行清创。但是,即便儿童的胸腔镜适应证得到逐渐认可,但由于操作工具的限制,儿童特别是小婴儿的操作在临床上的开展还是有限。直到 20 世纪 90 年代,随着腹腔镜技术在成人革命性的改进,胸腔镜方面才有越来越多的诊断和治疗技术应用于儿童。1992 年起,随着高分辨率的芯片和数字相机的发展,现代电视胸腔镜外科手术(video-assisted thoracic surgery, VATS)开始渐渐进入临床,成为目前临床应用的主流设备。同时设备更加小型化,更好的光学元件使通过胸腔镜完成儿童复杂的胸腔内手术成为可能,包括肺段、肺叶的切除术,现在都能进行常规地操作。

**(二)适应证**

包括胸膜、肺部、纵隔、心包疾病及胸外伤的诊断和治疗。具体包括以下情况:

1. 肺活检主要用于弥漫性肺间质疾病和肺部结节的诊断。

2. 纵隔肿块的活检和切除。

3. 穿透性胸外伤的评估。

4. 胸腔积液(包括血胸、乳糜胸)的评估。

5. 脓胸的胸膜剥脱术。

6. 脊柱侧弯的探查。

7. 气胸及肺大疱的处理。

8. 肺叶切除。

9. 食管闭锁的治疗。

10. 气管胸膜瘘的修补。

11. 先天性心脏病的治疗。

12. 先天性膈疝的治疗。

13. 漏斗胸的治疗。

**(三)禁忌证**

1. 肺部完全粘连在胸壁上(绝对)。

2. 剧烈的咳嗽(绝对)。

3. 患儿不能耐受操作(绝对)。

4. 严重的心、肺功能衰竭(相对)。

5. 凝血功能障碍(相对)。

6. 不能耐受单肺通气或小潮气量通气者(相对)。

7. 局部皮肤感染(相对)。

**(四)操作前准备**

1. **患儿准备**  详细了解病史和全面体格检查,做好各种必要的化验检查与评估(如血小板、出血凝血时间、肝肾功能、心电图、胸片或胸部 CT,必要时评估呼吸功能;为避免操作中的交叉感染,还需进行乙型肝炎、丙型肝炎、HIV、梅毒等特殊病原体的检测)。术前病史中特别应询问有关胸膜结核、炎症、外伤等有可能引起胸腔粘连的病史。明确胸腔镜检查的目的,向监护人说明胸腔镜手术的目的、操作检查中及麻醉的可能并发症,尤其要交待术中转开胸的必要性和可能性,并签署知情同意书。术前 12 小时禁食,4 小时禁水,以防术中、术后呕吐窒息。

2. **器械准备**  胸腔镜手术设备主要包括仪器和手术器械两大部分。前者主要由胸腔镜、摄像机和光源三部分组成,同时还应包括相应的图像监视、记录和输出设备;后者主要包括胸壁穿刺器套管(Trocar)、高频电刀、内镜用缝合切割器、各种操作钳(抓钳、分离钳及剥离钩等)、施夹器、持针器和推结器等。婴儿或儿童多采用 3mm 或 5mm 的微型胸腔镜,对于青少年可采用 10mm 胸腔镜。

3. **操作者资质**  儿童胸腔镜手术对设备、麻醉和手术条件要求高,故一般要求在三级以上专科医院进行。操作者需具备 5 年以上胸外科临床工作经验,具有主治医师以上专业技术职务任职资格,且必须经过严格的胸腔镜手术培训合格并熟练掌握该技术后,方可从事该项专业技术的操作。

**4. 消毒准备** 除不锈钢手术器械外,胸腔镜器械一般不能耐受高温蒸气消毒。常用的消毒方法是气体消毒,包括环氧乙烷气体、2%戊二醛或甲醛蒸气,这些消毒方法对胸腔镜器械损伤小。

**5. 其他** 儿童胸腔镜对麻醉的要求甚高,几乎全部采取全身麻醉。全身麻醉可分为双肺通气、健侧单肺通气和混合通气三种。健侧单肺通气是相当简单的技术,最常用,但并不是所有的儿童都适用单肺通气。其中,最早采用的双腔管插管全身麻醉单肺通气对插管和患儿年龄都有限制,因而促成了后面各项改进型的技术的应用,包括支气管阻塞、单腔支气管插管和混合通气人工气胸等。由于小儿肺的功能残气量较小,术中往往难以维持长时间的单肺通气而发生低血氧症和高碳酸血症,较长时间单肺通气有可能产生复张性肺水肿、气体栓塞等并发症,故现多采用混合通气人工气胸的方法进行麻醉。一般采用低压(4~6mmHg)和低流量(1~2L/min)的 $CO_2$ 气体造成同侧肺的塌陷。这样,就能使小年龄儿童或小婴儿都可以通过人工气胸的方法压缩肺组织,从而获得充裕的操作空间。

**(五)操作方法**

患儿多采取健侧卧位,适于绝大多数单侧胸内病变的手术。基本操作技术与成人大致相同。但儿童肺组织娇嫩,术中操作应轻柔、快捷、准确,避免过多钳夹或牵拉肺组织,以免造成肺组织挫伤、水肿,增加术后并发症率。小儿胸腔操作空间小,为了最大限度地利用有限空间,手术选择置镜切口的位置非常重要。置镜位置最好远离病灶,行 2~3 个 0.7cm 切口,仰卧位时一般在腋前线 4~6 肋间,侧卧位一般在腋中线 6~8 肋间甚至更低的位置。在成人置镜切口、操作切口与手术部位一般呈菱形分布。但小儿胸腔体积小,尤其病变在胸腔中下部,切不可过分强调菱形分布,多呈扇形或倒三角分布。以胸腔镜下肺活检为例,第一个切口置入套管针及胸腔镜;第二个切口活检钳咬取病变;第三个切口辅助暴露病变及止血。术毕根据胸腔情况决定放或不放胸腔闭式引流管。

**(六)并发症及处理**

作为介入性操作,难免存在一定的并发症,应妥善处理。

**1. 血胸和气胸** 儿童肺组织娇嫩,操作应轻柔、快捷、准确,避免过多钳夹或牵拉肺组织,以免造成肺组织挫裂伤。胸腔内为负压,即使是少量渗血,也要及时处理。少量气胸,放胸腔闭式引流可愈合;大量气胸,应及时修补。

**2. 肺不张** 儿童怕痛不敢咳嗽,可导致分泌物不易排出,造成肺不张。因此,须鼓励患儿术后积极咳嗽,防止肺不张出现;对于出现肺不张的患儿,除却抗感染、促进排痰的治疗外不能缓解的患儿,可行纤维支气管镜局部吸引冲洗治疗。

**3. 低氧血症和高碳酸血症** 多见于胸腔内二氧化碳人工气胸和长时间单肺通气。应注意不要单追求绝对的肺萎陷,只要能暴露病变,可以进行操作即可。注气的压力不要过大,以免压迫纵隔,影响血压。也可采取术侧间断通气或高频通气等方法,避免并发症的发生。术中要监测血压、中心静脉压、血氧饱和度、呼气终末二氧化碳浓度等,及时发现情况及处理。

**4. 周围组织或神经损伤** 应熟悉操作区域的解剖结构,操作应轻柔、快捷、准确;选择适合儿童的套管。如有损伤要及时处理。

**5. 食管、气管瘘** 后纵隔肿物尤其是气管、食管囊肿常与食管、气管关系密切,甚至共壁,术中易损伤食管、气管。手术中游离囊肿基底时一定要小心,暴露清楚。术中发现瘘可在胸腔镜下修补,必要时可开胸修补。术后密切观察胸腔引流,出现食管、气管瘘应尽早手术修补。

6. **复张性肺水肿** 肺长期受气体或液体的压迫,在快速大量释放出气体或液体后,可能出现复张性肺水肿。液体抽出时,尤其合并大量胸腔积液术后,应注意术中胸腔内速度要慢,使肺缓慢复张,人工气胸时间不要太长,减少复张性肺水肿的发生。如发生复张性肺水肿,应正压通气,控制液量,多能迅速缓解。

【操作后观察】

1. 注意观察患儿的生命体征,包括呼吸、心率、血压和体温情况。

2. 应观察患儿水封瓶的水柱波动情况、引流管引流情况、手术伤口的渗血情况等,尤其应注意患儿血氧饱和度的情况。

【注意事项】

1. 虽然随着科技的发展,微创的胸腔镜技术在小儿胸外科的应用上已取得非常大的进步,但是仍须严格掌握胸腔镜的适应证,以免对患儿造成不必要的风险与损伤。

2. 胸腔镜技术尚不能完全取代开胸手术,选择患儿应以治疗疾病为第一,选择最为合适的治疗手段。

(陈志敏)

# 参考文献

1. 王天有, 申昆玲, 沈颖. 诸福棠实用儿科学. 9版. 北京: 人民卫生出版社, 2022.

2. 中华医学会儿科学分会呼吸学组,《中华儿科杂志》编辑委员会. 儿童侵袭性肺部真菌感染诊治指南(2009版). 中华儿科杂志, 2009, 47(2): 96-98.

3. 黄敬孚. 侵袭性肺念珠菌的诊治——如何运用《儿童侵袭性肺部真菌感染诊治指南》. 中华儿科杂志, 2009, 47(4): 318-320.

4. 邓力, 印根权. 儿童侵袭性肺曲霉菌病诊治——如何运用《儿童侵袭性肺部真菌感染诊治指南(2009版)》. 中华儿科杂志, 2009, 47(6): 475-477.

5. 钱素云, 曾建生, 杨明. 关于肺孢子菌肺炎的诊断和治疗——如何运用《儿童侵袭性肺部真菌感染诊治指南(2009版)》. 中华儿科杂志, 2009, 47(7): 548-549.

6. 赵顺英, 彭云, 焦安夏, 等. 对14例免疫功能基本正常儿童肺隐球菌病的再认识. 中国实用儿科杂志, 2007, 22(12): 923-925.

7. 王蓓, 彭云, 周春菊, 等. 免疫正常儿童肺隐球菌病的CT表现. 中华放射学杂志, 2012, 46(1): 54-56.

8. 廖万清, 温海. 临床隐球菌病学. 北京: 人民卫生出版社, 2013.

9. 刘又宁. 呼吸内科学高级教程. 北京: 人民军医出版社, 2010: 118-120.

10. 吴梓梁. 实用临床儿科学. 广州: 广州出版社, 1998: 955-956.

11. 万力生, 钟山. 儿科医嘱速查. 北京: 人民军医出版社, 2012: 111.

12. Janet M Rennie. 罗伯顿新生儿学. 刘锦纷, 译. 北京: 北京大学出版社, 2011: 664-665.

13. 江载芳. 实用小儿呼吸病学. 2版. 北京: 人民卫生出版社, 2020: 396-397.

14. Karen JM, Robert MK, Hal BJ. 尼尔森儿科学精要. 6版. 申昆玲, 译. 北京: 人民军医出版社, 2013: 534-535.

15. Behrman KJ. 尼尔森儿科学. 17版. 沈晓明, 朱建军, 孙锟, 译. 北京: 北京大学医学出版社, 2007: 1782.

16. 钟南山, 刘又宁. 呼吸病学. 2版. 北京: 人民卫生出版社, 2012: 852-853.

17. 张廷熹, 吕婕. 儿童胸部疾病影像诊断. 北京: 科学技术文献出版社, 2009: 62-65.

18. 崔鹏程. 婴幼儿喉气管狭窄的诊治. 中国医学文摘耳鼻喉科学, 2013, 28(1): 22-25.

19. CORBETT HJ, HUMPHREY GM. Pulmonary sequestration. Paediatr Respir Rev, 2004, 5(1): 59-68.

20. HORAK E, BODNER J, GASSNER I, et al. Congenital cystic lung disease: diagnostic and therapeutic considerations. Clin Pediatr (Phila), 2003, 42(3): 251-261.

21. LAKHOO K. Management of congenital cystic adenomatous malformations of the lung. Arch Dis Child Fetal Neonatal Ed, 2009, 94(1): F73-76.

22. KOTECHA S, BARBATO A, BUSH A, et al. Antenatal and postnatal management of congenital cystic adenomatoid malformation. Paediatr Respir Rev, 2012, 13(3): 162-170.

23. 王雪莉, 史青, 奚政君, 等. 儿童肺先天性囊性腺瘤样畸形23例临床病理分析. 临床儿科杂志, 2012, 30(11): 1040-1043.

24. 龚立, 皮名安, 郑楠楠, 等. 婴幼儿血管环的早期诊治. 中华小儿外科杂志, 2012, 33(8): 575-578.

25. 顾海涛, 沈立, 戚继荣, 等. 先天性血管环诊治分析. 临床小儿外科杂志, 2009, 8(5): 37-39.

26. TURNER A, GAVEL G, COUTTS J. Vascular rings-presentation, investigation and outcome. Eur J Pediatr, 2005, 164: 266-270.

27. DILLMAN JR, ATTILI AK, AGARWAL PP, et al. Common and uncommon vascular rings and slings: a multi-modality review. Pediatr Radiol, 2011, 41: 1440-1454.

28. 徐志伟. 小儿心脏手术学. 北京: 人民军医出版社, 2006.

29. 农光民, 陈慧中. 儿童常见间质性肺疾病全身性糖皮质激素治疗. 中国实用儿科杂志, 2012, 11: 810-811.

30. LE CLAINCHE L, LE BOURGEOIS M, FAUROUX B, et al. Long-term outcome of idiopathic pulmonary hemosiderosis in children. Medicine (Baltimore), 2000, 79: 318-326.

31. KASS SM, WILLIAMS PM, REAMY BV. Pleurisy. Am Fam Physician, 2007, 75 (9): 357-1364.

32. ROBERT MK, BONITA MDS. Nelson Textbook of Pediatrics. 19th Edition. Elsevier Medicine, 2011.

33. 何玲. 儿童纵隔肿瘤的影像学检查及鉴别. 中国小儿血液与肿瘤杂志, 2012, 17 (3): 101-103.

34. TAKEDA S, MIYOSHI S, AKASHI A, et al. Clinical spectrum of primary mediastinal tumors: a comparison of adult and pediatric populations at a single Japanese institution. Journal of Surgical Oncology, 2010, 83 (1): 24.

35. 张建新, 龚瑾, 吴容, 等. 小儿纵隔肿瘤的诊治. 临床小儿外科杂志, 2004, 3 (1): 5870.

36. 刘文英. 小儿纵隔肿瘤切除术. 临床小儿外科杂志, 2008, 7 (1): 57-58.

37. DISHOP MK, KURUVILLA S. Primary and metastatic lung tumors in the pediatric population: a review and 25-year experience at a large children s hospital. Arch Pathol Lab Med, 2008, 132: 1079-1103.

38. 姚永芳. 小儿肺部肿瘤. 国际儿科学杂志, 1983, 30: 88-91.

39. 沈亦逵, 林愈灯. 小儿肿瘤与肿瘤样病. 广州: 广东科技出版社, 2004: 474-481.

40. 曾津津. 儿童原发性肺肿瘤的影像学诊断及鉴别. 中国小儿血液与肿瘤杂志, 2012, 17: 198-200.

41. 张金哲, 杨启政. 实用小儿肿瘤学. 郑州: 河南医科大学出版社, 2001: 389-394.

42. 严文波, 沈涤华. 小儿错构瘤的病理特征和预后. 上海交通大学学报, 2006, 26: 1220-1221.

43. KAKITSUBATA Y, THEODOROU SJ, THEODOROU DJ, et al. Myofibroblastic inflammatory tumor of the lung: CT findings with pathologic correlation. Comput Med Imaging Graph, 2007, 31: 607-613.

44. 胡显良, 闫焕. 小儿胸膜肺母细胞瘤的诊治分析. 西部医学, 2010, 22: 1870-1871.

45. 荣金明, 杭永斌. 原发胸壁肿瘤的诊断及外科治疗. 实用医药杂志, 2008, 29: 695-696.

46. 全昌兵, 王海利. CT 在胸壁肿瘤及肿瘤样病变中的应用. 中国临床医师杂志, 2011, 5: 6913-6917.

47. 沈桢云, 闫天生. 胸壁肿瘤切除与重建方法讨论. 中国现代手术学杂志, 2010, 14: 121-124.

48. 张振才. 胸壁肿瘤的诊断及外科治疗. 世界最新医学信息文摘, 2014, 14: 61.

49. 李兰芳, 李维. 13 例 Askin 瘤诊断与治疗. 中国肿瘤临床, 2011, 38: 741-743.

50. 张卫东, 李立. 八例 Askin 瘤的影像诊断. 中国放射学杂志, 2007, 11: 1173-1175.

51. 张婧, 汤静燕. 尤文氏肉瘤的综合治疗研究进展. 中国小儿血液与肿瘤杂志, 2012, 17: 285-287.

52. 刘子勤. 儿童尤文肉瘤诊治进展. 北京医学, 2013, 35: 291-293.

53. BERGER RM, BEGHETTI M, HUMPL T, et al. Clinical features of paediatric pulmonary hypertension: a registry study. Lancet, 2012, 379 (9815): 537-546.

54. IVY DD, ABMAN SH, BARST RJ, et al. Pediatric pulmonary hypertension. J Am Coll Cardiol, 2013, 62 (25 Suppl): D117-126.

55. GALIÈ N, CORRIS PA, FROST A, et al. Updated treatment algorithm of pulmonary arterial hypertension. J Am Coll Cardiol, 2013, 62: D60-72.

56. MAURICE BEGHETTI M, BERGER RMF. The challenges in paediatric pulmonary arterial hypertension. Eur Respir Rev, 2014, 23: 498-504.

57. 荆志成. 2010 年中国肺高血压诊治指南. 中国医学前沿杂志 (电子版), 2011, 3 (2): 62-81.

58. From the Global Strategy for Asthma Management and Prevention. Global Initiative for Asthma（GINA），2014.

59. ROBERT MK，BONITA FW. Nelson Textbook of Pediatrics：Expert Consult（19th Edition）. Elsevier-Health Sciences Division，2011.

60. 全国儿科哮喘协作组. 第三次中国城市儿童哮喘流行病学调查. 中华儿科杂志，2013，51（10）：729-735.

61. PAPADOPOULOS NG，ARAKAWA H，CARLSEN KH，et al. International consensus on（ICON）pediatric asthma. Allergy，2012，（67）：976-997.

62. 中华医学会儿科学分会呼吸学组. 儿童支气管哮喘诊断与防治指南. 中华儿科杂志，2008，46（10）：745-753.

63. ZEIGER RS，MAUGER D，BACHARIER LB，et al. Daily or intermittent budesonide in preschool children with recurrent wheezing. N Engl J Med，2011，365（21）：1990-2001.

64. MARCUS CL，BROOKS LJ，DRAPER KA，et al. Clinical Practice Guideline：Diagnosis and Management of Childhood Obstructive Sleep Apnea Syndrome. PEDIATRICS，2012，130：576-584.

65. TAPIA IE，MARCUS CL. Newer treatment modalities for pediatric obstructive sleep apnea. Paediatr Respir Rev，2013，14（3）：199-203.

66. LEBOULANGER N，FAUROUX B. Non-invasive positive-pressure ventilation in children in otolaryngology. European Annals of Otorhinolaryngology，Head and Neck diseases，2013，130：73-77.

67. HUI-LENG TAN，DAVID GOZAL，LEILA KHEIRANDISH-GOZAL. Obstructive sleep apnea in children：a critical update. Nature and Science of Sleep，2013，5：109-123.

68. BHATTACHARJEE R，KHEIRANDISH-GOZAL L，PILLAR G，et al. Cardiovascular Complications of Obstructive Sleep Apnea Syndrome. Evidence from Children Progress in Cardiovascular Diseases，2009，51（5）：416-433.

69. O'DRISCOLL DM，HORNE RS，DAVEY MJ，et al. Increased sympathetic activity in children with obstructive sleep apnea：cardiovascular implications. Sleep Med，2011，12（5）：483-488.

70. KHEIRANDISH-GOZAL L，BHATTACHARJEE R，GOZAL D. Autonomic alterations and endothelial dysfunction in pediatric obstructive sleep apnea. Sleep Med，2010，11（7）：714-720.

71. TEO DT，MITCHELL RB. Systematic review of effects of adenotonsillectomy on cardiovascular parameters in children with obstructive sleep apnea. Otolaryngol Head Neck Surg，2013，148（1）：21-28.

72. LIVEIRA CF. Complications of tracheobronchial foreign body aspiration in children：report of 5 cases and review of the literature. Rev Hosp Clin，2002，57（3）：213.

73. SHAH RK，PATEL A，LANDER L，et al. Management of foreign bodies obstructing the airway in children. Arch Otolaryngol Head Neck Surg，2010，136（4）：373-379.

74. 吴家森，殷海，郑文. 小儿气管支气管异物诊断与治疗研究现状. 右江医学，2013，41（4）：617-619.

75. 鲍兴儿，陈军民，陈志敏，等. 纤维支气管镜对儿科呼吸道异物的诊治作用. 中华急诊医学杂志，2004，13（5）：337-338.

76. 赵祥文，肖政辉. 儿科急诊医学. 5版. 北京：人民卫生出版社，2022：863-876.

77. 李桂源. 病理生理学. 2版. 北京：人民卫生出版社，2010：147-166.

78. 朱蕾. 体液代谢的平衡与紊乱. 北京：人民卫生出版社，2011：155-201.

79. Lang F. Color Atlas of Pathophysiology. Thieme，2010.

80. 冯玉麟，罗炎杰. 简明临床血气分析. 北京：人民卫生出版社，2009：27-28.

81. 王辰，席修明. 危重症医学. 北京：人民卫生出版社，2012：284-294.

82. 杜平, 朱关福, 刘湘云. 现代临床病毒学. 北京: 人民军医出版社, 1991: 111-143.

83. 黄培堂, 俞炜源, 陈添弥, 等译. PCR 技术实验指南. 北京: 科学出版社, 1998: 119-137.

84. 黄祯祥. 医学病毒学基础及试验技术. 北京: 科学出版社, 1990: 120-141.

85. 闻玉梅. 现代医学微生物学. 上海: 上海医科大学出版社, 1999: 852-861.

86. 金奇. 医学分子病毒学. 北京: 科学出版社, 2001: 137-178.

87. KUYPERS J, WRIGHT N, MORROW R. Evaluation of quantitative and type-specific real-time RT-PCR assays for detection of respiratory syncytial virus in respiratory specimens from children. J Clin Virol, 2004, 31 (2): 123-129.

88. KIM SR, KI CS, LEE NY. Rapid detection and identification of 12 respiratory viruses using a dual priming oligonucleotide system-based multiplex PCR assay. J Virol Methods, 2009, 156 (1-2): 111-116.

89. 申昆玲, 邓力, 李云珠, 等. 糖皮质激素雾化吸入疗法在儿科应用的专家共识 (2014 年修订版). 临床儿科杂志, 2014, 32 (6): 504-511.

90. 中华医学会儿科学分会呼吸学组. 儿童支气管哮喘诊断与防治指南. 中华儿科杂志, 2008, 46 (10): 745-753.

91. From the Global Strategy for Asthma Management and Prevention. Global Initiative for Asthma (GINA), 2014.

92. HUANG Y, HUANG H, LI Q, et al. Transbronchial lung biopsy and pneumothorax. J Thorac Dis, 2014, 6 (Suppl 4): S443-447.

93. 王颖硕, 陈志敏. 可曲式支气管镜诊断技术在儿科呼吸系统疾病诊断中的应用. 中国小儿急救医学, 2013, 20 (1): 12-15.

94. 黄慧, 李珊, 张婷婷, 等. 胸腔镜及开胸肺活检在弥漫性间质性肺疾病诊断中的临床价值分析. 中华结核和呼吸杂志, 2014, 37 (9): 259-233.

95. TSAO K, ST PETER SD, SHARP SW, et al. Current application of thoracoscopy in children. J Laparoendosc Adv Surg Tech A, 2008, 18 (1): 131-135.

96. RODGERS BM, MOAZAM F, TALBERT JL. Thoracoscopy in children. Ann Surg, 1979, 189 (2): 176-180.

97. 曾琪. 胸腔镜在小儿外科的应用. 继续医学教育, 2006, 20 (18): 61-63.

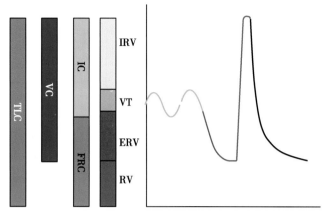

图 15-1 基础肺容积和肺容量的构成

| 初期抵抗 Rrs cont | 5.2cmH₂O/（L·s） | 振幅周波数 | 3Hz |
|---|---|---|---|
| 初期反应 Grs cont | 0.194L/（s·cmH₂O） | 振幅压力 | 2.0cmH₂O |
| 反应阈值 Dmin | 2.139Unit | BC最大浓度 | 25 000μg/ml |
| 抵抗上升开始时最小浓度Cmin | 1 563μg/ml | BD | 频谱分析仪 |
| 反应性 SGrs | 0.52L/sec/cmH₂O/min | | |
| 反应性 SCrs/Crs cont | 0.267/min | | |
| PD₃₅ | 5.303Unit | | |

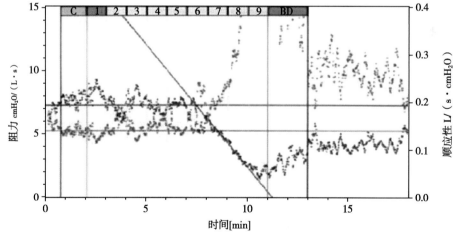

| NB No. | 1 | 2 | 3 | 4 | 5 | 6 | 7 | 8 | 9 | 10 | BD |
|---|---|---|---|---|---|---|---|---|---|---|---|
| 浓度（μg/ml） | 49 | 98 | 195 | 391 | 781 | 1 563 | 3 125 | 6 250 | 12 500 | 25 000 | |
| 吸入时间（s） | 60 | 60 | 60 | 60 | 60 | 60 | 60 | 60 | 60 | 60 | 120 |

图 15-3 哮喘缓解期患儿支气管激发试验阳性表现

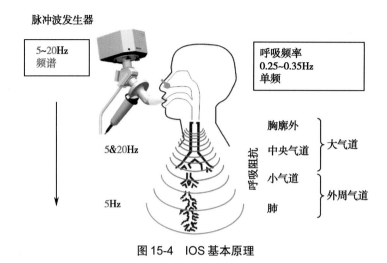

图 15-4　IOS 基本原理

| | 分级 | 横截面积[cm²] | 阻抗<br>[kPa/（L·s）] | |
|---|---|---|---|---|
| 喉 | | | 0.05 | 大气道<br>（>80%） |
| 气管 | | 2.5 | 0.05 | |
| 支气管 | | | | |
| | 8~10 | 2.0 | | |
| 细支气管 | 17 | 5.0 | 0.02 | 外周气道<br>（<20%） |
| | | $1.8 \times 10^2$ | | |
| | | $9.4 \times 10^2$ | | |
| 肺泡管 | | $5.8 \times 10^3$ | | |
| 肺泡 | 24 | $5.6 \times 10^7$ | | |

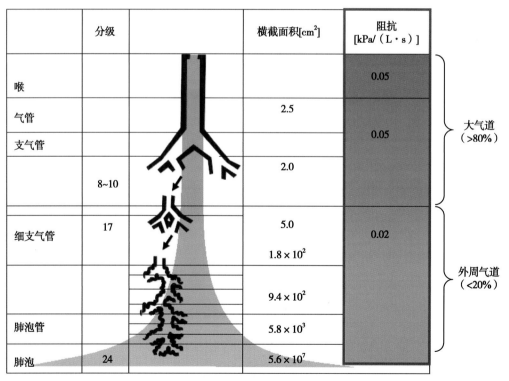

图 15-5　气道阻力构成

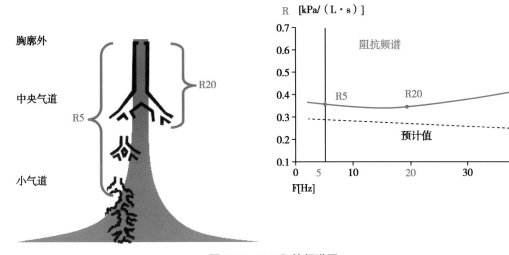

图 15-6　IOS 阻抗频谱图

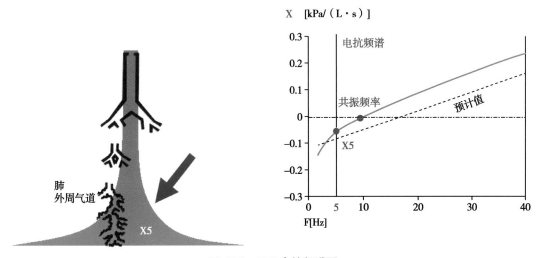

图 15-8　IOS 电抗频谱图

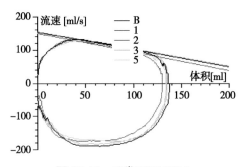

图 15-12　正常 TBFV 环 1

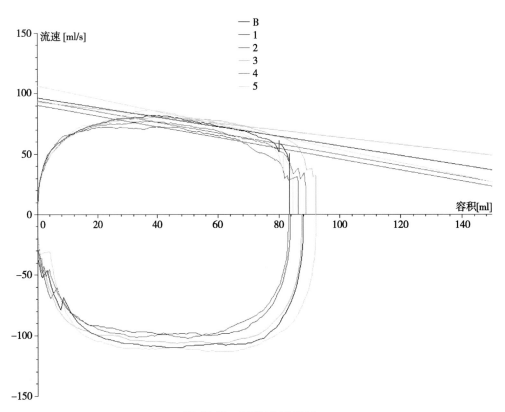

图 15-13　正常 TBFV 环 2

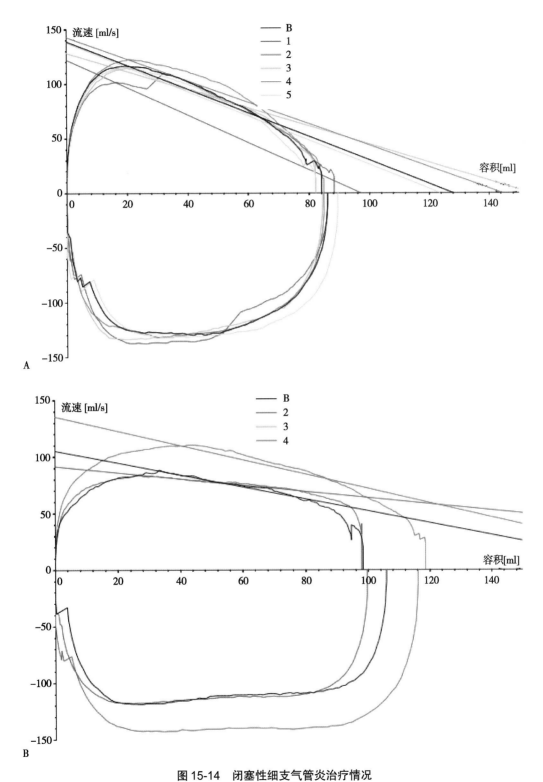

**图 15-14　闭塞性细支气管炎治疗情况**
A. 闭塞性细支气管炎治疗前；B. 闭塞性细支气管炎治疗后

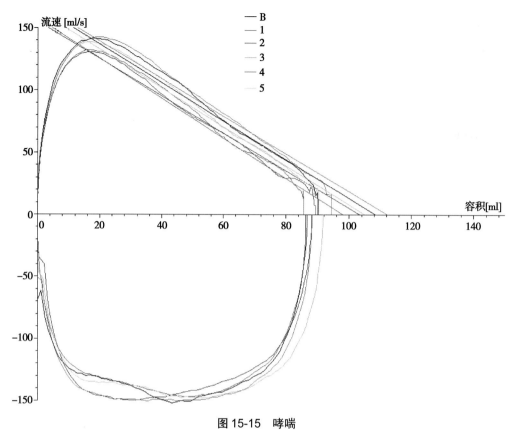

图 15-15　哮喘

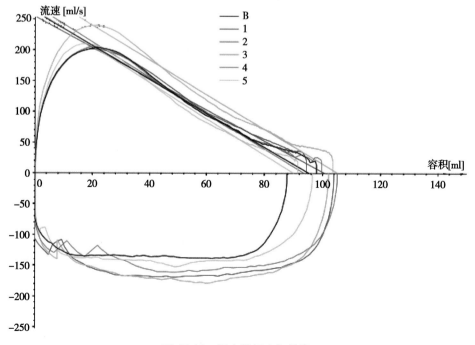

图 15-16　闭塞性细支气管炎

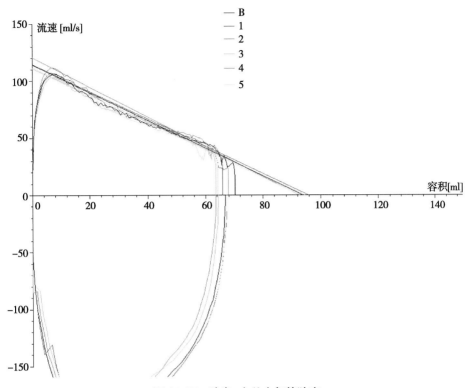

图 15-17 肺炎、左总支气管狭窄

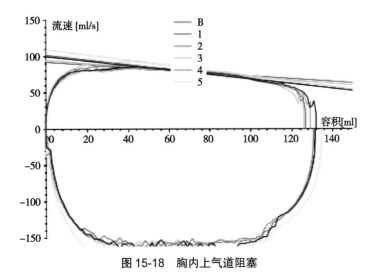

图 15-18 胸内上气道阻塞

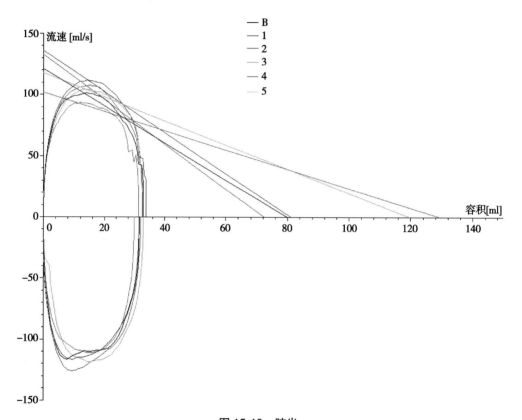

图 15-19　肺炎

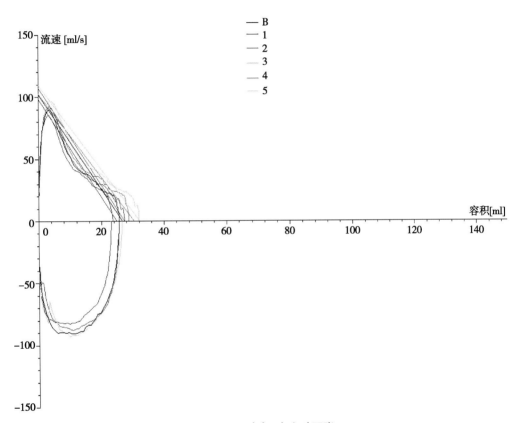

图 15-20　肺炎、右上肺不张

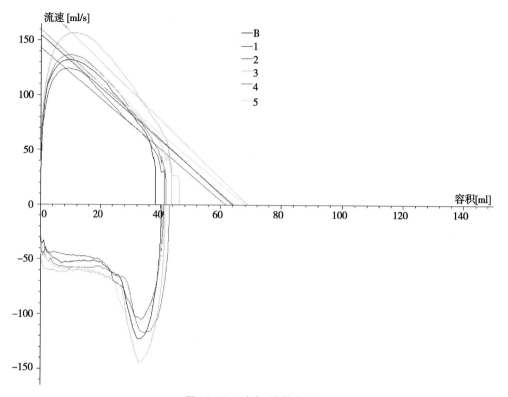

图 15-21　肺炎、喉软化症

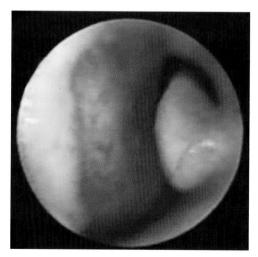

图 17-5　支气管镜下鼻腔

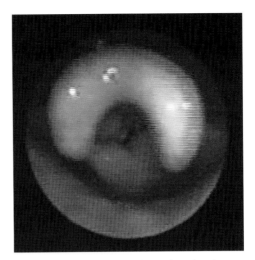

图 17-6　正常会厌部（1 岁 1 个月）

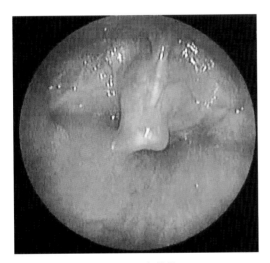

图 17-7　喉软化

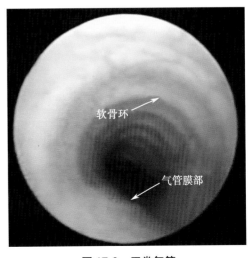

软骨环

气管膜部

图 17-8　正常气管

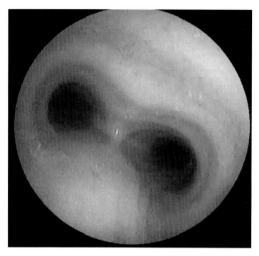

图 17-9　正常隆突

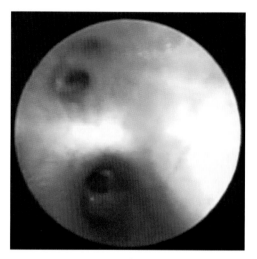

图 17-10　正常右主支气管

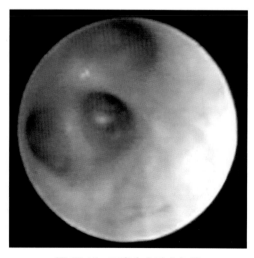

图 17-11　正常右上叶支气管

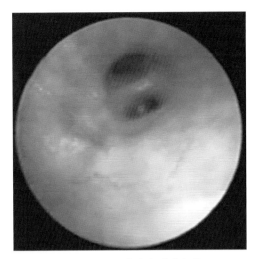

图 17-12 正常右中叶支气管

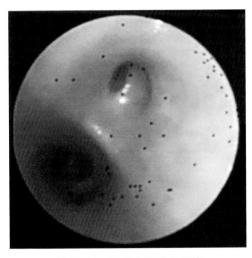

图 17-13 正常右下叶支气管

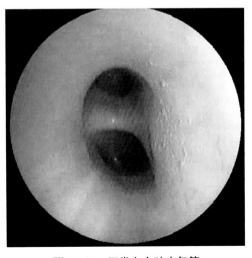

图 17-14 正常左主叶支气管

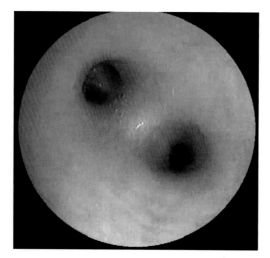

图 17-15　正常左上叶支气管

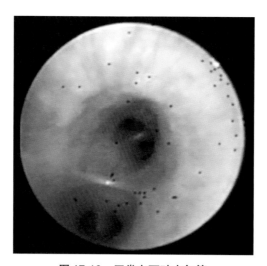

图 17-16　正常左下叶支气管

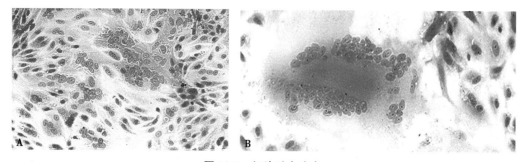

图 18-1　细胞融合病变
A. 呼吸道合胞病毒引起；B. 麻疹病毒引起

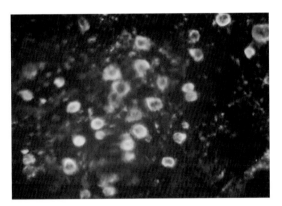

图 18-2　间接免疫荧光法检测呼吸道分泌物中的 RSV 抗原

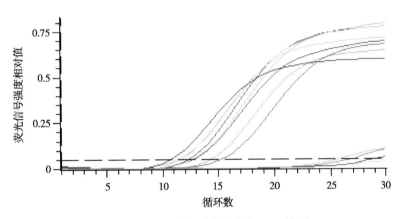

图 18-3　RSV 的实时荧光定量 PCR 检测